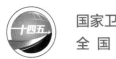

国家卫生健康委员会"十四五"规划教材

全国高等职业教育专科教材

U0276224

供护理、助产专业用

# 疾病学基础

## 第 **3** 版

主　编　楼宏强　吕茂利

副主编　范志刚　于　晶　陶　涛

编　者（以姓氏笔画为序）

于　晶（山东医学高等专科学校）　　　李晓蕾（百色市人民医院）

马　莹（哈尔滨医科大学大庆校区）　　汪晓庆（安徽医学高等专科学校）

王　岚（金华职业技术大学）　　　　　宋维芳（山西医科大学汾阳学院）

王利霞（浙江大学医学院附属金华医院）　陈　千（广州卫生职业技术学院）

毛宇飞（金华市人民医院）　　　　　　范志刚（海南医科大学）

吕茂利（大庆医学高等专科学校）　　　陶　涛（宁波卫生职业技术学院）

李士根（济宁医学院）　　　　　　　　谢玲林（四川护理职业学院）

李建民（甘肃卫生职业学院）　　　　　楼宏强（金华职业技术大学）

新形态教材

人民卫生出版社
·北京·

**图书在版编目（CIP）数据**

疾病学基础 / 楼宏强，吕茂利主编. -- 3 版.

北京：人民卫生出版社，2025. 1. --（高等职业教育

专科护理类专业教材）. -- ISBN 978-7-117-37416-3

Ⅰ. R366

中国国家版本馆 CIP 数据核字第 20258J2Q02 号

| 人卫智网 | www.ipmph.com | 医学教育、学术、考试、健康，购书智慧智能综合服务平台 |
| 人卫官网 | www.pmph.com | 人卫官方资讯发布平台 |

**疾病学基础**
Jibingxue Jichu
第 3 版

主　　编：楼宏强　吕茂利
出版发行：人民卫生出版社（中继线 010-59780011）
地　　址：北京市朝阳区潘家园南里 19 号
邮　　编：100021
E - mail：pmph @ pmph.com
购书热线：010-59787592　010-59787584　010-65264830
印　　刷：天津市光明印务有限公司
经　　销：新华书店
开　　本：850×1168　1/16　印张：17.5　插页：8
字　　数：494 千字
版　　次：2014 年 1 月第 1 版　2025 年 1 月第 3 版
印　　次：2025 年 2 月第 1 次印刷
标准书号：ISBN 978-7-117-37416-3
定　　价：68.00 元
打击盗版举报电话：010-59787491　E-mail：WQ @ pmph.com
质量问题联系电话：010-59787234　E-mail：zhiliang @ pmph.com
数字融合服务电话：4001118166　E-mail：zengzhi @ pmph.com

高等职业教育专科护理类专业教材是由原卫生部教材办公室依据原国家教育委员会"面向21世纪高等教育教学内容和课程体系改革"课题研究成果规划并组织全国高等医药院校专家编写的"面向21世纪课程教材"。本套教材是我国高等职业教育专科护理类专业的第一套规划教材,于1999年出版后,分别于2005年、2012年和2017年进行了修订。

随着《国家职业教育改革实施方案》《关于深化现代职业教育体系建设改革的意见》《关于加快医学教育创新发展的指导意见》等文件的实施,我国卫生健康职业教育迈入高质量发展的新阶段。为更好地发挥教材作为新时代护理类专业技术技能人才培养的重要支撑作用,在全国卫生健康职业教育教学指导委员会指导下,经广泛调研启动了第五轮修订工作。

第五轮修订以习近平新时代中国特色社会主义思想为指导,全面落实党的二十大精神,紧紧围绕立德树人根本任务,以打造"培根铸魂、启智增慧"的精品教材为目标,满足服务健康中国和积极应对人口老龄化国家战略对高素质护理类专业技术技能人才的培养需求。本轮修订重点:

1. **强化全流程管理**。履行"尺寸教材、国之大者"职责,成立由行业、院校等参与的第五届教材建设评审委员会,在加强顶层设计的同时,积极协同和发挥多方面力量。严格执行人民卫生出版社关于医学教材修订编写的系列管理规定,加强编写人员资质审核,强化编写人员培训和编写全流程管理。

2. **秉承三基五性**。本轮修订秉承医学教材编写的优良传统,以专业教学标准等为依据,基于护理类专业学生需要掌握的基本理论、基本知识和基本技能精选素材,体现思想性、科学性、先进性、启发性和适用性,注重理论与实践相结合,适应"三教"改革的需要。各教材传承白求恩精神、红医精神、伟大抗疫精神等,弘扬"敬佑生命、救死扶伤、甘于奉献、大爱无疆"的崇高精神,契合以人的健康为中心的优质护理服务理念,强调团队合作和个性化服务,注重人文关怀。

3. **顺应数字化转型**。进入数字时代,国家大力推进教育数字化转型,探索智慧教育。近年来,医学技术飞速发展,包括电子病历、远程监护、智能医疗设备等的普及,护理在技术、理念、模式等方面发生了显著的变化。本轮修订整合优质数字资源,形成更多可听、可视、可练、可互动的数字资源,通过教学课件、思维导图、线上练习等引导学生主动学习和思考,提升护理类专业师生的数字化技能和数字素养。

第五轮教材全部为新形态教材,探索开发了活页式教材《助产综合实训》,供高等职业教育专科护理类专业选用。

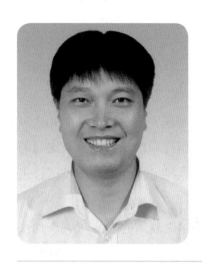

**楼宏强**

教授、硕士研究生导师

　　金华职业技术大学医学院院长，兼任全国卫生健康职业教育教学指导委员会委员、医学技术类专业委员会副主任委员、医学检验及卫生检验与检疫技术专业分委员会主任委员，浙江省微生物学会理事，浙江省医学会医学教育分会常务委员。金华市青年科技奖获得者，金华市321人才工程第二层次培养人选等。长期从事医学微生物学、免疫学教学和科研工作，主要研究方向为人兽共患病病原菌感染机制及其诊断与防治。主持浙江省自然科学基金项目等省部级课题4项，厅局级重点课题4项；以第一作者和通信作者发表学术论文20余篇，主编和副主编教材3部；获发明专利3项；浙江省医药卫生科技奖三等奖2项（主持1项）。

　　面对生命，我们始终要保持敬畏之心；对于疾病的治疗与护理，我们要充满仁爱之心。希望同学们在学习疾病学基础的过程中，既要了解疾病的发生、发展、转归，又要强化临床思维训练，为今后走上工作岗位，让更多的病人得到科学的治疗和护理奠定坚实的基础。

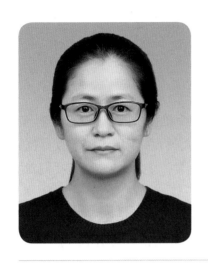

## 吕茂利

### 副教授

　　大庆医学高等专科学校病原生物与免疫学教研室教师。从事病原生物与免疫学教学 20 余年，主要讲授病原生物与免疫学、疾病学基础和微生物学检验等课程。参编国家级教材 7 部、配套教材 4 部。主持 / 参与黑龙江省级课题 4 项，主持校级课题 3 项。发表论文 10 余篇。

　　疾病学基础包含的课程（病原生物学、医学免疫学、病理学、病理生理学）是护理专业的基础课，希望同学们努力学习，刻苦钻研，为专业课的学习打下坚实的基础，在不久的将来成为优秀的护理工作者！

以党的二十大提出的"统筹职业教育、高等教育、继续教育协同创新，推进职普融通、产教融合、科教融汇，优化职业教育类型定位"要求和《国务院办公厅关于加快医学教育创新发展的指导意见》，以及教育部印发的《高等学校课程思政建设指导纲要》等文件为指导，我们对本教材进行了修订。

本教材以优质护理能力要求为导向，根据护理岗位典型工作任务及要求，保留上版教材的基本框架，是一部跨多学科、重知识衔接的实用的基础医学教材。本次修订对上版教材进行了七个方面的改革与完善。一是顺应教育信息化的发展要求以及学生线上、线下学习的新需求，将教材的知识点与技能点进行数字化重构，增加教材数字化内容。二是以习近平新时代中国特色社会主义思想为指导，全面贯彻党的教育方针，落实立德树人、德技并修，增加与教学内容相关的思政案例，在教材层面体现出如何培育劳模精神、科学精神、工匠精神等内容。三是优化编写团队，增加在临床一线工作的护理专家指导并一起编写。四是对标新版护理专业教学标准人才培养目标，对接新业态、新模式、新技术、新职业，以护理的两大类主要工作任务（即护理操作和护理观察）为逻辑起点，针对护理职业领域的新需求和典型工作任务，梳理、筛选出关联度大的知识内容。同时按照"淡化学科体系，理论知识够用，服务岗位能力和个人发展要求"的思路，力求使该教材更符合专科层次护理类专业人才培养的知识和能力要求。五是突出疾病要素的整体观，以疾病的发生、发展及转归为轴线，将病原生物、病理解剖、病理生理、医学免疫等学科知识适度解构、重整，将全书仍以学科知识为脉络分为相对独立又相互关联的 4 个部分，即病原生物、免疫基础、病理解剖与病理生理。并强化对临床思维能力的培养，尽量减少学科性知识理论阐述及验证等内容。六是力求学以致用，尽管在学习疾病学基础时，学生尚无临床工作的阅历，但我们通过穿插一些案例导入与知识链接内容，引导学生早关注临床、早联系实践的主观能动性。七是彰显简明实用，三年制专业学习周期较短，学生的学习精力也有限，通过对语言文字的精练与精简，语句表达更准确、通俗等方面的改进，激发学生的学习兴趣，更好地发挥教材的基本功能。

在第 3 版教材的策划、构思及成稿过程中得到了参编学校的大力支持，为了拓宽视野，做到知识的更新与迭代，我们也借鉴了国内外专家的许多研究成果，在此一并表示诚挚的敬意与衷心的感谢！限于我们对专业的研究水平和实践经验不足，尤其对高职专科护理专业人才培养目标的掌握仍然不够准确，对跨学科知识的整合也缺乏经验，因此本书在内容的筛选及编排、体例的设计和撰写中可能存在诸多的不足，敬请使用和关心本教材的同仁及同学们多提宝贵意见和建议，以便不断改进与完善。

教学大纲
（参考）

**楼宏强　吕茂利**

2025 年 2 月

## 第二篇 | 免疫基础

## 第三篇 | 病理解剖

## 第四篇 │ 病理生理

# 第一章 | 绪 言

疾病，始终与人类的起源与发展伴行，瑞典病理学家福尔克·亨申曾说"人类的历史即是疾病的历史。"但是，认识疾病的真实面目仅有数百年的历史。在漫长的原始社会中，基于生产力的低下、视野的狭小、认识的局限，对于风雨雷电、寒来暑往、气候骤变以及人的生老病死等自然现象，产生了种种猜测，人类并不清楚是何原因使人罹患疾病直至死亡，也不明白各种疾病为何有如此复杂多变的表现。

## 一、疾病认知溯源

自西方文艺复兴时期开始，人文主义的社会思潮促进了对人体的解剖研究。16世纪中叶的维萨里通过尸体解剖观察，发表了《人体的构造》，开启了以解剖观察研究人体及其疾病的先河。到了17世纪，哈维通过动物实验和测量计算，建立了血液循环学说，创立了生理学的基本研究方法，即活体解剖。18世纪，人体形态学由研究正常构造发展到认识异常构造；在1761年，意大利医生莫干尼根据几十年积累的640例解剖资料，写出《疾病位置和原因的解剖研究》，指出各种疾病皆可在机体找到"病灶"，从而把病理观建立在具体、真实的基础之上，创立了器官病理学。接着法国学者比沙进一步从组织水平探索病理过程。到19世纪，细胞学说的确立促使人们研究各种组织的细微构造及其功能关系，也为研究细胞的异常变化提供了理论前提。19世纪中叶，德国医学家魏尔啸将细胞观察与病理学研究结合起来，把疾病的原因确定为细胞的病变，建立了细胞病理学。

19世纪中下叶，由于显微镜功能的改进和物理、化学及生物学的进步，对疾病的认知开始进入了"细菌时代"。法国化学家巴斯德证实传染病是由病原微生物引起，并发现被减毒的病原菌能诱发机体的免疫力；德国细菌学家科赫阐述了病原微生物的致病理论，发明和改进了细菌培养和染色方法，提出了将鉴别某种特定细菌作为相应传染病病因学判断的新思路。

细胞病理学和细菌学的发展，使诊断疾病的手段得以拓展，医生从原先的直接问诊提升为问诊和实验室诊断相结合，从而提高了诊断疾病的能力。随着消毒灭菌方法的建立，在外科疾病术后感染的控制方面得以明显改善。20世纪30年代后，随着磺胺、抗生素等新型药物的发明，为人类控制生物致病因素的侵扰提供了有效的方法和手段。

20世纪50年代以来的科技进步与创新，又极大促进了生物医学对疾病的干预与处置，从而有效控制并减少了生物学因素所致的疾病对人类的危害。在传染病的发病率和病死率明显降低的同时，一些非传染性疾病如心血管疾病、脑血管疾病、恶性肿瘤等的发病率却呈上升趋势，并已成为许多经济发达国家疾病谱和死亡谱的前三位。究其原因，这些疾病的高发与工作节奏加快、社会压力增大、生活习惯改变、生存环境恶化和人口流动性增加等社会、心理因素的影响密切关联。因此，疾病的发生与转归除了生物学因素的作用之外，心理因素和社会因素所起的作用也愈加明显。人类的疾病，不仅是细胞、组织、器官的病理过程，而且也是人与自然环境、社会环境和心理活动相互作用的结果。

除了生物、社会、心理因素的作用之外，人体自身内环境的紊乱也可导致疾病的发生，这就是遗传性疾病与免疫性疾病。现已证实，许多疾病的发生取决于人体自身的基因形态与结构，任何基因的变构及异常,均可导致疾病的发生。此外,某些基因的形态能使机体易患某些疾病,因此对基因的诊断与治疗已成为当今应对某些疾病的有效手段。免疫,原本是人体一种正常的防病功能,是在长期的种属进化和个体生长发育过程中逐渐形成的生理活动。免疫功能的正常,能保障机体抵御生物性病原的袭扰,消除体内衰老和损伤的细胞,监视并消灭突变的体细胞以防止肿瘤的发生。一旦功能异常,则可导致免疫性疾病的发生,如过敏性疾病、免疫缺陷病和自身免疫病等。

面对疾病的前因后果,为了有效地抵御疾病,保障人类的健康,应系统、全面地认识疾病的病因和发病过程,尤其是生物性致病因素的种类及作用,明晰各种疾病症状与体征的发生基础。

## 二、疾病发生、发展追踪

长期以来,人们借助自然科学的方法及技术,从不同的生物学领域探索、研究各种各样致病因素的生物学特点,以及在致病因素作用下正常人体生理功能的变化规律及出现的相应病理变化的特点,从而不断促进人体解剖学、生理学、病理学和病原生物及免疫学等医学基础学科向纵深领域的发展,其研究层面也从组织学、细胞学不断细化及深化,迄今已进入基因及分子生物学技术的研究水平。作为以临床和基层社区一线岗位工作为主线的大专层次的医学生而言,针对日后工作岗位的典型工作任务,面对错综复杂的各种疾病与病人,在对基础医学知识的学习中,重点不是研究各个生物学科的最新进展和发展趋势,而是建立辩证唯物主义认识世界的整体观,将相关的学科基本知识有机串接,厘清各学科知识点的内在联系与区别,引导学生建立及健全科学的临床思维方式,为毕业后更好地开展医护服务打好专业基础。据此本教材的体例将突破学科体系教材的传统形式,以"病原 - 免疫 - 病理 - 病生"为逻辑主线,围绕临床及基层社区医疗照护岗位的基本需求,将以生物源性疾病为重点的疾病发生、发展和转归的各种要素加以整合、梳理,通过解构并重构人类疾病学从外因到内因发展变化的基本学习要素及内容,作为本教材学习目标与教学内容的基本依据。

**1. 生物病原** 病原即引起疾病的主要原因,包括生物、理化、社会与心理等因素,但最基本的因素还是生物性的。在人类的常见病、多发病中,生物病原与疾病的关系最为密切,其所致疾病的发病率排在首位,在发展中国家中更是如此。当今世界,病原微生物和寄生虫引起的新发传染病仍然是威胁人类健康的第一元凶。

**2. 免疫基础** 指机体抵御疾病的一种生理功能。临床及基层社区一线岗位工作任务对免疫知识的需求重点是了解免疫功能的范围、作用机制及其与疾病发生、发展的关系。以便在工作中能够应用免疫相关知识,及时调整照护对象的机体免疫功能状态,更好地履行防病、治病的工作职责。至于分子免疫领域方面的纯理论研究,可在之后根据工作需要继续研修。

**3. 病理解剖** 指机体组织细胞的病理学变化。虽然基础医学病理学科研究的重点是组织细胞病变时在显微镜下的变化特征及其规律,但就完成临床一线岗位工作任务的知识需求而言,更为重要的是要知悉在各种病因作用下,机体组织细胞发生各种病理变化时所表现出的特有症状、体征及其发生、发展的规律,以利于在工作中能及时判断组织损伤形态、局部血液循环障碍和炎症变化等,并透过现象抓住本质,更好地实施诊疗措施,以达到消除疾病、维护健康的目的。

**4. 病理生理** 即组织细胞发生病理改变时机体生理功能发生变化的特征及规律。主要涉及体内水、电解质平衡及紊乱和酸碱平衡及失调,缺氧、发热、应激、休克和弥散性血管内凝血的原理及应对等方面的知识和技能。为在工作中能及时、准确地开展病情及变化的观测、判断和解决问题等临床思维及应对能力的提高打下扎实的基础。

诚然,不同的疾病可能表现出类似的症状与体征,同一疾病也可能以不同的表象出现。要正确地认识疾病,有效地治疗疾病,准确地照护病人,建立并健全疾病发生、发展及转归的整体观,熟悉疾病学的基本要素及其相互关联的知识,是医学实用性人才培养的基本要求。

## 三、走进疾病学基础

**1. 课程目标** 根据卫生职业教育专业的培养目标和人才规格，以高职护理及助产专业教育教学为重点，本教材以人体疾病的"病原 - 免疫 - 病理 - 病生"为逻辑主线，引导学生用完整的生物 - 心理 - 社会医学模式认识疾病发生、发展的基本要素，熟悉常见的生物病原及其致病机制和所致疾病，熟悉正常人体的免疫功能及其临床应用；熟知病原作用下机体组织细胞的基本形态、功能变化与规律，熟知病理状态下机体生理功能和代谢的变化形式、类型及其规律，以初步建立对疾病的症状、体征判断与分析的临床思维方法，初步形成对临床常见病、多发病的发病机制及机体病情变化规律的分析与判断能力；建立无菌观念，学会无菌操作的基本方法，为后续的专业课程学习奠定扎实的基础。

**2. 学习内容** 依据卫生职业教育人才培养目标与规格，以高职护理、助产专业工作岗位需求为导向，本教材改变了以基础医学学科体系构建教材体系的传统形式，将五大传统基础医学学科即医学微生物学、医学免疫学、人体寄生虫学、病理解剖学和病理生理学的基本内容、基础知识按照岗位需求的实用性做了全面地梳理，并有针对性地加以重新组合与排列，形成相互关联又相对独立的 4 个板块，即生物病原、免疫基础、病理解剖和病理生理 4 个单元，力求在淡化学科的完整性，突出岗位的应用性，增强临床思维的系统性和建立疾病发生、发展的整体性等方面做一些有效且深入的尝试。

## 四、学好疾病学基础

努力提高卫生职业教育教学质量，尤其是临床护士、助产士等对临床常见病、多发病的病情观察能力，对急危重症病人的应急处理能力和分析、推断病情的临床思维能力，是实现"健康中国"战略的基本人才保障。医护人员只有整体了解疾病的病原，疾病症状、体征及发生机制，并结合病人的个性心理特征和对疾病的态度等情况分析，才能及时、准确地实施医护举措。因此，学好疾病学基础的前提是要做到以下方面：

**1. 珍视生命，关爱病人** 选择了医护类专业就意味着要将青春与热情奉献给人民的健康事业。我们应加强职业道德修养，不断改善服务态度；尊重病人的个人信仰，理解他人的人文背景及文化价值；重视医学伦理，尊重病人人格，保护病人隐私；将促进健康、驱除疾病、维护病人的健康利益作为自己的职业责任。

**2. 紧扣岗位，应知应会** 要胜任临床与基础社区医护工作，不仅要求熟练护理技术操作，而且应具备临床护理观察、推断和整体思考的能力。因此在学习中，要树立科学的健康观、疾病观，能以完整的生物 - 心理 - 社会医学模式认识疾病的现象与本质；能将无菌操作和有菌观念应用于消毒隔离和感染预防等具体护理工作中；通过对常见、多发性疾病的生物性病因，病损后组织细胞的形态、功能、代谢变化及规律和免疫基础知识的学习，为临床课程的进一步学习奠定基础。

**3. 熟悉要点，掌握特征** 疾病学的基本内容涉及面广，跨学科知识点多，开课时学生尚未接触临床实际工作，感觉会抽象难懂。在有限的教学时数中，我们要抓住重点，厘清要点，从关键词入手，在比较中掌握特征。如生物性病原种类繁多，可以将细菌作为参照，通过比较以辨别出其他生物的异同点，从而熟悉各种病原生物的基本特性。

**4. 勤做笔记，善读巧背** 教材是学习知识的媒体，课堂是学习重点的演示，笔记是知识消化、吸收的有效手段。我们要养成勤写笔记的好习惯，正如俗话所说"好记性不如烂笔头"，通过一边记一边思考，有利于对知识的融会贯通。各类知识点、新词多较抽象且难记忆，可以编口诀或歌诀，以求朗朗上口、便于记忆。例如溶组织内阿米巴的致病性可以归纳为："包囊传染大滋养，溶解坏死盲升肠，烧瓶溃疡肝脓肿"，将其感染阶段（包囊）、致病阶段（大滋养体）、寄生部位（盲肠、升结肠）、溃疡特点（呈烧瓶状，口小底大）及肠外病变（肝脓肿）等特点表现出来。

**5. 扩大阅读，学写科普**　教材内容的知识容量十分有限，上课时老师的讲授主要在重点，要提升自我的观察、推断和临床思维能力，必须多上网浏览相关知识，多阅读参考书。在博览的同时，可以学写科普文章，通过对知识点深入浅出地改造，既能提高写作能力，又有助于知识的消化、吸收。

**6. 预习复习，梳理分类**　面对抽象的概念，繁杂的层次关系，要学会课前预习，课后复习。在预、复习中，应善于由浅入深，梳理分类，以举一反三，触类旁通。

（楼宏强）

# 第一篇

# 生物病原

文艺复兴时期意大利小说家乔万尼·薄伽丘的《十日谈》，以一场遍及西方的瘟疫开篇，描述了 1348 年席卷佛罗伦萨的黑死病（鼠疫）的凄惨景象，从 3 月到 7 月的短短 4 个月就夺去了 10 万人的性命。从古至今，疾病与人类的繁衍同在，而感染性疾病则直接威胁和挑战着人类的生存，也挑战着人类的文明。每当传染病流行时，人们都能深刻地感受到无助，尤其当它们蔓延的时候，恐惧就像地震般爆发。因人类文明的发展、人口的流动、战争的爆发、贸易的扩张，导致疾病包括新发传染病疫情出现在地球的四面八方。

面对传染病"死神"的威胁，人类不懈抗争。经过漫长、艰辛的探索，人类逐渐发现不同的传染病有着各种不同的病原体，如细菌、病毒、寄生虫等。要防止传染病对人类的危害，了解生物病原的性状及致病特征自然成为医学生学习生涯中的必修课。

生物病原主要包括微生物与寄生虫。自然界中生存的这些生物绝大多数对人类和动、植物是有益的，甚至是必需的。但是它们中的少数能引起人与动、植物的病害，这些具有致病性的生物称为病原生物。还有一些微生物和寄生虫，在正常情况下不致病，只有在一定环境条件下才导致疾病的发生，因此也称其为条件致病性生物。

微生物（microorganism）是存在于自然界中的一大群体形微小、结构简单、肉眼看不到，必须借助显微镜放大数百倍乃至数万倍才能观测到的微小生物。微生物的共同特点：①种类多，达数十万种以上，根据其结构及组成差异可分为三大类，即非细胞型微生物如病毒；原核生物如细菌、放线菌、支原体、衣原体、立克次体、螺旋体；真核细胞型微生物如真菌。②个体小，须借助显微镜才能观察到，常用微米（μm）、纳米（nm）等表示其大小。③结构简单，其个体一般是由单细胞、简单多细胞或非细胞生命物质所组成。④分布广，在自然界中无处不在，无论是高空和深海，还是在极地的冰原，都有微生物的行踪。⑤繁殖快，在生物界中具有最高的繁殖速度，尤以细菌的二分裂繁殖较为突出。⑥数量大，例如 1g 的沃土中就有几亿到几十亿个微生物。

寄生虫多属于低等动物。在漫长的进化过程中，一些低等动物失去了在外界环境中自主生活的能力，暂时或永久居留在其他生物体的体表或体内，并摄取营养，维持生存，造成损害。这些低等动物称为寄生虫。其中，寄居于人体并导致机体损害的寄生虫叫人体寄生虫，主要有医学蠕虫、医学原虫和医学节肢动物三大类。人体寄生虫分布范围广、动物宿主多，危害性迄今仍然较大，特别是在热带和亚热带区域，寄生虫病依然威胁着人们的健康。在我国，目前寄生虫病的流行呈现土源性线虫感染人数显著下降，而食源性寄生虫感染率明显上升的态势。

# 第二章 | 微 生 物

教学课件　　思维导图

**学习目标**

1. 掌握：微生物的分类；细菌、病毒的形态结构特点、增殖方式以及细菌合成性代谢产物的医学意义；正常菌群、机会致病菌、菌群失调的概念。
2. 熟悉：细菌、病毒的变异；真菌的形态结构、培养特性及抵抗力；正常菌群的生理作用。
3. 了解：微生物在自然界和人体的分布状况。
4. 学会：显微镜的使用和维护；细菌的接种，无菌操作技术。
5. 具备显微镜规范操作、辨认细菌形态的能力。

微生物根据其大小、结构和组成等差异，可分为三大类。

1. **原核细胞型微生物**　细胞内仅有原始细胞核，无核膜与核仁，缺乏完善的细胞器，包括细菌、放线菌、支原体、衣原体、立克次体和螺旋体。

2. **真核细胞型微生物**　细胞核的分化程度较高，有核膜、核仁和染色体，细胞器完整。真菌属于此类。

3. **非细胞型微生物**　个体微小，无细胞结构，缺乏产生能量的酶系统，只能在活的宿主细胞内生长繁殖。病毒属于此类。

## 第一节　微生物的生物学性状

**知识链接**

### 第一个发现微生物的人

17 世纪后叶，荷兰人安东·列文虎克用自制的能放大 200 多倍的显微镜观察了雨水、牙垢和腐败有机物等，惊奇地发现其中有无数形状各异的"小虫子"在活蹦乱跳，他把这些小虫子称为"微动物"。从此，一个比哥伦布发现的美洲大陆更加神奇的新世界——微生物王国，逐渐被人类撩开它神秘的面纱。

## 一、细菌的生物学性状

细菌（bacterium）是一类具有细胞壁和原始细胞核的单细胞微生物。了解细菌的基本性状对鉴别细菌、诊断疾病和防治细菌感染等具有重要意义。

### （一）细菌的大小与形态

1. **细菌的大小**　细菌个体微小，须借助光学显微镜将其放大 1 000 倍左右才能看到。通常以微米（μm）作为测量单位。不同种类的细菌大小不一，多数球菌的直径为 1μm，中等大小的杆菌长 2~3μm，宽 0.3~0.5μm。

**2.细菌的形态** 细菌按其外形分为球菌、杆菌、螺形菌 3 大类（图 2-1）。

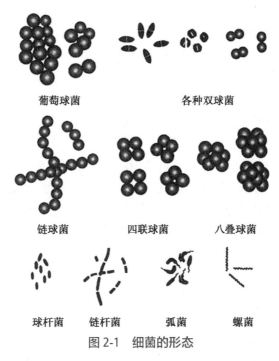

葡萄球菌 　　　　　 各种双球菌

链球菌 　　　 四联球菌 　　　 八叠球菌

球杆菌 　　 链杆菌 　　 弧菌 　　 螺菌

图 2-1 细菌的形态

（1）**球菌**：呈圆球形或近似球形。按其繁殖时分裂的平面和分裂后菌体排列方式不同可分为：①双球菌，沿一个平面分裂，分裂后两个菌体成双排列，如淋病奈瑟球菌；②链球菌，沿一个平面分裂，分裂后多个菌体呈链状排列，如乙型溶血性链球菌；③葡萄球菌，沿多个不规则平面分裂，分裂后菌体呈葡萄串状排列，如金黄色葡萄球菌。此外，四联球菌沿两个垂直平面分裂，分裂后每 4 个菌体排列在一起；八叠球菌沿 3 个垂直平面分裂，分裂后 8 个菌体叠在一起。

（2）**杆菌**：多数呈直杆状或稍有弯曲，两端钝圆，往往散在排列，如大肠埃希菌；少数或两端平齐，如炭疽芽孢杆菌；或两端尖细，如梭杆菌属；或末端膨大呈棒状，如白喉棒状杆菌；或菌体短小近似椭圆形，如球杆菌；或末端呈分叉状，如双歧杆菌。大杆菌如炭疽芽孢杆菌长 3~10μm，中等大小杆菌如大肠埃希菌长 2~3μm，小杆菌如布鲁氏菌长 0.6~1.5μm。

（3）**螺形菌**：菌体弯曲，可分为两种。①弧菌，菌体只有 1 个弯曲，呈弧形或逗点状，如霍乱弧菌；②螺菌，菌体有数个弯曲，呈螺旋状，如小螺菌。

**（二）细菌的基本结构与特殊结构**

细菌的结构包括各种细菌共有的基本结构和某些细菌特有的特殊结构（图 2-2）。

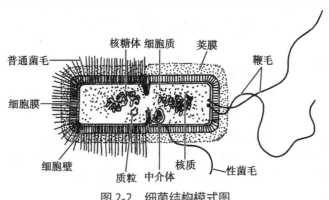

核糖体 细胞质 荚膜
普通菌毛 鞭毛
细胞膜
细胞壁 核质
质粒 中介体 性菌毛

图 2-2 细菌结构模式图

**1. 细菌的基本结构** 包括细胞壁、细胞膜、细胞质和核质。

（1）**细胞壁**（cell wall）：是位于细菌细胞膜外的一层坚韧而有弹性的膜状结构。其主要功能有：①维持细菌的固有形态；②保护细菌抵抗低渗环境；③参与细胞内外的物质交换；④决定了菌体的抗原性；⑤与细菌的致病性有关。

细菌经革兰氏染色分为革兰氏阳性（$G^+$）菌和革兰氏阴性（$G^-$）菌，革兰氏阳性菌细胞壁由肽聚糖和磷壁酸组成；革兰氏阴性菌细胞壁由肽聚糖和外膜组成。

1）肽聚糖：又称黏肽，是革兰氏阳性菌和革兰氏阴性菌的共有组分。革兰氏阳性菌的肽聚糖由聚糖骨架、四肽侧链和五肽交联桥3部分组成，革兰氏阴性菌的肽聚糖仅由聚糖骨架、四肽侧链两部分组成（图2-3）。①聚糖骨架：由N-乙酰葡糖胺（GlcNAc，G）和N-乙酰胞壁酸（M）经β-1,4糖苷键连接排列而成；②四肽侧链：由4种氨基酸组成的短肽，连接在聚糖骨架的N-乙酰胞壁酸上，革兰氏阳性菌的四肽侧链由L-丙氨酸、D-谷氨酸、L-赖氨酸、D-丙氨酸构成，革兰氏阴性菌的四肽侧链由L-丙氨酸、D-谷氨酸、二氨基庚二酸、D-丙氨酸构成；③五肽交联桥：由5个甘氨酸组成的短肽，位于相邻聚糖骨架上的四肽侧链之间，起连接作用。革兰氏阳性菌四肽侧链第3位的L-赖氨酸通过五肽交联桥连接到相邻四肽侧链第4位的D-丙氨酸，从而构成机械强度十分坚韧的三维立体结构。革兰氏阴性菌的四肽侧链第3位的二氨基庚二酸与相邻四肽侧链第4位的D-丙氨酸连接，没有五肽交联桥，构成较疏松的二维平面结构。革兰氏阳性菌细胞壁的肽聚糖为15~50层，占细胞壁干重的50%~80%。革兰氏阴性菌细胞壁仅含1~2层肽聚糖，占细胞壁干重的5%~20%。

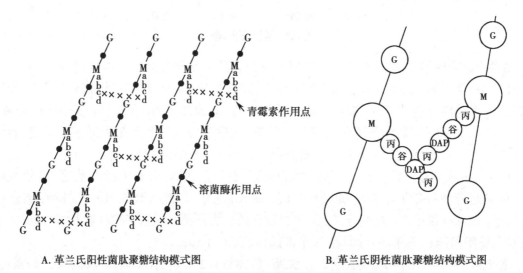

A. 革兰氏阳性菌肽聚糖结构模式图　　B. 革兰氏阴性菌肽聚糖结构模式图

**图2-3　革兰氏阳性菌和革兰氏阴性菌肽聚糖结构模式图**

2）磷壁酸：是革兰氏阳性菌细胞壁的特有成分，按其结合部位不同分为壁磷壁酸和膜磷壁酸。前者一端与肽聚糖的N-乙酰胞壁酸连接，后者一端与细胞膜连接，另一端均游离于细胞壁外。磷壁酸免疫原性很强，是革兰氏阳性菌重要的表面抗原，某些细菌的磷壁酸对人类细胞具有黏附作用，与致病性有关（图2-4A）。

3）外膜：是革兰氏阴性菌细胞壁的特有成分，位于细胞壁肽聚糖层的外侧，由内向外依次为脂蛋白、脂质双层和脂多糖（lipopolysaccharide，LPS）。脂蛋白位于肽聚糖与脂质双层之间，其蛋白质部分结合于四肽侧链上，脂质部分与脂质双层非共价结合，使外膜和肽聚糖层构成一个整体。脂质双层内镶嵌有多种蛋白，与细菌的物质交换有关。脂多糖是革兰氏阴性菌的内毒素，有3种组分：①脂质A，是内毒素的毒性和生物学活性的主要组分，为革兰氏阴性菌的致病物质；②核心多糖，分布于脂质A的外层，具有属的特异性；③特异多糖，位于最外层，是革兰氏阴性菌的菌体抗原（O抗原），具有种特异性（图2-4）。

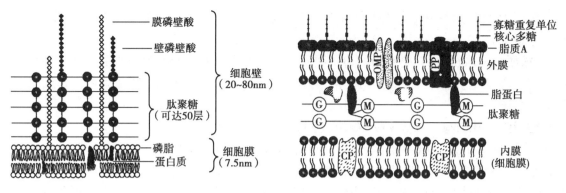

A. 革兰氏阳性菌细胞壁结构模式图　　　　　　　　B. 革兰氏阴性菌细胞壁结构模式图

图 2-4 革兰氏阳性菌和革兰氏阴性菌细胞壁结构模式图

凡能破坏肽聚糖结构或抑制其合成的物质，都能损伤细胞壁而使细菌变形或死亡。例如，溶菌酶能切断肽聚糖中 N- 乙酰葡糖胺和 N- 乙酰胞壁酸之间的 β-1,4 糖苷键的连接，破坏了聚糖骨架，引起细菌裂解。青霉素和头孢菌素能抑制五肽交联桥与四肽侧链之间的连接，使细菌不能合成完整的细胞壁，可导致革兰氏阳性菌死亡。由于革兰氏阴性菌细胞壁的肽聚糖含量少，且受外膜的保护，因此，对青霉素和溶菌酶不敏感。人和动物细胞无细胞壁结构，亦无肽聚糖，所以溶菌酶和青霉素对人体细胞均无毒性作用。

L 型细菌：在某些情况下（如受溶菌酶或青霉素作用）细胞壁被破坏而在高渗环境下仍能存活的细菌称为 L 型细菌（细菌细胞壁缺陷型）。L 型细菌由于缺乏完整的细胞壁而呈现大小不等的多形态性，其革兰氏染色均呈阴性，并且须在高渗培养基中才能缓慢生长。某些 L 型细菌仍具有致病性，可引起尿路感染、骨髓炎、心内膜炎等慢性感染。临床上遇有症状明显而常规细菌培养阴性的病人时，应考虑 L 型细菌感染的可能性，宜做 L 型细菌的专门分离培养，并更换抗菌药物。

（2）**细胞膜**（cell membrane）：是位于细胞壁内侧紧包绕在细胞质外的具有弹性的半渗透性生物膜。其基本结构是脂质双层，脂质双层中镶嵌着多种具有特殊功能的载体蛋白和酶蛋白，主要功能有：①选择性渗透和物质转运作用，与细胞壁共同完成菌体内外的物质交换；②细胞膜上有多种合成酶，参与肽聚糖、磷壁酸、磷脂、脂多糖等物质的合成；③细胞膜上有多种呼吸酶，与细菌能量的产生、储存和利用有关；④细菌细胞膜内陷、折叠、卷曲可形成一种囊状物，即中介体，其功能类似于真核细胞的线粒体，参与细菌的分裂、呼吸及生物合成。

（3）**细胞质**（cytoplasm）：是包裹在细胞膜内的胶状物质，由水、蛋白质、脂类、核酸、少量糖和无机盐组成。因其核糖核酸（RNA）含量较高，具有较强的嗜碱性，故细菌易被碱性染料着色。细胞质内含有多种酶系统，是细菌新陈代谢的重要场所。细胞质中还含有以下结构：

1）核糖体：又称核蛋白体，是游离于细胞质中的微小颗粒，为细菌合成蛋白质的场所。细菌核糖体沉降系数为 70S，由 50S 和 30S 的两个亚基组成。链霉素能与细菌核糖体的 30S 亚基结合，红霉素、氯霉素和林可霉素能与 50S 亚基结合，从而干扰细菌蛋白质的合成导致细菌死亡。由于人及其他真核生物细胞核糖体沉降系数为 80S，由 60S 和 40S 两个亚基组成，故上述抗生素对人体细胞无损害。

2）质粒：是染色体外的遗传物质，为闭合环状双链 DNA。质粒基因虽不是细菌生命活动的必需基因，但携带的遗传信息控制着细菌某些特定的遗传性状，如 R 质粒、Vi 质粒，分别与细菌的耐药性、毒力相关。质粒既具有自我复制、传给子代的特点，又可以通过接合或转导等方式传递给另一细菌。

3）胞质颗粒：细菌胞质中含有多种颗粒，多为细菌暂时储存的营养物质，包括多糖、脂类、磷酸盐等，营养供给充足时较多，缺乏时则减少或消失。白喉棒状杆菌的胞质颗粒富含 RNA 和聚偏磷酸盐,嗜碱性较强,用特殊染色时与菌体其他部位着色不同,故称异染颗粒,对白喉棒状杆菌的鉴定有一定意义。

(4)**核质**(nucleoplasm):是细菌的遗传物质,由闭合环状双链 DNA 反复卷曲盘绕成的松散网状结构。集中在细胞质的某一区域,无核膜、核仁和有丝分裂器,具有细胞核的功能,是细菌遗传变异的物质基础。

**2. 细菌的特殊结构**　包括荚膜、鞭毛、菌毛和芽孢。

(1)**荚膜**(capsule):为某些细菌分泌并包绕在细胞壁外的一层黏液性物质。厚度≥0.2μm 者称为荚膜,如肺炎球菌的荚膜。厚度<0.2μm 者称为微荚膜,如溶血性链球菌的 M 蛋白、伤寒沙门菌的 Vi 抗原。荚膜对碱性染料亲和力低,用一般染色法仅能看到菌体周围有未着色的透明圈(图 2-5),用特殊的荚膜染色法可染成与菌体不同的颜色。荚膜的化学成分因菌种而异,大多数细菌(如肺炎球菌)的荚膜为多糖,少数细菌(如炭疽芽孢杆菌)的荚膜为多肽。荚膜的形成与环境条件有关,一般在人和动物体内或营养丰富的培养基上容易形成。荚膜的功能包括:①抵抗宿主吞噬细胞的吞噬和保护菌体免受宿主体内溶菌酶、补体、抗体及其他杀菌物质的损伤;②具有免疫原性,可作为细菌鉴别和分型的依据;③具有黏附作用,荚膜多糖可使细菌彼此之间粘连,也可黏附于组织细胞或无生命物体如诊疗器械上,是引起感染的重要因素。

(2)**鞭毛**(flagellum):某些细菌菌体上附有细长呈波状弯曲的丝状物,称为鞭毛。鞭毛通常须用电子显微镜观察,若经特殊染色法使鞭毛增粗后也可在普通光学显微镜下观察到。根据鞭毛的数量和位置,可将鞭毛菌分为单毛菌、双毛菌、丛毛菌和周毛菌(图 2-6)。鞭毛的功能:①鞭毛的化学成分主要是蛋白质,免疫原性强,可用于鉴别细菌和进行分型;②鞭毛是细菌的运动器官,可通过动力试验鉴别细菌;③有些细菌的鞭毛与致病性有关,如霍乱弧菌、空肠弯曲菌通过鞭毛运动穿过小肠黏膜表面的黏液层,使菌体黏附于肠黏膜上皮细胞而导致病变的发生。

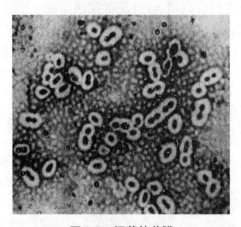

图 2-5　细菌的荚膜

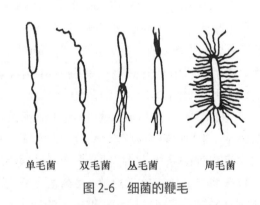

单毛菌　　双毛菌　　丛毛菌　　周毛菌

图 2-6　细菌的鞭毛

(3)**菌毛**(pilus):是许多革兰氏阴性菌和少数革兰氏阳性菌表面存在的比鞭毛更细、更短而直的丝状物。用普通光学显微镜难以观察到,须借助电子显微镜才能观察到。按功能分普通菌毛、性菌毛两种。

1)普通菌毛:数量可达数百根,遍布菌体表面。具有黏附能力,细菌借此黏附在呼吸道、消化道等易感黏膜上皮细胞表面,以利其在局部定居而造成感染,故与细菌的致病性有关。

2)性菌毛:数量少,只有 1~4 根,比普通菌毛长而粗,呈中空管状。仅见于少数革兰氏阴性菌。性菌毛由致育因子即 F 质粒编码,有性菌毛的细菌称为 F⁺ 菌或雄性菌,无性菌毛的细菌称为 F⁻ 菌或雌性菌。$F^+$ 菌与 $F^-$ 菌发生接合时,$F^+$ 菌能通过性菌毛将遗传物质(如 R 质粒)传递给 $F^-$ 菌,通过此方式传递细菌的毒力及耐药性等性状。

**（4）芽孢**（spore）：某些细菌在一定环境条件下，细胞质脱水浓缩，在菌体内形成一个圆形或椭圆形小体，称为芽孢。普通染色芽孢不易着色，光镜下仅能观察到菌体内无色的芽孢体，须经特殊染色才能着色。能形成芽孢的细菌均为革兰氏阳性菌，一般只在动物体外才能形成，其形成条件因菌种而异。如炭疽芽孢杆菌在营养缺乏、有氧条件下形成芽孢。芽孢仍保存着完整的核质、酶系统，保持着细菌的全部生命活性，但代谢相对静止。当环境适宜时，水分进入，代谢恢复，芽孢发芽又发育成新的菌体，即繁殖体。一个细菌只能形成一个芽孢，一个芽孢发芽也只能形成一个繁殖体。故芽孢是细菌的休眠状态，不是细菌的繁殖方式。

芽孢的医学意义：①芽孢的大小、形状和位置随菌种而异，可用以鉴别细菌（图 2-7）。②由于芽孢含水量少，有多层致密的厚膜，含有大量耐热的 2,6- 吡啶二羧酸（DPA），所以对热力、干燥、辐射、化学消毒剂等理化因素均有强大的抵抗力，在自然界中可存活数年至数十年。杀灭芽孢最可靠的方法是高压蒸汽灭菌法。③对被芽孢污染的医疗器械、敷料、培养基等进行灭菌时应以是否杀死芽孢作为判断灭菌效果的指标。

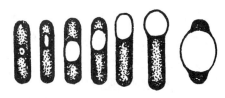

图 2-7　细菌芽孢形态示意图

**（三）细菌的生长繁殖与变异**

细菌具有表面积大、代谢旺盛、繁殖迅速、容易变异等特点。细菌代谢过程中，可产生多种对人类的生活及医学实践有重要意义的代谢产物。了解细菌生长繁殖的条件、生命活动规律以及代谢产物，对于细菌的人工培养、分离鉴定、判断致病性、细菌性疾病的诊断与防治都有重要的意义。

**1. 细菌的生长繁殖**

**（1）生长繁殖的条件**

1）充足的营养物质：是细菌新陈代谢及生长繁殖的物质基础。营养物质主要包括水分、碳源、氮源、无机盐等。某些细菌还需要生长因子，是细菌生长繁殖所必需的而细菌自身又不能合成的有机化合物，包括维生素、特殊氨基酸、嘌呤、嘧啶等。

2）合适的酸碱度：多数病原菌最适 pH 范围为 7.2~7.6，故在宿主体内极易生存。个别细菌特殊，如霍乱弧菌适宜在 pH 8.4~9.2 的碱性环境生长，结核分枝杆菌生长的最适 pH 则为 6.5~6.8。

3）适宜的温度：各类细菌对温度的要求不同，据此可分为嗜冷菌、嗜温菌和嗜热菌 3 种。一般病原菌最适宜的生长温度与人体正常体温一致，为 37℃，故实验室一般采用 37℃培养细菌。

4）一定的气体环境：氧气和二氧化碳与细菌的生长繁殖关系密切。根据细菌对氧气的需求不同可分为 4 类。①专性需氧菌，必须在有氧环境下才能生长的细菌，如结核分枝杆菌；②微需氧菌，在 5%~6% 低氧浓度生长良好，氧浓度 >10% 时生长受到抑制，如空肠弯曲菌；③兼性厌氧菌，在有氧或无氧环境下均能生长的细菌，大多数病原菌属于此类，如葡萄球菌；④专性厌氧菌，必须在无氧环境下才能生长的细菌，如破伤风梭菌。多数细菌在代谢过程中产生的二氧化碳能满足自身需求，但某些细菌，如脑膜炎球菌、淋病奈瑟球菌，在对其初次分离培养时须提供 5%~10% 的二氧化碳才能生长。

**（2）生长繁殖的规律**

1）细菌个体的生长繁殖：细菌以二分裂法进行无性繁殖。适宜条件下多数细菌繁殖速度很快，分裂一次仅为 20~30min。个别细菌较慢，如结核分枝杆菌繁殖一代需 18~20h。

2）细菌群体的生长繁殖：细菌繁殖速度极快，若以 20min 繁殖一代计算，1 个细菌经过 10h 其数量可达 10 亿以上。事实上由于营养物质逐渐耗竭，毒性代谢产物不断积累，细菌难以始终保持高速无限繁殖，一定时间后，细菌增殖的速度将会逐渐减慢甚至完全停滞。

将一定数量的细菌接种于适宜的培养基中，连续定时采样计数活菌数，以培养时间为横坐标，培养物中活菌数的对数为纵坐标，可绘制反映细菌增殖规律的生长曲线（图 2-8）。据此细菌的群体生长繁殖可分为 4 期。①迟缓期：接种后 1~4h，细菌体积增大、代谢活跃，但分裂迟缓，菌数增加极少，为细菌适应新环境的阶段。②对数生长期：细菌繁殖迅速，活菌数以恒定的几何级数增长，生长曲线图上活菌数的对数呈直线上升，该期细菌的形态、大小、染色性典型，对抗生素敏感。③稳定期：由于培养基中营养物质的消耗和有害代谢产物的蓄积，细菌增殖数与死亡数渐趋平衡，此时细菌形态、染色性和生理性状改变明显，芽孢开始形成，外毒素和抗生素等代谢产物多在该期产生。④衰退期：随着培养环境的进一步恶化，细菌死亡数超过增殖数，该期细菌形态显著改变，出现衰退型或菌体自溶，生理活动趋于停滞，故采取陈旧培养物鉴别细菌困难。

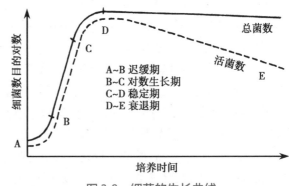

图 2-8　细菌的生长曲线

### 2. 细菌的代谢产物

#### （1）与细菌致病有关的代谢产物

1）致热原：由多数革兰氏阴性菌和少数革兰氏阳性菌产生的一种注入人体或动物体内能引起发热反应的物质。革兰氏阴性菌的致热原为其细胞壁中的脂多糖。致热原耐高温，不被高压蒸汽灭菌法破坏，玻璃器皿须经 250℃ 干烤 30min 才能破坏致热原。用吸附剂或特殊石棉滤板可除去液体中大部分致热原，蒸馏法效果更好。因此，在注射用药的制备及使用时，应严格遵守无菌操作，防止细菌污染，确保无致热原的存在。

2）毒素：毒素是病原菌在代谢过程中合成的对机体有毒害作用的物质，包括内毒素和外毒素。内毒素是革兰氏阴性菌细胞壁的脂多糖，在菌体死亡崩解后才释放出来。外毒素是由革兰氏阳性菌及少数革兰氏阴性菌在生长过程中合成并释放到菌体外的蛋白质，其毒性强于内毒素。

ER 2-3

青霉素的发现

3）侵袭性酶：某些细菌合成的可损害机体组织，有利于细菌侵袭和扩散的胞外酶，是细菌重要的致病物质。如溶血性链球菌产生的透明质酸酶，产气荚膜梭菌产生的卵磷脂酶等。

#### （2）与治疗有关的代谢产物

1）抗生素：某些微生物在代谢过程中产生的一类能抑制或杀灭其他微生物的物质，称为抗生素，多由真菌、放线菌产生，少数由细菌产生。如真菌产生的青霉素、放线菌产生的链霉素、细菌产生的杆菌肽。

2）维生素：细菌能合成某些维生素，除供自身所需外，还能分泌至周围环境中。如肠道中的大肠埃希菌可合成维生素 K 和 B 族维生素，供人体吸收利用。

#### （3）与鉴别细菌有关的代谢产物

1）色素：某些细菌在代谢过程中能合成色素，有助于鉴别细菌。色素分水溶性色素和脂溶性色素两类，前者能弥散至培养基或周围组织，如铜绿假单胞菌产生的色素使菌落和培养基均呈绿色；后者不溶于水，只存在于菌体，如金黄色葡萄球菌产生的色素使菌落呈金黄色而培养基颜色不变。但两类色素均能使相应脓液显色。

2）细菌素：某些细菌产生的仅对近缘菌株有抗菌作用的蛋白质。其产生受质粒控制，多由环境因素诱生，以生产菌命名，如大肠埃希菌产生的细菌素称大肠菌素。细菌素抗菌范围很窄且具有种和型的特异性，故治疗意义不大，多用于细菌分型和流行病学调查。

3）糖和蛋白质的分解产物：细菌的代谢活动依靠一系列酶的催化作用，不同细菌具有不同的酶系，故其代谢产物不尽相同，可对一些细菌进行鉴别。例如肠杆菌科细菌种类较多，形态、染色性基本相同，菌落亦类似，但它们对糖类和蛋白质分解的产物不完全相同，因而可通过分解不同底物进行糖发酵试验、靛基质试验、硫化氢试验和甲基红试验等生化反应试验予以鉴定。

**3.细菌的人工培养**　人工制备营养充足的培养基并提供适宜的温度、气体、pH 等培养条件，即能使细菌在体外环境迅速生长繁殖。人工培养对于研究各种细菌的生物学特性、制备生物制品、细菌感染性疾病的诊治等均具有重要意义。

**(1)培养基**：培养基是人工配制而成的适于细菌生长繁殖的营养物质。按其理化性状可分为液体、半固体和固体 3 大类。液体培养基可供细菌增菌及鉴定使用；在液体培养基中加入 0.2%~0.5% 的琼脂即为半固体培养基，可用于细菌动力的观察及保存菌种；若琼脂量为 2%~3% 时，即为固体培养基，可供细菌分离培养、保存菌种等使用。培养基按用途不同分为 5 类。

1)基础培养基：基础培养基含有大多数细菌生长繁殖所需要的氮源、碳源、无机盐、水等最基本的营养成分，可供多数细菌生长，并可作为营养、鉴别及选择培养基的基础原料。常用的有肉汤培养基、普通琼脂培养基。

2)营养培养基：在基础培养基中添加血液、血清、生长因子等其他的营养物质，可供培养营养要求较高的细菌。常用的有血琼脂平板、血清肉汤培养基。

3)选择培养基：在培养基中加入某种化学物质，使之抑制某一类细菌生长，而有利于另一类细菌生长，从而将后者筛选出来，常用于在含有杂菌的标本中分离某种致病菌。如培养肠道致病菌的 SS 琼脂培养基。

4)鉴别培养基：利用不同细菌分解糖类和蛋白质的能力及其代谢产物的不同，在培养基中加入特定的作用底物和相应指示剂，观察细菌生长后对底物的作用如何，进而鉴别细菌。如糖发酵培养基、伊红亚甲蓝琼脂培养基。

5)厌氧培养基：应用物理或化学方法使培养基内部形成无氧环境，专供厌氧菌培养用。如庖肉培养基、硫乙醇酸盐肉汤培养基。

**(2)细菌在培养基中的生长现象**：依据培养目的将细菌接种于适宜的培养基中，经 37℃培养 18~24h 后，可出现肉眼可见的不同生长现象。

1)细菌在液体培养基中的生长现象：细菌在液体培养基中生长可表现为液体变混浊，表面形成菌膜，管底有沉淀物。若发现澄清透明的药液或其他注射剂出现上述任一现象，则应考虑被细菌污染的可能而不予使用。

2)细菌在固体培养基中的生长现象：将细菌划线接种于固体培养基上，经培养后，单个细菌生长繁殖形成肉眼可见的细菌集团，称为菌落，可分为光滑型菌落、粗糙型菌落和黏液型菌落 3 型。多个菌落融合成片则称为菌苔。

3)细菌在半固体培养基中的生长现象：将细菌穿刺接种于半固体培养基中，有鞭毛的细菌可克服低浓度琼脂的阻挡，扩散至穿刺线以外，穿刺线变混浊；无鞭毛的细菌只能沿穿刺线生长，穿刺线清晰。据此可鉴别细菌有无动力。

**(3)细菌人工培养在医学中的应用**

1)细菌学的研究：对人工培养获得的纯种细菌可进一步开展细菌的形态染色、抗原结构、遗传变异、致病性等生物学性状方面的实验研究。

2)感染性疾病的诊治：从病人标本中分离并鉴定出病原菌是诊断感染性疾病最可靠的依据；病原菌的药敏试验结果可指导选择合适的抗菌药物进行治疗。

3)生物制品的制备：利用分离培养所得的纯种细菌制备疫苗、类毒素、诊断菌液，或免疫动物后制备抗毒素、诊断血清等生物制品，可用于传染病的诊断、治疗和预防。

4)在基因工程中的应用：将带有外源性目的基因的重组 DNA 转化给受体菌(亦称为工程菌)，并使其在菌体内表达出用于特定治疗的蛋白因子(如基因表达干扰素、胰岛素)，或特异性抗原(如基因表达乙型肝炎疫苗)。因细菌易培养、繁殖快，基因表达产物提取、纯化方便，能极大降低制备成本。

**4. 细菌的变异** 细菌子代与亲代之间生物学性状出现的差异称为变异。细菌的变异分为遗传性变异和非遗传性变异。前者是细菌的基因结构发生了改变，如基因突变或基因转移与重组，故又称基因型变异；后者是由于外界环境条件影响下引起的变异，其基因结构未改变，又称为表型变异。基因型变异常发生于个别细菌，且呈不可逆性，不受环境影响，产生的新性状能稳定遗传。相反，表型变异常发生于受环境影响的所有细菌，不能遗传，当环境中的影响因素消除后，变异的性状又可复原。

**(1)细菌的变异现象**

1)形态结构变异：①L型变异，某些细菌在青霉素、免疫血清、补体和溶菌酶等因素的影响下，细胞壁合成受阻，成为细胞壁缺陷的L型细菌，表现为大小不等的球形、杆状、逗点状或哑铃状等多形态性。②鞭毛变异，将有鞭毛的变形杆菌接种于含1%苯酚溶液的培养基中，细菌失去鞭毛，将细菌失去鞭毛的变异称为H-O变异。③荚膜变异，有荚膜的肺炎球菌在普通培养基上培养或传代后，荚膜逐渐消失，毒力也减弱。④芽孢变异，炭疽芽孢杆菌在42℃环境下培养10~20d后，失去形成芽孢的能力，毒力也相应减弱。

2)菌落变异：从体内新分离的细菌多形成光滑（smooth，S）型菌落，表面光滑、湿润、边缘整齐，经人工培养多次传代后可变为表面粗糙、干燥、边缘不整齐的粗糙（rough，R）型菌落，这种变异称为S-R变异。S-R变异时，常伴有细菌生物学性状等的改变。

3)毒力变异：细菌的毒力变异包括毒力的增强和减弱。无毒力的白喉棒状杆菌在被β-棒状杆菌噬菌体感染后成为溶原性细菌时，则获得产生白喉外毒素的能力，由无毒菌株变成有毒菌株。将有毒力的牛分枝杆菌用含胆汁、甘油和马铃薯的培养基经过13年230次传代培养，可获得毒力减弱但仍保持免疫原性的变异株，即卡介苗（Bacillus Calmette-Guérin，BCG）。

ER 2-4

卡介苗的发明

4)耐药性变异：指细菌对某种抗菌药物由敏感变为耐受的变异。有些细菌还表现为同时耐受多种抗菌药物，即多重耐药性。当前，病原微生物耐药性问题突出表现为发生耐药的速度越来越快，耐药的程度越来越重，耐药的微生物越来越多，耐药造成的负担越来越不堪承受。而抗菌药物的不合理使用是产生耐药性的关键所在。

**(2)细菌遗传变异的物质基础**

1)染色体：由一条环状双螺旋DNA长链组成，高度盘旋缠绕呈团状。以半保留复制方式进行复制，新形成的DNA携带的遗传信息与亲代完全相同，故子代与亲代细菌的性状相同。若复制过程中子代DNA发生改变，就会使子代发生变异而出现新的性状。故染色体是细菌生命活动所必需的遗传物质，控制着细菌的代谢、繁殖、遗传和变异。

2)质粒：质粒是细菌染色体外的遗传物质，能够自我复制，携带的遗传信息能赋予细菌某些生物学性状，非细菌生长繁殖所必需。质粒可通过接合、转化和转导等方式在细菌间转移。一个细菌可带有一种或几种不同的质粒。医学上重要的质粒有F质粒、R质粒等。

3)噬菌体：噬菌体（bacteriophage）是侵袭细菌、真菌等微生物的病毒。噬菌体个体微小，须用电子显微镜观察。大多数噬菌体呈蝌蚪形，由头部和尾部组成，头部外壳为蛋白质，内含核酸；尾部由尾鞘、尾髓、尾板、尾丝、尾刺组成。噬菌体有严格的寄生性，须在活的易感细胞内增殖。根据噬菌体感染宿主菌后的结果不同，可将其分为两种类型。①毒性噬菌体：感染易感细菌后，在敏感菌中增殖并裂解细菌的噬菌体称为毒性噬菌体。②温和噬菌体：噬菌体感染细菌后并不增殖，而是将基因组整合于细菌的染色体上，并随细菌的繁殖传至子代，此种基因整合的状态称为溶原状态，带有噬菌体基因组的细菌称为溶原性细菌，而整合于细菌染色体上的噬菌体则称为前噬菌体。前噬菌体可自发或在某些因素作用下脱离细菌染色体，增殖并裂解细菌。所以，温和噬菌体既有溶原周期又有溶菌周期，而毒性噬菌体只有溶菌周期。

ER 2-5

毒性噬菌体与
温和噬菌体

（3）细菌变异的机制

1）基因突变（gene mutation）：是细菌遗传物质的结构发生突然而稳定的改变，导致细菌性状的遗传性变异。根据改变片段的大小分为小突变和大突变。小突变是细菌 DNA 上核苷酸序列的改变仅为一个或几个碱基的置换、插入或丢失，只影响到一个或几个基因，引起较少的性状变异，又称为点突变；大突变涉及大段的 DNA 发生改变，又称为染色体畸变。

2）基因的转移与重组：供体菌的 DNA 转移给受体菌的过程，称为基因转移（gene transfer）。转移的基因与受体菌 DNA 整合在一起的过程，称为基因重组（gene recombination）。细菌基因转移与重组的方式有 4 种。①转化：受体菌直接摄取供体菌游离的 DNA 片段，与自身的 DNA 重组，从而获得供体菌的遗传性状的过程。②转导：以温和噬菌体作为载体，将供体菌的一段 DNA 转移到受体菌内，使受体菌获得供体菌部分遗传性状的过程。③接合：细菌通过性菌毛相互连接沟通，将供体菌的遗传物质转移给受体菌，使受体菌获得新遗传性状。④溶原性转换：温和噬菌体感染宿主菌时，以前噬菌体形式将自己的 DNA 整合入宿主菌，使其获得遗传性状。

ER 2-6

基因转移与重组

（4）细菌变异在医学上的应用

1）病原学诊断：由于细菌在形态结构、染色性、生化反应、免疫原性等方面均可发生变异，给鉴定带来困难。因此，在临床病原学检测时应注意出现的不典型菌株，以免误诊。

2）临床治疗：由于抗生素的广泛应用，临床分离的细菌中耐药株日益增多。因此，应在治疗前先做药敏试验，再选择敏感药物，不能滥用抗生素。对于某些慢性感染性疾病需要长期用药者，应考虑足量、全程、联合用药。

3）疾病预防：应用细菌毒力变异的原理，通过人工方法诱导细菌毒力减弱或消失，制成各种活疫苗，预防相应的传染病。

4）测定致癌物：凡能诱导细菌突变的物质也可能诱发人体细胞的突变，这些物质有可能是致癌物。因此，以细菌为实验对象，筛选可疑致癌物。

5）基因工程：是根据遗传变异中细菌可因基因转移和重组而获得新性状的原理设计的。将目的基因通过质粒等载体转移到合适的受体菌内，随着受体菌的繁殖而获得大量所需的基因产物。目前通过基因工程已能大量生产胰岛素、干扰素和乙肝疫苗等生物制品。

## 二、病毒的生物学性状

病毒（virus）是一类个体微小，结构简单，只含单一核酸（DNA 或 RNA），必须在活细胞内寄生，以复制方式增殖的非细胞型微生物。人类传染病约 75% 由病毒引起，病毒性疾病具有传染性强、传播迅速、流行广泛、诊治困难、死亡率高等特点，有的病毒还与肿瘤及自身免疫病的发生密切相关。

### （一）病毒的大小与形态

病毒个体微小，以纳米（nm）为测量单位。较大的病毒直径约为 300nm，较小的病毒直径仅为 18~22nm，大多数病毒直径小于 150nm，超出光学显微镜的分辨范围，故须借助电子显微镜观察。多数感染人和动物的病毒呈球形或近似球形，少数为杆状、丝状、子弹状、砖块状、蝌蚪状。

### （二）病毒的结构与化学组成

病毒的基本结构由核心和衣壳组成。核心和衣壳组成核衣壳，仅含核衣壳的病毒称为裸病毒。有些病毒在核衣壳外还包绕了一层包膜，称为包膜病毒。裸病毒和包膜病毒都是结构完整的具有感染性的病毒颗粒，统称病毒体（图 2-9）。

1. **核心** 核心位于病毒体的中心，主要化学成分为 DNA 或 RNA，携带着病毒的所有遗传信息，控制着病毒的感染、复制、遗传与变异等生命特征。有些病毒的核心还有少数功能蛋白。

**2. 衣壳** 衣壳为包绕在核酸外面的蛋白质外壳，由一定数量的壳粒(蛋白质亚单位)组成，排列成不同的立体构型。①二十面体对称型，如脊髓灰质炎病毒；②螺旋对称型，如流行性感冒病毒；③复合对称型，如噬菌体。衣壳可保护核酸免受酶或其他理化因素的破坏；可与宿主细胞受体特异性结合，即病毒的吸附作用；具有免疫原性，可诱导机体发生免疫应答。

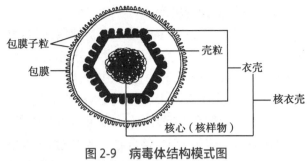

图 2-9　病毒体结构模式图

**3. 包膜** 包膜为某些病毒衣壳外包绕的脂质双层膜结构，是病毒成熟过程中以出芽方式释放，穿过宿主细胞膜或核膜时获得的。在包膜表面常有不同形态的糖蛋白突起，称为刺突。因此，包膜既含有来源于宿主细胞的脂类成分，又含有病毒基因组编码的糖蛋白。

包膜的主要功能为：①保护核衣壳；②可特异地吸附到宿主易感细胞表面受体上，介导病毒核酸进入细胞，引起感染；③刺突具有免疫原性，与病毒的分型、致病性和免疫性有关。

**(三) 病毒的增殖**

**1. 病毒的复制周期** 由于病毒缺少完整的酶系统，没有合成自身成分的原料和能量，也没有核糖体，因此必须侵入易感的宿主细胞，依靠宿主细胞的酶系统、原料和能量复制病毒的核酸，借助宿主细胞的核糖体翻译病毒的蛋白质，病毒的这种增殖方式称为复制。从病毒进入宿主细胞到子代病毒释放，称为一个复制周期，包括吸附、穿入、脱壳、生物合成、组装与成熟、释放 6 个阶段(图 2-10)。

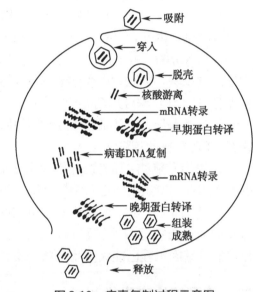

图 2-10　病毒复制过程示意图

(1) **吸附**：病毒体依靠其表面结构与易感细胞特定的病毒受体结合，黏附在细胞膜的表面。吸附具有特异性。

(2) **穿入**：吸附在易感细胞上的病毒通过包膜融合、胞饮、直接穿入等方式进入细胞。

(3) **脱壳**：穿入胞质中的核衣壳脱去蛋白质衣壳，使基因组核酸裸露的过程为脱壳。多数病毒在穿入细胞时已在细胞的溶酶体酶的作用下脱壳释放出核酸。

(4) **生物合成**：病毒基因组进入宿主细胞后，指令宿主细胞按照病毒基因分别进行病毒核酸复制和蛋白质合成的过程。由于此阶段通过电子显微镜及血清学方法均不能查出病毒颗粒，故称隐蔽期。DNA 病毒的生物合成过程有：①以病毒核酸为模板，利用宿主细胞提供的依赖 DNA 的 RNA 多聚酶，转录出信使 RNA(mRNA)，翻译出早期蛋白(功能蛋白)；②以病毒核酸为模板，依靠早期蛋白复制出许多子代病毒核酸；③以子代病毒核酸为模板，转录出 mRNA，翻译出晚期蛋白(结构蛋白)。

(5) **组装与成熟**：新合成的病毒核酸和病毒晚期蛋白在感染细胞内组合成病毒颗粒的过程称为组装。DNA 病毒(痘病毒除外)多在细胞核内组装，RNA 病毒多在细胞质内组装。

(6) **释放**：组装好的子代病毒颗粒从细胞内释出的过程为释放。释放的方式因病毒不同而异，裸病毒随宿主细胞破裂而全部释放；包膜病毒则以出芽方式释放到细胞外，宿主细胞通常不死亡；少数病毒通过细胞间桥或细胞融合方式在细胞之间传播。

病毒的增殖

**2. 病毒的异常增殖** 病毒在宿主细胞内增殖时，并非都能组装为完整的病毒体，常会出现某些异常增殖现象。

（1）**缺陷病毒**（defective virus）：缺陷病毒是指基因组不完整或者发生改变而不能进行正常增殖的病毒。缺陷病毒不能复制，却能干扰同种成熟病毒体进入易感细胞，故又称为缺陷干扰颗粒。当缺陷病毒与另一病毒共同存在时，若后者能为缺陷病毒提供所缺少的物质，则缺陷病毒可复制出完整、有感染性的病毒，这种具有辅助作用的病毒称为辅助病毒。

（2）**顿挫感染**（abortive infection）：由于被病毒侵入的细胞缺乏病毒复制所需的酶、能量或必要的成分，使病毒不能在细胞内完成复制的感染过程称为顿挫感染。这种不能为病毒复制提供条件的细胞为非容纳细胞。

（3）**干扰现象**（interference）：两种病毒感染同一种细胞或机体时，常常发生一种病毒抑制另一种病毒复制的现象，称干扰现象。干扰现象在异种病毒、同种异型病毒或同种异株病毒间均可发生，甚至在活病毒与灭活病毒之间发生。故在预防接种时应注意接种的时间和疫苗之间的搭配，避免干扰现象的发生以提高疫苗的免疫效果。有时病毒疫苗也可被宿主体内存在的病毒所干扰，故患病毒性疾病者应暂缓接种。干扰现象还可阻止感染、中断发病，如麻疹减毒活疫苗能阻止毒力较强的流行性腮腺炎病毒的感染。

### （四）理化因素对病毒的影响

**1. 物理因素**　病毒一般耐冷不耐热。除肝炎病毒外，多数病毒在 56℃ 30min 或 100℃数秒即可灭活。室温下多数病毒在短时间内死亡，温度越低病毒活力保存越久。因此，采集病毒标本后应尽快低温冷冻保存，在 -70℃条件下或用冷冻真空干燥可保存数月至数年。紫外线、X 线和高能量粒子可灭活病毒，但敏感性因病毒种类而异。

**2. 化学因素**　甲醛能灭活病毒，但仍保持其免疫原性，故用于制备灭活疫苗。一般病毒对高锰酸钾、次氯酸盐等氧化剂都很敏感，氯化汞、乙醇、强酸及强碱均能迅速杀灭病毒，但 0.5%~1% 苯酚溶液仅对少数病毒有效。包膜病毒对乙醚、氯仿、去氧胆酸盐等脂溶剂敏感。大多数病毒能在 50% 的甘油盐水中存活很久，故常将其作为送检病毒标本的保存液。

抗生素对病毒无效，但可抑制送检标本中的细菌，利于病毒分离。中草药如板蓝根、大青叶、大黄、黄芪和七叶一枝花等对某些病毒有一定的抑制作用。

### （五）病毒的变异

**1. 抗原性变异**　抗原性变异形成的新变异株易引起疾病的流行，并给病毒性疾病的预防、治疗带来困难，如甲型流行性感冒病毒包膜上的表面抗原发生变异后，产生新亚型，引起大规模流行。

**2. 毒力变异**　病毒的毒力减弱或增强为毒力变异。通常用人工诱导获取减毒变异株而制备活疫苗，用于预防接种。

## 三、真菌的生物学性状

真菌（fungus）是具有典型的细胞核及完善的细胞器，不含叶绿素，无根、茎、叶的分化的真核生物。真菌在自然界分布广泛、种类繁多，大部分对人类无害，甚至有益，少数能引起疾病。近年来，真菌感染呈明显上升之势，这与疾病治疗中抗生素、免疫抑制剂和抗肿瘤药的大量使用及器官移植、放射治疗和导管插管技术的开展等因素有着极为密切的关系。

### （一）形态与结构

真菌一般比细菌大几倍至几十倍，用普通光学显微镜放大几百倍就能清晰地观察到。按形态可分为单细胞和多细胞真菌两类。

**1. 单细胞真菌**　呈圆形或卵圆形，以芽生方式繁殖，芽生孢子成熟后脱落成独立个体，能引起人类疾病的有新型隐球菌和白念珠菌等。

**2. 多细胞真菌**　又称丝状菌或霉菌，由菌丝和孢子组成，菌丝与孢子交织在一起。

（1）**菌丝**（hypha）：真菌的孢子在适宜的环境下长出芽管并逐渐延长成丝状，称为菌丝。菌丝又可长出许多分支,并交织成团,成为菌丝体。伸入培养基中吸取营养物质的菌丝称为营养菌丝;向空气中生长的菌丝称为气生菌丝;气生菌丝中可产生孢子的菌丝称为生殖菌丝。不同种类的真菌其菌丝形态各异,如螺旋状、结节状、球拍状、鹿角状和梳状等,常用于鉴别真菌(图2-11)。

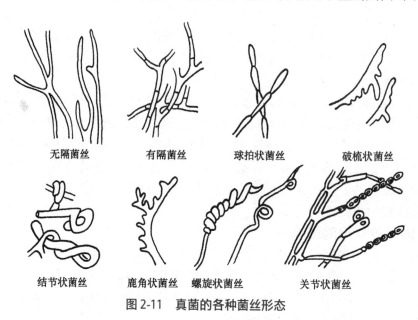

图2-11　真菌的各种菌丝形态

（2）**孢子**（spore）：孢子是真菌的繁殖结构,通过孢子芽生长出菌丝是真菌的繁殖方式之一。孢子分为有性孢子和无性孢子两种。有性孢子是由两个细胞融合形成的,无性孢子是由菌丝上的细胞分化形成的。病原性真菌多为无性孢子,无性孢子按形态分为叶状孢子、分生孢子和孢囊孢子3种类型,也是鉴别真菌的重要标志(图2-12)。

## （二）培养特性

真菌的营养要求不高,实验室常用沙氏葡萄糖琼脂培养基培养。培养真菌最适pH为4~6,最适温度为22~28℃,但有些深部感染真菌在37℃条件下生长良好,同时需要较高的湿度和氧气浓度。大多数病原性真菌在沙氏葡萄糖琼脂培养基上生长较慢,常需1~4周,而腐生性真菌在此培养基中生长较快。真菌可形成3种不同类型的菌落。

**1. 酵母型菌落**　为单细胞真菌形成的菌落形式。菌落光滑、湿润、柔软且致密,类似细菌菌落,但较细菌菌落大而厚。多数单细胞真菌培养后都形成酵母型菌落,如新型隐球菌的菌落。

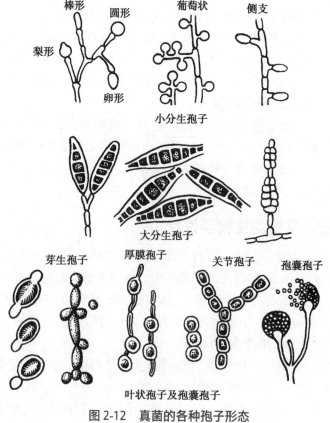

图2-12　真菌的各种孢子形态

**2. 类酵母型菌落**　也是单细胞真菌形成的菌落形式。外观与酵母型菌落相似,但有些单细胞真菌在芽生繁殖后形成的芽管不与母细胞脱离,形成的假菌丝伸入培养基中,故又称酵母样型菌落,如白念珠菌的菌落。

**3. 丝状型菌落** 为多细胞真菌形成的菌落形式。菌落较疏松,呈绒毛状、棉絮状和粉末状等;菌落与培养基连接紧密,不易挑起;菌落正面与背面呈不同颜色,可作为鉴别的依据。

（三）抵抗力

真菌对干燥、日光、紫外线及一般消毒剂有较强的抵抗力,但不耐热,60℃ 1h 菌丝与孢子均可被杀死。对 2% 苯酚溶液、2.5% 碘酊、1% 氯化汞溶液及 10% 甲醛溶液等较敏感,用甲醛液熏蒸被真菌污染的物品可达到消毒的目的。常用的抗生素对真菌无效;灰黄霉素、制霉菌素、两性霉素 B、克霉唑、酮康唑及伊曲康唑等对多种真菌有抑制作用。

## 第二节　微生物的分布

### 一、微生物在自然界的分布

微生物种类多、繁殖快、适应环境能力强,因此广泛分布于自然界中。了解微生物的分布对保护环境、加强无菌观念、严格无菌操作、预防感染等具有重要意义。

**1. 土壤中的微生物** 土壤是微生物生活最适宜的环境,其中含有大量的微生物。土壤中的微生物不仅对土壤的肥力和土壤营养元素的转化起着重要作用,而且对于进入土壤中的农药及其他有机污染物的自净,有毒金属及其化合物在土壤环境中的迁移、转化等都起着极为重要的作用。细菌占土壤微生物总量的 70%~90%,放线菌的数量仅次于细菌,真菌是土壤中第三大类微生物。它们多位于离地面 10~20cm 深的耕作层,土层越深,菌量越少,而暴露于土层表面的微生物由于日光照射和环境干燥,不利于其生存,所以数量较少。随动物排泄物及其尸体进入土壤的病原微生物容易死亡,但是一些能形成芽孢的细菌如破伤风梭菌、产气荚膜梭菌、炭疽芽孢杆菌等可在土壤中存活多年,因此土壤与创伤感染等关系密切。

**2. 水中的微生物** 水体也是微生物生存的天然环境,水中的微生物来自土壤、尘埃、人 / 畜排泄物及垃圾等。水中微生物种类及数量因水源不同而异,一般地面水比地下水含菌量高,并易被病原微生物污染。在自然界中,水源虽不断受到污染,但可通过自净作用减少危害。日光及紫外线可杀死水源表面的微生物,水中原生生物可以吞噬微生物,藻类和噬菌体能抑制某些微生物生长;另外水中的微生物常随一些颗粒下沉于水底污泥中,使水中微生物数量大为减少。水中的病原体如伤寒沙门菌、痢疾志贺菌、霍乱弧菌、钩端螺旋体、甲型肝炎病毒等主要来自人和动物的粪便及污染物。因此,加强粪便管理对控制和消灭消化道传染病有重要意义。但直接检查水中的病原体比较困难,常用测定细菌总数和大肠菌群数来判断水的污染程度。

**3. 空气中的微生物** 空气中的微生物来源于人或动物呼吸道的飞沫及从地面飘扬起来的尘埃。由于空气中缺乏营养物质及合适的温度,且受阳光照射和干燥等因素作用,故为微生物生存的非适宜环境,只有抵抗力较强的细菌、真菌或细菌芽孢才能存留较长时间。室内空气中微生物比室外多,尤其是人口稠密的公共场所,如医院、车站等,容易受到带菌者和病人污染。某些医疗操作也会造成空气污染,如高速牙钻修补或超声波清洗牙石时,可产生微生物气溶胶;穿衣、铺床时使织物表面微生物飞扬至空气中;清扫及人员走动使尘土飞扬也是医院空气中微生物的来源。室内空气中常见的病原微生物有金黄色葡萄球菌、脑膜炎球菌、结核分枝杆菌、溶血性链球菌、白喉棒状杆菌、流行性感冒病毒等,可引起伤口或呼吸道感染。空气中微生物污染程度与医院感染率有一定的关系,空气中非病原微生物常可造成生物制品、药物制剂等的污染。空气细菌卫生检查常用甲型溶血性链球菌作为指示菌,用于表明空气受到人上呼吸道分泌物中微生物污染的程度。

## 二、微生物在正常人体的分布

**1. 正常菌群**　由于自然环境中充满微生物，故人体体表及与外界相通的腔道栖居着种类繁多、数量庞大的微生物。它们在与宿主的长期进化过程中，微生物群的内部及其与宿主之间互相依存、互相制约，形成一个能进行物质、能量及基因交流的动态平衡的生态系统。故把寄居在人体体表以及与外界相通的腔道中正常情况下对人体无害的微生物群称为正常微生物群（normal microbiota），包括细菌、病毒、真菌、衣原体、支原体等，其中以细菌的数量最为庞大，因此也通称为正常菌群（normal flora）。正常菌群大部分是长期居留于人体的，又称为常驻菌；也有少数微生物是暂时寄居的，称为过路菌。

**2. 正常菌群的分布**　①皮肤的正常菌群，皮肤上的微生物因个人卫生及环境状况而有所差异。皮肤微生态系统中优势种群是表皮葡萄球菌和丙酸杆菌，皮脂腺内寄生的丙酸杆菌可将皮脂中的三酰甘油分解成游离脂肪酸，对皮肤表面的金黄色葡萄球菌、链球菌、白念珠菌和皮肤癣菌有一定抑制作用。皮肤表面微生物群落形成的生物屏障是一道极其重要的保护屏障，有营养、参与皮肤细胞代谢、保持皮肤生理功能和自净作用。②口腔和胃肠道的正常菌群，口腔适宜的温度和湿度，丰富的营养源，是微生物生长繁殖和定居的良好环境，包括各种球菌、乳杆菌、梭形菌、螺旋体和真菌等300多种，其中以甲型溶血性链球菌为最主要的正常菌群。因胃酸的杀菌作用，健康人的胃常无菌。若胃功能出现障碍，如胃酸分泌降低，尤其是胃癌时，往往出现八叠球菌、乳杆菌等。空肠和回肠上部的细菌很少，肠道下段细菌逐渐增多。大肠肠腔内食物残渣等营养源充足，pH适中，适宜细菌繁殖，菌量占粪便干重的1/3。大肠中微生物的种类繁多，其中优势种群十余种，均为专性厌氧菌，包括双歧杆菌、真杆菌、类杆菌、消化链球菌、韦荣球菌等。兼性厌氧菌的生物量较少，仅为专性厌氧菌的1/100左右，但对维持整个菌群的稳定却是必不可少的。③呼吸道的正常菌群，在鼻腔、咽喉部及扁桃体处经常可分离到类白喉杆菌、葡萄球菌、肺炎球菌、溶血性链球菌及流感嗜血杆菌等具有致病潜能的细菌，正常情况下气管和支气管处仅有少量细菌，细支气管以下部位、肺及胸腔则无菌。④泌尿生殖道的正常菌群，正常情况下仅在尿道外部有细菌存在，如男性生殖器有耻垢分枝杆菌，尿道口有表皮葡萄球菌和革兰氏阴性球菌及杆菌；女性尿道外部与外阴部菌群相仿，除耻垢分枝杆菌外，还有表皮葡萄球菌、类白喉杆菌和大肠埃希菌等。阴道的细菌随着女性内分泌的变化而异。从月经初潮至绝经前一般以乳杆菌多见，而月经初潮前女孩及绝经期后妇女主要为表皮葡萄球菌和大肠埃希菌。

人体的多数组织器官在正常情况下是无菌的，正常人体微生物群偶尔少量侵入血流和器官组织，可由机体固有免疫功能如吞噬作用迅速消灭；若有侵入而未被消灭的，则可引起感染。因而在手术、注射、穿刺、导尿等医疗实践中，应严格执行无菌操作，以防感染。

## 三、正常菌群的生理作用

**1. 生物拮抗作用**　正常菌群在黏膜表面形成生物屏障，以占位性保护作用阻止外来菌的黏附定植；正常菌群数量大、繁殖快，在营养的争夺中处于优势；通过产生抗生素和细菌素等代谢产物抑制外来菌增殖。

**2. 营养作用**　肠道中正常菌群通过降解未被人体消化的食物残渣，便于机体进一步吸收并参与营养物质转化；部分菌群还可以合成机体所需的维生素、脂质与固醇类等，如大肠埃希菌能合成维生素K、维生素B等，供机体利用。

**3. 免疫作用**　正常菌群通过免疫刺激作用，促进宿主免疫系统的发育和成熟，并使免疫系统产生具有一定保护作用的免疫应答，对有交叉抗原的致病菌有抑制、杀灭作用，同时也限制了正常菌群本身对宿主的危害。

**4. 抗衰老作用**　正常菌群中双歧杆菌、乳杆菌和肠球菌等具有抗衰老作用，主要机制与其产生的超氧化物歧化酶（superoxide dismutase，SOD）能降解人体有害代谢产物，与抗氧化损伤有关。

**5. 抗肿瘤作用**　正常菌群能将某些致癌物质转化为非致癌物质，还可以增强巨噬细胞等参与的免疫功能，产生一定的抗肿瘤作用。如双歧杆菌和乳杆菌的抗肿瘤作用机制可能与其能降解亚硝酸铵，并能激活巨噬细胞及提高其吞噬能力有关。

## 四、菌群失调及菌群失调症

菌群失调（dysbacteriosis）是指机体某部位正常菌群中各菌种间的比例发生较大幅度变化而超出正常范围的状态，由此产生的一系列临床症状称为菌群失调症或菌群交替症。菌群失调时，多引起二重感染或重叠感染，即在原发感染的治疗中，发生了另一种新致病菌的感染。菌群失调的发生多见于使用抗生素和慢性消耗性疾病等。临床上长期大量应用广谱抗生素后，大多数敏感菌和正常菌群被抑制或杀灭，但耐药菌则获得生存优势而大量繁殖并致病，如耐甲氧西林金黄色葡萄球菌引起的腹泻、败血症，对抗生素不敏感的白念珠菌引起的鹅口疮、阴道炎、肠道和肛门感染。

## 五、机会性感染

机会性感染菌又称为机会致病菌，泛指能引起机会性感染的一类微生物，通常是正常微生物群和非致病性微生物。机会性感染菌在机体免疫功能下降、微生物寄居部位改变或菌群失调等特定条件下可导致感染，并将其统称为机会性感染（opportunistic infection）。如大肠埃希菌是典型的肠道正常菌群成员，在正常情况下，对宿主非但无害，而且有益，但当其寄居部位改变时，可成为泌尿系统感染的常见病原体。机会致病菌的主要特点是毒力弱或无明显毒力，且常为耐药菌或多重耐药菌。以革兰氏阴性杆菌中的埃希菌属、克雷伯菌属、假单胞菌属、变形杆菌属、肠杆菌属、沙雷菌属最为常见，革兰氏阳性菌中的葡萄球菌属以及真菌中的白念珠菌、新型隐球菌也较为多见。随着人口老龄化和慢性病病人的增加，免疫抑制剂、放射治疗和抗生素等治疗的普遍应用，以及一些创伤性的新医疗技术的开展，机会性感染日益增多。主要发生于住院的、免疫功能低下的病人，因病原体多为耐药菌，故治疗困难，疗效差，病人病死率高，因此机会性感染日益引起人们的重视。

（吕茂利）

---

**思考题**

1. 简述微生物的分类。
2. 简述细菌的特殊结构及其在医学上的意义。
3. 简述细菌生长繁殖的规律。
4. 简述细菌的代谢产物及意义。
5. 简述病毒体的增殖周期。
6. 简述病毒的干扰现象及对医疗实践的指导意义。
7. 何为正常菌群？试述正常菌群转变为机会致病菌的主要原因。

ER 2-8

练习题

# 第三章 │ 病原微生物

教学课件　　思维导图

ER 3-1　ER 3-2

> **学习目标**
>
> 　　1. 掌握：细菌外毒素与内毒素的主要区别；微生物感染及传播途径、来源及类型；医院感染的分类、危险因素及防控原则；细菌、病毒标本采集与送检原则；消毒、灭菌、无菌、无菌操作概念和消毒、灭菌的基本原则。
> 　　2. 熟悉：细菌、病毒、真菌的致病机制以及感染性疾病的防治原则；真菌标本采集与送检原则；高压蒸汽灭菌法、煮沸消毒法、紫外线灭菌法的原理和适用范围；常用化学消毒剂的种类、常用浓度、适用范围以及影响消毒剂消毒作用效果的因素。
> 　　3. 了解：医院感染常见的病原体；病原微生物的分离培养与诊断。
> 　　4. 学会：能针对物品的不同属性及用途选择正确的消毒灭菌方法；能初步解释常见感染性疾病的发病机制与防治措施。
> 　　5. 具备：严谨求实的学习态度和积极探索的科学精神；无菌操作以及防控医院感染的能力。

## 第一节　微生物的致病性与感染

　　感染是人体与病原体（细菌、病毒、真菌等）相互作用、相互斗争的过程。引起感染的病原体可来自宿主体外，也可来自宿主体内。来自宿主体外的病原体通过一定方式从一个宿主传播到另一个宿主引起的感染则为传染。传染一定是发生了感染，但感染不一定引起传染。

### 一、细菌感染

　　细菌感染是指细菌突破机体的防御屏障，侵入机体，与机体相互作用而引起不同程度的病理性损伤的过程。能引起机体发生疾病的细菌称为病原菌或致病菌，如金黄色葡萄球菌、破伤风梭菌等。细菌感染能否引起疾病，与细菌的致病性、机体的免疫力、环境因素等有关。

　　（一）细菌的致病性

　　细菌的致病性是指细菌引起疾病的性能，受种属特性决定。有的细菌仅对人致病，有的细菌对动物致病，有的细菌对人和动物都可致病。不同的病原菌引起不同的疾病，如伤寒沙门菌引起伤寒，淋病奈瑟球菌引起淋病，结核分枝杆菌引起结核病。细菌的致病性与其毒力、侵入数量和侵入途径等密切相关。

　　1. **毒力**　是指细菌致病能力的强弱程度。侵袭力和毒素是构成细菌毒力的主要物质基础。

　　（1）**侵袭力**：是指病原菌突破宿主的防御屏障，并在其体内定居、生长繁殖和蔓延扩散的能力。侵袭力主要与菌体表面结构、侵袭性酶类等密切相关。

　　1）菌体表面结构：①荚膜与微荚膜，本身没有毒性，但具有抵抗吞噬细胞的吞噬及体液中杀菌物质的作用，导致病原菌在机体内繁殖与扩散而引起疾病。如肺炎球菌的荚膜、A 群 β 链球菌的 M

蛋白、伤寒沙门菌的 Vi 抗原以及某些大肠埃希菌的 K 抗原等。②黏附素，是指位于细菌表面与黏附有关的分子，分为菌毛黏附素和非菌毛黏附素两大类。如革兰氏阴性菌的普通菌毛、金黄色葡萄球菌的脂磷壁酸。细菌的黏附具有组织特异性，例如淋病奈瑟球菌黏附于泌尿生殖道，痢疾志贺菌黏附于结肠黏膜等。

2）侵袭性酶：是某些病原菌在代谢过程中产生的可破坏机体组织，协助细菌抗吞噬，有利于细菌侵袭和扩散的胞外酶，一般不具有毒性。如 A 群 β 链球菌产生的透明质酸酶，金黄色葡萄球菌产生的血浆凝固酶，产气荚膜梭菌产生的卵磷脂酶等。

**（2）毒素**：细菌毒素根据其来源、性质和作用等不同，毒素可分为外毒素（exotoxin）和内毒素（endotoxin）两大类。

1）外毒素：主要由革兰氏阳性菌和少数革兰氏阴性菌产生，是细菌在代谢过程中合成并分泌到菌体外的毒性蛋白质。革兰氏阳性菌如金黄色葡萄球菌、破伤风梭菌、肉毒梭菌、白喉棒状杆菌等，革兰氏阴性菌如霍乱弧菌、铜绿假单胞菌等均能产生外毒素。少数细菌产生的外毒素存在于菌体内，当菌体破裂后才能释放出来，如痢疾志贺菌和肠产毒性大肠埃希菌的外毒素。

不同细菌可产生不同的外毒素，一种细菌也可产生一种或多种外毒素。根据外毒素对宿主细胞的亲和性及作用机制不同，外毒素可分为神经毒素、细胞毒素和肠毒素三大类（表3-1）。

表 3-1　外毒素的种类及作用机制

| 种类 | 细菌 | 外毒素 | 作用机制 | 所致疾病 |
|---|---|---|---|---|
| 神经毒素 | 破伤风梭菌 | 痉挛毒素 | 阻断抑制性神经冲动传递 | 破伤风 |
| | 肉毒梭菌 | 肉毒毒素 | 抑制胆碱能神经释放乙酰胆碱 | 肉毒中毒 |
| 细胞毒素 | 白喉棒状杆菌 | 白喉外毒素 | 抑制细胞蛋白质合成 | 白喉 |
| | 金黄色葡萄球菌 | 表皮剥脱毒素 | 表皮剥脱性病变 | 剥脱性皮炎 |
| | A 群 β 链球菌 | 致热外毒素 | 破坏毛细血管内皮细胞 | 猩红热 |
| 肠毒素 | 霍乱弧菌 | 肠毒素 | 激活肠黏膜腺苷酸环化酶，升高细胞内环磷酸腺苷（cAMP）水平 | 霍乱 |
| | 肠产毒性大肠埃希菌 | 肠毒素 | 使细胞内 cAMP、环磷酸鸟苷（cGMP）升高，分泌大量水和电解质 | 腹泻 |
| | 产气荚膜梭菌 | 肠毒素 | 作用同霍乱肠毒素 | 食物中毒 |
| | 金黄色葡萄球菌 | 肠毒素 | 作用于呕吐中枢 | 食物中毒 |

外毒素具有以下共同特性：①化学成分多为蛋白质，稳定性弱，易被酸、碱、热、蛋白酶等理化因素破坏。如破伤风痉挛毒素加热至 60℃ 20min 可被破坏，少数例外，如金黄色葡萄球菌肠毒素能耐热 100℃ 30min。②大多数外毒素由 A、B 两个亚单位组成，A 亚单位是活性亚单位，决定毒性效应；B 亚单位是结合亚单位，与宿主靶细胞表面特殊受体结合，介导 A 亚单位进入细胞；B 亚单位无毒性，但免疫原性强，提纯的 B 亚单位可作为疫苗用于预防外毒素所致的疾病。外毒素的致病作用依赖于毒素分子结构完整，各亚单位单独对宿主细胞无致病作用。③免疫原性强，通过0.3%~0.4% 甲醛溶液处理外毒素后，脱去毒性而保留免疫原性，制成类毒素。类毒素能刺激机体产生相应的抗体（抗毒素），特异性中和外毒素的毒性作用。因此，类毒素与抗毒素均可用于疾病的防治。④毒性作用强，部分外毒素只需极少量即可导致易感动物死亡。例如肉毒梭菌产生的肉毒毒素是目前已知毒性最强的生物毒素，毒性比氰化钾强 1 万倍，1mg 纯品能杀死 2 亿只小白鼠。⑤对组织器官具有高度选择性，通过与靶细胞表面特定受体结合，造成选择性毒害，引起机体出现特殊的临床表现。例如肉毒毒素主要作用于胆碱能运动神经轴突末梢，干扰乙酰胆碱释放，使眼和咽肌麻痹，引起眼睑下垂、复视、斜视、吞咽困难等症状，严重者可死于呼吸肌麻痹。

2）内毒素：主要来源于革兰氏阴性菌，是革兰氏阴性菌细胞壁中的脂多糖成分，只有当细菌死亡裂解或用人工方法破坏菌体后才能释放出来。螺旋体、衣原体、支原体、立克次体中也有内毒素样物质存在。

内毒素的主要毒性成分是脂质 A，稳定性强，加热至 160℃ 2~4h 或用强酸、强碱、强氧化剂煮沸 30min 才被破坏。内毒素的免疫原性弱，不能用甲醛脱毒制成类毒素。内毒素的毒性作用相对较弱，且对组织器官无选择性，不同革兰氏阴性菌产生的内毒素对机体的毒性效应基本相同。主要表现为 4 个方面。①发热反应：极微量的内毒素（1~5ng/kg）入血即能引起发热反应，维持约 4h 后恢复。②白细胞反应：当内毒素进入血液后，最初使中性粒细胞黏附于毛细血管壁，导致血液循环中的白细胞数骤减；数小时后，血液循环中白细胞数明显上升，但伤寒内毒素例外，白细胞数可明显下降。③内毒素血症与内毒素休克：若有大量内毒素进入血液，可引起宿主发生内毒素血症，严重时可导致以微循环衰竭和低血压为特征的内毒素休克，甚至导致宿主死亡。④弥散性血管内凝血（DIC）：高浓度的内毒素激活凝血系统，导致机体形成广泛的微血栓。由于微血栓的形成消耗了大量凝血因子和血小板，导致病人纤溶功能亢进，从而引起皮肤、黏膜出血或内脏广泛出血，严重者可致休克甚至死亡。

细菌外毒素与内毒素的主要区别见表 3-2。

表 3-2　细菌外毒素与内毒素的主要区别

| 区别要点 | 外毒素 | 内毒素 |
| --- | --- | --- |
| 来源与释放 | 革兰氏阳性菌及少数革兰氏阴性菌活菌直接分泌或细菌裂解后释放 | 革兰氏阴性菌细胞壁成分菌体崩解后释放 |
| 主要化学组分 | 蛋白质 | 脂多糖 |
| 稳定性 | 不耐热，60~80℃ 30min 被破坏 | 耐热，160℃ 2~4h 被破坏 |
| 免疫原性 | 强，能刺激机体产生抗毒素；经甲醛脱毒可制成类毒素 | 较弱，刺激机体产生抗毒素中和作用弱；不能经甲醛脱毒制成类毒素 |
| 毒性作用 | 强，对组织细胞有选择性毒害作用，引起机体不同的临床症状 | 弱；对组织细胞无选择性毒害作用，不同细菌内毒素的毒性作用大致相同 |

**2. 侵入数量**　病原菌侵入机体后，能否引起疾病，除了与病原菌的毒力有关外，还需要有足够的数量。一般而言，细菌毒力越强，引起疾病所需的菌量越少；反之，则所需的菌量越多。如毒力强的鼠疫耶尔森菌，几个细菌侵入机体就能引起鼠疫；而毒力弱的肠炎沙门菌则须一次性摄入数亿个才能引起急性胃肠炎。

**3. 侵入途径**　主要指外源性感染途径。病原菌的致病作用不仅需要具有一定的毒力、侵入数量，还需要有适当的侵入途径才能造成感染。病原菌常见的侵入或感染途径有以下 5 种：

（1）**呼吸道**：由病人或带菌者通过咳嗽、打喷嚏或大声说话等，将含有病原菌的飞沫或呼吸道分泌物散布到空气中，被易感者吸入而感染。如白喉棒状杆菌、百日咳鲍特菌、结核分枝杆菌等。

（2）**消化道**：进食了被病原菌或其毒素污染的食物或饮用水而发生感染。如霍乱弧菌、痢疾志贺菌、伤寒沙门菌等。

（3）**皮肤黏膜**：病原菌经破损的皮肤、黏膜侵入机体而引起感染。如破伤风梭菌、产气荚膜梭菌等。

（4）**接触**：通过直接或间接接触病原菌而引起感染。如淋病奈瑟球菌通过性传播，布鲁氏菌通过人与动物的密切接触传播等。

（5）**节肢动物叮咬**：病原菌以节肢动物为传播媒介而引起感染。如鼠疫耶尔森菌通过鼠蚤叮咬而传染人类。

大多数病原菌通过一种途径侵入，但有些病原菌也可经多种途径侵入机体引起感染。如结核分枝杆菌、炭疽芽孢杆菌可通过呼吸道、消化道、皮肤黏膜等途径引起感染。

### （二）细菌感染的来源

引起感染的病原菌可来源于宿主体外，也可来源于宿主自身。根据病原菌来源不同，细菌感染分为外源性感染和内源性感染。

**1. 外源性感染**　指来自宿主体外的感染。传染源主要有病人、带菌者、病畜及带菌动物。病原菌通过不同的途径和方式侵入机体，引起不同程度及不同类型的感染。

**2. 内源性感染**　指来自宿主体表或体内的感染，多由宿主体内正常菌群或体内潜伏的病原菌引起。内源性感染具有条件依赖性，是医院感染的常见类型。

### （三）细菌感染的类型

感染的发生、发展与结局，取决于机体与病原菌之间的相互作用。根据双方力量对比，感染可表现为隐性感染、潜伏性感染、显性感染和带菌状态等不同类型，并可随着双方力量的增减而出现动态变化。

**1. 隐性感染**　当机体免疫力较强，侵入的病原菌数量不多或毒力较弱时，感染后对机体损害较轻，不出现或仅出现不明显的临床症状，称为隐性感染（亚临床感染）。隐性感染后，机体常可获得特异性免疫，能抵御相同病原菌的再次感染。

**2. 潜伏性感染**　在机体免疫力与病原菌的相互作用过程中，若双方力量暂时处于平衡状态，此时病原菌潜伏于体内某些部位（一般不出现在血液、分泌物或排泄物中），既未被机体清除，又不引起明显症状、体征，但当机体免疫功能低下或有其他诱发因素时则可引起显性感染，称为潜伏性感染。

**3. 显性感染**　当机体免疫力较弱，侵入的病原菌数量较多或毒力较强时，导致机体的组织细胞受到明显的损害并出现一系列明显的临床症状，称为显性感染。

**(1) 按病情缓急不同，显性感染分为急性感染和慢性感染**：急性感染发病急、病程短（数日至数周），病愈后病原菌即从宿主体内消失，如霍乱弧菌、脑膜炎球菌引起的感染；慢性感染通常发展缓慢，病程长（数月至数年），整个感染过程中病原菌持续存在，引起慢性感染的病原菌多为胞内寄生菌，如结核分枝杆菌、麻风分枝杆菌等。

**(2) 按感染部位不同，显性感染分为局部感染和全身感染**：局部感染是病原菌侵入机体后，仅局限在一定部位生长繁殖并引起局部病变的感染，如金黄色葡萄球菌引起的疖、痈等；全身感染是指感染发生后，病原菌及其毒性代谢产物通过血液播散引起全身急性症状的感染。

全身感染通常有：①毒血症，即病原菌在局部组织中生长繁殖，不侵入血流，而其产生的外毒素进入血流，损害相应细胞或组织，引起特殊的毒性症状。如破伤风梭菌引起的毒血症。②菌血症，指病原菌由局部侵入血流，但未在血液中繁殖或极少量繁殖，表现为一过性或间断性经过血流到达机体内适宜的组织器官再繁殖而致病，病人临床症状不明显。如伤寒早期出现的菌血症。③败血症，指病原菌侵入血液循环，持续存在和繁殖，其组分、毒素及代谢产物等在体内诱生大量炎症介质，引起病人出现寒战、高热、呼吸急促、心动过速、皮疹、出血、淋巴结及肝/脾大、白细胞计数和分类增高等全身中毒的表现。如鼠疫耶尔森菌、炭疽芽孢杆菌等引起的败血症。④内毒素血症，即侵入血流的革兰氏阴性菌在血液中大量繁殖，崩解后释放出大量的内毒素；或病灶内大量革兰氏阴性菌死亡，释放内毒素入血所致。如脑膜炎球菌引起的内毒素血症。⑤脓毒血症，即化脓性细菌侵入血流后，生长繁殖并随血流播散至全身其他组织或器官，产生新的化脓性病灶。如金黄色葡萄球菌引起的脓毒血症，常导致细菌性肝脓肿、肾脓肿等。

**4. 带菌状态**　机体在隐性感染或显性感染痊愈后，病原菌并未被完全清除，而继续在体内存留一段时间，并经常或间歇性被排出体外，病原菌与机体免疫力处于相对平衡的状态，称为带菌状态。

处于带菌状态的人称为带菌者。带菌者没有临床症状,但经常或间歇性排出病原菌,是重要的传染源。因此,及时检出带菌者并进行隔离和治疗,对于控制和消灭传染病具有重要的意义。

## 二、病毒性感染

病毒通过一定途径侵入机体易感细胞,释放其核酸,并在细胞内表达,引起机体发生不同程度的病理改变的过程称为病毒性感染。

### (一)致病机制

病毒侵入机体易感细胞,损伤和改变细胞的功能,并通过与机体的免疫系统相互作用诱发免疫损伤。

**1. 病毒性感染对宿主细胞的直接作用**

(1)**杀细胞效应**:指病毒在受感染细胞内增殖,引起细胞溶解死亡的作用。多见于无包膜病毒,如脊髓灰质炎病毒等。其机制有:①病毒在细胞内迅速、大量增殖,干扰和破坏了细胞的正常代谢,导致细胞病损或坏死。②病毒产生的毒性蛋白(如腺病毒表面的蛋白纤维突起)对细胞的毒性作用。③病毒性感染常引起细胞溶酶体膜的通透性增高,其中的水解酶释放到胞质内而导致细胞自溶。

(2)**稳定状态感染**:某些病毒在感染细胞内增殖,不引起细胞溶解死亡,成熟后以出芽方式从感染细胞内逐个释放出来,再感染邻近细胞,称为稳定状态感染。常见于有包膜病毒,通常造成细胞膜成分改变和细胞膜受体的破坏。

(3)**包涵体**(inclusion body)**形成**:某些病毒在易感细胞内增殖后,常在胞质或胞核内形成嗜酸性或嗜碱性的圆形、椭圆形不规则斑块状结构,称为包涵体。包涵体可由病毒颗粒或未装配的病毒成分组成,也可是病毒增殖留下的细胞痕迹。包涵体的大小、数目、染色性及分布部位因病毒不同而有差异,有助于对病毒性感染的诊断。如狂犬病毒感染脑神经细胞,在其胞质内可出现嗜酸性包涵体(文末彩图3-1)。

(4)**整合感染与细胞转化**:某些DNA病毒或反转录病毒感染细胞后,可将部分或全部病毒DNA或互补DNA(cDNA)整合于宿主细胞的染色体中,使宿主细胞遗传特性发生改变,引起细胞转化,称为整合感染。转化细胞的增殖能力增强,形态发生变化,失去细胞间接触抑制而成堆生长,与肿瘤的发生、发展密切相关。如人乳头瘤病毒可引起宫颈癌,EB病毒可引起恶性淋巴瘤、鼻咽癌等。

(5)**细胞凋亡**:某些病毒感染细胞后,病毒本身或其编码的蛋白间接地作为诱导因子激活细胞凋亡基因,导致细胞凋亡。如腺病毒、疱疹病毒等。

**2. 病毒性感染对宿主细胞的免疫损伤** 病毒成分具有较强的免疫原性,能诱导机体产生免疫应答,既可引起抗病毒的免疫保护,又可对机体产生免疫病理损伤。

有些病毒感染宿主细胞后可使细胞表面出现新抗原,与相应抗体结合后激活补体,导致细胞溶解;有些病毒感染后可引起机体免疫应答降低或暂时性免疫抑制,如麻疹病毒感染病人对结核菌素试验反应低下,这种免疫抑制使得病毒性疾病加重、持续,使病情复杂化。此外,有些病毒如人类免疫缺陷病毒还可直接侵犯免疫细胞或免疫器官,导致免疫功能障碍。

### (二)感染途径和传播方式

病毒性感染途径和细菌感染途径相似。多数病毒以一种途径进入机体,也有的病毒通过多种途径进入,如乙型肝炎病毒、人类免疫缺陷病毒等。病毒性感染的传播方式分为水平传播和垂直传播两种。

**1. 水平传播** 是指病毒在人群中不同个体之间的传播或在同一代动物之间的横向传播。多数病毒按此方式传播。病毒的水平传播主要通过呼吸道、消化道、血液、破损的皮肤、性接触、节肢动物媒介等途径,从一个个体传播至另一个个体。

**2. 垂直传播** 是指病毒主要通过胎盘、产道或哺乳由亲代传播给子代的方式。多发生在胎儿期、分娩过程中和出生后的哺乳期。垂直传播可导致死胎、早产、先天畸形及新生儿感染等,新生儿感染者可成为该病毒的终身携带者。目前发现多种病毒可经垂直传播引起子代感染,如风疹病毒、巨细胞病毒、人类免疫缺陷病毒及乙型肝炎病毒等。

（三）感染类型

病毒侵入机体后,依据病毒的种类、毒力和机体免疫力等的不同,可呈现出不同的感染类型。

**1. 隐性感染**　指病毒侵入机体后不引起临床症状的感染,又称亚临床感染。此时病毒在体内不能大量增殖,对细胞和组织的损伤不明显。通过隐性感染,机体可获得一定的特异性免疫,人类病毒性感染大多属此类型。部分隐性感染者不能产生有效的免疫力,病毒仍可在体内增殖并排出体外,成为重要的传染源。

**2. 显性感染**　指病毒侵入机体后引起明显临床症状的感染,又称临床感染。根据临床症状出现的早晚和持续时间的长短,显性感染分为急性感染和持续性感染两种类型。

**（1）急性感染**：病毒侵入机体后,潜伏期短,发病急,病程数日至数周,病毒常随疾病的痊愈而被消灭或自体内排出,病后可获得特异性免疫。

**（2）持续性感染**：机体被病毒感染后,病毒未被完全清除,能在体内持续存在数月、数年甚至终身,感染者可出现症状,也可不出现症状而长期携带病毒,成为重要的传染源。

按不同的发病机制和临床表现,持续性感染可分为慢性感染、潜伏感染和慢发病毒感染。

1）慢性感染：显性或隐性感染后,病毒可持续存在于血液或组织中并不断被排出体外,机体可出现轻微或无临床症状,但常反复发作,迁延不愈,病程可长达数月至数年。如乙型肝炎病毒引起的慢性肝炎。

2）潜伏感染：显性或隐性感染后,病毒潜伏于某些组织细胞内不增殖,与机体处于相对平衡的状态,机体不出现临床症状。但在某些诱因作用下,病毒被激活开始增殖,感染复发而出现明显的临床症状。一般在急性发作期可检测出病毒,潜伏期检测不到。如水痘 - 带状疱疹病毒初次感染引起儿童水痘,病愈后病毒潜伏于脊髓后角神经节或脑神经的感觉神经节中,当机体免疫力下降,可扩散到皮肤引起成人带状疱疹。

3）慢发病毒感染：为慢性发展、进行性加重的病毒感染,又称迟发感染。其特点有潜伏期长,往往数月、数年甚至数十年;一旦病人出现症状,多表现为慢性呈进行性加重,预后不良。如人类免疫缺陷病毒引起的艾滋病、麻疹病毒引起的亚急性硬化性全脑炎等。

## 三、真菌感染

自然界真菌种类繁多,仅有少数真菌对人类有致病作用。近年来,临床上真菌感染有增多趋势。

（一）致病机制

**1. 真菌的直接作用**　浅层组织寄生或腐生的真菌如皮肤癣菌,具有嗜角质蛋白的特性,在局部生长繁殖产生的机械性刺激作用或在代谢过程中产生的酶及酸类等代谢产物,引起机体局部炎症反应和病变;深部感染的真菌如组织胞浆菌,被吞噬细胞吞噬后,在胞内繁殖,引起组织慢性肉芽肿性炎症和组织坏死。此外,真菌的黏附力、细胞壁中的酶类以及对免疫功能的抑制,也与真菌的致病性有关。

**2. 引起超敏反应**　有些真菌的孢子和菌丝可作为变应原侵入机体,诱导机体发生各种类型的超敏反应。

**3. 真菌毒素的作用**　某些真菌产生的毒性代谢产物,称为真菌毒素。真菌毒素被机体摄入后,可引起急性或慢性中毒。

（二）感染类型

**1. 真菌感染**　分为致病性真菌感染和条件致病性真菌感染。由各种真菌侵犯黏膜、皮肤和内脏器官等引起的感染性疾病,称为真菌病。

（1）**致病性真菌感染**：主要是外源性真菌感染,可引起皮肤、皮下组织和全身性感染,如各种皮肤癣菌等。

（2）**条件致病性真菌感染**：主要由内源性真菌感染引起,如白念珠菌、新型隐球菌等在正常情况下不致病,当菌群失调或机体免疫力降低时可引起感染。糖尿病、肿瘤、免疫缺陷病病人在长期使用广谱抗生素、糖皮质激素、免疫抑制剂和放射治疗的过程中,易伴发条件致病性真菌感染,给临床治疗带来极大的困难。

**2. 真菌性超敏反应**　当机体吸入、食入或接触某些真菌的菌丝、孢子或代谢产物等变应原时,可引起各种类型的超敏反应,如过敏性鼻炎、支气管哮喘、荨麻疹、接触性皮炎等。

**3. 真菌毒素中毒**　机体食入真菌毒素污染的食品、农作物或饲料后引起的急性或慢性中毒,称为真菌中毒症。真菌毒素中毒易引起肝、肾、神经系统功能障碍以及造血功能损伤,病死率高。由于真菌产生毒素受气候、温度等环境条件影响,所以真菌毒素中毒的发病有地区性、季节性,但没有传染性与流行性。引起真菌毒素中毒的常见食物有发霉的花生、玉米、大米、小麦、大豆、小米、黑斑白薯等,常见的真菌有曲霉菌、青霉菌、黑斑病菌等。

此外,某些真菌毒素与肿瘤的发生也有关。如黄曲霉菌产生的黄曲霉毒素可引起原发性肝癌等。

## 四、感染性疾病的防治原则

感染性疾病的防治包括预防和治疗两个方面。感染性疾病的预防主要采取管理或控制传染源、切断传播途径、保护易感人群等综合性措施,防止疾病传播。①管理或控制传染源：做到"四早",即早发现、早报告、早隔离和早治疗。②切断传播途径：如加强环境卫生管理、净化空气、保护水源、注意饮食卫生、管理好粪便、注意个人卫生及个人防护,严格执行无菌操作,防止医院感染的发生等。③保护易感人群：一方面可通过接种生物制品,进行人工主动免疫和人工被动免疫,提高机体免疫力,另一方面也可通过均衡饮食、改善营养、加强锻炼,增强免疫力。感染性疾病的治疗主要采用相应的药物进行治疗。

### （一）细菌感染的防治原则

**1. 细菌感染的特异性预防**

（1）**人工主动免疫**：以人工免疫的方法将疫苗、类毒素等免疫原性物质接种至机体,使机体自身的免疫系统产生对相关传染病的特异性免疫。目前常用的免疫原性物质有：①灭活疫苗,如伤寒、霍乱、百日咳疫苗等。②减毒活疫苗,如卡介苗等。③类毒素,如白喉类毒素、破伤风类毒素等。④新型疫苗,如百日咳亚单位疫苗、肺炎球菌荚膜多糖疫苗等。

（2）**人工被动免疫**：通过注射含有特异性抗体的免疫血清、纯化免疫球蛋白或细胞因子等免疫制剂,使机体即刻获得特异性免疫,主要用于感染性疾病的紧急预防或治疗,如破伤风抗毒素、白喉抗毒素等。

**2. 细菌感染的治疗**　大多用抗菌药物治疗。抗菌药物包括人工合成的磺胺类、喹诺酮类等化学药物以及由微生物代谢产生的各类抗生素。自1928年青霉素的问世和1935年第一个磺胺药的应用,抗菌药物发展迅速,目前应用于临床的已有200余种。但随着抗菌药物的广泛使用,耐药菌株的不断产生,给临床治疗带来很大困难。因此,根据药敏试验结果,合理使用抗菌药物是提高疗效、降低不良反应、减少耐药菌发生的关键。

### （二）病毒性感染的防治原则

目前对大多数病毒性感染缺乏特异性治疗药物,因此对病毒性感染的预防显得尤为重要。

**1. 病毒性感染的特异性预防**

（1）**人工主动免疫**：给机体接种病毒性疫苗,以提高机体抗病毒的能力,是预防病毒性感染的有效措施。目前常用的疫苗包括灭活疫苗（乙脑疫苗、狂犬病疫苗等）、减毒活疫苗（脊髓灰质炎疫苗、麻疹疫苗、风疹疫苗等）、亚单位疫苗（乙肝亚单位疫苗等）、基因工程疫苗（乙肝病毒重组疫苗等），此外，还有合成肽疫苗、DNA 疫苗等。

（2）**人工被动免疫**：给机体注射含特异性抗体的免疫血清、胎盘球蛋白、丙种球蛋白等免疫制剂以提高机体免疫力，用于对病毒性感染的紧急预防和治疗。如注射人血清丙种球蛋白、胎盘丙种球蛋白用于甲型肝炎、麻疹、脊髓灰质炎等疾病的紧急预防。

**2. 病毒性感染的治疗**　病毒严格寄生于活细胞内，抗病毒药物必须进入细胞才能作用于病毒，故抗病毒药物要选择性地抑制病毒增殖而不损害宿主细胞。

（1）**抗病毒化学制剂**：可通过阻碍病毒复制周期中的任何一个环节（吸附、穿入、脱壳、生物合成等）来抑制病毒增殖。目前，用于治疗病毒性感染的药物有核苷类（如阿昔洛韦、拉米夫定、利巴韦林、阿糖腺苷）、蛋白酶抑制剂（如沙奎那韦、利托那韦、茚地那韦）、神经氨酸酶抑制剂（如奥司他韦）及其他抗病毒药物（如金刚烷胺）等。

（2）**干扰素或干扰素诱生剂**：干扰素具有广谱抗病毒作用及免疫调节作用，毒性小。干扰素诱生剂可诱导机体产生干扰素，具有免疫调节作用。目前干扰素及干扰素诱生剂应用已愈来愈广泛，主要用于肝炎病毒感染、疱疹病毒感染等的治疗。

（3）**免疫制剂**：鉴于病毒的中和抗体可阻断病毒进入易感细胞，因此，抗病毒的特异性免疫球蛋白不仅可用于预防，也可用于治疗病毒性感染，如用乙脑病毒包膜抗原的单克隆抗体治疗乙脑病人有较好的疗效。治疗性疫苗的应用在病毒性感染的治疗中亦被重视，如单纯疱疹病毒、乙型肝炎病毒的治疗性疫苗。

（4）**中草药**：某些中草药对病毒性感染有预防或治疗作用，如板蓝根、大青叶可抑制多种病毒复制增殖，艾叶可抗流行性感冒病毒、腺病毒等，大黄、贯众可抗疱疹病毒等。中草药的抗病毒作用还有待进一步研究。

（5）**其他**：细胞因子白介素 -12（IL-12）、肿瘤坏死因子（TNF）等也可用于抗病毒治疗。针对病毒基因组中的靶基因而设计的抗病毒基因治疗正在研究开发之中，被批准进入临床研究的针对抗巨细胞病毒的反义核酸，可用于巨细胞病毒感染引起的脉络膜炎、视网膜炎的治疗等。

**（三）真菌感染的防治原则**

**1. 真菌感染的特异性预防**　真菌菌体成分的免疫原性弱，目前尚无有效疫苗进行特异性预防。预防浅部真菌感染主要是避免与病人直接或间接接触；注意卫生，保持皮肤清洁及皮肤黏膜完整性，消除皮肤癣菌的生长繁殖条件。预防深部真菌感染首先要消除诱发因素，提高机体免疫力。对免疫缺陷、肿瘤、糖尿病病人及年老体弱者或长期使用抗生素、免疫抑制剂者更应注意防止内源性真菌感染。

**2. 真菌感染的治疗**　浅部真菌感染以局部治疗为主，可用咪康唑霜、克霉唑软膏、5% 硫黄软膏、酮康唑软膏等外用药物，但较难根治，易复发。治疗深部真菌感染的药物较少，且副作用大、不良反应多。常用药物有两性霉素、制霉菌素等及副作用较小的酮康唑、氟康唑、伊曲康唑、卡泊芬净等。

预防真菌性食物中毒，严禁销售和食用霉变的食品，加强市场管理及卫生宣传。

## 五、医院感染

医院感染伴随医院建立而发生。近年来，医院感染随着医院现代化的发展而迅速增长，感染发生率 5%~20%，已成为当今医院面临的一个突出的世界性公共卫生问题。

医院感染又称医院获得性感染，主要是指住院病人在医院获得的感染，包括在住院期间发生的感染和医院内获得的出院后发生的感染。广义的医院感染对象包括在医院中活动的所有人群，除住院病人外，医务人员、门诊病人、陪护人员和探视者等都是医院感染的对象。

## (一)医院感染的分类

**1. 根据病原体来源不同分类** 医院感染可分为内源性医院感染和外源性医院感染两大类。

（1）**内源性医院感染**：又称自身感染，是指病人在医院内由于某种原因使自身寄居的正常菌群转变为机会致病菌或潜伏的致病性微生物大量繁殖而导致的感染，常呈散发性发生。医院感染以此类感染为主。

（2）**外源性医院感染**：是指病人遭受医院内非自身存在的病原体侵入而发生的感染。感染的病原体来自其他病人、医务人员、陪护人员、探视者和医院环境等。外源性医院感染主要包括交叉感染和环境感染。①交叉感染：主要指病人与病人或病人与医护人员之间通过直接或间接接触而发生的感染。大多是由于不能严格遵守消毒隔离制度而引起的。医护人员的手在接触传播中起了重要的媒介作用。②环境感染：指在医院环境内，因吸入污染的空气或接触被污染的医院内物品或制剂而获得的感染。空气中的病原微生物主要来源于包裹病原体的大小不等的飞沫，更衣、整理衣物/床铺或清扫地面时飞扬的气溶胶，或被污染的呼吸机、湿化器、雾化器等。外源性感染可呈暴发性，尤其是在重症监护病房（intensive care unit，ICU）、新生儿室、产房等。此类感染可通过加强消毒、灭菌、隔离措施和宣传教育得到预防和控制。

**2. 根据感染部位不同分类** 医院感染可发生在机体任何部位，有呼吸道感染、泌尿系统感染、消化道感染、术后切口感染、血液系统感染、皮肤软组织感染等。我国医院感染最常见的部位是呼吸道，其次依次为泌尿系统、消化道。

## (二)医院感染常见的病原体

引起医院感染的病原体种类繁多，绝大多数由细菌所致。近年来，革兰氏阴性杆菌成为医院感染的主要病原体。此外，病毒、真菌、衣原体、支原体等也可引起医院感染。医院感染常见病原体见表3-3。

医院感染常见病原体的主要特征有：①大多数为机会致病菌，如表皮葡萄球菌和鲍曼不动杆菌，可黏附于动、静脉导管表面，一旦导管被污染，对免疫力低下的病人则会引起菌血症甚至败血症；大肠埃希菌可黏附于泌尿道上皮细胞，成

表 3-3 医院感染常见病原体

| 感染种类 | 常见病原体 |
| --- | --- |
| 呼吸道感染 | 流感嗜血杆菌、肺炎球菌、鲍曼不动杆菌、分枝杆菌、呼吸道病毒等 |
| 泌尿系统感染 | 大肠埃希菌、克雷伯菌、沙雷菌、变形杆菌、肠球菌、假单胞菌、白念珠菌等 |
| 消化道感染 | 艰难梭菌、沙门菌、志贺菌、大肠埃希菌、轮状病毒、腺病毒等 |
| 伤口感染 | 金黄色葡萄球菌、大肠埃希菌、链球菌、变形杆菌、厌氧菌、凝固酶阴性葡萄球菌等 |

为泌尿系统感染的主要病原菌。②常为耐药菌甚至为多重耐药菌，例如铜绿假单胞菌、肺炎克雷伯菌、白念珠菌等都容易对多种抗生素耐药。

## (三)医院感染的危险因素

医院感染的危险因素包括客观因素和主观因素。

**1. 客观因素**

（1）**易感病人增多**：老年人及婴幼儿、原有基础性疾病的病人（恶性肿瘤、血液病、糖尿病、肝硬化等）以及免疫功能损伤的病人（系统性红斑狼疮、艾滋病等），均为医院感染的易感人群。

（2）**诊疗技术和侵入性检查与治疗**：器官移植、血液透析、腹膜透析等诊疗技术容易引起医院感染，医院感染是这类病人手术失败及死亡的主要原因；支气管镜、胃镜、膀胱镜等各种内镜的侵入性检查，以及留置导尿、气管切口或气管插管、大静脉插管、留置伤口引流管、人工心脏瓣膜置换等侵入性治疗，一方面破坏了完整的黏膜屏障，另一方面因器械消毒灭菌不彻底易将污染的微生物带入检查部位而造成感染。

（3）**其他因素**：长时间使用肾上腺皮质激素，使用放射治疗和化学治疗，抗生素使用不当甚至滥用，住院时间过长，医院环境污染，大量探视者流动等，均是医院感染的危险因素。

**2. 主观因素** 医务人员对医院感染及其危害性认识不足，未严格执行无菌操作和消毒隔离技术规范，没有认真执行手卫生制度等；医院规章制度不健全，门、急诊预检分诊制度执行不严，感染性疾病与非感染性疾病病人未能分开诊治，住院部没有入院卫生处置制度，致使病原体传播；缺乏对消毒灭菌效果的监测，不能有效地控制医院感染的发生。

**（四）医院感染的预防和控制**

易感人群、医院环境以及病原微生物是导致医院感染发生的主要因素。控制医院感染的危险因素是预防和控制医院感染最有效和最重要的措施。为了做好医院感染的防控工作，应该做到：

**1. 加强医院感染监测** 建立由医院感染管理委员会、院感科、医务科、护理部和临床各科室参加的医院感染监测网络，开展对各科室的感染率、各种感染的诱发因素、病原体的特点和耐药谱等的综合性监测。尤其是对新生儿室、重症监护病房、血液透析室、消毒供应室、手术室、血库等容易发生医院感染的部门，应加以高度重视。

严格执行
手卫生

**2. 强化消毒灭菌制度** 严格遵守医疗器械、器具的消毒灭菌技术规范，根据物品污染后导致感染的风险高低选择合适的消毒或灭菌方法。消毒灭菌后，应进行效果评价。一次性使用的医疗器械、器具不得重复使用。医务人员应严格遵守无菌操作原则，避免病原微生物的扩散、传播。

**3. 实施有效隔离措施** 根据疾病的主要传播途径，采取相应的隔离措施，如接触隔离、空气隔离等。对具有传染性的分泌物、排泄物进行消毒灭菌等无害化处理；净化医院环境，强调湿式清扫，定期对公共设施如水龙头、把手、扶栏、电梯按钮等进行清洁、消毒处理。

医务人员应加强职业防护，遵循标准预防原则，即认定病人的血液、体液、分泌物均具有传染性并进行隔离，而不论其是否有明显的血迹污染或是否接触非完整的皮肤与黏膜，凡接触上述物质的，必须采取防护措施，规范佩戴手套、口罩等防护用具（文末彩图 3-2）。

标准预防的基本特点是既要防止血源性疾病的传播，又要防止非血源性疾病的传播。强调双向防护，既防止病原体从病人传至医务人员，又防止病原体从医务人员传至病人。

**4. 严格执行手卫生制度** 医护人员的手是病原体传播的重要媒介，流行病学调查显示，由医护人员的手传播细菌而造成的医院感染约占 30%。洗手与手消毒是最基本、最简便易行的预防和控制病原体传播的手段之一。直接接触病人前后，穿、脱隔离衣前后，处理清洁或无菌物品之前，处理污染物品之后等，均应进行手卫生处理。

**5. 合理使用抗菌药物** 遵循抗菌药物合理使用原则，根据药敏结果、药物的抗菌谱及药动学特点选择合适的抗菌药物，合理掌握使用时间、使用途径、剂量及疗程，不宜长期使用广谱抗菌药物，并尽量避免在皮肤、黏膜伤口局部使用，以防耐药菌引起医院感染。

七步洗手法

**6. 其他措施** 减少侵入性操作和开放式治疗，若病人病情需要，必须严格执行无菌操作；积极治疗原发疾病，加强支持疗法，缩短病人住院时间；注意保护病人微生态平衡，改善机体营养状况，必要时使用微生态制剂，促进正常菌群的恢复等。

## 第二节　病原微生物的检测

病原微生物感染的临床诊断，除可根据病人临床症状、体征和一般检查外，还可进行病原学以及血清学的检测。采集不同标本和选择敏感的特异性检测方法进行实验室诊断，为临床防治提供依据。

病原微生物检测的程序包括正确采集标本、标本的直接检查、病原体的分离培养与鉴定、病原体成分检测、血清学试验等。临床上，我们根据具体情况，选用相应的检测技术和方法。

# 一、细菌感染的检测

## （一）标本采集与送检

标本采集与送检的质量直接影响病原微生物检测结果的准确性。在采集、处理与送检标本时，尤其是一些高危病人的标本，应考虑生物安全，做好防护。标本采集与送检的过程应遵循以下原则：

**1. 早期采集** 尽可能在病人疾病早期、急性期或症状典型时以及使用抗菌药物之前采集标本。

**2. 无菌采集** 严格无菌操作，将采集的标本置于无菌容器中（文末彩图3-3），避免杂菌污染。穿刺部位消毒后，应在消毒液干燥后采集，以免消毒液混入标本中。在采集局部病变处标本时，不可用消毒剂，必要时应用无菌生理盐水冲洗，拭干后再取材。

**3. 采集适当标本** 根据不同疾病以及疾病的不同时期采集标本。如对流行性脑脊髓膜炎病人根据其病程取血液、出血瘀斑的渗出液或脑脊液；伤寒病人在病程1~2周内取血液，2~3周时取粪便和尿液等，全程可以采集骨髓；尽可能采集病变明显部位的标本，如细菌性痢疾病人取黏液脓血便。

**4. 尽快送检** 标本必须新鲜，采集后尽快送检，不能及时送检的常置于甘油缓冲盐水保存液中。大多数细菌标本可冷藏运送，但对不耐冷的脑膜炎球菌、淋病奈瑟球菌等送检中要注意保温，为提高检出率，最好床旁接种。厌氧菌采集后应立即排尽厌氧袋内的空气，并转移至特制的厌氧标本瓶内。

**5. 做好标记** 在相应化验单上详细填写标本种类、检验目的和临床诊断，以保证各环节的准确。

## （二）细菌的形态学检查

标本的直接检查尤其是形态学检查，有助于病原学的早期诊断。细菌的形态学检查包括不染色标本检查和染色标本检查。

**1. 不染色标本检查** 细菌标本不经染色，直接用普通光学显微镜、暗视野显微镜或相差显微镜观察细菌的动力、形态及大小。

**2. 染色标本检查** 最常用的染色法有革兰氏染色法和抗酸染色法。此外还有一些特殊染色法。

（1）**革兰氏染色法**：由丹麦细菌学家革兰于1884年创立。该染色法具有重要临床意义。①鉴别细菌：可将细菌分为革兰氏阳性菌和革兰氏阴性菌两大类，便于初步识别细菌。②选择药物：革兰氏阳性菌与革兰氏阴性菌对药物的敏感性不同，如多数革兰氏阳性菌对红霉素、青霉素、头孢菌素等抗生素比较敏感，而大多数革兰氏阴性菌对链霉素、庆大霉素等抗生素敏感。③分析致病性：大多数革兰氏阳性菌主要以外毒素致病，而革兰氏阴性菌多以内毒素致病，其致病机制和病人主要临床表现各不相同。

（2）**抗酸染色法**：可鉴别抗酸性细菌与非抗酸性细菌。经抗酸染色后，抗酸性细菌（如结核分枝杆菌）菌体染成红色，非抗酸性细菌呈蓝色。

（3）**特殊染色法**：细菌的特殊结构如芽孢、鞭毛、荚膜以及细胞壁、异染颗粒等，用上述方法不易着色，可用特殊染色法使之着色，并与菌体颜色相区别，有利于对这些结构的观察和细菌的鉴别。

## （三）细菌的分离培养与鉴定

将标本及时接种于相应培养基上做分离培养，获得纯培养后做进一步鉴定，是确诊细菌感染最可靠的方法，即细菌感染诊断的标准。培养后，根据菌落特征，取可疑菌落涂片染色镜检，并根据需要做进一步检测，以确定其菌种、菌型并筛选抗菌药物。

**1. 生化试验** 细菌的代谢活动依靠酶的催化，不同病原菌有不同的酶系统，其代谢产物也不尽相同，借此可对一些病原菌进行鉴别。如肠道致病菌一般为革兰氏阴性菌，它们的染色性、形态、菌落特征差异不大，但它们对不同种类的糖或氨基酸的发酵能力不同，可进行生化试验，其结果可作为进一步鉴别的依据。

**2. 血清学试验** 采用含有已知特异性抗体的免疫血清（标准诊断血清）与分离培养出的未知纯

种细菌进行血清学试验,可以确定致病菌的属、种和血清型。常用的玻片凝集试验在数分钟内就可得出结果。

**3. 动物实验** 主要用于分离、鉴定病原菌,测定菌株产毒性等。常用实验动物有小鼠、豚鼠和家兔等。

**4. 药敏试验** 对分离鉴定出的病原菌进行药敏试验,以指导临床选择有效的抗菌药物进行治疗。常采用纸片扩散法和稀释法等。

### (四)血清学诊断

用已知病原体或其特异性抗原检测病人血清或体液中未知抗体及其量的变化,可作为感染性疾病的辅助诊断。由于抗体存在于血清或其他体液中,故称为血清学诊断。血清学诊断主要适用于免疫原性较强的病原体和病程较长的感染性疾病,通常须在感染初期和恢复期采取双份血清,如果恢复期的病人血清抗体效价比早期升高 4 倍或 4 倍以上,则可确定诊断;也可用于调查人群对某病原体的免疫水平及检测预防接种的效果。常用的方法有凝集试验、免疫荧光试验、酶联免疫吸附试验(ELISA)等。

## 二、病毒性感染的检测

目前常用于病毒性感染的检测步骤主要包括标本采集与送检、病毒的分离培养与鉴定等。

### (一)标本采集与送检

病毒标本的采集与送检原则与细菌的基本相似。

**1. 病毒分离标本的采集**

(1)**早期取材**:采集病人病程初期或急性期标本,该期病毒数量较多,检出阳性率较高。

(2)**正确处理标本**:对带有其他微生物的标本(如粪便、咽拭子)或易受污染的标本进行病毒分离培养时,应使用抗菌药物以抑制标本中的细菌或真菌的生长繁殖。

(3)**低温保存、尽快送检**:病毒耐冷不耐热,室温中易失活,故标本应置于含抗生素的 50% 甘油缓冲液中低温保存,立即送检。不能立即送检的标本需 −70℃ 保存,但也有些病毒对冻融处理敏感,如呼吸道合胞病毒,最好床边接种,避免直接冷冻。

**2. 血清学诊断标本的采集** 在病人发病初期和恢复期各取一份血清,对比两份血清中抗体的效价。

### (二)病毒的分离培养

病毒是严格的细胞内寄生,必须在易感的活细胞内才能增殖,应根据不同的病毒选择敏感动物、鸡胚、组织 / 细胞等进行病毒的分离培养。

**1. 动物接种** 是最原始的病毒分离方法。应根据病毒种类选择敏感接种动物和适宜的接种途径。接种后以动物发病情况、症状特征等作为感染的指标。

**2. 鸡胚培养** 鸡胚对多种病毒敏感,通常选用孵化 9~12d 的鸡胚。按病毒种类的不同,可接种于鸡胚的不同部位,如绒毛尿囊膜、尿囊腔、羊膜腔、卵黄囊等(图 3-4)。目前多用于分离培养流行性感冒病毒。

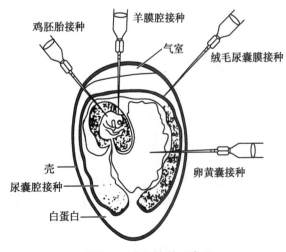

图 3-4 鸡胚接种示意图

**3. 组织 / 细胞培养** 是目前病毒分离鉴定中最常用的方法。此法是将病毒标本接种于人工培养的离体活组织块或分散的活细胞(单层活细胞)中,观察细胞的病变情况。常用的组织培养细胞有人胚肾细胞、猴胚肾细胞、海拉（HeLa）细胞等。病毒在培养细胞中增殖的特征包括致细胞病变效应、红细胞吸附、干扰作用以及细胞代谢的改变等。

### （三）病毒的鉴定

**1. 形态学鉴定** 是一种快速诊断与鉴定病毒的方法。电子显微镜可直接观察到病毒颗粒的形态、大小，可初步判断病毒属于哪一科，对病毒性感染的早期诊断有重要意义；对含低浓度病毒的样本，可用电子显微镜观察；光学显微镜可直接观察痘类病毒以及某些病毒感染宿主细胞中的包涵体，并根据包涵体的特点，对病毒性感染做出辅助诊断。

**2. 血清学鉴定** 通过免疫标记技术和血凝抑制试验，用已知的诊断血清对病毒进行种、型和亚型的鉴定，具有敏感、特异、快速等优点，以 ELISA 最为常用。目前病毒的血清学鉴定多用于对那些培养困难或培养时间较长的病毒的检测，如甲型肝炎病毒、乙型肝炎病毒、人类免疫缺陷病毒等。

**3. 分子生物学鉴定** 主要包括核酸杂交、聚合酶链反应、基因芯片、基因测序等技术。

（1）**核酸杂交技术**：是病毒诊断领域中发展较快的一项技术，具有快速、特异、敏感等特点，能进行定量分析和分型。其基本原理是用一条已知的单链 DNA，标记上放射性核素做成探针与待测单链 DNA 进行杂交，再用放射自显影或免疫学技术检测，以确定有无病毒存在。

（2）**聚合酶链反应技术**：聚合酶链反应（polymerase chain reaction, PCR）是一种快速的体外基因扩增技术，通过简单的酶促反应能在短时间内使目的基因扩增数十万甚至数百万倍，具有特异、敏感、快速、简便等特点。目前 PCR 技术已发展到既能定性又能定量的水平，应用较多的是实时定量 PCR，而对于 RNA 病毒，则需要反转录后进行实时定量 PCR。

（3）**基因芯片技术**：这是一种快速、高效的核酸分析手段，已开始应用于病毒性疾病的检测，如甲型 H1N1 流感病毒、SARS 冠状病毒、人乳头瘤病毒等的检测。

（4）**基因测序技术**：目前对已发现的病毒全基因测序已基本完成。将所检测的病毒进行特征性基因序列测定，并与基因库中的病毒标准序列进行比较，达到诊断病毒性感染的目的。但对于未知病毒及可能出现的新病毒则因不了解病毒核苷酸序列不能采用这些方法。

## 三、真菌感染的检测

### （一）标本采集与送检

**1. 采集标本** 根据真菌侵犯的组织、器官不同而采集不同的标本。浅部真菌感染可取皮屑、毛发、指/趾甲屑等，深部真菌感染的检查可根据病人病情取痰液、血液、尿液、脑脊液等。

**2. 严格无菌操作** 采集标本时须严格执行无菌操作，尤其在采集血液和脑脊液标本时，要避免杂菌污染。

**3. 标本量要充足** 标本量不足可能产生假阴性结果。

**4. 标本立即送检** 尽量在用药前采集，标本采集后立即送检，特别是深部真菌感染标本在采集后保存时间不得超过 2h。

### （二）真菌的形态学检查

将皮屑、毛发、甲屑等标本置于玻片上，滴加 10% 氢氧化钾溶液少许，用盖玻片覆盖后置于火焰上微加温，软化角质，再轻压盖玻片，使标本变薄且透明，置于低倍镜或高倍镜下直接镜检。如发现菌丝或孢子，可初步诊断，但一般不能鉴定菌种。若为脑脊液、尿液等稀薄标本，经离心沉淀后取沉渣涂片；痰液、脓液等黏稠标本可直接涂片，染色后镜检。

### （三）真菌的分离培养

直接镜检不能确定或需要鉴定感染真菌的种类时应做真菌培养。将皮肤、毛发、甲屑标本经 70% 乙醇或 2% 苯酚溶液浸泡 2~3min 杀死杂菌，无菌盐水洗净后接种于沙氏葡萄糖琼脂培养，经数日至数周培养，观察其菌落特征。必要时再做玻片培养（小培养），于镜下观察菌丝或孢子进行鉴定。若为血液标本须先增菌,脑脊液标本可取沉淀物培养。

### (四)真菌的鉴定

血清学检查多用于辅助诊断深部真菌感染,检测真菌抗原、代谢产物及机体感染后产生的抗真菌抗体,可用 ELISA、酶联免疫斑点试验等;也可用分子生物学技术检测真菌核酸,用于真菌的鉴定和分型;真菌毒素的检测主要用于快速检测食品中的毒素,保障人类健康。

## 第三节 消毒与灭菌

**案例导入**

某医院 166 名手术后的妇女、儿童发生了手术切口分枝杆菌感染,专家们调查此严重事件,发现造成感染的原因主要是用于手术器械消毒的戊二醛消毒液配制错误。国家规定戊二醛消毒灭菌浓度为 2%,而该医院为 0.137%。

请思考:什么是消毒灭菌? 常见消毒灭菌的方法有哪些?

### 一、消毒分级

消毒与灭菌是通过用物理或化学方法来抑制或杀死机体体表、黏膜以及外环境中的微生物,以达到防止微生物污染或病原微生物传播的目的的方法。以下术语常用于表示物理或化学方法对微生物的抑制或杀灭程度。

**1. 清洁**(cleaning)  去除物体表面有机物、无机物和可见污染物的过程,以减少微生物的数量。广泛应用于医院环境,也是物品消毒、灭菌前必须经过的处理过程。

**2. 防腐**(antisepsis)  防止或抑制微生物生长繁殖的方法。某些化学药物在低浓度时仅能抑制细菌生长繁殖,可用作防腐剂,在高浓度时具有杀菌作用,可作为消毒剂。

**3. 消毒**(disinfection)  指杀死病原微生物但不一定能杀死细菌芽孢的方法。

**4. 灭菌**(sterilization)  指杀灭物体上所有微生物(包括病原微生物、非病原微生物和细菌芽孢)的方法。

**5. 无菌**(asepsis)  指物体上没有任何活的微生物。防止微生物进入机体或其他物品的操作方法,称为无菌操作或无菌技术。例如进行外科手术、注射等医疗操作时必须严格执行无菌操作,以防微生物侵入机体,造成感染。

### 二、物理消毒灭菌法

物理消毒灭菌法主要有热力灭菌法、辐射灭菌法、滤过除菌法等。

#### (一)热力灭菌法

热力灭菌法主要是利用高温使微生物的蛋白质变性或凝固,酶失去活性,从而导致其死亡。细菌的繁殖体和真菌经 80℃湿热 5~10min 即可被杀灭。细菌的芽孢对温度有很强的抵抗力,能耐受 100℃湿热 1~3h,耐受 100℃干热 2~3h。

热力灭菌法包括湿热灭菌法与干热灭菌法两大类。在同一温度下,湿热灭菌法(表 3-4)的效力比干热灭菌法强。对耐高温、高压物品的消毒供应室处置流程见文末彩图 3-5。

干热灭菌法主要包括焚烧法、烧灼法和干烤法。①焚烧法:直接点燃或在焚烧炉内焚烧,是一种彻底灭菌的方法,用于处理动物尸体及废弃的物品如传染病病人用后的敷料等。②烧灼法:直接用火焰灭菌,常用于微生物学实验中接种环、试管口和瓶口等的灭菌。偶尔用于紧急状态下金属器械的灭菌。③干烤法：利用干烤箱灭菌，一般加热至 160~170℃维持 2h，可达到灭菌的目的。适用于高温下不变质、不蒸发的物品，如金属、玻璃、瓷器等的灭菌。

表 3-4　常见的湿热灭菌法

| 种类 | 特点 | 具体方法 | 适用范围 |
|---|---|---|---|
| 巴氏消毒法 | 由巴斯德创立，以较低温度杀灭液体中的病原菌或特定微生物，避免不耐热成分被破坏的消毒方法 | 61.1~62.8℃，30min 或 71.7℃，15~30s（目前广泛采用） | 主要适用于不耐高温液体的消毒，如牛奶、酒类等饮品 |
| 煮沸消毒法 | 最简单、经济的消毒方法。一般在一个标准大气压下进行 | 水煮沸100℃，5min（杀灭细菌繁殖体）；100℃，1~2h | 主要适用于对饮水、食具和一般器械（刀剪）等耐热、耐湿物品的消毒。加入 2% 碳酸氢钠溶液，可提高沸点达 105℃，增强杀菌作用，防止金属器械生锈 |
| 流通蒸汽灭菌法 | 通过流动蒸汽发生器、蒸锅等作用 | 100℃，15~30min | 主要适用于医疗器械、器具和物品经手工清洗后的初步消毒，以及餐饮用具和部分卫生用品等耐热、耐湿物品的消毒 |
| 间歇灭菌法 | 利用连续多次的流通蒸汽间歇加热杀死细菌繁殖体和芽孢 | 流通蒸汽灭菌后，灭菌物品在 37℃温箱过夜，次日再经流通蒸汽处理，反复 3 次 | 主要适用于不耐高温，含血清、牛奶等的培养基的灭菌 |
| 高压蒸汽灭菌法 | 利用密闭的压力蒸汽灭菌器或压力锅进行的灭菌方法，可杀死包括芽孢在内的所有微生物，是最有效、最常用的热力灭菌法 | 121.3℃，103.4kPa，15~30min；现已广泛采用预真空压力消毒器，先将灭菌器内空气抽出约98%，再送入蒸汽，温度达 132~134℃，灭菌时间只需 4~6min | 主要适用于耐高温、高湿的物品，如手术器械、敷料、生理盐水、普通培养基等的灭菌，但不能用于凡士林等油类和粉剂的灭菌 |

## （二）辐射灭菌法

**1. 日光与紫外线**　日光照射是有效的天然杀菌法，其主要的作用因素为紫外线。衣物、被褥及书报等经日光直接暴晒数小时后，可杀死大部分微生物。

波长 265~266nm 的紫外线灭菌作用最强，它能干扰细菌 DNA 的复制与转录，导致细菌变异或死亡，同时紫外线还可使分子氧变成臭氧，后者具有杀菌能力。紫外线的穿透能力弱，普通玻璃、纸张、尘埃等均能影响其穿透，故仅用于物体表面及室内空气消毒。由于灭菌波长的紫外线对人体皮肤、眼睛均有损伤作用，因此，使用时应注意防护。

---

**知识链接**

### 紫外线灭菌的正确使用

紫外线直接照射消毒空气时，应关闭门窗，并注意保持消毒空间内环境清洁、干燥。消毒空气的适宜温度为 20~40℃，相对湿度低于 80%。保持紫外线灯表面清洁，每周用酒精布巾擦拭一次，发现灯管表面有灰尘、油污等时，应随时擦拭。定期监测消毒紫外线的辐射强度，灯管吊装高度距离地面 1.8~2.2m。如果是物体表面消毒，灯管距照射表面应以 1m 为宜，杀菌才有效。安装紫外线灯的数量为满足平均≥1.5W/m³，照射时间≥30min。

---

**2. 电离辐射**　主要包括高速电子、X 射线和 γ 射线等，又称冷灭菌。其作用机制在于产生游离基而破坏 DNA 致细菌死亡，在足够剂量时，可杀灭各种微生物，具有较高的能量和穿透力。常用于敷料、高分子材料（一次性医用塑料制品、聚乙烯心瓣膜等）、精密医疗器械（导管、内镜插管等）、

药品、食品等不耐热物品的灭菌。

**3. 微波** 是波长为 1~1 000mm 的电磁波在有水分的条件下通过热效应、光化学效应、电磁共振效应综合作用导致微生物死亡,不能穿透金属表面,可穿透玻璃、陶瓷与塑料薄膜等物质。微波消毒的物品应浸入水中或用湿布包裹。常用于餐具、药杯、食品、医疗药品等的消毒。

### (三) 滤过除菌法

用滤菌器采用机械性阻留的方法将液体或空气中的细菌去除的方法,此法不能除去病毒、支原体、衣原体及 L 型细菌等微小生物。常用的滤菌器有薄膜滤菌器、玻璃滤菌器、石棉滤菌器等。此法主要用于不耐高温的液体如抗毒素、血清、药液等的除菌和空气(手术室、重症监护病房、烧伤病房等)的净化消毒。

### (四) 其他方法

**1. 超声波灭菌法** 超声波是频率超过 20kHz/s 而不被人耳感受的声波。强度高的超声波对病原微生物具有一定的杀灭作用,其中以革兰氏阴性菌最敏感。目前主要用于粉碎细胞,以提取各种亚细胞结构及组分等。

**2. 干燥与低温抑菌法** 干燥法常用于保存食物,糖渍或浓盐食品可使微生物水分逸出,造成生理性干燥,使微生物的生命活动停止,从而防止食物变质。

**3. 臭氧灭菌法** 臭氧以氧原子的氧化作用破坏微生物膜的结构,发挥其杀菌作用。它的消毒能力极强,从而代替了常规消毒被应用到各个领域,如空气、医院污水的消毒等。

## 三、化学消毒灭菌法

化学消毒灭菌法是利用化学药物影响微生物的理化特性及生理活动,进而达到防腐、消毒甚至灭菌的目的。用于化学消毒灭菌的化学药物称为化学消毒剂。

### (一) 消毒剂的作用机制

消毒剂的种类繁多,其杀菌机制不尽相同,主要有:①使菌体蛋白质变性或凝固。②干扰或破坏细菌的酶系统和代谢。③改变细菌细胞膜或细胞壁的通透性。

化学消毒剂没有生物选择性,在杀灭微生物的同时,对人体的组织细胞也有损伤,因此主要用于体表、器具、周围环境等的消毒灭菌。

### (二) 消毒剂的分类

根据化学消毒剂杀菌能力不同,可分为 3 类。

**1. 高效消毒剂** 可杀灭包括细菌芽孢在内的所有微生物,又称灭菌剂。如过氧化物消毒剂、醛类消毒剂、含氯消毒剂等。

**2. 中效消毒剂** 可杀灭除细菌芽孢以外的微生物,包括细菌繁殖体、大多数病毒和部分真菌。如含碘消毒剂、醇类消毒剂、酚类消毒剂等。

**3. 低效消毒剂** 可杀灭大多数细菌繁殖体和亲脂性病毒,对真菌也有一定作用。如苯扎溴铵、氯己定等。

### (三) 消毒剂的应用

化学消毒剂的使用方法包括浸泡法、擦拭法、熏蒸法、喷雾法等。常用化学消毒剂的种类、用途、浓度与使用方法等见表 3-5。

### (四) 影响消毒剂作用效果的因素

化学消毒剂杀菌的效果易受消毒剂性质、微生物种类与数量、温度与酸碱度、环境等因素的影响。

**1. 消毒剂的性质、浓度与作用时间** 各类消毒剂的理化性质不同,对微生物的杀灭程度有差异,其适用范围也不同。如戊二醛对细菌繁殖体、真菌和病毒都有强杀灭作用,也可杀死细菌芽孢,而氯己定等表面活性剂只对细菌繁殖体和某些病毒有作用,不能杀死真菌和细菌芽孢。

表 3-5　常用化学消毒剂的应用

| 名称 | 种类 | 消毒效力 | 用途、浓度与使用方法 | 注意事项 |
|---|---|---|---|---|
| 碘酊 | 卤素及其化合物 | 中效 | 2%碘酊用于皮肤消毒,涂擦后20s,再70%乙醇脱碘 | ①不能用于伤口、黏膜消毒;②皮肤过敏者禁用 |
| 碘伏 | 卤素及其化合物 | 中效 | 0.5%~1%用于皮肤、黏膜、伤口消毒 | ①碘伏为碘与表面活性剂的不稳定络合物,易受溶液中拮抗物的影响;②稀释后稳定性差,应现配现用;③避光密封保存于阴凉处;④对皮肤黏膜无刺激,对碘过敏者慎用 |
| 漂白粉 | 卤素及其化合物 | 高效 | ①水溶液用于浸泡、喷洒或擦拭,如0.5%溶液用于消毒餐具、便器等,浸泡30min,1%~3%溶液喷洒或擦拭地面、墙壁及物品表面;②干粉用于消毒排泄物,与粪便以1:5用量搅拌后,放置2h,尿液每100ml加漂白粉1g,放置1h | ①有腐蚀性及漂白作用,不宜用于金属制品、有色衣服及油漆家具的消毒;②配制的溶液性质不稳定,应现用现配;③保存于密封容器内,置于阴凉、干燥、通风处,减少有效氯的丧失 |
| 过氧乙酸 | 氧化剂 | 高效 | ①0.2%溶液用于手的消毒,浸泡2min;②0.5%溶液用于餐具消毒,浸泡30~60min;③1%~2%溶液用于室内空气消毒;④1%溶液用于体温计消毒,浸泡30min | ①易氧化分解而降低杀菌力,应现用现配;②浓溶液有刺激性及腐蚀性,配制时要戴口罩和橡胶手套 |
| 过氧化氢 | 氧化剂 | 高效 | 3%溶液用于皮肤黏膜、伤口清洗、消毒 | ①原液有腐蚀性;②配制使用时,应先加水再缓慢加入消毒剂;③稀释液易分解,现用现配 |
| 戊二醛 | 烷化剂 | 高效 | 2%溶液用于浸泡器械、内窥镜等,消毒30~60min;灭菌10h | ①中性溶液浸泡碳钢制器械时,应加防锈剂0.5%亚硝酸钠溶液;②一经碱化,稳定性降低,应现配现用 |
| 甲醛 | 烷化剂 | 高效 | ①40%甲醛溶液熏蒸消毒空气和某些物品;②4%~10%甲醛溶液用于浸泡器械及内窥镜 | ①甲醛蒸汽穿透力弱,消毒物品须悬挂或抖散;②对呼吸道和眼有刺激作用,注意防护 |
| 乙醇 | 醇类 | 中效 | ①70%~75%乙醇用于皮肤或体温计消毒;②95%乙醇用于烧灼灭菌 | ①易挥发,须加盖保存、定期测试,保持有效浓度;②有刺激性,不宜用于黏膜及创面消毒;③易燃,应存放于阴凉、避火处 |
| 氯己定（洗必泰） | 胍类 | 低效 | ①0.02%溶液用于手的消毒,浸泡3min;②0.05%溶液用于黏膜消毒;③0.1%溶液用于器械消毒,浸泡30min | 忌与肥皂及盐类相遇,以免减弱消毒作用 |
| 苯扎溴铵（新洁尔灭） | 表面活性剂 | 低效 | ①0.05%溶液用于黏膜消毒;②0.1%溶液用于皮肤消毒,亦用于消毒金属器械,浸泡30min | ①是阳离子表面活性剂,与阴离子表面活性剂如肥皂有拮抗作用;②有吸附作用,溶液内勿投入纱布、毛巾等;③对铝制品有破坏作用,不可用铝制容器盛装 |

　　一般情况下,消毒剂浓度越高,消毒时间越长,消毒效果越好。当浓度降低到一定限度后,即使延长作用时间,也无杀菌作用。但乙醇例外,以70%~75%的浓度杀菌力最强。

　　**2. 微生物的种类与数量**　消毒剂杀菌效果与微生物的种类、数量和有无芽孢等有关。微生物对消毒剂的敏感度高低排序大致为真菌、细菌繁殖体、有包膜病毒、无包膜病毒、分枝杆菌、芽孢。同一消毒剂对不同微生物的杀菌效果不同,一般消毒剂对结核分枝杆菌的作用要比对其他细菌繁殖体的作用差。因此,必须根据消毒对象选择合适的消毒剂。此外,微生物数量越多,杀菌所需时间就越长。

　　**3. 温度和酸碱度**　一般情况下,随着温度升高,消毒剂的杀菌效果会相应提高。酸碱度也可影响消毒剂的杀菌作用,如戊二醛本身呈酸性,其水溶液呈弱酸性,不能杀死芽孢,只有在加入碳酸氢钠后才能发挥杀菌作用；含氯消毒剂在酸性环境中时，杀菌活性最高。

**4. 环境因素** 有机物（如血液、脓液、痰液、粪便等）的存在，会影响消毒剂效果。因此，在消毒皮肤和器械时，必须洗净后再消毒。

## 四、消毒灭菌基本原则

### （一）基本要求

医疗机构消毒工作中使用的消毒产品应经卫生行政部门批准或符合相应标准技术规范，并应遵循批准使用的范围、方法和注意事项。

对重复使用的诊疗器械、器具和物品在使用后应先清洁，再进行消毒灭菌；对耐热、耐湿的手术器械、穿刺针等，应首选高压蒸汽灭菌法，不应采用化学消毒剂浸泡灭菌；对环境与物体表面，一般先清洁再消毒，当受到病人的血液、体液等污染时，先去除污染物，再清洁与消毒；被朊病毒、产气荚膜梭菌及突发不明原因的传染病病原体污染的诊疗器械、器具和物品，应按高水平消毒和灭菌程序处理，先消毒，后清洗，再灭菌。

### （二）消毒灭菌方法的选择原则

**1. 根据物品被污染后导致感染的风险高低选择消毒灭菌方法** 根据物品被污染后使用所致感染的危险性大小及在病人之间使用的消毒或灭菌要求，医疗器械分为高度危险性器材、中度危险性器材和低度危险性器材 3 类。

（1）**高度危险性器材**：进入人体无菌组织、器官或接触破损皮肤、破损黏膜的器材，一旦被微生物污染，具有极高感染风险，如手术器械、穿刺针、腹腔镜、活检钳、心脏导管、植入物等。对高度危险性器材应采用灭菌处理，如高压蒸汽灭菌法、环氧乙烷灭菌或灭菌剂浸泡灭菌。

（2）**中度危险性器材**：与完整黏膜相接触而不进入人体无菌组织、器官，也不接触破损皮肤、破损黏膜的物品，如内窥镜、喉镜、肛表、口表、压舌板等。对中度危险性器材应采用中水平消毒以上效果的消毒方法，如湿热灭菌或高效消毒剂浸泡消毒等（文末彩图 3-6）。

（3）**低度危险性器材**：与完整皮肤接触而不与黏膜接触的器材，如听诊器、血压计袖带等；病床单位以及床头柜；墙面、地面、痰盂/杯和便器等。对低度危险性器材宜采用低水平消毒方法，如中、低效的消毒剂，复合季铵盐消毒液，含氯消毒剂擦拭消毒或做清洁处理；遇有病原微生物污染时，针对所污染病原微生物的种类选择有效的消毒方法。

**2. 根据消毒物品的性质选择消毒灭菌方法** ①对耐热、耐湿的诊疗器械、器具和物品，应首选高压蒸汽灭菌法；耐热的油剂类和干粉类等应采用干热灭菌。②不耐热、不耐湿的物品，宜采用低温灭菌方法如过氧化氢低温等离子体灭菌、环氧乙烷灭菌等。③对物体表面进行消毒时，应考虑表面性质。对多孔材料表面宜采用浸泡或喷雾消毒法，光滑表面宜选择合适的消毒剂擦拭或紫外线灭菌等。

（谢玲林）

> **思考题**
>
> 1. 细菌的外毒素与内毒素主要有哪些区别？
> 2. 简述细菌全身感染的类型。
> 3. 简述医院感染常见病原体的特征。
> 4. 简述细菌标本采集与送检原则。
> 5. 消毒与灭菌有何区别？常见的消毒灭菌方法有哪些？
> 6. 简述影响化学消毒剂作用的因素。

ER 3-5

练习题

# 第四章 │ 常见病原菌

1. 掌握：葡萄球菌、链球菌、奈瑟菌、铜绿假单胞菌、埃希菌属、志贺菌属、沙门菌属、弧菌属、结核分枝杆菌、破伤风梭菌、产气荚膜梭菌、肉毒梭菌的生物学特性、致病物质与所致疾病。

2. 熟悉：化脓性细菌和肠道感染细菌的防治原则；肠杆菌科细菌的共同特点；白喉棒状杆菌、炭疽芽孢杆菌、鼠疫耶尔森菌的致病性；破伤风梭菌感染的创伤特点，无芽孢厌氧菌的致病条件、感染特征及所致疾病；动物源性细菌的定义和特点。

3. 了解：铜绿假单胞菌、无芽孢厌氧菌的生物学特性、致病性；幽门螺杆菌、空肠弯曲菌和其他呼吸道感染细菌所致疾病。结核菌素试验、肥达试验、外斐反应的原理及意义。

4. 学会：化脓性细菌、肠道感染细菌、厌氧菌的标本采集。

5. 具备对化脓性细菌、肠道感染细菌、厌氧菌感染的防治能力。

## 第一节 化脓性细菌

化脓性细菌是一大群能感染人体并引起化脓性炎症的细菌，常引起皮肤、皮下组织、深部组织的化脓性感染。化脓性细菌引起的感染在临床上有重要意义，一般把对人类有致病性的化脓性细菌分为化脓性球菌和化脓性杆菌两大类。化脓性球菌主要包括革兰氏阳性菌中的葡萄球菌、链球菌和革兰氏阴性菌中的脑膜炎球菌、淋病奈瑟球菌及韦荣球菌等。化脓性杆菌以革兰氏阴性菌居多，如埃希菌属、变形杆菌属、假单胞菌属。本节介绍几种常见的化脓性细菌，包括葡萄球菌属、链球菌属、奈瑟菌属、假单胞菌属。

### 一、葡萄球菌与链球菌

#### （一）葡萄球菌

葡萄球菌属（*Staphylococcus*）的细菌因常堆聚成葡萄串状而得名。其广泛分布于自然界、空气、水、人和动物的皮肤及与外界相通的腔道中。医护人员的带菌率可高达 70% 以上，是医院内交叉感染的重要传染源。

**1. 生物学性状**

**（1）形态与染色**：球形或略呈椭圆形，单个、成对或成群排列（图 4-1），无鞭毛和芽孢。体外培养一般不形成荚膜，革兰氏染色阳性。

**（2）培养特性及生化反应**：兼性厌氧，营养要求不高，在普通琼脂培养基上培养 24~48h，形成圆形凸起、边缘整齐、表面光滑、

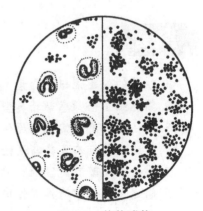

图 4-1 葡萄球菌

湿润、不透明、直径 1~2mm 的菌落,不同菌株产生不同的脂溶性色素,如金黄色、白色、柠檬色。金黄色葡萄球菌在血液培养基上的菌落周围有明显的透明溶血环（β 溶血）。葡萄球菌生化反应活跃,能分解多种糖类、蛋白质和氨基酸,触酶试验阳性。

**（3）抗原结构与分类**

1）抗原结构:葡萄球菌的表面抗原主要有葡萄球菌 A 蛋白（staphylococcal protein A, SPA）和多糖抗原。葡萄球菌 A 蛋白是具有种、属特异性的完全抗原。在临床上采用含 SPA 的葡萄球菌为载体,结合特异性抗体（IgG）后,来检测相应的微生物抗原,该试验称为协同凝集试验。

2）分类:根据葡萄球菌产生的色素不同,其可分为金黄色葡萄球菌、表皮葡萄球菌和腐生葡萄球菌 3 种,主要区别见表 4-1。根据葡萄球菌是否产生凝固酶,其可分为凝固酶阳性和凝固酶阴性两大类。按噬菌体分型法,金黄色葡萄球菌分为4 个噬菌体群和 23 个噬菌体型。

表 4-1　3 种葡萄球菌的性状比较

| | 金黄色葡萄球菌 | 表皮葡萄球菌 | 腐生葡萄球菌 |
|---|---|---|---|
| 色素 | 金黄色 | 白色 | 白色或柠檬色 |
| 凝固酶 | + | − | − |
| 分解甘露醇 | + | − | − |
| α溶素 | + | − | − |
| SPA | + | − | − |

**（4）抵抗力**:葡萄球菌是抵抗力最强的无芽孢细菌,耐干燥可达数月。加热80℃ 30min,或 3%~5% 苯酚溶液中 10~15min 死亡。对碱性染料极敏感,甲紫溶液可抑制其生长。近年来由于抗生素的广泛应用,耐药菌株迅速增多,尤其是耐甲氧西林金黄色葡萄球菌（MRSA）已成为医院感染最常见的致病菌。

**2. 致病性与免疫性**

**（1）致病物质**:金黄色葡萄球菌可产生多种毒素与酶,其中起主要作用的有以下几种:

1）结构成分

荚膜:许多金黄色葡萄球菌菌株具有荚膜,目前约有 11 种血清型被发现。部分耐药性金黄色葡萄球菌菌株也具有荚膜。

葡萄球菌 A 蛋白:为金黄色葡萄球菌菌体表面的一种特异性蛋白质,可与人体免疫球蛋白 G（IgG）的 Fc 段非特异性结合,可以逃避人体的免疫机制。

2）毒素与侵袭性酶

凝固酶:是鉴别葡萄球菌有无致病性的重要标志。在感染部位,凝固酶可使液态的纤维蛋白原转变为固态的纤维蛋白,并沉积于菌体表面和病灶周围,阻碍体内吞噬细胞对细菌的吞噬及杀灭,以及阻止细菌接触杀菌物质及药物,有利于细菌繁殖,也限制了细菌向外扩散,因此葡萄球菌感染的脓汁黏稠,多呈局限性。

葡萄球菌溶素:致病性葡萄球菌能产生多种损伤细胞膜的溶素,引起人致病的主要是 α 溶素。

杀白细胞素:多数致病性葡萄球菌可产生,能攻击中性粒细胞和巨噬细胞。

肠毒素:金黄色葡萄球菌的临床株中,约 1/3 可产生肠毒素。产毒菌株污染牛奶、肉类、鱼虾、蛋类等食品后,在 20℃ 以上经 8~10h 即可产生大量的肠毒素。

表皮剥脱毒素：约50%的金黄色葡萄球菌可产生，该毒素能损伤表皮的颗粒层，使表皮与真皮脱离，主要发生于新生儿及免疫功能低下者。

毒性休克综合征毒素-1（TSST-1）：可引起机体发热、多个器官系统的功能紊乱或中毒性休克综合征。

**（2）所致疾病**

1）侵袭性疾病：金黄色葡萄球菌可引起较轻微的皮肤、伤口感染到严重的感染。皮肤与软组织感染包括疖、痈、毛囊炎、脓痤疮、甲沟炎、睑腺炎、蜂窝织炎等，严重的感染包括肺炎、脓胸、脑膜炎、心内膜炎、败血症、脓毒血症等。对新生儿或机体免疫功能低下者，表皮葡萄球菌也可引起严重败血症。

2）毒素性疾病：有食物中毒、烫伤样皮肤综合征、毒性休克综合征和假膜性肠炎等。

**（3）免疫性**：人对致病性葡萄球菌有一定的天然免疫力。当皮肤黏膜受损后，或机体免疫力降低时，才易引起感染。病后所获免疫力不强，难以防止再次感染。

### （二）链球菌

链球菌属（*Streptococcus*）细菌是化脓性细菌的另一大类常见细菌，为链状或个别成双排列的革兰氏阳性球菌。广泛存在于自然界、人及动物鼻咽部和肠道等处，主要引起化脓性炎症、猩红热、丹毒、新生儿败血症、脑膜炎、产褥感染以及链球菌超敏反应性疾病。

#### 1. 生物学性状

**（1）形态与染色**：菌体多呈球形或卵圆形，呈链状排列（图4-2），在固体培养基中呈双排列或短链状，在液体培养基中常形成长链，无芽孢和鞭毛，多数菌株在培养早期（2~4h）可形成透明质酸荚膜。肺炎球菌（*S.pneumoniae*）的菌体呈矛头状或瓜子仁状，并以钝端相对、尖端向背地呈双排列，在机体内或含血清的培养基上有较厚的荚膜。革兰氏染色阳性。

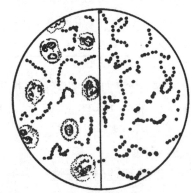

图4-2　链球菌

**（2）培养特性及生化反应**：营养要求较高，须加入血液或血清、葡萄糖等物质。多为需氧或兼性厌氧。血液培养基上形成灰白、光滑、圆形、边缘整齐、直径0.5~0.75mm的小菌落，菌落周围出现不同类型的溶血环。能分解多种糖类、蛋白质和氨基酸，但一般不分解菊糖，不被胆汁溶解，这两种特性可用来鉴别甲型溶血性链球菌和肺炎球菌。

**（3）抗原结构与分类**

1）抗原结构：链球菌抗原结构较复杂，主要有3种。①蛋白质抗原，又称表面抗原，位于多糖抗原的外层，分M、R、T、S 4种，具有型特异性；②核蛋白抗原，又称P抗原，无特异性，为各种链球菌所共有，与葡萄球菌有交叉；③多糖抗原，又称C抗原，是细菌细胞壁的组成成分，为群特异性抗原。

2）分类：根据溶血现象分类，可分为3种。①甲型溶血性链球菌，其菌落周围有1~2mm宽的草绿色溶血环，称为甲型溶血或α溶血，此类菌又称草绿色链球菌，是人类口咽部的正常菌群，属机会致病菌；②乙型溶血性链球菌，其菌落周围形成2~4mm宽、界限分明、完全透明的溶血环，称为乙型溶血或β溶血，此类菌又称溶血性链球菌，致病力强，常引起人类和动物的多种疾病；③丙型链球菌，其菌落周围无溶血环，此类菌又称不溶血性链球菌，一般不致病。

ER 4-5

链球菌溶血现象

根据抗原结构分类：按C抗原不同可分为A、B、C、D等20族（群），引起人致病的大多属于A群，其次为B群。

**（4）抵抗力**：本菌抵抗力较弱，60℃ 30min可被杀死。对常用消毒剂敏感，对青霉素、红霉素、氯霉素、四环素等敏感，青霉素仍为首选药，极少发现耐药菌株。

**2. 致病性**

（1）**致病物质**：A 群 β 链球菌的主要致病物质包括细胞壁成分、外毒素和侵袭性酶。

1）结构成分：①脂磷壁酸（LTA），与细菌黏附有关；② M 蛋白，具有抗吞噬作用。

2）外毒素：①致热外毒素，亦称红疹毒素，是人猩红热的主要致病物质；②链球菌溶素，按对氧的稳定性分为链球菌溶素 O（SLO）和链球菌溶素 S（SLS），有溶解红细胞、白细胞及多种组织细胞的作用。链球菌溶素 O 免疫原性强，于感染后 2~3 周至病后数月到 1 年内在病人体内均可检出 SLO 抗体，可作为链球菌新近感染或风湿热的辅助诊断。链球菌溶素 S 是一种小分子的糖肽，无免疫原性，血琼脂培养基所见的透明溶血环就是由 SLS 所引起。

3）侵袭性酶：可产生多种胞外酶，主要有透明质酸酶、链激酶（streptokinase，SK）、链球菌 DNA 酶（streptodornase，SD）等，具有促进细菌在组织间扩散，分解黏稠脓液中 DNA 的作用，使脓液稀薄易于扩散。

（2）**所致疾病**：A 群 β 链球菌引起的疾病约占人类链球菌感染的 90%，主要通过直接接触、呼吸道、消化道途径进行传播，可引起化脓性感染、毒素样疾病和超敏反应性疾病。

1）化脓性感染：如急性咽炎、淋巴管炎、淋巴结炎、丹毒等。病灶有明显的扩散倾向，周围界限不清，脓液稀且带血色。

2）毒素样疾病：如由致热外毒素引起的猩红热。

3）超敏反应性疾病：如风湿热和急性肾小球肾炎等。

此外，甲型溶血性链球菌为口咽部正常菌群，可侵入血流引起菌血症，若心脏瓣膜已有缺陷或损伤，本菌可在损伤部位繁殖，引起亚急性细菌性心内膜炎。肺炎球菌常寄居于正常人鼻、咽腔中，多不致病，仅少数可引起大叶性肺炎，主要与该菌形成的荚膜有关。

## 二、奈瑟菌与铜绿假单胞菌

### （一）奈瑟菌

奈瑟菌属（*Neisseria*）细菌是一群无鞭毛、无芽孢、有菌毛的革兰氏阴性球菌。人类是奈瑟菌属细菌的自然宿主，除淋病奈瑟球菌寄居在尿道黏膜外，其他奈瑟菌均是人类呼吸道的正常菌群。对人致病的只有脑膜炎奈瑟菌和淋病奈瑟球菌。

**1. 脑膜炎奈瑟菌**（*N.meningitidis*）　俗称脑膜炎球菌，是流行性脑脊髓膜炎（简称流脑）的病原菌。

（1）**生物学性状**

1）形态与染色：呈肾形或咖啡豆形，呈双排列、凹面相对的革兰氏阴性球菌。在病人脑脊液中，大多数位于中性粒细胞内。新分离株多有微荚膜和菌毛。

2）培养特性与生化反应：专性需氧，初次培养时加入 5%~10% $CO_2$ 可促进其生长。营养要求较高，在含有血清、血液的培养基中方能生长，常用巧克力（色）琼脂培养基，在该培养基上可形成圆形、凸起、无色、透明、边缘整齐的菌落。能分解葡萄糖和麦芽糖，产酸不产气。氧化酶试验阳性。

3）抗原构造与分类：本菌主要有荚膜多糖群特异性抗原、外膜蛋白型特异性抗原、脂多糖抗原和核蛋白抗原。根据荚膜多糖群特异性抗原的不同，将本菌分为 A、B、C、D 等 13 个血清群，我国流行的菌株以 A 群为主。

4）抵抗力：本菌对外界环境和理化因素抵抗力弱，对青霉素、磺胺类、头孢曲松均敏感。

（2）**致病性**

1）致病物质：脑膜炎奈瑟菌的致病物质有荚膜、菌毛、内毒素。其中内毒素是本菌最主要的致病物质，可引起高热、小血管和毛细血管内皮损伤、出血性皮疹和瘀斑，严重时可引起脓毒症休克和 DIC。

2）所致疾病：主要引起流脑。人类是脑膜炎球菌唯一宿主。该菌好发于年轻人，呼吸道是侵入人体的部位，细菌在鼻咽部黏膜增殖后侵入血液引起菌血症，严重者进一步侵犯脑、脊髓膜。感染初期病人出现类似于感冒症状，然而后续进程快速，往往 1~2d 就会有严重的症状发生，如持续高热、前额强烈疼痛、喷射性呕吐、颈强直、皮肤出血性皮疹，甚至造成弥散性血管内凝血（DIC）及休克。

**2. 淋病奈瑟球菌**（*N.gonorrhoeae*）　简称淋球菌，是人类淋病的病原菌。淋病是一种性传播疾病，主要引起人类泌尿生殖系统的急性或慢性化脓性感染。淋病是目前我国发病率最高的性病。

**（1）生物学性状**

1）形态与染色：形态、排列、大小、染色与脑膜炎奈瑟菌相似。脓液标本中大多数淋病奈瑟球菌位于中性粒细胞内（文末彩图 4-3）。无芽孢和鞭毛。

2）培养特性与生化反应：本菌对营养的要求比脑膜炎奈瑟菌高，只能在巧克力血琼脂培养基和专用选择性培养基中生长，初次分离须提供 5% $CO_2$。培养后可形成圆形、凸起、灰白色、直径 0.5~1.0mm 光滑型菌落。本菌只分解葡萄糖，产酸不产气，不分解麦芽糖和乳糖，可产生触酶及氧化酶。

3）抗原结构与分型：本菌抗原包括菌毛蛋白抗原、脂多糖抗原和外膜蛋白抗原。根据外膜蛋白抗原不同，将淋病奈瑟球菌分为 A、B、C 等 16 个血清型。

4）抵抗力：本菌对外界环境抵抗力弱，但在衣裤、毛巾、被褥及厕所坐垫上可存活 18~24h，对各种消毒剂极敏感，对磺胺类、青霉素等亦敏感，但易产生耐药性。

**（2）致病性与免疫性**

1）致病物质：淋病奈瑟球菌主要通过菌毛黏附到黏膜表面，进而侵入细胞内增殖。另外与致病有关的物质还有外膜蛋白、$IgA_1$ 蛋白水解酶、内毒素等。

2）所致疾病：人类是淋病奈瑟球菌唯一的宿主，淋病主要经性传播。该菌侵入泌尿生殖系统繁殖，常造成男性尿道炎、女性尿道炎和宫颈炎。胎儿可经产道感染造成新生儿淋菌性急性结膜炎，俗称脓漏眼，应在出生时予以 1% 硝酸银溶液滴眼预防。

3）免疫性：人类对淋病奈瑟球菌无自然免疫力，病后免疫力弱且不持久，再感染者和慢性病病人多见。

**（二）铜绿假单胞菌**

假单胞菌属（*Pseudomonas*）是一类革兰氏阴性、无芽孢、直或微弯的杆菌。广泛分布于自然界及正常人皮肤、肠道和呼吸道。与临床相关的主要有铜绿假单胞菌。

铜绿假单胞菌为较常见的机会致病菌，因能产生绿色水溶性色素，感染后使脓汁或敷料出现绿色，故俗称绿脓杆菌，是医院感染的常见病原菌之一。

**1. 生物学性状**

**（1）形态与染色**：为革兰氏阴性小杆菌，无荚膜，无芽孢，菌体一端一般有 1~3 根鞭毛，运动活泼，临床分离株常有菌毛。

**（2）培养特性与生化反应**：专性需氧，营养要求不高，在普通琼脂培养基上菌落形态不一，扁平、湿润，边缘不齐，产生水溶性绿色色素使培养基变成绿色。在血琼脂培养基上形成透明溶血环，液体培养基中呈混浊生长，并常形成菌膜。能分解葡萄糖，产酸不产气，不分解甘露醇、麦芽糖、乳糖及蔗糖。氧化酶试验阳性，能分解尿素，可利用枸橼酸盐。

ER 4-6

铜绿假单胞菌
水溶性色素

**（3）抵抗力**：本菌的抵抗力强，耐受许多化学消毒剂和抗生素，56℃ 1h 可杀死该菌。

**2. 致病性**

**（1）致病物质**：该菌能产生多种与毒力有关的物质，主要的致病物质为内毒素。此外，还有菌毛、荚膜、胞外酶和外毒素等多种致病因子。

**（2）所致疾病**：铜绿假单胞菌是人体的正常菌群，住院病人的带菌率可高达 20%。多为继发感染，如烧伤后的创面感染，也可引起中耳炎、角膜炎、尿道炎、心内膜炎、脓胸，严重者可引起败血症，病死率高。

### 三、化脓性细菌的检测与防治

#### （一）标本采集

化脓性细菌感染的微生物学检查，应根据感染部位的不同采集不同的标本。对化脓性病灶采集相应部位的脓汁、分泌物；脑膜炎病人可取脑脊液、出血点/斑的渗出液等；对疑为败血症者可取血液 5ml，进行增菌分离培养鉴定；对葡萄球菌引起的食物中毒病人取呕吐、排泄物及剩余食物；因脑膜炎球菌和淋病奈瑟球菌对低温、干燥、阳光等极度敏感，故标本采集后应注意保暖、保湿并立即送检。

#### （二）直接涂片镜检

将标本直接涂片，革兰氏染色镜检，根据细菌形态、染色及排列特点，结合病人病史和临床表现可做出初步诊断。

#### （三）分离培养与鉴定

将采集的标本及时接种于相应培养基上进行分离培养，是化脓性细菌病原学诊断的可靠方法。葡萄球菌、链球菌接种于血琼脂培养基上，经 37℃ 培养 18~24h，根据菌落的特征、色素、溶血情况，取可疑菌落，通过形态及生化反应等进行鉴定。脑膜炎球菌、淋病奈瑟球菌接种于巧克力（色）培养基上，置于含 5%~10% $CO_2$ 环境中，经 37℃ 培养 24~48h，取可疑菌落，通过形态及生化反应可进一步鉴定。

#### （四）其他检查法

**1. 快速诊断法** 用已知的抗体检测标本中可溶性抗原的方法，具有快速、敏感、特异性高等优点，常用的有：

（1）**协同凝集试验**：用已知抗体（IgG）与带有 SPA 的葡萄球菌结合，检测标本中相应的抗原，用于流脑和淋病的诊断。

（2）**免疫荧光法**：常用间接法，用于淋病的诊断。

**2. 血清学试验** 抗链球菌溶血素 O 试验，简称抗 O 试验，作为风湿热、急性肾小球肾炎等疾病的辅助诊断。效价 >1：400 为阳性，结合病人临床表现有诊断意义。

**3. 肠毒素检查** 用于葡萄球菌性食物中毒的诊断。常用方法有动物实验、ELISA 等。目前也有特异的 DNA 探针检测葡萄球菌是否为产肠毒素菌株。

#### （五）化脓性细菌的防治

化脓性细菌所致疾病的预防措施包括加强医院管理，严格无菌操作，对重症监护病房、新生儿室的空气定期进行消毒，以切断传播途径。对病人要早期使用抗生素，通过药敏试验选用合理、有效的抗生素。注意个人卫生，对皮肤创伤应及时消毒处理，防止葡萄球菌对各种食物的污染。应在低温和通风良好的条件下贮藏食物，以防肠毒素形成，杜绝食物中毒的发生。对链球菌引起的急性咽炎和扁桃体炎病人，须早期彻底治疗，以防超敏反应性疾病的发生。预防淋病主要是防止不正当的性行为。对易感儿童注射群特异性荚膜多糖疫苗，可预防流脑。

## 第二节　肠道感染细菌

案例导入

某一医院在 2d 内陆续收治同一村庄的 12 位居民，症状相似，其中 1 位病人 1d 内腹泻至少 4 次，伴有呕吐、腹痛，排黏液脓血便、血便等症状，初步诊断为急性胃肠炎。

**请思考:**

1. 可以引起上述症状的病原菌有哪些?

2. 如用肛门拭子采集标本进行微生物学检查,采集标本时须注意哪些事项?

肠道感染细菌是指一群在胃肠道中增殖并引起胃肠道症状,或正常定居于肠道但可引起肠道外感染的病原菌,主要通过粪-口途径进行传播。包括肠杆菌科、弧菌属、螺杆菌属和弯曲菌属细菌等。

## 一、肠道杆菌

肠杆菌科细菌是一大群寄居在人和动物肠道,生物学性状相近的革兰氏阴性短小杆菌。广泛分布在水、土壤和腐物中。大多数肠道杆菌是肠道的正常菌群,当宿主免疫力下降或细菌侵入肠道外部位等特定条件下可成为机会致病菌而引起疾病。有些肠道杆菌是致病菌,如致病性大肠埃希菌、痢疾志贺菌、伤寒沙门菌,导致人类某些肠道疾病。肠杆菌科细菌具有下列共同特点:①中等大小的革兰氏阴性杆菌,多数有鞭毛和菌毛,少数有荚膜或包膜,无芽孢;②营养要求不高,在普通琼脂培养基上可生长,需氧或兼性厌氧;③生化反应活跃,能分解多种糖类和蛋白质,形成不同代谢产物,常用于细菌鉴别。乳糖发酵试验在初步鉴别肠杆菌科中致病菌和非致病菌上有重要意义,前者一般不分解乳糖,而非致病菌多数能分解乳糖;④抗原结构复杂,主要有菌体(O)抗原、鞭毛(H)抗原和包膜(K)抗原。

### (一) 埃希菌属

埃希菌属(*Escherichia*)有6个种,其中大肠埃希菌是最常见的分离菌,也是肠道杆菌的主要成员,俗称大肠杆菌,婴儿出生后数小时就进入其肠道并伴随终身。该菌是人类重要的机会致病菌,常引起各种肠内外感染,某些特殊菌株是引起腹泻和泌尿道感染的重要细菌。在饮水和食品卫生学检测中,常用作被粪便污染的检测指标。在分子生物学和基因工程研究中,本菌是重要的实验材料。

**1. 生物学性状**

**(1)形态与染色**:为革兰氏阴性短杆菌(文末彩图4-4),多数为周鞭毛,有普通菌毛和性菌毛。

**(2)培养特性与生化反应**:在普通琼脂培养基上生长良好,形成圆形、凸起、边缘整齐、乳白色、直径2~3mm的光滑型菌落。在选择性培养基上常产生有颜色的菌落。有些菌株在血液培养基上呈β型溶血。在普通肉汤中呈混浊生长。能分解葡萄糖、乳糖、麦芽糖、甘露醇,产酸产气。因能分解乳糖,可与志贺菌、沙门菌等区别。典型大肠埃希菌吲哚、甲基红、V-P、柠檬酸盐(IMViC)试验结果为"+""+""−""−"。

**(3)抗原构造**:有O、K、H 3种抗原。O抗原为脂多糖抗原,是血清学分型的基础,目前已超过170种。K抗原为荚膜多糖抗原,目前已超过100种,H抗原为鞭毛抗原,有56种。血清型的表示式为O:K:H,例如O110:K55:H2。

**(4)抵抗力**:本菌在自然界水中可存活数周至数月,在较低温的粪便中存活更久。胆盐、煌绿等对本菌有选择性地抑制作用。对氯霉素、链霉素、庆大霉素等敏感,但易产生耐药性。

**2. 致病性**

**(1)致病物质**

1)结构成分:①K抗原,具有抗吞噬、抵抗抗体和补体的作用。②菌毛,能帮助细菌特异性地黏附于泌尿道和肠道细胞上,避免排尿时尿液冲刷和肠道的蠕动作用而被排出。

2)肠毒素:肠毒素主要由肠产毒性大肠埃希菌的菌株产生,有不耐热肠毒素(heat-labile enterotoxin, LT)和耐热肠毒素(heat-stable enterotoxin, ST)两种。不耐热肠毒素为蛋白质,对热不稳定,65℃ 30min即失活,由A、B两种亚单位组成,B亚单位与小肠黏膜上皮细胞膜表面的GM1神经节苷脂受体结合后,A亚单位穿过细胞膜与腺苷酸环化酶发生作用,使胞内腺苷三磷酸(ATP)转化为

cAMP。当 cAMP 增加后，导致小肠液体过度分泌，超过肠道的吸收能力而出现腹泻。耐热肠毒素对热稳定，100℃ 20min 仍不被破坏，可激活小肠上皮细胞的鸟苷酸环化酶，使胞内 cGMP 增加，在空肠部分改变液体的运转，使肠腔积液而引起腹泻。

（2）**所致疾病**：①机会性感染。正常情况下在肠道内不致病，当移位于肠外组织或器官时，则引起肠外感染，病变以化脓性感染为主，如泌尿系统感染、胆囊炎、腹膜炎、手术切口感染等，对婴儿、老年人或免疫功能低下者，可致败血症，甚至新生儿脑膜炎。②肠内感染。某些大肠埃希菌的血清型可引起人类腹泻。根据其致病机制不同可分为 5 种类型：肠产毒性大肠埃希菌（enterotoxigenic *Escherichia coli*，ETEC）、肠侵袭性大肠埃希菌（enteroinvasive *Escherichia coli*，EIEC）、肠致病性大肠埃希菌（enteropathogenic *Escherichia coli*，EPEC）、肠出血性大肠埃希菌（enterohemor-rhagic *Escherichia coli*，EHEC）、肠集聚性大肠埃希菌（enteroaggre-gative *Escherichia coli*，EAEC）。

## （二）志贺菌属

志贺菌属（*Shigella*）中的痢疾志贺菌俗称痢疾杆菌，是人类细菌性痢疾（简称菌痢）最为常见的病原菌。

### 1. 生物学性状

（1）**形态与染色**：为革兰氏阴性短小杆菌，有菌毛，无芽孢，无荚膜，无鞭毛。

（2）**培养特性与生化反应**：在普通琼脂培养基上形成中等大小、半透明的光滑型菌落。在 SS 培养基上多形成中等大小、无色、半透明光滑菌落。宋氏志贺菌常形成扁平、粗糙型菌落。除宋氏志贺菌能迟缓发酵乳糖外，其余志贺菌均不发酵乳糖。VP 试验、尿素分解试验、硫化氢试验、枸橼酸盐利用试验均为阴性。

（3）**抗原结构与分类**：有 K 和 O 抗原，无 H 抗原。O 抗原具有群和型特异性，根据 O 抗原构造，可将志贺菌分为 4 群、40 多个血清型（表 4-2）。我国以福氏志贺菌多见，其次是宋氏志贺菌。

表 4-2　志贺菌属的抗原分类

| 菌种 | 群 | 型 | 亚型 |
|---|---|---|---|
| 痢疾志贺菌 | A | 1~10 | 8a, 8b, 8c |
| 福氏志贺菌 | B | 1~6, x, y 变种 | 1a, 1b, 2a, 2b, 3a, 3b, 3c, 4a, 4b |
| 鲍氏志贺菌 | C | 1~18 | |
| 宋氏志贺菌 | D | 1 | |

（4）**抵抗力与变异性**：本菌对理化因素较其他肠道杆菌敏感，尤其对酸敏感，粪便中产酸菌可使其在数小时内死亡。在各群志贺菌中，宋氏志贺菌抵抗力最强，在污染物品、瓜果、蔬菜上，志贺菌可存活 10~20d。60℃经 15min、阳光暴晒 30min 均能杀死。对各种消毒剂敏感，对磺胺类药物、抗生素敏感。

各群志贺菌均易产生耐药性，宋氏志贺菌还容易发生 S-R 变异，同时伴有生化反应、抗原结构及致病性变异，而出现非典型菌株。

### 2. 致病性与免疫性

（1）**致病物质**：①侵袭力。志贺菌的菌毛能黏附于回肠末端和结肠黏膜的上皮细胞，继而穿入上皮细胞内生长繁殖，然后在黏膜固有层内繁殖并形成感染灶，引起炎症，一般不侵入血流。②内毒素。内毒素作用于肠黏膜，使其通透性增高，促进内毒素的吸收，形成内毒素血症。内毒素直接破坏肠黏膜，形成炎症和溃疡，呈现典型的黏液脓血便，内毒素还能作用于肠壁自主神经系统，使之功能发生紊乱、肠蠕动失调和痉挛，尤其以直肠括约肌痉挛最明显，因而出现腹痛、里急后重等症状。③外毒素。部分志贺菌菌株还可产生耐热外毒素，称志贺毒素（shiga toxin，ST）。该毒素具有肠毒性、细胞毒性、神经毒性3种功能。肠毒性具有类似ETEC、霍乱肠毒素作用,可解释病症早期出现的水样腹泻。

（2）**所致疾病**：细菌性痢疾是常见的肠道传染病,流行于夏秋两季。传染源主要为病人和带菌者,经粪-口途径传播。宋氏志贺菌引起轻型感染,痢疾志贺菌引起重型感染,福氏志贺菌感染者易转为慢性。感染类型有：①急性细菌性痢疾。病人常见发热、下腹痛、里急后重、腹泻、黏液脓血便等典型症状,若治疗及时、彻底,预后良好。②慢性细菌性痢疾。多见于急性菌痢治疗不及时、不彻底或误诊者,病情迁延,常反复发作,病程在2个月以上者。部分病人可成为带菌者。③中毒型细菌性痢疾。各型志贺菌均可引起,由大量内毒素入血形成内毒素血症所致,病情凶险,病死率高,多见于小儿。

（3）**免疫性**：由于感染的志贺菌只位于肠壁,不侵入血流,感染后免疫力不持久,不能防止再感染。

### （三）沙门菌属

沙门菌属（*Salmonella*）是一群寄生在人类和动物肠道中,生化反应和抗原结构相关的革兰氏阴性杆菌。目前至少有2 000个血清型,但对人致病的仅少数,如引起肠热病的伤寒和副伤寒沙门菌。有些菌种对动物致病,偶可传染给人,引起食物中毒或败血症,如鼠伤寒沙门菌、肠炎沙门菌、鸭沙门菌、猪霍乱沙门菌。

**1. 生物学性状**

（1）**形态与染色**：为革兰氏阴性细长而直杆菌,有菌毛和周鞭毛,无芽孢。

（2）**培养特性与生化反应**：在选择鉴别培养基上形成中等大小、无色、半透明的光滑型菌落。多不发酵乳糖、蔗糖,大多数硫化氢（$H_2S$）试验阳性,不分解尿素。

（3）**抗原构造**：沙门菌属有O抗原和H抗原,少数菌种还有Vi抗原。根据O抗原的不同,可将沙门菌属细菌分为A~Z、O51~O63、O65~O67等42个组,引起人类疾病的为A~F组。同一组沙门菌又可根据H抗原分为不同的血清型。Vi抗原为沙门菌的表面抗原,凡具有Vi抗原的均为强毒株。

（4）**抵抗力**：本菌对热抵抗力不强,但在水中可存活2~3周,粪便中可存活1~2个月,在冻土中可越冬,对常用消毒剂敏感。但对某些化学物质如胆盐、煌绿的耐受性较其他肠道杆菌强。

**2. 致病性与免疫性**

（1）**致病物质**：①侵袭力。沙门菌有毒株借助菌毛与小肠黏膜特殊上皮细胞——微皱褶细胞（M细胞）结合,引起细胞形成吞噬泡,沙门菌在吞噬泡内缓慢繁殖,随后M细胞将细菌转送至黏膜固有层,被其中的巨噬细胞吞噬,形成细胞内寄生菌;Vi抗原可抵抗吞噬细胞的吞噬杀伤,这对沙门菌的入侵也起到一定作用。②内毒素。在沙门菌裂解后释放,具有内毒素的生物学活性,肠热症主要由内毒素所致。③肠毒素。个别沙门菌如鼠伤寒沙门菌可产生与ETEC的LT及志贺菌ST类似的肠毒素。

（2）**所致疾病**：沙门菌中仅有伤寒和副伤寒沙门菌对人类致病,多数为人兽共患病病原菌。动物宿主广泛,如家畜、家禽、冷血动物,甚至节肢动物均可带菌成为传染源。人类因食用患病或带菌动物的肉、乳、蛋或被病鼠尿污染的食物而感染。

沙门菌感染有4种类型。①肠热症：包括由伤寒沙门菌引起的伤寒和甲型、乙型、丙型副伤寒沙门菌引起的副伤寒。伤寒和副伤寒的致病机制和临床症状基本相似,只是副伤寒的病情较轻、病程较短。伤寒沙门菌是胞内菌,侵入肠系膜淋巴结,繁殖后进入血流引起第一次菌血症（约在病程第1周）。病人出现发热、全身疼痛等前驱症状后,细菌随血流进入肝、胆囊、肾等器官增殖,随后再次入血形成第二次菌血症。此时,病人出现持续高热、相对缓脉、肝/脾大、皮肤玫瑰疹等典型的全身中毒症状。胆囊排出的一部分细菌随粪便排出体外,另一部分再次侵入肠壁淋巴组织,使已致敏的组织发生Ⅳ型超敏反应,导致肠壁坏死、溃疡、出血甚至穿孔。肾脏中的病菌可随尿排出。上述病变在病程的第 2~3 周。②胃肠炎（食物中毒）：是最常见的沙门菌感染疾病。以鼠伤寒沙门菌、猪霍乱沙门菌、肠炎沙门菌为多见。由摄入大量（>$10^8$ 个）沙门菌污染的食物所致。起病急，主要引起发热、恶心、呕吐、腹痛、水样腹泻。严重者可致休克、肾衰竭而死亡，多见于婴儿、老人和身体衰弱者。③败血症：以猪霍乱沙门菌、丙型副伤寒沙门菌为多见。病人有高热、寒战、厌食和贫血等严重症状，但肠道症状常常缺少。病菌随血流播散，可导致脑膜炎、骨髓炎、胆囊炎、心内膜炎等，多见于儿童和免疫力低下者。④无症状带菌者：1%~5% 的肠热症病人在症状消失后 1 年或更长时间仍可在其粪便中检出相应的沙门菌，成为无症状带菌者。病菌主要潜留于胆囊，间歇性排菌，从而成为重要传染源。

ER 4-7
伤寒和副伤寒
致病过程

（3）**免疫性**：患肠热症后可获得牢固免疫力，很少再感染。食物中毒的细菌不侵入血流，故免疫力不显著。

### （四）其他肠杆菌科细菌

**1. 变形杆菌属**　主要代表菌为普通变形杆菌和奇异变形杆菌，广泛分布于自然界、人和动物肠道中，但在肠道中一般不致病。

革兰氏阴性杆菌，两端钝圆，形态呈明显的多形性，周鞭毛，有菌毛，无芽孢和荚膜。在普通琼脂培养基上形成以接种部位为中心的厚薄交替的波纹状菌苔，称为迁徙状生长现象，为本属细菌的特征。本菌属的另一重要特征是能迅速分解尿素。

普通变形杆菌的某些 X 株（如 X2、X19、Xk）的菌体与普氏立克次体有共同的抗原成分，临床上常用变形杆菌 X 菌株代替立克次体抗原检测病人血清中有无相应抗体，这种交叉凝集试验称为外斐反应（Weil-Felix reaction），可供立克次体病的辅助诊断。

本菌属为机会致病菌，普通变形杆菌和奇异变形杆菌引起的尿路感染仅次于大肠埃希菌，还可引起创伤、烧伤伤口，呼吸道等多部位的感染，是医院感染主要病原菌之一。

**2. 克雷伯菌属**　与人类关系密切的主要是肺炎克雷伯菌。

该菌属为革兰氏阴性球杆菌，有明显荚膜，无鞭毛和芽孢。在血液培养基上形成较大、不透明、不溶血、灰白色、黏液型菌落，用接种环挑起时呈明显拉丝现象。

肺炎克雷伯菌是人和动物肠道及呼吸道的常居菌，为临床常见的机会致病菌，常呈多重耐药。可引起典型的原发性肺炎，也可引起肺外感染，如肠炎、婴儿脑膜炎等。

### （五）微生物学检查

**1. 标本的采集**　根据不同疾病、不同病程，采集不同的标本。

（1）**粪便**：对于腹泻，排脓血便、水样便以及病程在 2~3 周的疑似肠热症病人，一般应在其服药前尽早采集粪便标本。若不能及时送检，应将标本保存于 30% 甘油盐水或增菌培养液中。

（2）**尿液**：对于尿路感染、病程在 2~3 周的疑似肠热症病人，可以采集尿液标本，离心沉淀后做涂片或分离培养。

（3）**血液**：对疑似肠热症病人，在病程第 1 周可采集血液标本。

**2. 分离培养与鉴定**　粪便标本直接接种于肠道鉴别培养基（MAC、EMB 等）、选择培养基（SS 等），血液标本须先经肉汤增菌，再转种于血琼脂培养基，其他标本可同时接种于血琼脂培养基、肠道鉴别或选择培养基。37℃培养 18~24h 后，观察菌落并涂片染色镜检。采用一系列生化反应和血清学试验，以确定其菌群 / 种和血清型。对大肠埃希菌引起的尿路感染，除确定菌种外，还应计数，每毫升尿液含菌量≥10 万个时，才有诊断价值。

**3. 卫生细菌学检查**　大肠埃希菌不断随粪便排出体外，污染周围环境和水源、食品，样品中大肠埃希菌越多，表明样品被粪便污染越严重，也表明样品中存在肠道致病菌的可能性越大，故应对饮水、食品、饮料进行卫生细菌学检查。

（1）**细菌总数**：检测每毫升或每克样品中所含细菌数，采用倾注培养计数。我国规定的卫生标准是每毫升饮水中细菌总数不得超过 100 个。

（2）**大肠菌群数**：大肠菌群数是指每升水中的大肠菌群数，大肠菌群是指在 24h 内发酵乳糖，产酸产气的大肠埃希菌、枸橼酸杆菌、克雷伯菌和产气肠杆菌等。我国的卫生标准是每升饮水中不得超过 3 个大肠菌群；瓶装汽水、果汁等每 100ml 大肠菌群不得超过 5 个。

**4. 血清学诊断（肥达试验）** 肥达试验是用已知伤寒沙门菌菌体（O）抗原和鞭毛（H）抗原以及甲型、乙型和丙型副伤寒沙门菌的 H 抗原与受检血清做试管或微孔板凝集试验，测定受检血清中有无相应抗体及其效价，用以协助临床作出诊断。其结果必须结合病人临床表现、病程、病史以及地区流行病学情况进行综合解释。

（1）**抗体水平**：正常人隐性感染或预防接种后，血清中可含有一定量抗体，不同地区抗体效价有差异。机体患伤寒、副伤寒后，一般于发病后 1~2 周内血液中出现特异性抗体，并且随着病程延长而效价渐升，此时即可为阳性，至第 4 周可达峰值，以后又逐渐降低。一般伤寒沙门菌的 O 凝集效价≥1∶80、H 凝集效价≥1∶160，副伤寒沙门菌的 H 凝集效价≥1∶80 时才有诊断价值。

（2）**动态观察**：病程中应每 5~7d 进行一次复查，若抗体效价随病程延长而上升 4 倍或以上有诊断价值。

（3）**O 和 H 抗体在诊断上的意义**：O 抗体主要是 IgM，出现较早；H 抗体主要是 IgG，出现较晚。根据此特点，肥达试验结果的诊断价值：二者均超过正常值，患肠热症的可能性大；二者均在正常值内，患肠热症的可能性小；H 抗体效价超过正常值，O 抗体效价正常，可能是接种了伤寒菌苗或者是回忆反应；O 抗体效价超过正常值，H 抗体效价正常，可能是伤寒早期或者其他沙门菌感染。

## （六）防治原则

注意灭蝇、防蝇；加强饮水、饮食卫生监督和管理；严禁志贺菌、沙门菌的带菌者从事饮食服务工作；及时发现病人，隔离治疗，控制和消灭传染源；提高人群免疫力是控制肠道感染性疾病的根本措施。可根据药敏试验结果，选择敏感抗生素治疗病人，最好两种药物同时应用以减少耐药菌株的产生。

# 二、弧菌

弧菌属（*Vibrio*）细菌是一大群菌体短小、弯曲呈弧形或逗号形的革兰氏阴性杆菌。本菌属与肠杆菌科细菌的主要不同点为嗜碱性强，一端有单一鞭毛而运动迅速，氧化酶试验阳性。弧菌广泛分布于自然界，以水中最多。临床上与人类的肠道疾病有较密切的关系，其中最重要的是霍乱弧菌和副溶血性弧菌。

## （一）霍乱弧菌

霍乱弧菌（*V.cholerae*）是引起烈性传染病霍乱的病原体。霍乱是一种古老且流行广泛的疾病，该病在人类历史上引起多次世界性大流行，为我国法定的两种甲类传染病之一。

### 1. 生物学性状

（1）**形态与染色**：菌体弯曲呈弧状或逗点状（图 4-5），一端有单根鞭毛，有菌毛，无芽孢，部分菌株有荚膜，革兰氏染色呈阴性。取霍乱病人的米泔水样便做活菌悬滴观察，可见细菌运动极为活泼，呈流星穿梭运动，涂片染色镜检呈鱼群状排列。

（2）**培养特性与生化反应**：营养要求不高，耐碱不耐酸，

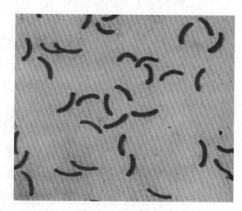

图 4-5　霍乱弧菌

在 pH 8.8~9.0 的碱性蛋白胨水或碱性琼脂培养基上生长迅速，因其他细菌在此 pH 范围内不易生长，故碱性蛋白胨水可作为选择性增殖霍乱弧菌的培养基。在碱性培养基上培养 24h 后形成直径为 1~2mm、圆形、光滑、透明菌落。霍乱弧菌也可在无盐环境中生长，而其他致病性弧菌则不能。霍乱弧菌能发酵多种糖类如葡萄糖、蔗糖和甘露醇，产酸不产气，氧化酶试验阳性，能还原硝酸盐，吲哚试验阳性。

（3）**抗原结构与分型**：霍乱弧菌有耐热 O 抗原和不耐热 H 抗原。根据 O 抗原不同分为 200 多个血清群，其中 O1 群、O139 群引起霍乱，其余血清群分布于地面、水中，可引起人类胃肠炎等疾病，但从未引起霍乱流行。O1 群抗原由 A、B、C 3 种抗原因子组成，根据抗原因子组成不同，可将霍乱弧菌分为 3 个血清型（表 4-3）。每个血清型又根据表型差异，分为 2 个生物型，即古典生物型和 El Tor 生物型。H 抗原无特异性。

表 4-3　O1 群霍乱弧菌的分型

| 型别 | 别名 | 抗原成分 | 出现频率 | 造成流行 |
| --- | --- | --- | --- | --- |
| 原型 | 稻叶型 | AC | 常见 | 是 |
| 异型 | 小川型 | AB | 常见 | 是 |
| 中间型 | 彦岛型 | ABC | 极少见 | 未知 |

自 1817 年以来，全球共发生了 7 次世界性大流行，前 6 次病原菌是古典生物型霍乱弧菌，第 7 次是 El Tor 生物型所致。1992 年在沿孟加拉湾的印度和孟加拉国一些城市出现一个新的流行菌株 O139，并很快传遍亚洲并蔓延至欧美。

（4）**抵抗力**：本菌在淡水及海水中存活 1~3 周。对热、干燥、日光、消毒剂很敏感，耐碱不耐酸，100℃ 1~2min、正常胃酸中 4min 即死亡。以 25% 漂白粉处理病人排泄物或呕吐物，1h 可达消毒目的。El Tor 生物型在自然界中的生存能力较古典生物型强。本菌对庆大霉素有耐受性。

**2. 致病性与免疫性**

（1）**致病物质**：①侵袭力。霍乱弧菌进入小肠后，主要依靠其活泼的鞭毛运动穿过黏膜表面的黏液层，依靠菌毛黏附于肠壁上皮细胞刷状缘的微绒毛上，迅速生长繁殖。②霍乱肠毒素，是目前已知的致泻毒素中最为强烈的毒素。该毒素由 1 个 A 亚单位和 5 个相同的 B 亚单位组成。B 亚单位作用于肠黏膜上皮细胞表面，使毒素分子变构，帮助 A 亚单位进入细胞，A 亚单位活化腺苷酸环化酶，使 ATP 转化为 cAMP，导致肠黏膜细胞分泌功能亢进，使大量体液和电解质进入肠腔而发生剧烈呕吐和腹泻。

ER 4-8

霍乱弧菌
致病机制

（2）**所致疾病**：自然情况下人类是霍乱弧菌的唯一易感者，传染源是病人与带菌者，主要通过污染的水源或食物经口感染。当吞食超过 $10^8$ 个细菌时，细菌会残留在小肠处并分泌霍乱肠毒素而致病，此毒素不会侵入血液。病人感染初期表现为发热、畏寒、腹痛、低血压，接着病人出现严重的腹部绞痛及胃肠炎现象，伴随着呕吐及大量腹泻，而米泔水样便是本病的重要特征，随后病人出现严重的脱水、电解质失衡、代谢性酸中毒、低血容量性休克，甚至造成死亡。如果未能及时治疗，则病死率可达到 50%，若能给予妥善治疗，则 7d 左右即可痊愈。

非 O1 群一些菌株也可产生肠毒素，引起胃肠炎，感染者多见于免疫功能低下者。O139 群所致疾病比 O1 群严重，病死率更高。

（3）**免疫性**：患过霍乱的人可获得牢固的免疫力，再感染者少见。

**3. 微生物学检查**　霍乱是烈性传染病，对首例病人的确诊应快速、准确，并及时做疫情报告。

（1）**直接镜检与快速诊断**：对疑为霍乱的病人采集的标本一定要快速检验，取病人米泔水样便，做悬滴法暗视野检查有无穿梭样活泼运动的细菌，或涂片染色镜检发现鱼群状排列的革兰氏阴性弧菌，可初步报告霍乱弧菌感染，亦可根据免疫荧光法或 SPA 协同凝集试验进行快速诊断。

（2）**分离培养与鉴定**：将标本接种在碱性蛋白胨水中增菌 6~8h 后，取菌膜进行革兰氏染色，同时用选择性培养基进行分离培养，还可根据一系列生化反应及血清学试验进行进一步鉴定。

**4. 防治原则**　必须贯彻预防为主的方针，应加强水源、粪便管理，注意饮食卫生。对病人要严格隔离，必要时实行疫区封锁，以免疾病扩散蔓延。人群的疫苗接种可取得良好效果。治疗主要是及时补充液体和电解质，以及应用抗菌药物如链霉素、氯霉素、多西环素等。

### （二）副溶血性弧菌

副溶血性弧菌（*V.parahaemolyticus*）是一种嗜盐性弧菌。1950 年首次从日本发生的一次暴发性食物中毒病人中分离培养成功，存在于近海岸的海水、海底沉积物、海产品中。副溶血性弧菌引起的食物中毒是我国沿海地区最为常见的食物中毒之一。

**1. 生物学性状**　形态结构与霍乱弧菌基本相似，本菌的特点为嗜盐，培养基中以含 3.5% NaCl 最为适宜，NaCl 浓度高于 8% 时不能生长，在无盐培养基中生长也很差，甚至不生长。在淡水中生存不超过 2d，海水中可存活 50d。不发酵蔗糖和乳糖，靛基质试验、霍乱红试验阳性。

副溶血性弧菌能使人或兔红细胞发生溶血，对马细胞不溶血，称为神奈川现象（Kanagawa phenomenon，KP），是鉴定致病性与非致病性菌株的一项重要指标。日本学者发现，病人菌株中有 96.5% 为 KP 阳性，而来自海产品及海水的菌株仅 1% 为 KP 阳性。

**2. 致病性**　副溶血性弧菌 KP 阳性株能产生耐热直接溶血素和耐热相关溶血素两种致病因子，其他致病因子可能包括黏液素酶和黏附素。该菌主要引起食物中毒，是由于人食入未煮熟的海产品或污染了本菌的盐腌食物而引起，潜伏期一般为 5~72h，主要症状有腹痛、腹泻、呕吐和低热，粪便呈水样或糊状，少数为黏液血便。病程 1~7d，一般恢复较快，病后免疫力不强。

## 三、幽门螺杆菌与空肠弯曲菌

### （一）幽门螺杆菌

**1. 生物学性状**　幽门螺杆菌（*Helicobacter pylori*，Hp）为革兰氏阴性弯曲杆菌，菌体细长呈弧形、S 状或海鸥展翅状。菌体一端或两端有 2~6 根鞭毛，运动活泼，在胃黏膜层中常呈鱼群样排列。

微需氧，在含 2%~8% $O_2$ 和 5%~10% $CO_2$ 的气体环境中生长良好。营养要求较高，培养基中须加入血清或血液。37℃培养 3~4d 后可见针尖状、圆形、透明无色菌落。

生化反应不活泼，不分解糖类，氧化酶和过氧化氢酶均为阳性，尿素酶丰富，可迅速分解尿素，是鉴定本菌的主要依据之一。

ER 4-9

$^{13}C-$ 幽门螺杆菌呼吸检测

**2. 致病性**　幽门螺杆菌在人群中感染非常普遍，其传染源主要是人，传播途径主要是消化道途径，也可通过消毒不严的胃镜、活检钳等感染。临床上以消化道疾病（胃炎和胃溃疡）的呕吐、恶心、腹痛为主要症状，长期感染该菌可转变成慢性胃炎、胃溃疡和十二指肠溃疡。感染幽门螺杆菌的病人带菌可达数年之久甚至终身，其发展成胃癌的危险性较正常人高出 2.2~12 倍。

### （二）空肠弯曲菌

**1. 生物学性状**　空肠弯曲菌（*C.jejuni*）为弯曲状或 S 状的革兰氏阴性菌。一端或两端有单鞭毛，无芽孢，无荚膜。微需氧，最适生长环境是 5% $O_2$、10% $CO_2$ 和 85% $N_2$，最适生长温度为 42℃。营养要求较高，培养基中须加入血清或血液。生化反应不活泼，不分解糖类，能产生触酶、氧化酶，具有还原硝酸盐的能力。

**2. 致病性**　空肠弯曲菌可引起人和动物的多种疾病，并且是一种食源性病原菌，在发展中国家是造成小肠炎最常见的病原菌。空肠弯曲菌主要由口腔进入，在小肠处繁殖并侵犯小肠表层。由于空肠弯曲菌对胃酸敏感，至少须食入 $10^4$ 个病原菌方可造成感染导致疾病。若感染没有严重的症状产生且非肠道之侵入性感染时，可于 2~6d 自行痊愈。空肠弯曲菌在人与人之间主要是由消化道途径传播，感染好发于儿童。

空肠弯曲菌的抗原是外膜上的脂多糖及鞭毛蛋白，该菌进入体内会产生内毒素及细胞毒素，初期发病时病人会产生痉挛性腹痛、腹泻、血便或果酱样便、结肠炎等症状，并发症有菌血症、关节炎等，严重时可发展成为吉兰-巴雷综合征。

# 第三节　呼吸道感染细菌

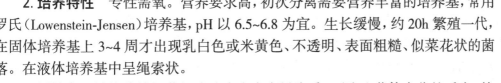

**案例导入**

一中年男子最近经常感觉疲倦、体重减轻，已连续咳嗽数周，先在诊所以感冒进行治疗但未见好转，医生建议到医院诊治。X 线拍摄发现异常，取痰液送实验室检查，经询问病史后，被高度怀疑为结核病。

**请思考：**

1. 须进行何种检查以判断是否为结核分枝杆菌感染？
2. 结核分枝杆菌有什么特点？
3. 哪些人易受结核分枝杆菌感染？可通过什么方法来检验？

呼吸道感染细菌是指经呼吸道传播，主要引起机体呼吸道或呼吸道以外器官病变的一类细菌。主要包括结核分枝杆菌、白喉棒状杆菌、嗜肺军团菌、流感嗜血杆菌、百日咳鲍特菌。

## 一、结核分枝杆菌

分枝杆菌属（*Mycobacterium*）的细菌为一类细长或稍弯的杆菌，因有分枝生长的趋势而得名。由于菌体细胞壁较厚，具疏水性，且富含大量分枝菌酸，故不易着色，但染色过程中如使用酸性染剂并经加温处理易着色，且一旦经酸性染剂染色后，则很难被乙醇脱色，故又称抗酸杆菌。本菌属危害最严重的致病菌为结核分枝杆菌、麻风分枝杆菌及部分非结核分枝杆菌。

结核分枝杆菌（*Mycobacterium tuber-culosis*）是国家法定传染病结核病的病原菌，可侵犯全身各器官，但以肺结核最多见。结核病至今仍为重要的传染病，随着卡介苗和抗结核药物的应用及卫生状况的不断改善，世界各国结核病的发病率和病死率曾大幅下降。近年来，由于艾滋病的盛行、结核分枝杆菌耐药菌株的出现等原因，结核病的发病率又有不断上升的趋势。2023 年全球新发结核病病例 1 080 万左右、发病率为 134/10 万。

### （一）生物学性状

**1. 形态与染色**　结核分枝杆菌是略弯的细长杆菌（文末彩图 4-6），无芽孢及鞭毛，近年发现该菌有荚膜。经抗酸染色染成红色，其他非抗酸性细菌则被染成蓝色。

ER 4-10

结核分枝杆菌菌落

**2. 培养特性**　专性需氧。营养要求高，初次分离需要营养丰富的培养基，常用罗氏（Lowenstein-Jensen）培养基，pH 以 6.5~6.8 为宜。生长缓慢，约 20h 繁殖一代，在固体培养基上 3~4 周才出现乳白色或米黄色、不透明、表面粗糙、似菜花状的菌落。在液体培养基中呈绳索状。

**3. 抵抗力**　结核分枝杆菌细胞壁中含有大量脂质，可防止菌体水分的丢失，故对干燥的抵抗力特别强，黏附在尘埃中可保持传染性 8~10d，在干燥痰内可存活 6~8 个月。对酸碱有较强抵抗力，在盐酸、硫酸、氢氧化钠中可存活 30min。但对湿热、紫外线、乙醇敏感，经湿热 62~63℃ 15min、直射日光下 2~3h、75% 乙醇作用数分钟即死亡。

**4. 变异性**　结核分枝杆菌可发生菌体形态、菌落、毒力和耐药性变异。卡介苗（BCG）是毒力变异株，是将牛分枝杆菌接种于含胆汁、甘油、马铃薯的培养基中，经 230 次传代，历时 13 年获得的减毒活菌株，对人无致病性，但仍保持良好的免疫原性，现广泛应用于人类结核病的预防。结核分枝杆菌对链霉素、利福平、异烟肼等抗结核药物较易产生耐药性。耐药菌株常伴随毒力减弱，如异烟肼耐药菌株对豚鼠的毒力消失，但对人类仍有一定的致病性。

**（二）致病性与免疫性**

结核分枝杆菌不产生内、外毒素，无侵袭性酶，其致病性可能与细菌在组织细胞内大量增殖引起炎症反应、菌体成分和代谢产物的毒性作用以及机体对菌体成分产生的免疫损伤有关。

**1. 致病物质**　主要是菌体成分，包括脂质、蛋白质和荚膜。

（1）脂质：脂质的含量与细菌毒力密切相关，毒力强的结核分枝杆菌的脂质含量占细胞壁干重的 60%，脂质大多与蛋白质或多糖形成复合物而存在。①磷脂能刺激单核细胞增生，并使炎性病灶中的巨噬细胞转变为上皮样细胞，从而形成结核结节；②索状因子是因可使结核分枝杆菌在液体培养基中呈索状蜿蜒生长而得名，能破坏线粒体膜，影响细胞呼吸，抑制中性粒细胞游走和吞噬，以及引起慢性肉芽肿；③蜡质 D 为细胞壁中的主要成分，具有佐剂作用，能引起迟发型超敏反应；④硫酸脑苷脂能抑制吞噬细胞中的吞噬体与溶酶体融合，使结核分枝杆菌在细胞内长期存活。

（2）蛋白质：本菌含有多种蛋白质成分，其中重要的是结核菌素，与蜡质 D 结合能使机体发生迟发型超敏反应，还可刺激机体产生抗体，但抗体对机体无保护作用。

（3）荚膜：主要成分是多糖，能够抵抗吞噬作用。

**2. 所致疾病**　结核分枝杆菌可通过呼吸道、消化道和破损的皮肤黏膜进入机体，侵犯多种组织器官，引起相应部位的结核病，其中以通过呼吸道引起的肺结核最为常见。由于感染结核分枝杆菌的毒力、数量、次数和被感染者机体的免疫状态不同，肺部感染可分为原发感染和继发感染两种临床类型。部分病人结核分枝杆菌可进入血液循环引起肺外播散，导致肺外感染，如结核性脑膜炎、肾结核。痰菌被咽入消化道可引起肠结核。

**3. 免疫性与超敏反应**

（1）免疫性：人类的结核分枝杆菌感染率很高，但发病率却较低，这表明人体感染结核分枝杆菌可获得一定的抗结核免疫力。结核分枝杆菌是胞内感染菌，对其免疫主要是以 T 细胞为主的细胞免疫。抗结核免疫属于感染免疫（即有菌免疫），只有结核分枝杆菌在机体内存在才有免疫力，一旦体内结核分枝杆菌消亡，抗结核免疫力也随之消失。

（2）超敏反应：机体在形成抗结核分枝杆菌特异性免疫的同时，也形成了对该菌的迟发型超敏反应，这一关系可用科赫现象来解释。将一定量的结核分枝杆菌初次注入健康豚鼠皮下 10~14d 后，注射部位缓慢地出现溃疡，深而不易愈合，邻近淋巴结肿大，细菌扩散至全身，表现为原发感染的特点。若用相同数量的细菌再次注入曾感染已康复的豚鼠，豚鼠于 1~2d 内迅速发生溃疡，但溃疡浅而易愈合，邻近淋巴结不肿大，细菌也很少扩散，表现为继发感染的特点。这一现象表明，再感染时豚鼠对结核分枝杆菌已有一定免疫力，表现为病灶局限、表浅且易愈合，至于炎症反应迅速，溃疡迅速形成，则是机体同时又产生超敏反应的表现。

（3）结核菌素试验：是用结核菌素进行皮肤试验，检测受试者对结核分枝杆菌是否有细胞免疫功能及迟发型超敏反应的一种试验。结核菌素有两种：一种为旧结核菌素（old tuberculin, OT），主要成分是结核分枝杆菌蛋白，另一种是 OT 经纯化而成的纯化蛋白衍生物（purified protein derivative, PPD）。PPD 有两种：人结核分枝杆菌制成的 PPD-C 和卡介苗制成的 BCG-PPD，每 0.1ml 含 5 个单位。常规试验取 PPD 5 个单位注射于前臂内侧做皮内试验，48~72h 观察结果，试验结果与意义见表 4-4。

表 4-4 结核菌素试验结果与意义

| 结果 | 局部反应 | 意义 |
|---|---|---|
| 阴性反应 | 注射部位红肿、硬结（直径 < 5mm） | 受试者可能未感染过结核分枝杆菌，未接种过卡介苗或接种卡介苗未成功。细胞免疫功能低下者，如艾滋病病人、肿瘤病人及用过免疫抑制剂者也可能出现阴性反应 |
| 阳性反应 | 注射部位红肿、硬结（直径 5~15mm） | 表明机体已感染过结核分枝杆菌或卡介苗接种成功，有特异性免疫 |
| 强阳性反应 | 注射部位红肿、硬结（直径 > 15mm） | 可能有活动性结核，应进一步追查病灶 |

结核菌素试验主要用于：①卡介苗接种后免疫效果的测定；②作为婴幼儿结核病诊断的参考；③测定肿瘤病人等细胞免疫功能。

（三）微生物学检查

**1. 标本采集**　根据感染部位不同，可采集不同的标本，结核病人各感染部位的标本中大多都混有其他杂菌，应采取能抑制污染菌的方法，如最好能收集清晨第一口痰液，盛于无菌试管内送检；收集清晨第一次全部尿液送检，必要时做无菌导尿送检。

**2. 镜检**　标本直接涂片或集菌后涂片行抗酸染色，镜检如发现抗酸染色阳性杆菌，结合病人临床症状可作出初步诊断。为提高镜检阳性率，可经金胺染色后，在荧光显微镜下观察结核分枝杆菌在暗的背景下是否显示金黄色荧光，阳性率可提高 10~30 倍。

**3. 分离培养与鉴定**　将处理后的标本接种于选择性罗氏培养基上进行 37℃培养，每周观察一次，一般需 3~4 周才长成肉眼可见的菌落。根据抗酸染色结果作出最终判定，并可进一步做生化反应，区别结核分枝杆菌和非结核分枝杆菌。

（四）防治原则

**1. 预防**　除发现和治疗痰菌阳性的病人外，卡介苗接种是预防结核病的有效措施之一。接种对象是新生儿和结核菌素试验阴性的儿童。大多数国家采用皮内注射法，一般在出生后 24h 内进行初种，接种后获得的免疫力可维持 3~5 年，对 7 岁、12 岁的结核菌素试验阴性者应进行复种。

**2. 治疗**　多数国家以利福平、异烟肼、乙胺丁醇、链霉素为第一线抗结核药，并多以利福平和异烟肼合用以减少耐药菌株的产生。

## 二、白喉棒状杆菌

白喉棒状杆菌（*C.diphtheriae*）俗称白喉杆菌，是急性呼吸道传染病白喉的病原菌。该菌能在病人咽喉部出现灰白色的假膜，产生强烈的外毒素进入血流引起全身中毒症状。

（一）生物学性状

**1. 形态与染色**　无芽孢、无荚膜、无鞭毛的微弯曲或直杆菌，一端较另一端粗，类似火柴棒状，革兰氏染色呈阳性，菌体彼此间以锐角排列，类似 L、V、Y 字形。用亚甲蓝或奈瑟染色后在菌体两端或一端可见异染颗粒，具有鉴别意义。

ER 4-11
白喉棒状杆菌

**2. 培养特性**　需氧，营养要求较高，在含有凝固血清的吕氏血清培养基上生长迅速，菌体典型，异染颗粒明显。经 12~18h 培养可形成微小、灰色、边缘不规则的颗粒状菌落。由于白喉棒状杆菌可将亚碲酸钾还原成元素碲，使菌落呈黑色，因此临床上常用含有 0.03%~0.04% 亚碲酸钾溶液的选择性培养基进行白喉棒状杆菌的鉴定。

**3. 抵抗力**　本菌对热的抵抗力不强，煮沸 1min 死亡，但对干燥、寒冷和日光的抵抗力较其他无芽孢的细菌强。对一般消毒剂敏感，在5%苯酚溶液中1min死亡，在日常物品、食品及衣服上能生存多日。本菌对常用抗生素比较敏感，对磺胺类药物不敏感。

### （二）致病性与免疫性

**1.致病物质**  白喉毒素是白喉棒状杆菌主要的致病物质，属外毒素，其主要机制是抑制细胞内蛋白质合成。白喉棒状杆菌本身无此作用，主要是β-棒状杆菌噬菌体在溶原阶段将tox基因整合到白喉棒状杆菌染色体上，使之产生毒素。毒素由A、B两个亚单位构成，B亚单位能与宿主易感细胞表面特异性受体结合，并通过易位作用使A亚单位进入细胞。A亚单位是毒性中心，能阻断宿主细胞内的蛋白质合成，使细胞变性和坏死。

**2.所致疾病**  人类是白喉棒状杆菌的唯一天然宿主。主要感染儿童，通过飞沫传播，多在秋冬季节流行。该菌一般只能在呼吸道中的局部区域增殖，不进入血液循环造成全身性的散播，但其所分泌的白喉毒素则可由黏膜上皮吸收，造成上皮细胞的坏死与炎症反应，使细菌、坏死上皮细胞和巨噬细胞、渗出的纤维蛋白在鼻咽部形成一层厚的、皮革样的、灰白色的假膜。若病损进一步扩展至喉部、气管、支气管黏膜，此处假膜易脱落引起呼吸道阻塞，甚至窒息，是白喉病人早期致死的主要原因。被吸收的白喉毒素可与易感的心肌细胞或外周神经、肾上腺组织结合，临床上表现为心肌炎和软腭麻痹、声嘶、吞咽困难、膈肌麻痹及肾上腺功能障碍等症状。约2/3的病人出现心肌受损，为白喉晚期致死的主要原因。

**3.免疫性**  白喉病人病后有较强的免疫力，主要是机体能产生中和白喉外毒素的抗体（IgG）。1~5岁易感性最高，5岁以上易感性逐渐下降，成人绝大多数是由于隐性感染或预防接种而获得免疫力。

### （三）微生物学检查

用无菌棉拭子采集假膜边缘处分泌物或带菌者鼻、咽腔分泌物标本，做下述检查：

**1.涂片镜检**  将标本直接涂片，用亚甲蓝或阿氏染色（Albert's staining）镜检，若找到有异染颗粒的棒状杆菌，根据其形态、排列特征并结合病人临床表现即可初步诊断。

**2.分离培养**  将棉拭子所取的标本接种于吕氏血清斜面，经37℃ 6~12h增菌后做涂片镜检，有助于快速诊断。也可将棉拭标本或吕氏血清斜面上可疑菌落接种于亚碲酸钾血培养基上进行分离培养，取典型菌落进行染色镜检和毒力试验。

**3.毒力试验**  为鉴别产毒白喉棒状杆菌和其他棒状杆菌的重要方法。检测方法有体外法和体内法。体外法可用埃莱克（ELeK）琼脂扩散法、SPA协同凝集试验、对流电流等，体内法可用豚鼠、家兔进行毒力测定。

### （四）防治原则

白喉特异性预防有人工主动免疫和人工被动免疫两种。注射白喉类毒素是预防白喉的主要措施。6个月以上至3岁儿童应预防接种白喉类毒素、破伤风类毒素和百日咳菌苗三联制剂。对密切接触白喉病人的易感儿童，应肌内注射白喉抗毒素1 000~3 000单位紧急预防。

对白喉病人的治疗除使用抗生素外，应尽早注射足量白喉抗毒素，一般用量为2万~10万单位肌内注射或静脉滴注，注射前应做皮肤试验，防止异种血清超敏反应的发生。

## 三、其他常见的呼吸道感染细菌

### （一）嗜肺军团菌

1976年在美国费城举行的一次退伍军人协会会议上，暴发流行一种严重肺炎，病死率高，后来从死者肺组织中分离到一种新的需氧的革兰氏阴性杆菌，称为嗜肺军团菌（*Legionella pneumophila*）。目前已知军团菌属（*Legionella*）至少有34个种和53个血清型。

**1.生物学性状**  革兰氏阴性杆菌，有菌毛和单端鞭毛，无芽孢。用普通染料不易着色，通常用镀银染色或吉姆萨(Giemsa)染色,可染成黑褐色或红色。需氧,在 2%~5% $CO_2$ 环境中生长良好。营养要求高,只能在含半胱氨酸和铁的复合培养基中生长。最适 pH 6.4~7.2,生长缓慢,3~5d 后形成 1~2mm、灰白色、圆形、突起、湿润、有光泽的菌落,并有特殊臭味。

本菌在自然界中抵抗力很强,可长期存活,如在自来水中可生存 1 年。对酸有较强的抵抗力,但对一些化学消毒剂敏感。

**2. 致病性** 军团病流行于夏秋季,其他季节多为散发病例。主要通过呼吸道吸入带菌飞沫而感染。常见的感染来源为污染的空调和供水系统,未发现人与人之间的直接传播。中老年、吸烟者、慢性疾病病人及接受免疫抑制剂治疗者易感染。

嗜肺军团菌的致病物质为多种酶类、毒素、菌毛和微荚膜。该菌通过呼吸道侵入机体,黏附于肺泡和细支气管,易被吞噬细胞吞噬。但该菌能产生吞噬细胞活化抑制因子,抵抗吞噬细胞内杀菌物质的作用,故不仅不被杀死,反而在吞噬细胞内继续生长繁殖,最后导致细胞死亡,释放出细菌。

军团病病人的临床表现多种多样,高发于夏秋季节,易侵犯患有慢性器质性疾病或免疫功能低下病人。

### (二)流感嗜血杆菌

流感嗜血杆菌(*H.influenzae*),简称流感杆菌,本菌首先从流行性感冒病人鼻咽部分离出,当时被误认为是流感的病原菌,直至 1933 年流行性感冒病毒分离成功,才明确流感嗜血杆菌只是在流感流行时继发感染的病原菌。

**1. 生物学性状** 革兰氏阴性小杆菌,呈球杆状、长杆状或丝状。无芽孢,无鞭毛,多数菌株有菌毛。毒力株初次培养时的幼龄菌有荚膜,培养久后荚膜易被自溶酶溶解而消失。需氧。在普通培养基上不生长,生长需要 X 因子(血红素及其衍生物)和 V 因子(辅酶Ⅰ或辅酶Ⅱ)。在巧克力色血琼脂培养基上,培养 24h 后形成细小、无色、透明、露滴状菌落。与金黄色葡萄球菌在同一血琼脂培养基中培养,可出现葡萄球菌菌落周围的流感嗜血杆菌菌落较大、远处菌落较小的卫星现象。

本菌抵抗力较弱,对热和干燥均敏感,56℃ 30min 即可被杀死,在干燥痰中 48h 内死亡。对常用消毒剂也较敏感。

**2. 致病性** 致病物质主要是内毒素、荚膜、菌毛。致病力强的流感嗜血杆菌具有 IgA 蛋白酶,能水解 IgA,降低局部免疫力。引起的人类疾病有:①原发性(外源性)感染,多为急性化脓性感染,如鼻咽炎、喉炎、脑膜炎、支气管炎,以小儿多见。②继发(内源性)感染,常在流感、麻疹、百日咳、肺结核等感染后发生,病人临床表现有慢性支气管炎、鼻窦炎、中耳炎,以成人多见。

### (三)百日咳鲍特菌

百日咳鲍特菌(*B.pertussis*),简称百日咳杆菌,是儿童常见的急性呼吸道传染病百日咳的病原菌。

**1. 生物学性状** 革兰氏阴性短小杆菌。光滑型菌株有荚膜和菌毛,无鞭毛、无芽孢。需氧,最适 pH 6.8~7.0,初次分离培养须用含甘油、马铃薯、血液的 BG(Bordet Gengou)培养基。培养 2~3d 后,形成细小、光滑、不透明、银灰色的珍珠状菌落,周围有不明显的狭窄溶血环。

**2. 致病性** 百日咳鲍特菌主要有 3 种毒素。①百日咳毒素:是主要毒力因子,与细菌附着纤毛上皮细胞及引起阵发性剧烈咳嗽有关。②丝状血细胞凝集素:能促进细菌与纤毛上皮细胞的黏附。③腺苷酸环化酶毒素:能致巨噬细胞内的 cAMP 增加,抑制巨噬细胞的氧化活性,抑制中性粒细胞、NK 细胞的趋化、吞噬及杀伤功能。

百日咳鲍特菌主要通过飞沫经呼吸道传播,传染源以早期病人和带菌者为主,病人典型症状为阵发性剧烈咳嗽。由于病程较长,故名百日咳。在整个病程中,百日咳鲍特菌只黏附在呼吸道上皮细胞上生长繁殖,不进入血流。

## 第四节　厌 氧 菌

厌氧菌是一群必须在无氧条件下才能生长繁殖的细菌。根据能否形成芽孢，可分为有芽孢的厌氧菌和无芽孢的厌氧菌两大类。除有芽孢的厌氧菌能以芽孢形式存在于体外，绝大多数厌氧菌均为体内正常菌群，广泛分布于皮肤、口腔、上呼吸道、消化道及泌尿生殖道黏膜上，因而容易引起这些部位的内源性感染。约有 60% 的临床感染有厌氧菌的参与。

### 一、厌氧芽孢梭菌

厌氧芽孢梭菌属（*Clostridium*）是一群革兰氏阳性厌氧或微需氧的粗大芽孢杆菌，芽孢呈圆形或卵圆形，直径多大于菌体，使菌体膨大成梭形，因此而得名。常存在于土壤、人和动物的肠道及腐败物中，多为腐生菌，少数为致病菌，能导致人类疾病的主要有破伤风梭菌、产气荚膜梭菌、肉毒梭菌。

#### （一）破伤风梭菌

破伤风梭菌（*C.tetani*）是破伤风的病原菌，该菌大量存在于人和动物的肠道中，由粪便污染土壤。当机体受到外伤时伤口被污染，或分娩时用不洁器械剪脐带等情况时，本菌可侵入伤口并生长繁殖引起疾病，如不及时治疗，病死率很高。在某些国家或地区，新生儿破伤风病死率可高达 90%。

**1. 生物学性状**

（1）**形态与染色**：菌体细长，有周鞭毛，无荚膜。芽孢呈圆形，位于菌体顶端，直径大于菌体，使菌体呈鼓槌状（文末彩图 4-7），是本菌的鉴定特征之一。革兰氏染色阳性。

（2）**培养特性**：专性厌氧，营养要求不高，在普通琼脂平板上培养 24~48h 后，可形成直径 1mm 以上不规则的菌落。在血琼脂培养基上有明显溶血环，在庖肉培养基中肉汤混浊，肉渣部分被消化，微变黑，产生少量气体，有腐败臭味。

（3）**抵抗力**：本菌繁殖体抵抗力与其他细菌相似，但芽孢抵抗力甚强，在干燥的土壤和尘埃中可存活数十年，能耐煮沸近 1h。对青霉素敏感。

**2. 致病性**

（1）**致病条件**：伤口的厌氧微环境是破伤风梭菌感染的主要条件。窄而深的伤口、有泥土或异物污染、创伤和烧伤所致的大量组织坏死、有需氧菌或兼性厌氧菌的混合感染等因素均易造成厌氧微环境。

（2）**致病物质**：破伤风梭菌的致病物质主要是外毒素，包括破伤风痉挛毒素和破伤风溶血素。前者毒性强，属嗜神经毒素，引起横纹肌痉挛，故称痉挛毒素；后者能溶解红细胞，但与破伤风的致病作用似无关系。

（3）**所致疾病**：感染的重要条件是局部伤口形成厌氧环境。破伤风梭菌由创伤处进入机体，在局部繁殖，不侵入血流，产生的破伤风痉挛毒素进入血液引起毒血症。该毒素对中枢神经尤其是脑干神经和脊髓前角运动神经细胞有高度亲和力，能与神经组织中的神经节苷脂结合，封闭了脊髓抑制性突触末端，阻止抑制性神经递质的释放，使运动神经元抑制被解除，持续兴奋，导致所支配的骨骼肌发生痉挛。病人典型的临床症状为咀嚼肌痉挛造成的牙关紧闭、苦笑面容，以及颈部、躯干和四肢肌肉强直性痉挛导致的角弓反张，呼吸困难，终因窒息而死亡。

**3. 微生物学检查与防治原则**　破伤风一旦发病，症状比较典型，并且伤口处取材直接涂片和病原菌分离培养阳性率很低，故一般不进行细菌学检查。根据病人的典型症状和病史即可作出诊断。破伤风一旦发生，治疗困难，应以预防为主。

（1）**正确处理伤口**：及早清创，清除异物，切除坏死组织，用 3% 过氧化氢溶液冲洗伤口，防止细菌繁殖所需的厌氧微环境的形成是重要的预防措施。

（2）**人工主动免疫**：军人、儿童、野外工作者可进行破伤风类毒素的计划免疫。目前接种的疫苗为百白破三联疫苗（DPT），可同时预防百日咳、白喉、破伤风3种疾病。

（3）**人工被动免疫**：注射破伤风抗毒素（TAT），可获得被动免疫，主要用于紧急预防和特异性治疗。注射TAT预防时可同时给予类毒素做主动免疫。注射TAT前必须先做皮肤试验，防止发生变态反应，必要时可采用脱敏注射法。

（4）**药物治疗**：采用大剂量青霉素可抑制病灶中破伤风梭菌和其他细菌增殖，另可用镇静药、肌肉松弛药等进行对症治疗。

### （二）产气荚膜梭菌

产气荚膜梭菌（*C.perfringens*）是另一种广泛分布于自然界及人和动物肠道中的厌氧芽孢梭菌，是气性坏疽的主要病原菌。

**1. 生物学性状**

（1）**形态与染色**：革兰氏阳性粗大杆菌，芽孢呈卵圆形，位于中央或次极端，比菌体小。在机体内可形成明显的荚膜，无鞭毛。

（2）**培养特性与生化反应**：厌氧，但并非十分严格。在血琼脂培养基上菌落较大、呈灰白色、不透明，多数菌株有双层溶血环，内环完全溶血，外环不完全溶血。本菌代谢十分活跃，可分解多种糖类，产酸产气。在庖肉培养基中可分解肉渣中的糖类而产生大量气体，使肉渣呈肉红色，肉汤混浊。在牛乳培养基中能分解乳糖产酸，使牛奶中的酪蛋白凝固，同时产生大量气体，将凝固的酪蛋白冲成蜂窝状，气势凶猛，称为"汹涌发酵"，是本菌的特点之一。

**2. 致病性**

（1）**致病物质**：产气荚膜梭菌能产生多种外毒素和侵袭性酶，并有荚膜。外毒素有12种，其中主要的致病毒素有α、β、ε、ι4种。根据产生外毒素种类的不同，可将该菌分为A、B、C、D、E 5个毒素型，对人致病的主要是A型和C型。4种主要毒素中，α毒素最为重要，各型菌均可产生，以A型产生量最大。α毒素为卵磷脂酶，能分解细胞的卵磷脂，破坏细胞膜，引起溶血、组织坏死，血管内皮细胞损伤使血管壁通透性增高，造成组织水肿，在气性坏疽的形成中起主要作用。

（2）**所致疾病**：①气性坏疽，气性坏疽是一种严重的创伤感染，以局部水肿、产气、肌肉坏死及全身中毒为特征，严重病例表现为胀痛剧烈、水气夹杂、触摸有捻发感。致病条件与破伤风梭菌相同，好发于下肢，病死率高达40%~100%。②食物中毒，因食入被大量本菌污染的食物（主要是肉类食品）时，引起感染性食物中毒，病人临床表现为腹痛、腹泻、便血、呕吐，一般不发热，1~2d内可自愈。③急性坏死性肠炎，引起肠黏膜出血性坏死，发病急，病人有剧烈腹痛、腹泻、血便，病死率高达40%。

**3. 微生物学检查**　气性坏疽发病急，预后差，应尽早做出明确的诊断，及时治疗。在怀疑有气性坏疽或本菌感染的伤口深部取材涂片，染色镜检，根据本菌形态结构特征可做出初步诊断。必要时取坏死组织接种于血液培养基或庖肉培养基做厌氧培养，取可疑菌落用生化反应进一步鉴定。

**4. 防治原则**　气性坏疽病原菌种类多，所产生的毒素型别多，抗原成分复杂，故尚无用于预防的类毒素。预防措施主要是及时处理伤口、扩创，局部用过氧化氢溶液冲洗，消除厌氧微环境。对感染局部应尽早施行手术，清除坏死组织，必要时截肢以防病变扩散。早期可用多价抗毒素血清，同时用大剂量青霉素以杀灭病原菌。近年来，临床用高压氧舱法治疗气性坏疽，具有一定的疗效。

### （三）肉毒梭菌

肉毒梭菌（*C.botulinum*）主要存在于自然界的土壤和海洋沉淀物中，偶尔存在于动物粪便中。在厌氧环境中，该菌可分泌毒性极为强烈的肉毒毒素，引起食物中毒和婴儿肉毒病。

**1. 生物学性状**

（1）**形态与染色**：为革兰氏阳性粗大杆菌，能形成椭圆形、位于次极端、直径大于菌体的芽孢，使菌体呈网球拍状。有周鞭毛，无荚膜。

（2）**培养特性与生化反应**：严格厌氧，营养要求不高，普通琼脂培养基和血琼脂培养基上均能生长。在庖肉培养基中能消化肉渣，使之变黑，有腐败恶臭。各菌株的生化反应各有不同，各型均可分解葡萄糖和麦芽糖，产酸产气，不发酵乳糖。

（3）**抵抗力**：本菌芽孢抵抗力强，须经 100℃ 3~5h 或高压蒸汽 121℃ 30min 方能杀死。

**2. 致病性**

（1）**致病物质**：肉毒毒素是已知毒性最剧烈的毒素，其毒性比氰化钾强 1 万倍，纯化结晶的肉毒毒素 1mg 能杀死 2 亿只小鼠，对人致死量约为 0.1μg。

肉毒毒素是嗜神经毒素，肠道吸收后经淋巴和血液循环到达胆碱能神经，抑制神经末梢接头处神经递质乙酰胆碱的释放，影响神经冲动传递，导致肌肉出现弛缓性麻痹。

（2）**所致疾病**：①食物中毒。因摄入含肉毒毒素的食物如罐头、香肠、腊肠、发酵的豆制品和面制品而感染，肉毒毒素引起的食物中毒与其他食物中毒不同，主要以神经末梢麻痹为主要症状，而胃肠道症状少见，表现为斜视、复视、眼睑下垂，进而吞咽、咀嚼困难，口齿不清等，严重者可因呼吸衰竭或心肌麻痹而死亡。②婴儿肉毒病。1 岁以下特别是半岁以内的婴儿，食入被肉毒梭菌污染的食品（如蜂蜜、奶粉）后，肉毒梭菌在肠道内繁殖，产生的毒素经肠道吸收而致病。主要表现为便秘、吮乳无力、吞咽困难、眼睑下垂、全身肌张力减退等肌肉麻痹症状。

**3. 微生物学检查**　肉毒梭菌在自然界分布广泛，检出细菌并无诊断价值。在疑为肉毒中毒病人的粪便中检出本菌，并证实可产生毒素，则诊断意义较大。因本菌能形成芽孢，可将可疑食物或呕吐物等标本煮沸 1h 以上杀死无芽孢杂菌后，再进行厌氧培养分离该菌。

**4. 防治原则**　对肉毒中毒的预防，主要是加强食品的卫生监督管理，因肉毒毒素不耐热，煮沸 1min 即被破坏，故食品加热消毒是预防本病的关键。对病人应尽早根据其症状作出诊断，及时、足量注射多价肉毒抗毒素，同时加强护理和对症治疗。

**（四）艰难梭菌**

艰难梭菌（*Clostridium difficile*）是肠道中的正常菌群，但在正常人体的肠道菌群中仅占很小比例。因在 1977 年发现本菌与临床长期使用某些抗生素引起的假膜性肠炎有关，而被重视。

本菌为革兰氏阳性粗大杆菌，在次极端有卵圆形芽孢，有鞭毛。对氧极敏感，分离困难，须用特殊培养基，故名艰难梭菌。本菌产生 A 毒素和 B 毒素。A 毒素为肠毒素，能使肠壁出现炎症细胞浸润，肠壁通透性增加、出血及坏死。B 毒素为细胞毒素，损害细胞骨架，引起细胞坏死，导致腹泻及假膜形成。

## 二、无芽孢厌氧菌

无芽孢厌氧菌所致的疾病较轻，但其感染十分广泛，数量大，种类多，对抗生素治疗不敏感，普通细菌培养法不易检出，因此在诊断和治疗上都较困难。近年来由于科学仪器、实验方法的进一步发展，发现无芽孢厌氧菌引起的感染逐年增加，已引起临床广泛重视。

无芽孢厌氧菌是一大类寄生于人和动物体内的正常菌群，包括革兰氏阳性和革兰氏阴性球菌和杆菌，在人体正常菌群中厌氧菌占绝对优势，数量是其他非厌氧菌的 10~1 000 倍，主要分布在口腔、肠道和泌尿生殖道内，在某些特定情况下，可引起内源性感染。在临床厌氧菌感染中，无芽孢厌氧菌的感染率占 90%，并以混合感染多见。

**（一）生物学性状**

本类菌种类繁多，生物学特性各异，其中与人类疾病相关的见表 4-5。

**（二）致病性**

**1. 致病物质**　无芽孢厌氧菌大多数是人体的正常菌群，故致病力不强。细菌表面结构如荚膜、菌毛，与致病力有一定的相关性。革兰氏阴性菌也有内毒素，但毒性比致病菌的内毒素弱。

表 4-5　常见的无芽孢厌氧菌

| 细菌种类 | 形态 | 培养特性 | 其他 |
|---|---|---|---|
| **革兰氏阴性杆菌** | | | |
| 脆弱类杆菌 | 小杆菌,多形性,长短不一 | 1. 严格厌氧<br>2. 生化反应弱 | 在临床分离的厌氧菌中占70%~80% |
| 产黑色素普雷沃菌 | 小球杆菌 | 1. 培养时需要维生素K和氯化血红素<br>2. 血液培养基培养5~7d菌落由深棕色转为黑色 | 是条件致病菌,可引起内源性感染,是引起牙周感染常见病原菌之一 |
| **革兰氏阳性杆菌** | | | |
| 双歧杆菌属 | 分枝或叉状排列 | 严格厌氧 | 肠道常见正常菌群,对人体有益,可在肺部感染、皮下脓肿中查见 |
| 丙酸杆菌属 | 多态性,长、短或球杆状 | 稍能耐氧 | 肠道、皮肤正常菌群,与其他细菌致混合感染 |
| 乳杆菌属 | 常呈链状排列,随菌龄可由革兰氏阳性转为革兰氏阴性 | 厌氧 | 肠道常见正常菌群,与脆弱类杆菌共同致手术后感染 |
| **革兰氏阴性球菌** | | | |
| 韦荣球菌属 | 呈双球菌状或短链状 | 1. 致病力不强,常见混合感染<br>2. 阴道中存在时,注意与淋球菌相区别 | |
| **革兰氏阳性球菌** | | | |
| 消化链球菌属 | 成堆、链状排列或单一存在 | 厌氧要求可高可低 | 1. 口腔、上呼吸道、肠道和女性生殖道的正常菌群<br>2. 常为混合感染 |

**2. 致病条件**　因本类细菌属机会致病菌,是内源性感染致病,故构成感染的条件比较重要。①由于机械或病理损伤,如手术、拔牙、肠穿孔,破坏皮肤黏膜屏障,使细菌侵入非正常寄居部位;②局部组织供血不足、组织坏死或有异物及需氧菌混合感染,形成局部组织厌氧微环境;③长期应用抗生素,导致正常菌群失调;④机体免疫力减退,如慢性消耗性疾病、恶性肿瘤、糖尿病、使用免疫抑制剂。

**3. 感染特征**　无芽孢厌氧菌感染多呈慢性过程。具有下列特征之一时,应考虑该菌感染:①发生在口腔、鼻窦、胸腔、腹腔、盆腔和肛门、会阴附近的炎症、脓肿及其他深部脓肿;②分泌物直接涂片镜检可见细菌,但普通培养法无细菌生长;③血培养阴性的败血症、感染性心内膜炎、脓毒性血栓性静脉炎;④分泌物为血性或黑色,有恶臭;⑤使用氨基糖苷类抗生素长期治疗无效者。

**4. 所致疾病**　无芽孢厌氧菌感染无特定病型,大多为化脓性感染,形成局部炎症、脓肿、组织坏死,也可侵入血流造成败血症。感染部位可遍及全身,如口腔感染、呼吸道感染、腹腔感染、女性生殖道和盆腔感染、脑脓肿。但此类感染往往同时存在几种厌氧菌,亦可能与需氧或兼性厌氧菌混合感染,应结合病人病情和标本中出现的优势菌做出厌氧感染的判断。

（三）微生物学检查

厌氧菌对氧敏感,标本采集应尽量减少与空气接触并迅速送检。最常用牛心脑浸液为基础的血琼脂培养基,接种后厌氧培养2~3d,若无菌生长,继续培养至1周。挑取菌落接种于两只血琼脂培养基上,分别进行有氧和无氧培养,仅在无氧环境中生长的为厌氧菌。

（四）防治原则

目前尚缺乏特异、有效的预防方法。手术时应注意防止体内无芽孢厌氧菌污染伤口,外科清创引流是预防厌氧菌感染的重要措施。

大多数无芽孢厌氧菌对青霉素、氯霉素、克林霉素、头孢菌素敏感，甲硝唑对厌氧菌感染也有很好的疗效。无芽孢厌氧菌对氨基糖苷类抗生素不敏感，对四环素亦大多耐药。脆弱类杆菌能产生β内酰胺酶，破坏青霉素和头孢菌素，故对此类药物耐药，在治疗时应选氯霉素和克林霉素。此外，由于厌氧菌常与其他需氧或兼性厌氧菌混合感染，在选用药物时应有全面考虑，二者兼顾。

# 第五节　动物源性细菌

动物源性细菌是人兽共患病的病原菌，人兽共患病是指在脊椎动物与人类之间自然传播的由共同的病原体引起的一类疾病，其中绝大多数是动物传播给人类，也称动物源性疾病。这类病原体的特点是：①宿主范围很广；②许多是职业病病原体；③既危害牲畜，又引起人类传染病。本节主要介绍其中的炭疽芽孢杆菌和鼠疫耶尔森菌。

## 一、炭疽芽孢杆菌

炭疽芽孢杆菌（*B.anthracis*），简称炭疽杆菌，是人类历史上第一种被发现的病原菌，主要是绵羊、牛等食草动物炭疽病的病原菌，也可传染给人和食肉动物。

炭疽芽孢杆菌

### （一）生物学性状

**1. 形态与染色**　是致病菌中最大的细菌，大小（1~3）μm×（5~10）μm，两端平切，人工培养中常呈竹节状长链。无鞭毛，在氧气充足、温度适宜（25~30℃）的外界环境中或人工培养基上易形成芽孢，芽孢呈椭圆形，位于菌体中央，其宽度小于菌体的宽度。革兰氏染色阳性。

**2. 培养特性**　需氧，最适 pH 为 7.2~7.4，营养要求不高，在普通琼脂培养基上培养 24h，形成直径 2~4mm 的粗糙型菌落，菌落呈灰白色、干燥、无光泽、不透明、边缘不整齐。

**3. 抗原结构**　具有 3 种抗原，分别是荚膜多肽抗原、菌体多糖抗原、炭疽毒素。

**4. 抵抗力**　本菌繁殖体与一般无芽孢细菌相似，但其芽孢对外界环境的抵抗力强，在室温、干燥环境中能存活 20 余年，在皮革中能生存数年。牧场一旦被芽孢污染，其传染性可保持 20~30 年。煮沸 10min 或干热 140℃ 3h 才能破坏芽孢，但芽孢对碘液特别敏感。

### （二）致病性

**1. 致病物质**　荚膜与炭疽毒素是主要致病物质。荚膜具有抗吞噬作用，有利于细菌在机体组织内繁殖与扩散。炭疽毒素主要损伤微血管内皮细胞，使血管通透性增加，导致有效循环血量不足，血液呈高凝状态，易形成感染性休克和 DIC。

**2. 所致疾病**　炭疽主要是食草动物的传染病。牛、羊最易感，人类主要通过接触病畜或受污染的毛皮而患皮肤炭疽。食入未煮熟的病畜肉类、病畜奶等食物引起肠炭疽。吸入含有大量病菌芽孢的尘埃可发生肺炭疽。

组织和器官的出血性坏死及水肿为炭疽病的特征性病理变化。皮肤炭疽呈痈样病灶，中央有黑痂，炭疽之名由此而得。

### （三）微生物学检查及防治原则

**1. 微生物学检查**　对病畜的尸体严禁室外剖检，以防芽孢形成。对人类皮肤炭疽早期取病灶渗出液，后期取血液；肺炭疽取痰及血液；肠炭疽取畜肉及血液。取标本涂片染色镜检，若见有荚膜的典型竹节状的革兰氏阳性大杆菌，结合病人临床症状即可做出初步诊断。检材接种于血琼脂培养基和碳酸氢钠培养基，培养后观察菌落形态，并做青霉素串珠试验、动物实验等进行鉴定。

**2. 防治原则**　对病畜应严格隔离或进行处死深埋。对死畜严禁剥皮或煮食，必须焚毁或深埋于 2m 以下并加大量石灰。特异性预防用炭疽减毒活疫苗，皮肤划痕接种。治疗以青霉素为首选。

## 二、鼠疫耶尔森菌

鼠疫耶尔森菌（*Y.pestis*），简称鼠疫杆菌，是引起烈性传染病鼠疫的病原菌。该病在历史上曾发生过3次世界性大流行。鼠疫为我国两种法定的甲类传染病之一。

### （一）生物学性状

**1. 形态与染色** 卵圆形、两端钝圆并浓染的短杆菌。有荚膜，无鞭毛，无芽孢。革兰氏染色阴性，易被普通苯胺染料着色。

**2. 培养特性** 兼性厌氧，最适温度为27~30℃，最适 pH 6.9~7.1。营养要求不高，普通培养基上能生长。在血琼脂培养基上形成细小、无色透明、圆形、中央厚而致密、周围薄而不整齐的菌落。在肉汤培养基中形成菌膜和絮状沉淀，液体不混浊，稍加摇动，菌膜呈"钟乳石状"下沉，此特征有一定鉴别意义。

**3. 抗原构造** 本菌抗原结构复杂，至少有18种抗原，其中比较重要且已提纯的抗原有 F1、V/W、T 3 种抗原。F1 抗原是本菌的荚膜或包膜抗原，为蛋白质多糖复合物，其免疫原性强，特异性高，刺激机体产生的抗体有免疫保护作用；V/W 抗原是本菌的表面抗原，为蛋白质和脂蛋白，具有抗吞噬作用，与本菌毒力有关；T 抗原为蛋白质抗原即外毒素，对鼠类有剧烈毒性，对其他动物毒性低，故称鼠毒素。

**4. 抵抗力** 本菌对理化因素抵抗力弱，但在痰中可存活 36d，在粪便和土壤中存活 6~12 个月。对消毒剂的抵抗力不强，如5% 苯酚溶液 20min 可将其杀死。

### （二）致病性与免疫性

**1. 致病物质** 具有外毒素性质的鼠毒素是主要致病物质。F1 抗原、V/W 抗原及内毒素等均与致病性有关。

**2. 所致疾病** 鼠疫是自然疫源性传染病，一般先有鼠类的发病和流行。当大批病鼠死亡后，失去宿主的鼠蚤转向人群，就可引起人类鼠疫。人患鼠疫后，尚可通过人蚤或呼吸道途径在人群间流行，临床上常见有腺鼠疫、肺鼠疫和败血症鼠疫 3 种。

**3. 免疫性** 人体对鼠疫耶尔森菌无天然免疫力，病后可获得持久免疫力，很少再次感染。病菌的消灭主要依赖机体吞噬细胞的吞噬。

### （三）微生物学检查及防治原则

灭鼠灭蚤是切断鼠疫传播及消灭鼠疫的根本措施。如发现鼠疫病人要进行隔离，并立即以紧急疫情向卫生防疫机构报告。对鼠疫耶尔森菌的检查必须严格执行烈性传染病的病原菌管理规则，应有专人在专门实验室进行。

（楼宏强）

---

**思考题**

1. 简述金黄色葡萄球菌、乙型溶血性链球菌、淋病奈瑟球菌的主要致病物质与所致疾病。
2. 何谓肥达试验？对肥达试验结果的判断须注意哪些要点？
3. 霍乱弧菌的致病物质有哪些？
4. 简述结核菌素试验原理、结果分析及临床意义。
5. 简述破伤风梭菌的致病条件和致病物质。
6. 简述破伤风的防治原则。

ER 4-13

练习题

教学课件

思维导图

**学习目标**

1. 掌握：呼吸道感染病毒、肠道感染病毒、肝炎病毒、人类免疫缺陷病毒及其他病毒的生物学性状和防治原则。

2. 熟悉：呼吸道感染病毒、肠道感染病毒、肝炎病毒、人类免疫缺陷病毒及其他病毒的致病性与免疫性。

3. 了解：呼吸道感染病毒、肠道感染病毒、肝炎病毒、人类免疫缺陷病毒及其他病毒的微生物学检验。

4. 学会：正确采集和处理常见病毒标本的能力。

5. 具备对常见病毒性感染的防治能力。

## 第一节 呼吸道感染病毒

**案例导入**

1918—1919 年发生了史上最严重的流感大流行——"西班牙流感"，全球曾有 5 亿人感染了此病毒，其中死亡人数最少有 5 000 万，之所以将这种流感病毒称之为"西班牙流感"，主要是因为在所有的感染者中，西班牙人感染得最多，据当时统计，西班牙曾有 8 000 万人感染了该病毒，当时的西班牙国王都未能幸免于难。

**请思考**："西班牙流感"的病原体是什么？为什么"西班牙流感"会造成严重的大流行？

呼吸道感染病毒是指一大类主要以呼吸道为侵入门户，侵犯呼吸道黏膜上皮细胞，并引起呼吸道局部感染或呼吸道以外组织器官病变的病毒；包括正黏病毒科中的流感病毒，副黏病毒科中的副流感病毒、呼吸道合胞病毒、麻疹病毒、流行性腮腺炎病毒以及其他病毒科中的一些病毒，如腺病毒、风疹病毒、鼻病毒、冠状病毒和正呼肠病毒。据统计，90% 以上急性呼吸道感染由病毒引起。

### 一、流行性感冒病毒

流行性感冒病毒（influenza virus），简称流感病毒，有甲（A）、乙（B）、丙（C）3 型，引起人和动物（猪、马、海洋哺乳动物和禽类等）流行性感冒（简称流感）。

**（一）生物学性状**

**1. 形态与结构** 流感病毒呈球形或丝状，丝状多见于新分离株，球形直径 80~120nm。结构由内向外可分为 3 层（图 5-1）。

**（1）内层**：为病毒的核心，由蛋白质盘绕着单股的 RNA 组成核衣壳，呈螺旋对称。与核酸结合的蛋白质称核蛋白。核酸分节段，其中甲型、乙型流感病毒分 8 个节段，丙型流感病毒为 7 个节段。

每个 RNA 节段结合有 RNA 多聚酶，分别控制编码 1~2 个结构或功能蛋白，核酸分节段这一结构特点使流感病毒在复制中易发生基因重组，导致新病毒株的出现。

（2）**中层**：为病毒基因编码的基质蛋白（M 蛋白），位于包膜与核心之间，主要作用为保护病毒核心并维持病毒外形与结构的完整性。

（3）**外层**：为病毒的包膜，由来自宿主细胞的脂质双层膜及其镶嵌的两种由病毒基因编码的糖蛋白刺突构成，一种呈柱状的为血凝素（hemagglutinin，HA），另一种呈蘑菇状为神经氨酸酶（neuraminidase，NA），两者数量之比为 5:1。HA 与病毒的吸附、穿入有关，NA 有利于成熟病毒的释放和集聚病毒的扩散，故两者与病毒性感染有关。HA 和 NA 具有免疫原性，可诱导机体产生相应抗体，以中和病毒的感染性。

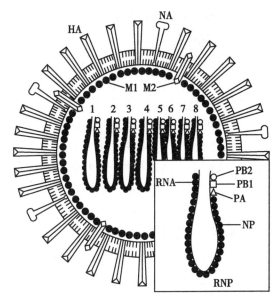

图 5-1　流感病毒结构示意图

流行性感冒病毒

**2. 抗原结构与分型**　流感病毒主要有两种抗原。①核心抗原：由核蛋白和 M 蛋白组成，其抗原结构稳定，很少发生变异，具有型特异性；根据核心抗原的不同，流感病毒可分为甲（A）、乙（B）、丙（C）3 型。②表面抗原：由 HA 和 NA 组成，其中甲型流感病毒的 HA 和 NA 极易变异，故据其免疫原性不同可分为若干亚型，迄今从禽类已鉴定出 16 个 HA 亚型（H1~H16）、9 个 NA 亚型（N1~N9）。乙型、丙型流感病毒至今尚未发现亚型。

**3. 抗原变异与流行**　流感病毒的 HA 和 NA 有两种抗原变异形式。①抗原漂移：其变异幅度小，HA、NA 氨基酸的变异率小于 1%，属量变，由基因组自发的点突变所造成，引起甲型流感周期性的局部中、小型流行。②抗原转变：变异幅度大，HA 氨基酸的变异率为 30%~50%，属质变，由基因组发生重新排列所造成，导致新亚型的出现，由于人群完全失去原有的免疫力，可致世界性暴发流行。甲型流感病毒迄今已经历的大变异，乙型流感病毒的变异性较甲型次之，丙型流感病毒的抗原结构稳定，极少引起流行。

**4. 培养特性**　流感病毒可在鸡胚和培养细胞中增殖，病毒在其中增殖后不引起明显的病变，须用红细胞凝集试验证实病毒的存在。

**5. 抵抗力**　较弱，不耐热，加热至 56℃ 30min 可被灭活，温度在 0~4℃ 能存活数周，-70℃ 以下可长期保存，对干燥、紫外线、甲醛、乳酸等敏感。

（二）**临床意义**

流感病毒的传染源主要是病人，传染性强，温带冬天为流行季节。病毒随飞沫传播而侵入易感者呼吸道黏膜上皮细胞，引起细胞空泡变性，纤毛丧失最终坏死脱落。潜伏期 1~4d，突然发病，病人出现畏寒、发热、头疼、肌痛、厌食、乏力、鼻塞、流涕、咽痛和咳嗽等症状。持续 1~5d，平均 3d。病毒仅在局部增殖，一般不入血。全身症状与病毒感染刺激机体产生的干扰素和免疫细胞释放的细胞因子有关。婴幼儿或年老体弱者易继发细菌感染，导致肺炎。

病后机体产生的呼吸道局部 sIgA 为抗 HA 的中和抗体，可抵抗同型病毒的再感染；NA 抗体可抑制子代病毒的释放，阻止病毒扩散。由于流感病毒易变异，机体对新出现的亚型无抵抗力，故病后免疫力不牢固。

（三）**微生物学检查**

流行期间根据病人典型症状可以作出临床诊断。实验室通常取病人急性期和恢复期双份血清进行抗体检测,若恢复期血清抗体效价较急性期升高4倍或4倍以上即有诊断意义。

（四）防治原则

预防流感除加强自身体育锻炼、增强体质外,流行期间应尽量避免人群聚集,必要时戴口罩,保持室内通风,并可用乳酸熏蒸以灭活空气中的流感病毒。接种疫苗可明显降低发病率和减轻症状。但由于流感病毒不断发生变异,只有及时掌握流感病毒变异的动态,选育新流行病毒株,才能及时制备出有特异性预防效果的疫苗。

对流感尚无特效疗法,主要是对症处理,预防继发细菌感染。盐酸金刚烷胺及其衍生物甲基金刚烷胺可用于预防甲型流感,其作用机制主要是抑制病毒的穿入和脱壳。此外,干扰素滴鼻及中药板蓝根、大青叶等有一定疗效。

## 二、禽流感病毒

禽流感病毒(avian influenza virus,AIV)属甲型流感病毒。流感病毒属于RNA病毒的正黏病毒科,分甲、乙、丙3个型。其中甲型流感病毒感染多发于禽类,一些甲型流感病毒也可感染猪、马、海豹和鲸等各种哺乳动物及人类。

禽流感病毒呈球形,直径80~120nm,有包膜。基因组为分节段负链单股RNA。依据其外膜血凝素(H)和/或神经氨酸酶(N)蛋白抗原性的不同,可分为16个H亚型(H1~16)和9个N亚型(N1~9)。感染人的禽流感病毒亚型主要为H5N1、H9N2、H7N7,其中感染H5N1的病人病情重,病死率高。

病毒可以随病禽的呼吸道、眼、鼻分泌物及粪便排出,禽类通过消化道和呼吸道途径感染发病。被病禽粪便、分泌物污染的如饲料、禽舍、笼具、饲养管理用具、饮水、空气、运输车辆、人、昆虫等都可能传播病毒,任何年龄均具有易感性,但12岁以下儿童的发病率较高,病情较重,与不明原因病死的家禽或感染、疑似感染禽流感家禽密切接触的人员为高危人群。

病毒主要侵入呼吸道黏膜的上皮细胞,引起上皮细胞增生、坏死,黏膜局部充血、水肿和浅表溃疡等卡他性病变。4~5d后,基底细胞层病变可扩展到支气管、细支气管、肺泡和支气管周围组织,引起黏膜水肿、充血、淋巴细胞浸润,并伴有微血管栓塞、坏死、小动脉瘤形成和出血等,引发全身毒血症样反应。少数重症进行性肺炎除细支气管炎症变化外,可有肺泡壁充血、水肿、纤维蛋白渗出,单核细胞浸润和透明膜形成,以及肺出血等,引起诸多并发症。

## 三、SARS冠状病毒

SARS冠状病毒(SARS-coronavirus,SARS-Cov)是冠状病毒的一个变种,是引起严重急性呼吸综合征的病原体。

（一）生物学性状

**1. 形态结构**　SARS冠状病毒电子显微镜下形态与冠状病毒类似,病毒颗粒呈不规则球形,核酸为非节段单正链RNA,直径80~140nm,有包膜。包膜表面有3种糖蛋白。①刺突糖蛋白(S)是受体结合位点、溶细胞作用和主要抗原位点。②小包膜糖蛋白(E)较小,能与包膜结合。③包膜糖蛋白(M)负责营养物质的跨膜运输、新生病毒出芽释放与病毒外包膜的形成;少数种类还有血凝素-酯酶蛋白(HE蛋白)。

**2. 变异性**　冠状病毒的RNA和RNA之间重组率非常高,因此病毒容易出现变异,重组后,RNA序列发生了变化,由此核酸编码的氨基酸序列也变了,氨基酸构成的蛋白质随之发生变化,使其抗原性发生了变化,而抗原性发生变化的结果是导致原有疫苗失效,免疫失败。

（二）临床意义

**1. 传播途径**　SARS冠状病毒是严重急性呼吸综合征的病原体。病人是主要传染源。野生动物

（如果子狸等）有可能是 SARS 冠状病毒寄生宿主和传染源。主要传播途径：①飞沫传播；②接触传播：接触病人的呼吸道分泌物、消化道排泄物或其他体液，或接触被病人分泌物污染的物品，均可导致感染，操作与防护措施不当也可引发实验室人员感染。

**2. 临床表现**　SARS 潜伏期短（1~14d，平均 5d），起病急，以发热为首发症状，3~7d 后出现干咳、胸闷、气短等症状。病人可出现急性呼吸窘迫综合征、休克、多器官功能障碍综合征等，死亡率很高。已有糖尿病、心/肺功能不全或合并其他感染性疾病者，病死率可高达 40%~50%。

**3. 致病与免疫**　目前认为免疫病理损伤是 SARS 冠状病毒致病的主要机制。机体感染 SARS 冠状病毒后，可产生特异性抗体，IgM 和 IgG 抗体在感染后 10~15d 出现。

**（三）微生物学检验**

**1. 标本**　用常规方法采集鼻咽拭子、漱口液、粪便等标本，放入病毒保存液或运输液内，2~8℃ 保存，长期保存须置于温度在 −70℃的冰箱内。急性期血清标本尽可能在病人发病初期采集，一般发病后一周以内，恢复期血清标本在发病后 3~4 周采集。

**2. 鉴定**　①通过电子显微镜技术可以直接观察到 SARS 冠状病毒。②病毒培养：利用非洲绿猴肾细胞（Vero 或 Vero-E6）来培养 SARS 病人血液、粪便和呼吸道分泌物标本中的病毒。③免疫学检测：WHO 推荐用 ELISA、免疫荧光测定（IFA）和中和试验（NT）法检测病人血清中的 IgM 和 IgG 抗体。④逆转录聚合酶链反应（RT-PCR）：可特异地检测 SARS 冠状病毒的 RNA 片段，可检测到病人发热开始后 10d 内的 SARS 冠状病毒。⑤病毒全基因组芯片检测：SARS 冠状病毒全基因组芯片覆盖了 SARS 冠状病毒的全部基因组序列，可以全面地检测 SARS 冠状病毒，同时获得更多的病毒相关信息。

**（四）防治原则**

对 SARS 的预防应采取以严格管理传染源、切断传播途径和提高机体免疫力为主的综合措施。对 SARS 病人和疑似病例要及时进行严格的隔离和治疗。流行期间应尽量避免大型集会，保持公共场所空气流通。治疗主要采用支持疗法。

# 四、其他呼吸道感染病毒

**（一）麻疹病毒**

麻疹病毒（measles virus）是引起麻疹的病原体。麻疹是冬春季儿童常见的急性呼吸道传染病。据 WHO 估计，疫苗前时代，全世界每年大约有 1.3 亿儿童患病，其中 700 万 ~800 万因并发症导致死亡。自普遍使用麻疹减毒活疫苗以来，发病率已明显降低。

**1. 生物学性状**　麻疹病毒多呈球形，直径 120~250nm。核心为完整的单股 RNA，不分节段。核衣壳呈螺旋对称，外有包膜，表面有两种刺突，即血凝素（HA）和溶血素（hemolysin, HL），前者与病毒吸附宿主细胞有关，后者具有溶血和使细胞发生融合形成多核巨细胞的作用。麻疹病毒须在人胚肾、猴肾及人羊膜细胞中培养生长，在感染的细胞核和胞质内形成嗜酸性包涵体。麻疹病毒的抗原结构较稳定，只有一个血清型。抵抗力较弱，加热至 56℃ 30min 和一般消毒剂都能使其灭活，对日光及紫外线敏感。

**2. 临床意义**　人是麻疹病毒唯一的自然宿主。急性期病人为传染源，通过飞沫或鼻腔分泌物污染玩具、用具等感染易感人群。冬春季发病率最高。潜伏期 10~14d，病毒由呼吸道或结膜侵入人体，先在呼吸道上皮细胞内增殖，随后进入血流形成第一次病毒血症。病人可表现为发热、咳嗽、流涕、流泪、结膜充血，口颊黏膜出现灰白色外绕红晕的科氏斑（Koplik spot），有助于临床早期诊断。血流中的病毒继而侵入全身淋巴组织的单核巨噬细胞系统细胞内进一步增殖后，病毒再次入血，形成第二次病毒血症，继而侵犯病人全身皮肤、黏膜及中枢神经系统，表现为细胞病变。此时病人全身皮肤由颈、躯干、四肢相继出现红色斑丘疹，出疹期病情最严重。皮疹出齐后按出疹顺序隐退，病人全身中毒症状减轻，热退。整个病程 10~14d，若无并发症可自愈。但病人抵抗力低下、护理不当易并发细菌感染，最常见的并发症是肺炎，病死率高。最严重的并发症是亚急性硬化性全脑炎（subacute sclerosing panencephalitis, SSPE），发病率为（0.6~2.2）/10万。从麻疹发展到SSPE平均为7年，病人大脑功能发生渐进性衰退，病程6~9个月，最后导致昏迷、死亡。

麻疹病毒感染后经两次病毒血症，使病毒与机体免疫系统接触广泛，病人病后一般可获得牢固的免疫力，很少再感染。6个月内的婴儿因从母体获得IgG抗体，不易感染，但随着年龄增长，抗体逐渐消失，自身免疫尚不健全，易感性也随之增加。故麻疹多见于6个月至5岁的婴幼儿。近年来，由于广泛接种麻疹减毒活疫苗，麻疹发病年龄有后移现象，致使成人麻疹较以往多见，其症状不典型。

**3. 防治原则**　目前国内外普遍实行应用麻疹减毒活疫苗对儿童进行人工主动免疫，免疫力可维持10年左右。对接触麻疹病人的易感者，紧急应用丙种球蛋白或胎盘球蛋白进行人工被动免疫，以防止发病或减轻症状。

### （二）流行性腮腺炎病毒

流行性腮腺炎病毒（mumps virus）是流行性腮腺炎的病原体。在世界各地均有流行，是儿童多发的一种常见呼吸道传染病。

病毒呈球形，直径为100~200nm。基因组为单负链RNA，衣壳呈螺旋对称，包膜上有血凝素-神经氨酸酶刺突（HN）和融合因子刺突（F）。抗原结构稳定，只有一个血清型。

人是流行性腮腺炎病毒唯一的宿主，传染源为病人和隐性感染者，病毒经飞沫传播，易感者为学龄期儿童，好发于冬春季节。潜伏期2~3周，病毒侵入呼吸道上皮细胞和面部局部淋巴结内并增殖后，进入血流，然后随血流侵入腮腺及其他腺体器官如睾丸、卵巢等。病人临床表现主要为一侧或双侧腮腺肿大、疼痛，伴发热、乏力等，若无合并感染持续1~2周自愈。青春期感染者易并发睾丸炎（20%）或卵巢炎（5%），约0.1%的患儿可并发病毒性脑膜炎。病后或隐性感染后，可获得牢固免疫力。

预防流行性腮腺炎应及时隔离病人，防止传播，但最有效的措施还是接种减毒活疫苗。

### （三）腺病毒

腺病毒（adenovirus）呈球形，直径70~90nm，核心为双链DNA，衣壳为二十面体，立体对称，无包膜。腺病毒约有100个血清型，其中感染人类的腺病毒有42个血清型。该病毒对理化因素抵抗力较强，对脂溶剂及胰酶等不敏感，对酸和温度耐受范围较大，室温下可存活10d。紫外线照射30min、56℃30min可被灭活。

传染源为病人和无症状病毒携带者，主要通过呼吸道、消化道或密切接触传播，亦可通过手、污染的毛巾和眼科器械等将病毒传播到眼部，消毒不充分的游泳池也能引起腺病毒感染的暴发流行。腺病毒首先在侵入组织的上皮细胞中增殖，造成组织损伤，感染通常比较局限，很少播散到局部淋巴结外。但病毒在免疫缺陷病人体内可通过血液和淋巴液到达肺、肝、脾、肾以及中枢神经系统，引起多器官的疾病。

感染者主要是儿童，临床表现多样化。主要有3岁以下小儿的急性咽炎，较大儿童的咽结膜炎、腺病毒肺炎、流行性角膜结膜炎、小儿胃肠炎、儿童急性出血性膀胱炎、宫颈炎、男性尿道炎等。

病后可产生特异性抗体，对同型病毒感染有保护作用。健康成年人血清中一般具有多型腺病毒的抗体。目前尚无理想疫苗。

### （四）风疹病毒

风疹病毒（rubella virus）是风疹的病原体，为不规则球形，直径50~70nm。核心为单正链RNA，核衣壳呈二十面体，立体对称，有包膜，包膜刺突具有凝血和溶血活性。只有一个血清型。抵抗力弱，加热至56℃30min、脂溶剂、紫外线可使其灭活。

人是风疹的唯一传染源，儿童是主要易感者。病毒经呼吸道侵入人体，潜伏期2~3周。病毒先在上呼吸道黏膜上皮细胞增殖后进入血流而扩散到全身，病人先是全身不适，继而出现发热、耳后及枕部淋巴结肿大，并有淡红色细点状丘疹，短期内扩展到全身，奇痒难耐或微痒，多在 2~3d 内消退，并发症少。成人感染后症状较重，除出疹外，伴有关节疼痛、血小板减少、出疹后脑炎等。

风疹病毒易发生垂直感染，病毒可通过胎盘感染胎儿，引起胎儿畸形、死亡。孕妇在孕 20 周内感染风疹病毒对胎儿危害最大，胎儿细胞可因感染而发生变化，引起胎儿死亡或出生后表现为先天性心脏病、耳聋、白内障、智力发育下降等畸形及其他先天性风疹综合征。风疹病毒感染后可获得牢固免疫力。风疹减毒活疫苗的接种是预防风疹的有效措施，常与麻疹、腮腺炎组合成三联疫苗（MMR）使用。对风疹病毒抗体阴性易感育龄妇女进行疫苗接种，可避免胎儿发生畸形。

## 第二节　肠道感染病毒

肠道感染病毒是一大类通过消化道途径感染的病毒，以隐性感染多见，病毒在肠道黏膜上皮细胞中增殖，并引起人类相关的胃肠道感染性疾病。该类病毒虽经消化道感染，但引起的疾病则主要在肠道外，如引起无菌性脑膜炎、脊髓灰质炎、心肌炎、手足口病等。病毒体呈球形，直径 24~30nm，核酸为单股正链 RNA，衣壳呈二十面体，立体对称，无包膜。

肠道病毒体外生存能力强，室温下能在污水和粪便中存活数日至数周，低温环境中能存活数月甚至数年；耐酸，耐乙醚、三氯甲烷等有机溶剂；体内耐胃酸、蛋白酶和胆汁；但高温或 56℃ 30min、紫外线、含氯消毒剂（如次氯酸钠和二氧化氯）、氧化剂对病毒有较好的灭活效果。

### 一、脊髓灰质炎病毒

脊髓灰质炎病毒（poliovirus）是脊髓灰质炎的病原体。脊髓灰质炎又称小儿麻痹症，多见于儿童。世界卫生组织（WHO）把脊髓灰质炎列入继天花之后的第二种被消灭的传染病。

传染源为病人或无症状带毒者，主要通过消化道途径传播。病毒侵入人体后，先在咽部扁桃体、肠道下段上皮细胞和肠道派尔集合淋巴结中增殖，90% 以上的感染者，病毒仅限于肠道，不进入血流，表现为隐性感染，病人不出现症状或仅有轻度发热、咽痛、腹部不适。少数感染者由于机体抵抗力较弱，在肠道局部淋巴结内增殖的病毒侵入血流，形成第一次病毒血症，病人可表现为发热、恶心、头痛等症状。当病毒随血流播散至全身的淋巴组织或其他易感的神经外组织中进一步增殖时，使大量病毒再次侵入血流形成第二次病毒血症。病人全身症状加重，表现为发热、头痛、乏力、咽痛和呕吐等症状，机体免疫力的强弱显著影响其结局。若免疫力强，则迅速恢复。少数病人由于免疫力弱，病毒经血流播散至靶器官，如脊髓前角运动神经细胞、脑膜、心脏等引起细胞病变，病毒在细胞内大量复制和释放，阻断宿主细胞的核酸和蛋白质合成，轻者发生暂时性肌肉麻痹，以四肢多见，下肢尤甚；重者可造成肢体弛缓性麻痹后遗症；极少数病人发展为延髓麻痹，导致呼吸衰竭、心力衰竭死亡。

显性或隐性感染后，可获得对同型病毒的牢固免疫力，主要为体液免疫。sIgA 在黏膜局部可阻止病毒的侵入，血清中的中和抗体 IgG、IgM、IgA 可阻止病毒播散，母体的 IgG 抗体可以通过胎盘保护 6 个月内的婴儿免受感染，也可通过初乳中的 sIgA 使婴儿获得自然被动免疫。

一般性预防包括应加强粪便、饮水管理，搞好个人卫生和饮食卫生。发现病人及时隔离，对病人所用物品和排泄物要及时消毒。接种或口服脊髓灰质炎疫苗是预防脊髓灰质炎病毒感染唯一有效的方法。目前多采用口服脊髓灰质炎病毒活疫苗（OPV），使用时应注意在冬、春季进行并忌用热开水溶化或送服，也不要在哺乳前后使用。该疫苗的使用虽然使脊髓灰质炎的发病率急剧下降，但极少数人会发生疫苗相关性麻痹性脊髓灰质炎（VAPP）。因此，目前新的免疫程序建议首先使用灭活脊髓灰质炎疫苗免疫两次后再口服 OPV 进行免疫，以排除 VAPP 发生的危险。对未接种疫苗而又与病人接触的易感儿童，应立即注射丙种球蛋白做紧急预防。

## 二、轮状病毒

人类轮状病毒（human rotavirus，HRV）是引起秋、冬季婴幼儿腹泻的主要病原体，全球每年约有超过1亿的婴幼儿患轮状病毒腹泻，其中近90万人死亡。

病毒体呈圆球形，有双层衣壳，每层衣壳呈二十面体，立体对称。负染色后电镜下观察，病毒外形呈车轮状，故称为轮状病毒。完整病毒大小70~75nm，无外衣壳的粗糙型颗粒为50~60nm，具有双层衣壳的病毒体有传染性。核心为双股RNA，由11个不连续的节段组成。轮状病毒的抵抗力较强，在粪便中可存活数天或数周，在室温中其传染性能保持7个月，能抵抗胃内的酸性环境。轮状病毒生长要求严格，不易培养。

人类感染轮状病毒的传染源为病人和无症状携带者，以消化道途径传播为主，潜伏期为1~4d，温带地区以秋、冬为流行季节。病毒侵入人体后造成小肠黏膜绒毛萎缩、变短、脱落至肠腔并释放大量病毒，随粪便排出。肠微绒毛上皮细胞受损，肠功能丧失，导致电解质紊乱，大量水分进入肠腔，引起严重水样腹泻。病人起病突然并伴有发热、呕吐、腹痛等症状。腹泻严重者可出现脱水、酸中毒而导致死亡。轻者病程3~5d，可完全恢复。

轮状病毒的抗原成分较为复杂。根据组特异性抗原VP6将轮状病毒分为A~J 10个组。其中A、B和C组与人类腹泻有关，其他组与哺乳动物及脊椎动物腹泻有关。A组轮状病毒是世界范围内婴幼儿急性腹泻最重要的病原体，临床显性感染多见于6个月至2岁婴幼儿，常发生在秋冬季，故在我国又被称为秋季腹泻。B组轮状病毒可在年长儿童和成人中产生暴发流行，仅见于我国，多为自限性感染。C组轮状病毒在儿童腹泻中常为散发，偶见暴发流行，发病率低。

轮状病毒感染后机体可产生IgM、IgA和IgG抗体，但发挥主要保护作用的抗体是肠道局部sIgA。由于抗体只对同型病毒有中和作用，且6个月至2岁婴幼儿体内sIgA含量较低，故病愈后还可重复感染。

轮状病毒的口服减毒活疫苗已研制使用。目前尚无用于临床治疗的有效药物，主要是及时补液以纠正水、电解质紊乱，防止脱水及酸中毒的发生，以减少婴幼儿病死率。

## 三、柯萨奇病毒和埃可病毒

柯萨奇病毒（Coxsackie virus）是1948年首次从美国纽约州柯萨奇镇两名疑似脊髓灰质炎患儿的粪便中分离出来的。埃可病毒（ECHO virus）亦称为人肠道致细胞病变孤儿病毒（enterocytopathogenic human orphan virus），因分离该病毒时其致病性不清而得名。

由于这两种病毒型别多，分布广泛，所以感染人体的机会多。传染源是病人或无症状感染者，病毒主要通过消化道途径传播，也可以通过呼吸道或眼部黏膜感染，病毒在体内的扩散过程与脊髓灰质炎病毒相似。由于病毒受体广泛分布于包括中枢神经系统、心、肺、胰、黏膜、皮肤等多种组织器官，导致病人临床表现多样化，如无菌性脑膜炎、疱疹性咽峡炎、手足口病、心肌炎、流行性胸痛、普通感冒。并且同一临床表现可由不同型别病毒引起，同一型病毒亦可引起几种不同的临床表现。人体感染柯萨奇病毒和埃可病毒后可产生特异性中和抗体，对同型病毒有持久免疫力。

目前尚无预防和治疗柯萨奇病毒、埃可病毒感染的疫苗和药物。针对病人主要采取对症治疗以预防继发感染。

## 四、新型肠道病毒70型

肠道病毒70型（enterovirus 70，EV70）呈球形，直径20~30nm，为无包膜单股正链RNA病毒，衣壳呈二十面体，立体对称。可在HeLa细胞、羊膜细胞、人胚肺二倍体细胞、猴肾、人胚肾细胞等多种细胞内生长，出现致细胞病变效应（CPE）。病毒耐酸，对高温、干燥、紫外线、氧化剂均敏感。临床诊疗中用 75% 乙醇消毒是最可靠的消毒方法。

人群对该病毒普遍易感，可经手、毛巾、昆虫或眼科器械等通过直接接触传播，潜伏期 1d 左右，少数可延至 6d。病人临床表现为急性出血性结膜炎，又称流行性出血性结膜炎（俗称红眼病），起病急，迅速出现眼睑水肿，结膜充血、流泪、眼痛，2~3d 后可有脓性分泌物及结膜下出血，极少累及巩膜和虹膜，角膜上皮细胞点状剥脱是本病早期特征。自限性感染，儿童病程短（2~3d），成人可长至 8~10d，预后好，一般无后遗症。少数病人可在发病 1~8 周内出现神经系统症状。

采集病人的血清、眼部分泌物等标本进行病毒鉴定，在急性出血性结膜炎的早期（发病 1~3d）采集眼部分泌物标本，病毒分离率高达 90% 以上，应用酶联免疫吸附试验（ELISA）等技术可快速检出病毒抗原，用 PCR 技术对标本进行快速检测病毒核酸。

## 五、新型肠道病毒 71 型

新型肠道病毒 71 型（enterovirus71，EV71）呈球形，为单股正链无包膜的小 RNA 病毒，二十面体对称结构，属 A 组肠道病毒。可在原代细胞上生长，但敏感性差，可用乳鼠做实验动物。在酸性环境中稳定。

新型肠道病毒 71 型经消化道、呼吸道飞沫和密切接触传播，引起多种临床综合征，主要为手足口病，多感染 5 岁以下小儿，暴发流行或散发，传染性强。病人以低热、厌食、口痛等为首发症状，而后口腔黏膜出现小疱疹，破溃后形成溃疡，主要分布于舌后部、颊和硬腭，也可见于齿龈、扁桃体和咽部。同时手足处皮肤出现斑丘疹，斑丘疹很快转为小疱疹，可向臂、腿部扩散，于 2~3d 内吸收，痊愈后不留痂，预后良好，但可复发。少数可累及延髓和脑神经，引起无菌性脑膜炎、脑炎等，病情进展迅速危及生命。

采集粪便、血清、脑脊液、咽拭子、疱疹液等标本，通过分离病毒、抗原检测及分子生物学技术可对 EV71 作出微生物学检验。

# 第三节　肝炎病毒

肝炎病毒是引起病毒性肝炎的病原体，目前公认的人类肝炎病毒至少有 5 种类型，包括甲型肝炎病毒（hepatitis A virus，HAV）、乙型肝炎病毒（hepatitis B virus，HBV）、丙型肝炎病毒（hepatitis C virus，HCV）、丁型肝炎病毒（hepatitis D virus，HDV）及戊型肝炎病毒（hepatitis E virus，HEV）。其中甲型肝炎病毒与戊型肝炎病毒由消化道传播，分别所致的甲型与戊型肝炎均为急性肝炎，不转为慢性肝炎或慢性携带者。乙型与丙型肝炎病毒通过血液传播、垂直传播等，除引起急性肝炎外，也可致慢性肝炎，并与肝硬化及肝癌相关。丁型肝炎病毒为一种缺损病毒，必须在乙型肝炎病毒等辅助下方能复制，故其传播途径与乙型肝炎病毒相同。近年来还发现一些新的与人类肝炎相关的病毒，但由于致病性尚不明确，未被列入肝炎病毒中。此外，还有巨细胞病毒、EB 病毒等也可引起肝炎，但仅属其全身感染的一部分，故不列入肝炎病毒范畴。

## 一、甲型与戊型肝炎病毒

### （一）甲型肝炎病毒

1. **生物学性状**　病毒体呈球形，直径为 27~32nm，核心为单股正链 RNA，核衣壳呈二十面体，立体对称，无包膜。抗原结构稳定，只有一个血清型。

常采用黑猩猩和狨猴作为动物感染模型，可致动物肝炎，并可在其粪便中检出病毒颗粒，血清中出现相应抗体。细胞培养采用非洲绿猴肾细胞、人肝癌细胞系、人胚肾细胞以及人胚肺二倍体细胞，HAV 生长缓慢，一般不引起细胞病变。

对理化因素有较强的抵抗力,耐受乙醚、三氯甲烷和酸、碱等,100℃ 5min 才能使之灭活。但对紫外线、乙醇、甲醛、次氯酸钠和漂白粉等敏感。

**2.临床意义** 传染源为病人和隐性感染者,主要通过消化道途径传播。在潜伏期末以及急性期病毒随粪便大量排出,污染水源、食物或海产品等,因其可存活数月或更久,故容易引起暴发流行。如 1988 年发生在上海市的因食用受粪便污染的毛蚶而引起中华人民共和国成立以来最大一次甲型肝炎流行,在 4 个月内共发病 31 万例。HAV 也可通过输血或注射方式传播,但由于 HAV 在病人血液中持续时间远较乙型肝炎病毒短,故此种传播方式较为少见。

HAV 经口侵入人体后,先在口咽部或唾液腺中增殖,后在肠黏膜与局部淋巴结增殖后引起短暂的病毒血症,最终侵入肝细胞内增殖。主要侵犯儿童和青少年,大多表现为亚临床或隐性感染,仅少数人表现为急性甲型肝炎。病人可出现发热、乏力、食欲减退、厌油、肝大、肝区压痛和肝损害等临床表现,部分病人出现黄疸。除了 HAV 对肝组织的直接损害,甲型肝炎的发生被认为与机体免疫应答产生的免疫损伤关系密切。甲型肝炎一般不转变为慢性,预后良好。

HAV 感染后,机体可产生抗 -HAV IgM 和 IgG 抗体,后者可在体内维持多年,对 HAV 的再感染有免疫保护作用。

### (二)戊型肝炎病毒

**1.生物学性状** 病毒体呈球形,直径 32~34nm,核心为单股正链 RNA,无包膜。目前尚不能在体外组织培养,但黑猩猩、食蟹猴、恒河猴等对 HEV 敏感,可用于分离病毒。HEV 对高盐、氯化铯、三氯甲烷等敏感,在 -70~8℃易裂解,在液氮中保持稳定。

**2.临床意义** 传染源为病人,主要经消化道途径传播。HEV 经胃肠道进入血液,在肝细胞内复制后释放到血液和胆汁中,随粪便污染食物、水源引起戊型肝炎的散发或暴发流行。HEV 的致病机制与 HAV 相似,病人临床表现为急性戊型肝炎、重症感染以及胆汁淤积性肝炎。多数病人于发病后 6 周左右即好转并痊愈,一般不发展为慢性肝炎。但孕妇感染 HEV 后病情较重,尤以妊娠 6~9 个月最为严重,常发生流产或死胎,孕妇病死率高达 10%~20%。

HEV 感染后机体可产生免疫保护作用,抗 -HEV IgG 持续存在数月至数年。

### (三)微生物学检验

抗 -HAV IgM 和抗 -HEV IgM 特点是出现早、消失快,可作为 HAV 和 HEV 近期感染的检测指标,酶联免疫吸附试验(ELISA)检测血清中抗 -HAV IgM 和抗 -HEV IgM,是目前确诊急性甲型肝炎和戊型肝炎最常用的实验室指标。检测抗 -HAV IgG 和抗 -HEV IgG 主要用于了解既往感染史或进行流行病学调查。

### (四)防治原则

一般预防主要采取以切断传播途径为主的综合性措施,主要是加强卫生宣教和饮食卫生管理,管好粪便,保护水源,对病人排泄物、食具、床单和衣物等应严格消毒处理。注射丙种球蛋白可紧急预防 HAV 和 HEV 感染,接种甲型肝炎疫苗是预防甲型肝炎最有效的方法,HEV 的疫苗 2012 年在我国研制成功。治疗措施以适当休息、合理营养为主,选择性使用药物为辅。应忌酒,防止过劳及避免应用损伤肝的药物。

## 二、乙型、丙型与丁型肝炎病毒

### (一)乙型肝炎病毒

HBV 感染是全球性公共卫生问题,全世界乙型肝炎病毒慢性感染者约达 3.5 亿。我国是乙型肝炎的高流行区,现有的慢性 HBV 感染者近 1 亿,其中有症状需要治疗的活动性乙型肝炎病人为 2 000 多万。

### 1. 生物学性状

（1）**形态与结构**：乙型肝炎（简称乙肝）病人的血清在电子显微镜下可见 3 种不同形态的颗粒（图 5-2）。

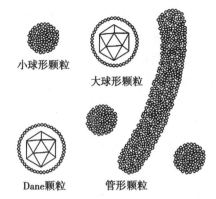

图 5-2　3 种 HBV 颗粒示意图

1）大球形颗粒：为完整的 HBV，直径为 42nm。具有双层衣壳结构，其外衣壳相当于一般病毒的包膜，由脂质双层与蛋白质构成；内衣壳呈二十面体对称，相当于一般病毒的核衣壳，其内含有病毒的 DNA 和 DNA 聚合酶，这种大球形颗粒是 Dane 于 1970 年首先发现的，故又称丹氏（Dane）颗粒。

2）小球形颗粒：大量存在于 HBV 感染者血流中，直径为 22nm，不含 DNA 和 DNA 聚合酶，是 HBV 在肝细胞内组装过程中过剩的衣壳，不具有传染性。

3）管形颗粒：直径 22nm，长 100~500nm，成分与小球形颗粒相同，这种颗粒是一串聚合起来的小球形颗粒。

（2）**基因结构**：HBV 的 DNA 为未闭合的环状双股结构，由长链（负链）和短链（正链）组成。HBV 的 DNA 正链无开放读码框架，不能编码病毒蛋白。HBV 的 DNA 负链能编码全部已知的 HBV 蛋白质，含有 S、C、P 和 X 区 4 个开放读码框架，S 区中含有 *S* 基因、前 S1（*pre-S1*）基因和前 S2（*pre-S2*）基因，分别编码 HBV 的 HBsAg、pre-S1 抗原和 pre-S2 抗原；C 区由 *C* 基因和前 C（*preC*）基因组成，编码乙型肝炎核心抗原及 e 抗原两种内衣壳蛋白；P 区基因最长，编码 DNA 聚合酶等；X 区中的基因所编码的蛋白质称为 HBxAg，该蛋白质与肝癌的发生和发展有关。HBV 的正链、负链的末端两侧分别有 11 个核苷酸组成的重复序列（direct repeat，DR），称为 DR1 和 DR2，该区是病毒 DNA 成环复制的关键部位（图 5-3）。

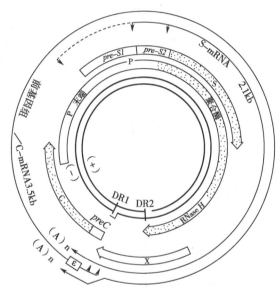

图 5-3　HBV 基因结构示意图

（3）**抗原组成**

1）乙型肝炎表面抗原（HBsAg）：HBsAg 位于大球形颗粒外衣壳、小球形和管形颗粒上，并大量存在于感染者血清中，故成为 HBV 感染的主要指标，在慢性乙肝病人及无症状携带者血清中可持续存在多年，甚至终身。HBsAg 免疫原性强，是制备疫苗的主要成分，可刺激机体产生中和抗体 HBV 表面抗体（HBsAb），可防御 HBV 的感染。HBV 表面抗体的产生可视为乙肝病人好转的指标。

2）乙型肝炎核心抗原（HBcAg）：位于丹氏颗粒的内衣壳，其外被 HBsAg 等所覆盖，故不易在血液循环中检出。HBcAg 也可表达于受感染的肝细胞表面，免疫原性强，可刺激机体产生 HBV 核心抗体（HBcAb）。HBV 核心抗体 IgM 阳性提示病人体内有病毒复制，可出现于急性乙型肝炎和慢性乙型肝炎急性发作期，HBV 核心抗体 IgG 出现较晚，但在血中持续时间较长，表示病人感染呈慢性过程或感染过 HBV。

3）乙型肝炎 e 抗原（HBeAg）：是由 *C* 基因和前 *C* 基因编码的 preC 蛋白转录加工后的产物，位于丹氏颗粒的内衣壳或从受感染的肝细胞释出并游离于血清中，可作为病人体内有 HBV 复制和血液具有传染性的指标之一。HBeAg 能够刺激机体产生 HBV e 抗体（HBeAb），血清中出现 HBeAb 提示机体对 HBV 已产生免疫力，是预后良好的征象。

4）pre-S1 抗原与 pre-S2 抗原：免疫原性比 HBsAg 更强，可刺激机体产生有中和作用的前 S1 抗体和前 S2 抗体，能通过阻断 HBV 与肝细胞结合而起抗病毒作用。若乙型肝炎病人血清中出现此类抗体提示病情好转。

（4）**培养特性**：HBV 的组织培养尚未成功。虽然近年来发展了从人胚肝获得的分化肝细胞原代培养、制备半连续人肝细胞系和诊断性肝穿刺培养的成人胚组织的方法，但应用各种肝组织在体外培养 HBV 仍很困难。黑猩猩是 HBV 的易感动物，国外用黑猩猩研究 HBV 的发病机制，检测主动免疫、被动免疫的效果以及 HBV 疫苗的安全性。但黑猩猩的来源短缺，难以广泛应用，因此寻找一个有效的实验模型是 HBV 研究的首要任务。

（5）**抵抗力**：HBV 对环境中的理化因素抵抗力强，对低温、干燥、紫外线及 70% 乙醇均有耐受性，但高压蒸汽灭菌法、100℃ 10min 以上可被灭活，0.5% 过氧乙酸溶液、5% 次氯酸钠溶液、3% 漂白粉、2% 戊二醛溶液、1% 碘酊等化学消毒剂常用于消毒被 HBV 污染的物品。

**2. 临床意义**

（1）**传染源**：主要为病人以及无症状 HBV 携带者，尤其后者因分布广、数量多且不易被察觉，在流行病学上意义更大。

（2）**传播途径**：HBV 的传播途径主要有 3 种。

1）血液、血液制品等传播：包括输血或血液制品、血液透析、文身、扎耳眼、被针头意外刺伤、共用刮脸刀及牙刷等。医院内未经严格消毒而又反复使用的器械（如内镜、牙科或妇产科器械）可导致 HBV 的医源性传播。

2）垂直传播：主要是指宫内感染、围产期传播以及分娩后传播，携带 HBV 的母亲可以通过血液感染胎儿。

3）密切接触传播：目前已证实涎液、汗液、阴道分泌物、精液、乳汁等体液中均含有乙型肝炎病毒，密切的生活接触，尤其是性传播是常见传播方式。

（3）**致病与免疫机制**：HBV 的致病机制尚未完全明了。根据不同的乙肝临床类型，病人可表现为急性肝炎、慢性活动性肝炎、慢性迁延性肝炎、重症肝炎及无症状 HBV 携带等多种，因而认为 HBV 除对肝细胞有轻度直接损害外，病毒抗原成分诱发机体免疫应答造成的免疫病理损害是导致肝细胞损伤的主要原因，即乙肝的发病机制与机体的免疫应答密切相关，尤其是细胞免疫应答水平，而机体的年龄特点决定机体免疫系统的成熟程度。婴幼儿免疫系统处于发育阶段，清除病毒能力较弱，易发生免疫耐受而成为 HBV 携带者，成人则当病毒感染累及的肝细胞数量不多、机体免疫应答处于正常范围时，特异性细胞毒性 T 淋巴细胞（cytotoxic T lymphocyte, CTL）可清除被病毒感染的细胞，释放至细胞外的 HBV 可被中和抗体及时清除，病人临床表现为隐性感染或急性肝炎，并可较快痊愈；若病毒累及的肝细胞数量众多、机体免疫应答超过正常范围，短时间内引起大量肝细胞坏死、肝衰竭时，病人可表现为重症肝炎；若机体免疫功能低下，或病毒变异而发生免疫逃逸或产生免疫耐受时，病毒不能被有效清除，则持续存在并再感染其他肝细胞，造成慢性肝炎。慢性肝炎造成肝细胞病变又可促进成纤维细胞增生，引起肝硬化。此外，HBV 感染与原发性肝癌有密切关系，研究显示，HBsAg 携带者发生原发性肝癌的危险性比正常人高 217 倍。

HBV 主要在肝细胞内定居、复制，因此乙肝病人发病时常常表现为肝功能异常。乙型肝炎病人的肝外损伤主要由免疫复合物引起。急性乙肝时免疫复合物沉积于血管壁和关节腔滑膜并激活补体可致血清样病变，而慢性乙型肝炎时循环免疫复合物沉积在血管壁，可致膜性肾小球肾炎伴发肾病综合征，临床称肝肾综合征。

**（二）丙型肝炎病毒**

丙型肝炎病毒（HCV）是引起丙型肝炎的病原体，曾被称为肠道外传播的非甲非乙型肝炎病毒。

HCV 呈球形，直径约 50nm，核心为单股正链 RNA，有包膜。编码包膜蛋白的基因容易发生变异，导致包膜蛋白的免疫原性变异而不被原有的抗包膜抗体识别，病毒得以持续存在，是丙型肝炎易慢性化的主要原因。

HCV 的体外培养至今仍很困难，黑猩猩为敏感动物。HCV 对温度较敏感，加热至 100℃ 5min 或 60℃ 1h 可将其灭活。20% 次氯酸钠溶液可消除其传染性，对三氯甲烷、甲醛、乙醚等有机溶剂敏感。

HCV 传染源主要是病人和无症状携带者，最主要的传播途径是经血液传播，国外 30%~90% 的输血后肝炎为丙型肝炎，我国输血后肝炎中丙型肝炎占 1/3，因此丙型肝炎过去称为输血后肝炎。此外，也可经性传播和垂直传播。HCV 感染引起的临床过程虽然轻重不一，但大多数病人不出现症状或症状轻微。另外，HCV 感染极易慢性化，40%~50% 的丙型肝炎病人可转变成慢性肝炎，其中约 20% 的慢性肝炎可发展成肝硬化，甚至转化为肝癌。病后获得的免疫力弱，对再感染无明显保护作用。

### （三）丁型肝炎病毒

丁型肝炎病毒（HDV）是引起丁型肝炎的病原体。它是一种缺损病毒，需要 HBV 或其他嗜肝 DNA 病毒辅助才能复制出成熟的病毒颗粒，并具有感染性。

病毒呈球形，直径为 35~37nm。核心为闭合环状单股负链 RNA，核衣壳为二十面体，立体对称，衣壳蛋白由丁型肝炎病毒抗原（HDVAg）组成。完整、成熟的 HDV 有包膜，但包膜蛋白由 HBV 编码，是 HBV 的 HBsAg，它可防止 HDV RNA 水解，在 HDV 致病中起重要作用。

黑猩猩和土拨鼠可作为 HDV 临床研究的动物模型。由于 HDV 核衣壳外包绕着 HBV 的包膜，故灭活 HBV 的方法也可灭活 HDV，加热至 100℃ 10min 或用高压蒸汽灭菌法均可破坏 HDV。

HDV 的传染源为 HBV/HDV 感染者，传播途径与 HBV 基本相同，主要通过输血、注射传播，垂直传播较少见。由于 HDV 是一种缺损病毒，所以 HDV 的感染须同时感染 HBV，或先有 HBV 或其他嗜肝 DNA 病毒的感染。在我国 HBV 感染者中，HDV 感染率为 0%~10%，为低流行区。因乙型肝炎在临床上较为多见，常掩盖丁型肝炎的诊断，故在临床上的诊断率不高。重叠感染常可导致原有的乙型肝炎症状加重与病情恶化，故对重度乙型肝炎病人应警惕其有无 HDV 感染。HDV 的致病作用与病毒对肝细胞的直接损伤以及免疫病理反应有关。HDVAg 可刺激机体产生特异性 IgM 和 IgG 型抗体，但均非中和抗体，不能清除病毒。

### （四）微生物学检验

**1. 病原学检测** 在血液标本中检出 HBV、HCV、HDV 的病毒颗粒或核酸是诊断上述肝炎病毒感染的最可靠依据。通常用电子显微镜或免疫电子显微镜观察标本中的病毒颗粒，用核酸杂交或 PCR 等技术检测标本中病毒的核酸。

**2. 免疫学检测** 应用 ELISA、胶体金免疫层析等血清学技术检测病毒的抗原或抗体，是目前临床诊断和流行病学调查最常用的方法。

**(1) HBV 抗原、抗体的检测及其意义**：HBV 的主要检测指标有 HBsAg、HBV 表面抗体、HBeAg、HBV e 抗体及 HBV 核心抗体，俗称"乙肝两对半"。因血清中 HBcAg 仅存在于 HBV 大球形颗粒的内衣壳上，不易检出。上述 5 项血清学指标与临床关系复杂，必须综合分析，方能做出正确判断（表 5-1）。

表 5-1　HBV 抗原、抗体检测结果的临床分析

| HBsAg | HBV 表面抗体 | HBeAg | HBV e 抗体 | HBV 核心抗体 | 结果分析 |
|---|---|---|---|---|---|
| + | − | − | − | − | 无症状携带者 |
| + | − | + | − | − | 急性乙型肝炎，或无症状携带者 |
| + | − | + | − | + | 急性或慢性乙型肝炎（传染性强，"大三阳"） |
| + | − | − | + | + | 急性感染趋向恢复或慢性肝炎缓解中（"小三阳"） |
| − | + | − | + | + | 既往感染恢复期 |
| − | − | − | + | + | 既往感染恢复期 |
| − | − | − | − | + | 既往感染或窗口期 |
| − | + | − | − | − | 既往感染或接种过疫苗 |

（2）**HCV 抗原、抗体的检测及其意义**：用 ELISA 检测抗 -HCV，可快速筛查献血人员、诊断丙型肝炎以及评价治疗效果。若抗 -HCV IgM 阳性可对 HCV 感染进行早期诊断。

（3）**HDV 抗原、抗体的检测及其意义**：检测肝组织或血清中的 HDVAg 是诊断 HDV 感染的直接证据，但 HDVAg 在血清中持续时间短，平均仅 21d，因此要注意标本采集时间。目前临床上常用的方法是采用 ELISA 检测血清中抗 -HDV IgM 或 IgG 抗体，检出抗 -HDV IgM 具有早期诊断价值，抗 -HDV IgG 产生较迟，可作为慢性 HDV 感染的指标。

### （五）防治原则

对肝炎病毒感染无特效药物治疗，故预防尤为重要。

**1. 一般预防措施** HBV、HCV、HDV 的传播途径相近，主要靠切断传播途径和保护易感人群两种措施。严格筛选献血员，加强对血液及血液制品的管理，禁止静脉吸毒；加强婚前、孕前检查及性知识宣传教育；为防止医源性感染，医疗器械应严格消毒，提倡使用一次性注射器具；对住院病人应普查 HBsAg，及时发现和管理传染源。

**2. 特异性预防**

（1）**人工主动免疫**：接种乙型肝炎疫苗是预防乙型肝炎最有效的方法，目前主要接种第二代基因工程疫苗，使用方法是对新生儿采用在出生时、出生后 1 个月、6 个月各注射一次，共 3 次，预防效果好，对其他接种对象参照此方法。由于 HCV 编码包膜蛋白的基因容易发生变异，并且用于疫苗研制的动物模型不易建立，故研制疫苗的难度很大。目前也无特异性预防丁型肝炎的疫苗，可通过接种乙型肝炎疫苗预防 HBV 的感染，而间接达到预防 HDV 感染的目的。

（2）**人工被动免疫**：含高效价 HBV 免疫球蛋白（HBIg）可用于紧急预防，如对 HBsAg 阳性母亲所生的新生儿，于出生后 1 周内注射 HBIg 1ml，一个月后重复注射一次，联合疫苗接种，保护率可达 85% 以上，可较好地阻断垂直传播。

（3）**治疗**：一般采用广谱抗病毒药物治疗，如治疗乙肝常用拉米夫定、利巴韦林、干扰素及清热解毒、活血化瘀的中药；对丙型肝炎病毒感染常用 IFN-α。

## 第四节　人类免疫缺陷病毒

人类免疫缺陷病毒（human immunodeficiency virus，HIV）是含有反转录酶的 RNA 病毒，为获得性免疫缺陷综合征（acquired immunodeficiency syndrome，AIDS）即艾滋病的病原体。AIDS 于 1981 年首次在美国报道，HIV 于 1983 年首次被成功分离。此后 HIV 扩展到全球，数千万人被感染，AIDS 已成为目前危害人类健康最严重的疾病之一。为提高人们对该病的认识，1988 年 WHO 将每年的 12 月 1 日定为世界艾滋病日。

### 一、生物学性状

**1. 形态与结构** 病毒体呈球形，直径 100~120nm。核衣壳呈圆锥形，由两条相同的单正链 RNA 和包裹其外的核衣壳蛋白（p7）、衣壳蛋白（p24）以及携带的反转录酶、蛋白酶和整合酶构成。有包膜，包膜中嵌有特异性糖蛋白（gp120 和 gp41）。在衣壳与包膜之间还有一层内膜蛋白（p17）（图 5-4）。

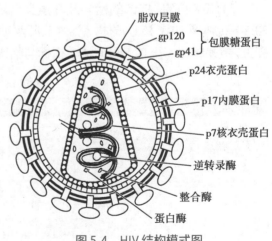

图 5-4　HIV 结构模式图

**2. 基因组及其编码蛋白的功能** 病毒基因组含 *gag*、*pol*、*env* 3 个结构基因和 *tat*、*rev*、*nef*、*vif*、 *vpr*、*vpu* 6 个调节基因。3 个结构基因中，*gag* 基因编码由约 500 个氨基酸组成的聚合前体蛋白，经蛋白酶水解形成衣壳蛋白（p7、p24）和内膜蛋白 p17，使 RNA 不受外界核酸酶破坏；*pol* 基因编码蛋白酶、整合酶、反转录酶等，均为病毒增殖所必需的；*env* 基因编码包膜糖蛋白 gp120 和 gp41，gp120 构成包膜表面的刺突，能与易感细胞表面的受体结合，决定病毒的亲嗜性；gp41 为跨膜蛋白，介导病毒包膜与宿主细胞膜的融合。6 个调节基因的编码产物则控制 HIV 的基因表达，在致病中起重要作用。

**3. 型别与变异**　HIV 有人类免疫缺陷病毒 1 型（HIV-1）、人类免疫缺陷病毒 2 型（HIV-2）两型，两型病毒核苷酸序列的差异在 40% 以上。HIV-1 引起全球流行，HIV-2 主要在西非呈地区性流行。大多数 AIDS 由 HIV-1 引起。HIV 的显著特点之一是它的高度变异性。由于 HIV 的反转录酶无校正功能，错配率高，在反转录中极易发生频繁变异，尤以 *env* 基因为甚，导致其编码的包膜糖蛋白 gp120 抗原变异，有助于病毒逃避免疫清除，也给 HIV 疫苗研制带来困难。

**4. 培养特性**　HIV 感染宿主范围和细胞范围比较狭窄，仅感染表面有 CD4 分子的细胞。因此，实验室常用外周血 T 细胞经有丝分裂原激活后，与疑有 HIV 感染的淋巴细胞混合，培养 2~4 周后分离病毒。HIV 感染的动物模型为恒河猴和黑猩猩，但其感染过程以及产生的症状与人类不同。

**5. 抵抗力**　HIV 对理化因素的抵抗力较弱。对热敏感，加热至 56℃ 30min 失去感染性，但在室温下保存 7d 仍保持活性。对消毒剂和去污剂亦敏感，0.2% 次氯酸钠溶液、0.1% 漂白粉、70% 乙醇、50% 乙醚、0.3% 过氧化氢溶液处理 10min 均能灭活病毒。对紫外线、γ 射线有较强抵抗力。

## 二、临床意义

**1. 传染源和传播途径**　HIV 的传染源是 HIV 携带者和 AIDS 病人，其血液、精液、阴道分泌物、唾液、乳汁、脑脊液等均含有病毒。HIV 的传播途径主要有 3 种。①性传播：通过男性同性恋之间及异性间的性接触感染。②血液传播：接受带病毒的血液、血液制品、器官或组织移植物等，或使用被病毒污染的注射器和针头，均有可能发生 HIV 感染。③垂直传播：包括经胎盘、产道或哺乳等方式传播，其中哺乳传播的危险性高于胎盘传播。日常生活接触及昆虫叮咬等不传播。

**2. 致病机制**　HIV 侵入机体后，通过 gp120 刺突选择性侵犯表达 CD4 分子的细胞，主要是 CD4$^+$T 细胞，其次还有单核巨噬细胞、树突状细胞、神经胶质细胞等，导致上述细胞尤其是 CD4$^+$T 细胞被显著破坏，病人免疫功能全面缺损，合并严重的机会性感染及发生恶性肿瘤。

**3. 临床表现**

（1）**原发感染急性期**：感染 2~4 周开始，持续 1~2 周。感染者可出现发热、咽炎、淋巴结肿大、皮肤斑丘疹和黏膜溃疡等自限性疾病。可从病人血中检测到 p24 抗原，HIV 抗体尚不能检出。

（2）**无症状潜伏期**：持续时间较长，可 1 年至 10 余年不等，常为 3~5 年。期间病毒复制和宿主免疫应答处于相对平衡的状态，感染者可无临床表现，或仅出现无痛性淋巴结肿大。HIV 在血中维持相对低水平，但 HIV 抗体检测呈阳性。机体免疫系统呈进行性损伤。

（3）**艾滋病相关综合征期**：机体受到各种因素的刺激，病毒被激活并再次大量增殖，造成机体免疫系统的功能障碍，病人出现持续性发热、盗汗、全身倦怠、消瘦、慢性腹泻以及全身持续性淋巴结肿大等。此时 CD4$^+$T 细胞明显下降，CD4$^+$T 细胞/CD8$^+$T 细胞比例倒置，HIV 在血中明显增加，HIV 抗体阳性。

（4）**免疫缺陷期**：即典型艾滋病期。由于 T 细胞减少和功能丧失，病人除表现为严重的细胞免疫缺陷外，还会出现与 CD4$^+$T 细胞有关的体液免疫功能障碍，易伴发如真菌（白念珠菌、新型隐球菌等）、细菌（结核分枝杆菌等）、病毒（疱疹病毒等）以及原虫（隐孢子虫等）各种病原体的机会性感染。同时恶性肿瘤发病率高，常见有人类疱疹病毒 8 型引起的卡波西（Kaposi）肉瘤，EB 病毒所致的恶性淋巴瘤，人乳头瘤病毒（HPV）所致的生殖道恶性肿瘤等。机会性感染与肿瘤是艾滋病病人死亡的主要原因，多数于并发症发生后 2 年内死亡。

**4. 免疫性** HIV 感染可使机体产生特异性免疫，包括抗 gp120 中和抗体、CTL 等。它们在急性感染期降低血液中的病毒数量，阻止病毒经细胞接触而扩散等方面发挥着重要作用。但由于 HIV 包膜蛋白易发生抗原性变异，导致原有中和抗体失去作用，同时在潜伏感染阶段，HIV 前病毒整合入宿主细胞基因组中，通过免疫逃逸使机体建立的免疫功能无法将其彻底清除。因此，HIV 仍能在体内持续复制，构成长时间的慢性感染状态。

## 三、微生物学检验

**1. 抗体检测** HIV 抗体检测技术包括初筛试验和确诊试验，即先用敏感性高的方法进行初筛，呈阳性反应后，不能马上出阳性报告，必须经过特异性强的检测技术进行确认。通常先由 HIV 抗体初筛实验室进行筛查，根据检测原理分为酶联免疫吸附试验、凝集法和各种快速诊断方法，可对血液、尿液和唾液等标本进行常规或快速检测，其中酶联免疫吸附试验是最常用的 HIV 抗体检测方法。初筛试验的目的是尽可能发现 HIV 抗体阳性者，也存在假阳性的可能。再由 HIV 抗体确诊实验室进一步做确认试验，包括免疫印迹试验、条带免疫试验及免疫荧光试验等，目前以免疫印迹试验最为常用。

**2. 核酸检测** 从病人体内直接分离出 HIV 是确诊的最直接证据，但病毒分离需严格的工作条件，故不适宜用于临床诊断。PCR 检测病毒核酸可用于监测 HIV 感染者病情发展以及评价药效。

## 四、防治原则

**1. 综合预防措施** 广泛开展宣传教育，普及 AIDS 预防知识，杜绝吸毒和性滥交；建立 HIV 感染的监测网络，及时掌握流行动态；建立无偿志愿献血制度，对供血者进行 HIV 抗体检测，确保输血和血液制品的安全；加强国境检疫。目前尚无理想的 HIV 疫苗。

**2. 药物治疗** 用于治疗艾滋病的药物有核苷类反转录酶抑制剂、非核苷类反转录酶抑制剂和蛋白酶抑制剂 3 类。现采用的高效抗反转录病毒治疗（俗称鸡尾酒疗法）是从 1996 年开始应用于临床，一般是联合使用两种反转录酶抑制剂和一种蛋白酶抑制剂，此法被证明非常成功，但这些药物也有毒副作用，该法也不能彻底根除 HIV 感染。

# 第五节 其他病毒

## 一、虫媒病毒

虫媒病毒（arbovirus）是一类通过节肢动物（蚊、蜱等）媒介传播的病毒，具有自然疫源性。虫媒病毒的共同特点：直径 30~70nm，呈球形，核心含单股正链 RNA，衣壳为二十面体，立体对称，包膜上镶嵌由糖蛋白组成的刺突；对热、脂溶剂等多种理化因素敏感；在细胞质中增殖，宿主范围广，易感动物为乳鼠；节肢动物既是传播媒介，又是储存宿主，故所致疾病具有明显的季节性和地域性；致病性强，所致疾病潜伏期短、起病急、病人病情重。在我国主要流行的虫媒病毒有乙型脑炎病毒、登革病毒、森林脑炎病毒等。

**1. 乙型脑炎病毒** 乙型脑炎病毒（encephalitis B virus）简称乙脑病毒，是引起流行性乙型脑炎（简称乙脑）的病原体。

乙脑病毒的传播媒介主要为三带喙库蚊，传染源是家畜（特别是幼猪）、家禽以及野生动物，病人和隐性感染者也可成为传染源。动物感染乙脑病毒后，不出现明显症状，但有短暂的病毒血症期，造成病毒在自然界中形成由蚊→动物（猪）→蚊的循环。若带乙脑病毒的蚊叮咬易感者则可引起人体感染。我国是乙脑的主要流行区，易感人群主要是 10 岁以下儿童，尤以 2~9 岁年龄段发病率较高；流行的高峰期是 6~9 月期间。

乙脑病毒侵入人体后，先在局部血管内皮细胞及局部淋巴结中增殖，随后少量病毒入血形成第一次病毒血症。病毒随血流播散到肝、脾的单核巨噬细胞内继续大量增殖，病毒再次入血流形成第二次病毒血症，引起病人发热等全身不适。多数病人呈隐性感染，少数病人体内的病毒可穿过血脑屏障而进入中枢神经系统，引起脑实质及脑膜病变，病人临床表现为高热、剧烈头痛、呕吐、颈强直、嗜睡或昏迷等症状。病死率高，幸存者可出现智力减退、痴呆、偏瘫、失语等后遗症。

乙脑病毒抗原结构稳定，只有一个血清型。病人病后及隐性感染均可获得持久免疫力，主要依赖体液免疫的中和抗体。完整的血脑屏障和细胞免疫功能对防止病毒进入脑组织也很重要。

**2. 登革病毒** 登革病毒（dengue virus）是引起登革热的病原体。登革热流行于热带、亚热带地区，其中以东南亚、西太平洋及中南美洲的流行最为严重。我国的广东、广西和海南等地也有本病流行，且流行范围有不断扩大的趋势。

人类和灵长类动物是登革病毒的自然宿主，伊蚊（埃及伊蚊、白蚊伊蚊）是其传播媒介，病人、隐性感染者及携带病毒的灵长类动物为主要传染源。病毒经蚊叮咬进入人体，先在毛细血管内皮细胞和单核细胞中增殖，随后经血流播散，引起病人发热、肌肉和关节剧痛（俗称断骨热）、淋巴结肿大、皮肤出血（瘀点和瘀斑）及休克等症状。初次感染为普通型登革热，为自限性疾病，病人症状较轻，约 1 周内恢复；再次感染者为登革出血热 / 登革休克综合征，病人症状重，病死率高，其发生机制尚未完全清楚。

**3. 森林脑炎病毒** 森林脑炎病毒（forest encephalitis virus）是引起森林脑炎的病原体。是一种由蜱传播的自然疫源性疾病，在我国东北和西北的一些林区曾有流行。

森林脑炎是一种中枢神经系统的急性传染病，蜱是森林脑炎病毒传播媒介，又是长期宿主，其中森林硬蜱的带病毒率最高，成为主要的媒介。在自然情况下，由蜱传染森林中的兽类和野鸟，在动物之间相互传播。蜱每年春、夏、秋季在林区（也可在草原、荒漠地区）大量增殖，此时易感人群进入这些地区被蜱叮咬而感染。近年来发现森林脑炎病毒亦可通过消化道（摄入带病毒的动物乳品）传播。人感染森林脑炎病毒后，经 7~14d 的潜伏期，突然出现高热、头痛、昏睡、肌肉麻痹 / 萎缩，病死率高。病后可获持久免疫力。

虫媒病毒由媒介节肢动物传播引起。因此，消灭媒介节肢动物，搞好个人防护是切断传播途径、保护易感人群的首要措施，如防蚊灭蚊、防蜱灭蜱是预防乙型脑炎、登革热及森林脑炎的重要环节。

人工主动免疫预防乙型脑炎，有灭活疫苗和减毒活疫苗两种。流行区对幼猪接种疫苗，有可能控制乙脑病毒在猪及人群中的传播与流行。登革病毒疫苗的研制已进入临床试验阶段。森林脑炎灭活疫苗用于森林脑炎的特异性预防已被证明安全、有效。

## 二、出血热病毒

出血热是以发热，皮肤黏膜出现瘀点或瘀斑，不同脏器损害和出血以及可能伴有低血压和休克等为特征的一类疾病的统称。引起出血热的病毒种类很多，在我国发现的主要有汉坦病毒、克里米亚 - 刚果出血热病毒等。

**1. 汉坦病毒** 汉坦病毒呈球形或卵圆形，平均直径 120nm，有双层脂质包膜，表面有刺突为血凝抗原，在 pH 6.0~6.4 时可凝集红细胞。病毒可在人肺传代细胞、非洲绿猴肾细胞、人胚肺二倍体细胞及地鼠肾细胞中生长。动物以小鼠、乳鼠易感。对酸、热抵抗力弱，加热至 60℃经 1h 即可灭活，温度在 4~20℃相对稳定。常用免疫荧光法，免疫酶染色法检测抗原、抗体；分子生物学技术检测病毒核酸。

带毒动物为传染源，我国东北、西北、长江中下游地区以野鼠传播为主，黄河中下游和东南沿海地区以家鼠传播为主，其唾液、粪便、尿液可排出病毒，污染环境，人或动物（猫、犬等）经呼吸道、消化道或直接经皮肤伤口接触而感染，通常病毒入侵后经约 2 周潜伏期发病，病人出现发热、出血和肾损伤等典型症状。

**2. 克里米亚 – 刚果出血热病毒** 克里米亚 - 刚果出血热病毒（Crimean-Congo hemorrhagic fever virus, CCHFV）因在克里米亚和刚果相继发现而得名。该病毒的形态结构、培养特性、抵抗力与汉坦病毒相似，但免疫原性、传播方式以及致病性却不相同。

克里米亚 - 刚果出血热是一种自然疫源性疾病，有严格的地区性和明显的季节性，主要分布于有硬蜱活动的荒漠、牧场。野生啮齿动物及家畜是主要的储存宿主。病毒在蜱体内增殖并能经卵传给后代，故硬蜱既是传播媒介，亦是储存宿主。每年 4~5 月蜱大量繁殖，也是克里米亚 - 刚果出血热的发病高峰期。人群普遍易感，人被带病毒的硬蜱叮咬后，经 7d 左右的潜伏期，可出现发热、全身疼痛、中毒症状和出血等临床表现。病后机体产生多种特异性抗体，可获得持久免疫力。微生物学检查方法与汉坦病毒基本相同。

## 三、疱疹病毒

疱疹病毒（herpes virus）属于疱疹病毒科，现已发现有 100 种以上。其中与人类有关的疱疹病毒称为人类疱疹病毒（human herpes virus, HHV），目前已发现的人类疱疹病毒有 8 种。

疱疹病毒具有共同的生物学特性：①病毒呈球形，直径 150~200nm，核衣壳为二十面体，立体对称，内有线状双链 DNA，外有包膜；②多数病毒在细胞核内复制和装配，可引起细胞融合，形成多核巨细胞，产生核内嗜酸性包涵体；③病毒感染者的临床症状表现多样，可有增殖性感染、潜伏感染、整合感染、先天性感染等多种感染类型。

**1. 单纯疱疹病毒** 单纯疱疹病毒（herpes simplex virus, HSV）有 HSV-1 和 HSV-2 两个血清型，二者的 DNA 有 50% 同源性，即两型病毒既有共同的抗原成分，也有不同的型特异性抗原成分。

HSV 在人群中感染非常普遍，感染率达到 80%~90%。传染源是病人和健康病毒携带者。HSV-1 主要通过直接或间接接触传播，病毒可经口腔、呼吸道黏膜及破损皮肤、结膜侵入人体；HSV-2 通常为性传播。病毒亦可经胎盘和产道垂直传播。大多数人初次感染 HSV 后无明显症状，隐性感染占 80%~90%。HSV 感染形式可表现为以下几种：

（1）原发感染：HSV-1 原发感染多见于 6 个月到 2 岁的婴幼儿，以腰部以上感染为主，常引起龈口炎、口唇疱疹、单纯疱疹性角膜炎、单纯疱疹性结膜炎或疱疹性脑炎等；HSV-2 则以引起腰部以下及生殖器感染为主，是引起生殖器疱疹的主要病原体。

（2）潜伏与再发感染：病人 HSV 原发感染产生免疫力后，将部分病毒清除，其余病毒可沿神经髓鞘上行，其中 HSV-1 潜伏于三叉神经节和颈上神经节，HSV-2 潜伏于骶神经节，与机体处于相对平衡的状态。当机体发热、受寒、日晒、月经、情绪紧张，遭受某些细菌、病毒感染时，潜伏的病毒开始增殖，沿感觉神经纤维轴索下行到末梢部位的上皮细胞内继续增殖，导致局部疱疹复发。其特点是每次复发时病变往往在同一部位。最常见在唇鼻间皮肤与黏膜交界处出现成群的小疱疹。

此外，HSV 可经胎盘感染胎儿，诱发流产、早产或先天性畸形。新生儿可经产道感染，引起单纯疱疹性角膜炎或脑炎等。HSV-2 还与宫颈癌的发生密切相关。

可采集皮肤、生殖器等病变部位的水疱液接种于人胚肾、兔肾等易感细胞，观察细胞病变后用 HSV-1 和 HSV-2 单克隆抗体做免疫荧光染色鉴定。另可用酶联免疫吸附试验（ELISA）和间接免疫荧光法检测 HSV 特异性抗体。

目前尚无有效的疫苗可供特异性预防，预防应以切断传播途径为主，尽量避免与病人密切接触，避免有害因素对机体的刺激，并积极锻炼身体，提高机体的免疫力。如孕妇产道有 HSV 感染，可进行剖宫产以避免新生儿感染。现已有一些较为有效的抗 HSV 药物，其中阿昔洛韦是临床上治疗 HSV 感染的首选药物。

**2. 水痘 - 带状疱疹病毒** 因儿童期初次感染该病毒通常引起水痘，恢复后病毒潜伏在体内多年，成年人复发则表现为带状疱疹，故名水痘 - 带状疱疹病毒（varicella-zoster virus, VZV）。

VZV 只有一个血清型，其基本特性与 HSV 相似。病毒只能在人胚成纤维细胞中增殖并缓慢地产生局灶性细胞病变，受感染细胞出现嗜酸性核内包涵体和多核巨细胞。VZV 没有动物储存宿主，人是唯一自然宿主，可致原发感染水痘和复发感染带状疱疹两种类型。

（1）水痘：好发于 2~6 岁儿童。急性期病人的水痘内容物及呼吸道分泌物内均含有病毒，为主要传染源。通常经呼吸道侵入人体，感染者经约 2 周潜伏期，全身皮肤出现丘疹、水疱，有的因感染发展成脓疱疹。皮疹呈向心性分布，躯干比面部和四肢多。健康儿童罕见脑炎和肺炎并发症。成人水痘症状较严重，常并发肺炎，病死率较高。有免疫缺陷的儿童和无免疫力的新生儿感染水痘，病情凶险，可能是一种致死性感染。如孕妇患水痘除病情严重外，并可导致胎儿畸形、流产或死亡。

（2）带状疱疹：儿童患水痘后，因机体获得持久的特异性免疫，可阻止病毒再感染，而对于已潜伏在脊髓后根神经节或脑神经节内的病毒，则不能有效地发挥清除作用。成年以后，机体受到有害因素刺激或细胞免疫功能降低等因素时，潜伏的病毒可被激活，沿感觉神经纤维轴索到达所支配的胸、腹或面部皮肤细胞内增殖而引起复发。由于疱疹沿感觉神经支配的皮肤分布，串联成带状，故称带状疱疹。

依据水痘和带状疱疹病人的临床症状即可确诊，一般不需进行病毒学检查。

对于月龄在 12 个月以上的易感者，可接种 VZV 减毒活疫苗进行人工主动免疫；对于免疫抑制病人可注射水痘 - 带状疱疹免疫球蛋白进行人工被动免疫。针对 VZV 有效的抗病毒药物包括阿昔洛韦和干扰素等。

**3. 人巨细胞病毒** 人巨细胞病毒（human cytomegalovirus, HCMV）是新生儿巨细胞病毒感染的病原体，也是引起先天性畸形的重要病原体之一。

HCMV 可在人体内感染多种细胞，被感染细胞变圆、膨胀、核变大，形成巨大细胞（病毒因此而得名），核内出现形似"猫头鹰眼"状的嗜酸性包涵体。

HCMV 的传染源为病人和无症状带毒者。先天性感染一般是宫内感染，侵犯胎儿神经系统、肝、肾等器官，大多能够存活但伴有神经系统损伤症状。新生儿可通过垂直传播发生 HCMV 感染，通常经无症状感染后病毒潜伏在人粒细胞内，造成潜伏感染。成人感染主要是接触 HCMV 阳性分泌物如唾液、尿液、粪便、宫颈和阴道分泌物、精液等引起。对 HCMV 感染病人可采集各种体液、分泌物等样本进行病毒分离、抗原或核酸检测。

**4. EB 病毒** EB 病毒（Epstein-Barr virus, EBV）的形态结构与其他疱疹病毒相似，但其免疫原性不同。

EBV 的传染源是隐性感染者和病人。病毒主要经唾液传播，偶见经输血传播。EBV 在人群中的感染率非常高，我国 3~5 岁儿童的 EBV 抗体阳性率达 90% 以上。幼儿感染后多数无明显症状或引起轻度咽炎和上呼吸道感染。而青春期初次感染较大剂量的 EBV 者，则引起传染性单核细胞增多症，病人临床表现为发热、咽炎、淋巴结炎、肝/脾大、血单核细胞和异型淋巴细胞增多。与 EBV 感染有关的疾病还有非洲儿童恶性淋巴瘤，发生于非洲中部和新几内亚等某些温热带地区，多见于 6 岁左右儿童。EB 病毒对鼻咽黏膜细胞有特殊亲嗜性，流行病学研究表明与鼻咽癌的发病有密切关系。

对 EBV 分离培养较困难，一般多用血清学方法做辅助诊断，亦可用核酸原位杂交法或 PCR 方法检测标本中 EBV 的 DNA。EBV 疫苗尚未普遍应用，对 EBV 感染也没有疗效肯定的药物，可采用对症治疗。

**5. 人乳头瘤病毒** 人乳头瘤病毒（human papilloma virus, HPV）属于乳多空病毒科乳头瘤病毒属，主要引起人类皮肤和黏膜增生性病变，其中高危型 HPV16 型、18 型等与宫颈癌等恶性肿瘤的发生密切相关。

HPV 呈球形，直径 52~55nm，为双链环状 DNA 无包膜病毒，衣壳呈二十面体，立体对称。目前 HPV 尚不能在组织细胞中培养。

HPV 对皮肤和黏膜上皮细胞具有高度的亲嗜性，病毒在易感细胞中复制导致上皮细胞增殖、表皮变厚，伴有棘层增生和某些程度的表皮角化，在颗粒层常出现嗜碱性核内包涵体。上皮增殖形成乳头状瘤，亦称为疣。

HPV 主要通过直接接触传播、性传播和垂直传播等方式传播。不同型别的 HPV 侵犯的部位和所致疾病不同，一般仅停留在局部皮肤和黏膜，不产生病毒血症。HPV 感染后机体可产生特异性抗体，但该抗体并无保护作用。

## 四、狂犬病毒

狂犬病毒（rabies virus）是引起狂犬病的病原体。该病毒主要在野生动物及家畜中传播，人被病兽咬伤后受感染。狂犬病是一种中枢神经系统的急性传染病，也是目前我国病死率最高的传染病，至今尚无有效的治疗方法，一旦发病，病死率近乎 100%。

**1. 生物学性状** 病毒形似子弹，一端钝圆，另一端扁平，大小约为 75nm×180nm。核心为单股负链 RNA，外绕螺旋对称的蛋白衣壳，有包膜，包膜上的糖蛋白刺突与病毒的感染性及毒力相关。病毒在易感动物或人的中枢神经细胞（主要是大脑基底面海马回的锥体细胞）中增殖时在胞质内形成卵圆形的嗜酸性包涵体，称内氏小体，有诊断价值。

病毒对热、干燥、紫外线、强酸、强碱、甲醛、碘、乙醚、肥皂水等较敏感，于 4℃可保存 1 周，冷冻干燥后的病毒可保持活性数年。

**2. 临床意义** 狂犬病毒宿主范围广，可感染犬、猫、牛、羊、猪、狼、狐狸等，其中病犬是人狂犬病的主要传染源。人被患病动物咬伤或破损的皮肤黏膜接触带病毒的物品时病毒由伤口侵入，先在局部横纹肌细胞中增殖至一定数量后，再由神经末梢沿神经轴索上行至中枢神经系统。在神经细胞内病毒迅速增殖，然后又沿传出神经扩散至唾液腺和其他组织（包括泪腺、鼻黏膜、味蕾、肾、肺等）。狂犬病的潜伏期通常为 1~3 个月，但也有短至 1 周或长达数年者。潜伏期的长短取决于咬伤部位与头部距离的远近，伤口的大小、深浅、有无衣物阻挡，以及侵入病毒的数量。人发病时，先感不安、头痛、发热，侵入部位有刺痛或蚁走感，继而出现神经兴奋性增强、脉速、出汗、流涎、流泪、瞳孔放大，吞咽时咽喉肌肉发生痉挛，闻水声或受其他轻微刺激可引起发作，故又称恐水症。最后病人转入麻痹、昏迷并终因呼吸和循环衰竭而死亡。病程 5~7d。感染后可产生免疫，但不能清除已侵入神经系统内的病毒。

**3. 微生物学检验** 一般情况下，根据病人动物咬伤史和典型临床表现可以临床诊断狂犬病。但对于发病早期或咬伤史不明确的可疑病人，须及时进行微生物学检查以确诊。

人被动物咬伤后，可将动物隔离观察，若经 7~10d 后不发病，说明动物不是狂犬病或咬人时唾液中未带病毒；如动物发病，即将其处死，取脑海马回部位组织涂片，用免疫荧光抗体法检查抗原，同时做组织切片检查内氏小体。对被咬伤者，可取其唾液用免疫荧光法查病毒抗原。最近应用反转录 PCR 法检测病毒 RNA，此法敏感、快速、特异性高。

**4. 防治原则** 加强家犬管理，捕杀野犬，注射犬用疫苗，是预防狂犬病的重要措施。人被动物咬伤后应立即采取下列措施：①伤口处理，用 20% 肥皂水、0.1% 苯扎溴铵溶液或清水反复冲洗伤口，再用 70% 乙醇消毒；②人工主动免疫，狂犬病的潜伏期一般较长，人被咬伤后如尽早接种高效狂犬病疫苗可以预防发病，我国现使用地鼠肾原代细胞或人二倍体细胞培养制备的病毒灭活疫苗，于第 1、3、7、14、28 天各肌内注射 1ml，免疫效果好，副作用小；③人工被动免疫，对咬伤严重者用高效价抗狂犬病血清浸润注射于伤口周围及底部并同时行肌内注射。

## 五、朊病毒

朊病毒（prion）又称为朊粒、传染性蛋白粒子或朊粒蛋白（prion protein，PrP），是一种由宿主细胞基因编码的，构象异常的蛋白质，不含核酸，具有自我复制能力和传染性，是人和动物传染性海绵状脑病的病原体。主要的人和动物的朊病毒病包括库鲁病、牛海绵状脑病、羊瘙痒病、克 - 雅病、新变异型克 - 雅病等。

朊病毒抵抗力强，能抵抗甲醛、乙醇、蛋白酶、紫外线和电离辐射等。对酚类、漂白剂、丙酮和乙醚等敏感。耐强碱、高温，目前灭活朊病毒采用化学处理和高压蒸汽灭菌法相结合的方法：1mol 氢氧化钠作用 1h，再经高压蒸汽灭菌法，需 202kPa、134℃、作用时间≥2h。朊病毒可通过消化道、血液及医源性等多途径传播，潜伏期长，可达数月至数年甚至数十年，一旦发病则呈进行性发展直至死亡，病人主要临床表现为痴呆、共济失调及震颤等，目前尚无有效的治疗方法。

采集脑脊液、脑组织进行鉴定。神经病理学检查，标本经苏木精 - 伊红（HE）染色或糖原染色（PAS）后可见融合性海绵状空泡，神经元消失，星状细胞增生，空泡周围有大量 PrP 淀粉斑，此为朊病毒特异性标志。免疫组化技术是目前确认病毒性感染有效、简单而敏感的方法；免疫印迹技术也是目前国际上诊断朊病毒病最常用的方法；基因分析法是诊断家族性朊病毒病的有效方法，可确定 PrP 基因型及是否发生突变。

（王 岚）

**思考题**

1. 简述甲型流行性感冒病毒易引起大流行的原因。
2. 简述流行性感冒病毒抗原变异形式。
3. 简述肝炎病毒的传播途径。
4. 简述 HBV 抗原、抗体的检测及意义。
5. 简述 HIV 的传染源、传播方式和病人临床表现。
6. 某人被动物咬伤后如何进行处理？

ER 5-6

练习题

# 第六章 | 常见真菌及其他微生物

教学课件　　思维导图

## 学习目标

1. 掌握：放线菌、螺旋体、衣原体、支原体、立克次体的概念，主要病原性真菌的常见种类和致病性，梅毒螺旋体的致病性和防治原则。

2. 熟悉：放线菌、螺旋体、衣原体、支原体、立克次体的主要致病性和生物学性状。

3. 了解：放线菌、钩端螺旋体、衣原体、支原体、立克次体感染的防治原则。

4. 学会：显微镜的使用和维护。

5. 具备规范操作显微镜、辨认真菌形态的能力。

## 第一节　主要病原性真菌

## 案例导入

病人，女性，40 岁，因发热伴咽喉痛 4d 就诊。病人 2 个月前进行乳腺癌手术，术后进行化疗，化疗后出现口腔黏膜肿胀、疼痛，咽喉痛，体检发现咽部黏膜充血并有大量菌斑。咽部涂片革兰氏染色镜检，可见紫色、卵圆形、直径 2~4μm 的菌细胞，有芽生孢子和假菌丝。

请思考：

1. 该病人可能的临床诊断是什么？

2. 该病人患病的原因是什么？

## 一、白念珠菌

白念珠菌（*Candida albicans*）（曾称白假丝酵母菌），属机会致病菌，当机体菌群失调或抵抗力降低时则致病。菌体呈圆形或卵圆形，革兰氏染色呈阳性，以出芽方式繁殖，能形成假菌丝（图 6-1）。沙氏葡萄糖琼脂培养基上生长良好，形成类酵母型菌落，在玉米粉培养基上可长出厚膜孢子。白念珠菌的假菌丝和厚膜孢子有助于对其鉴定。

白念珠菌常寄居于人体体表与腔道中。近年来，由于抗生素、激素和免疫抑制剂在临床上的大量使用，该菌感染日益增多。常见的有：①皮肤、黏膜感染。皮肤感染好发于皮肤皱褶处；黏膜感染包括鹅口疮、口角糜烂、阴道炎等。②内脏感染，包括肺炎、肠炎、膀胱炎等。③中枢神经系统感染，包括脑膜炎、脑脓肿等。

对脓、痰标本可直接涂片进行革兰氏染色后镜检，皮肤、指 / 趾甲先用 10% 氢氧化钾溶液消化后镜检。镜检时必须

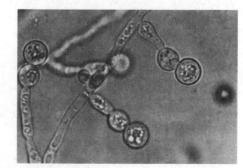

图 6-1　白念珠菌的假菌丝和厚膜孢子

同时看到有出芽的酵母菌与假菌丝,方能确定为白念珠菌感染。

## 二、新型隐球菌

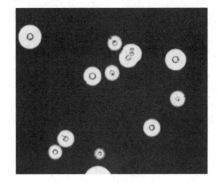

图 6-2　新型隐球菌

新型隐球菌(*Cryptococcus neoformans*)为圆形的酵母型菌,因一般染色法不易着色,难以被发现故称隐球菌。常用墨汁做负染色检查,可见在黑色背景中有圆形的透亮菌体,外有折光性强的宽厚荚膜(图 6-2)。

新型隐球菌主要经呼吸道传播,首先感染的部位是肺,肺感染后病人一般预后良好,但可经肺播散至全身其他部位,包括皮肤、骨、心脏等,最易侵犯的是中枢神经系统,引起慢性脑膜炎。

脑脊液标本经离心后取沉淀物检查,痰和脓液标本则可直接检查。墨汁负染色后镜检,见有圆形或椭圆形的菌体,其外有宽厚的荚膜即可做出诊断。

## 三、皮肤癣菌

皮肤癣菌(*Dermatophyte*)为多细胞真菌,在沙氏葡萄糖琼脂培养基上形成丝状型菌落。皮肤癣菌主要包括毛癣菌、表皮癣菌和小孢子癣菌 3 个属。其嗜角质蛋白的特性使其侵犯的部位只限于角化的表皮、毛发和指/趾甲等,故是引起皮肤浅部感染的主要真菌。3 种癣菌均可侵犯皮肤,在局部增殖、机械刺激和代谢产物的作用下导致炎症,引起各种癣症。如手足癣、股癣、体癣、甲癣等,以手足癣最为多见。皮肤癣菌多为外源性感染,通过直接或间接接触癣症病人、染菌物品或患癣的动物而被感染。

皮屑、指/趾甲和病发,经 10% 氢氧化钾溶液消化后镜检。皮屑和指/趾甲可见菌丝,病发内外可见有菌丝和孢子。

# 第二节　放　线　菌

放线菌(*Actinomyces*)是一类呈分枝状生长的原核生物。因在感染的组织中菌体呈放射状而得名。放线菌普遍存在于自然界中,绝大多数放线菌是有益的,土壤中的放线菌常是制造抗生素菌株的重要来源,少数放线菌可使人和动物致病。对人致病的主要有放线菌属和诺卡菌属。

## 一、放线菌属

放线菌属(*Actinomyces*)在自然界分布广泛,正常寄居在人和动物口腔、上呼吸道、胃肠道和泌尿生殖道,可引起内源性感染。对人致病的主要有衣氏放线菌(*A.israelii*)。

**1.生物学特性**　为革兰氏染色阳性的非抗酸性丝状菌。菌丝细长无隔,有分枝,培养后菌丝断裂成链球或链杆状。放线菌培养较困难,厌氧或微需氧,初次分离培养须加 5% $CO_2$ 可促进其生长,在血琼脂平板上可长出灰白色或淡黄色、圆形、小于 1mm 的微小菌落。病灶组织或脓样物质中可找到肉眼可见的黄色小颗粒,称为硫黄样颗粒,是放线菌在组织中形成的菌落。将硫黄样颗粒制成压片或组织切片,在显微镜下可见颗粒呈菊花状。

**2.致病性与免疫性**　放线菌多分布于口腔等与外界相通的腔道中,属正常菌群,当机体抵抗力减弱或受伤时可引起内源性感染导致放线菌病。主要特征为组织肿胀伴有纤维化与瘢痕形成,并常有瘘管形成,排出硫黄样颗粒。以颈、面部放线菌病最为常见。

**3.微生物学检查**　最主要和最简单的方法是在脓液和痰液中寻找硫黄样颗粒,进一步可做压片镜检,必要时取脓液、痰液标本做厌氧培养鉴定。

**4. 防治原则**　注意口腔卫生、尽早治疗牙病是预防的主要方法。对病人的脓肿和瘘管应采取外科手术彻底清创处理。

## 二、诺卡菌属

诺卡菌属（*Nocardia*）广泛分布于土壤中。对人致病的主要有星形诺卡菌（*N.asteroides*）和巴西诺卡菌（*N.brasiliensis*）。我国以前者为主。

**1. 生物学特性**　诺卡菌的形态与放线菌基本相似，革兰氏染色阳性，且为弱抗酸性，据此可与放线菌、结核分枝杆菌相区别。专性需氧，营养要求不高，生长缓慢，菌落干燥，呈颗粒状，不同菌株可产生不同色素。

**2. 致病性与免疫性**　诺卡菌主要为外源性感染。其中星形诺卡菌常侵入肺部，主要引起化脓性炎症与坏死，症状与结核相似。巴西诺卡菌则主要在皮肤创伤后引起感染，也以化脓和坏死为特征，好发于足部和腿部。

**3. 微生物学检查**　主要用压片在显微镜下检查脓液中的颗粒。

**4. 防治原则**　治疗主要为外科手术清创，切除坏死组织。

## 第三节　螺旋体、衣原体、支原体、立克次体

> **案例导入**
>
> 　　一位 27 岁孕妇经剖宫产生下 32 周的婴儿，由于孕妇没有任何产前检查报告，因此在送进产科时以快速血浆反应素试验（RPR test）做梅毒的筛查，发现反应素增高。出生婴儿表现为水肿、黄疸及肝、脾大，检查报告显示血细胞减少、血糖降低，虽经积极治疗，但仍于出生 3d 后死亡。
>
> 请思考：
>
> 1. 胎儿脐带血有可能检查到何种病原体？
>
> 2. 该病例中的病原体是通过何种方式传播的？该病原体还可通过哪些途径进行传播？

## 一、螺旋体

螺旋体（spirochete）是一类细长、柔软、弯曲呈螺旋状，运动活泼的原核生物。其基本结构与细菌相似，具有细胞壁、核质、二分裂繁殖、对抗生素敏感等特点。

螺旋体在自然界和动物体内广泛存在，种类很多，根据螺旋的外表形状而分为 3 个属。

**1. 密螺旋体属**（*Treponema*）　螺旋细密而规则，两端尖。对人致病的主要有梅毒螺旋体和雅司螺旋体等。

**2. 疏螺旋体属**（*Borrelia*）　螺旋稀疏而不规则，呈波状。对人致病的主要有回归热螺旋体和伯氏疏螺旋体等。

**3. 钩端螺旋体属**（*Leptospira*）　螺旋体更加细密而规则，一端或两端弯曲呈钩状，故名钩端螺旋体。对人致病的主要有问号钩端螺旋体。

### （一）梅毒螺旋体

梅毒螺旋体（*Microspironema pallidum*），亦称苍白密螺旋体，是引起人类梅毒的病原体。梅毒是性传播疾病中危害较重的一种。

**1. 生物学性状**　梅毒螺旋体菌体细长，有 8~14 个细密而规则的螺旋，两端尖直，运动活泼。

Fontana 镀银染色法染成棕褐色，光镜下易于查见，新鲜标本可直接在暗视野显微镜下观察其形态和活泼的运动方式（图 6-3）。

人工培养梅毒螺旋体至今尚未真正成功。近年来研究证明，梅毒螺旋体感染哺乳动物细胞在 33℃微需氧条件下生长较好。

梅毒螺旋体体外抵抗力极弱。对温度和干燥特别敏感。加热至 50℃ 5min 或离体后干燥 1~2h 即死亡，血液中 4℃放置 3d 亦死亡，故血库 4℃存储 3d 以上的血液无传染梅毒的危险。对化学消毒剂和肥皂水敏感，对青霉素亦敏感。

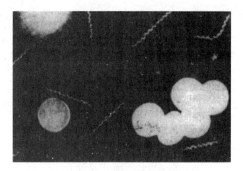

图 6-3　梅毒螺旋体

**2. 致病性与免疫性**　目前尚未证明梅毒螺旋体有内毒素和外毒素，但已发现有很强的侵袭力，可能与其外膜蛋白、透明质酸酶及荚膜样物质有关。在自然情况下，人是梅毒螺旋体的唯一宿主。梅毒可分为获得性梅毒和先天性梅毒两种，前者经性接触感染，后者为垂直感染。

（1）**获得性梅毒**：病人表现为发作、潜伏和再发作交替的现象。临床上分为 3 期。一期梅毒的特征为在病原体侵入处形成硬下疳，刮下此病灶组织可在暗视野下观察到梅毒螺旋体，传染性极强。二期梅毒的特征为病人全身皮肤及黏膜出现梅毒疹，全身淋巴结肿大。部分病人梅毒疹可反复出现数次。此期传染性强，但组织破坏性较小。三期梅毒病人出现全身性梅毒损害，主要表现以结节性梅毒疹和梅毒性树胶肿为特征的皮肤黏膜损害，全身组织器官慢性炎症损伤、慢性肉芽肿及组织缺血性坏死，神经梅毒及心血管梅毒，此期传染性小，但破坏性大，可危及生命。

（2）**先天性梅毒**：先天性梅毒又称胎传梅毒，为母体梅毒螺旋体通过胎盘进入胎儿血流，引起胎儿全身感染，导致流产、死胎，或出生后呈锯齿形牙、马鞍鼻、间质性角膜炎和先天性耳聋等特殊体征，称梅毒儿。

梅毒免疫属于传染性免疫，即有梅毒螺旋体感染时才有免疫力。机体可产生细胞免疫和体液免疫，但以前者为主。在感染的所有阶段，机体都能产生两类抗体，一类是抗梅毒螺旋体抗体，另一类是非特异性反应素抗体，前者有保护作用，后者无保护作用。

**3. 微生物学检查**

（1）**形态学检查**：最适标本是梅毒硬下疳渗出液，其次是梅毒疹渗出液或局部淋巴抽出液。标本可用暗视野显微镜观察运动的梅毒螺旋体。

（2）**血清学检查**：①非梅毒螺旋体血清学试验，用正常牛心肌的心脂质作为抗原检查病人血清中的反应素（抗体），常见的方法是甲苯胺红不加热血清试验（TRUST）和快速血浆反应素环状卡片试验（RPR test），适用于梅毒初步筛选；②梅毒螺旋体抗原试验，以梅毒螺旋体为抗原检查血清中的特异性抗体，常用的方法有梅毒螺旋体明胶凝集试验（TPPA）、梅毒螺旋体血凝试验（TPHA）等，可用作梅毒的证实试验。

**4. 防治原则**　梅毒是一种性病，目前尚无疫苗可用。预防的主要措施是加强性卫生教育并严格社会管理。梅毒确诊后，应及早予以青霉素等药物彻底治疗。

---

**知识链接**

## 性传播疾病

性传播疾病（sexually transmitted disease，STD），是以性接触为主要传播方式的一组疾病。《性病防治管理办法》中"性病"包括淋病、梅毒、生殖道沙眼衣原体感染、尖锐湿疣、生殖器疱疹、其他性病等。性病是危害人类最严重、发病最广泛的一种传染病，性病的传播途径主要有直接性接触传染、间接接触传染、胎盘产道感染、医源性传播、日常生活接触传播等 5 种方式。据统计，90% 以上的性病是通过性接触而传染，性病流行已对人们健康和社会发展构成了严重威胁。

### （二）钩端螺旋体

钩端螺旋体（leptospira），简称钩体，种类很多，其中对人致病的主要有问号钩端螺旋体，能引起人和动物的钩体病。该病呈世界性分布，我国以南方各省多见。

**1. 生物学性状**

（1）**形态与染色**：为圆柱状，螺旋细密、规则，在暗视野显微镜下观察，形似细小珍珠排列的细链，一端或两端呈钩状，菌体常呈 S 形或 C 形（图 6-4）。无鞭毛，运动活泼，常用 Fontana 镀银染色法染成棕褐色。

（2）**培养特性**：需氧或微需氧，营养要求高，在含有蛋白胨和 10% 兔血清的柯氏（Korthof）培养基中生长良好。在 pH 7.2~7.6、温度 28~30℃ 的液体培养基中培育 1~2 周，呈半透明云雾状生长。

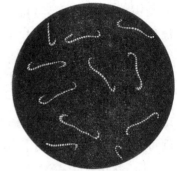

图 6-4　钩端螺旋体

（3）**抗原构造与分类**：钩端螺旋体主要有属特异性抗原、群特异性抗原和型特异性抗原。应用显微镜凝集试验和凝集吸收试验，可对钩端螺旋体进行血清群及血清型的分类。目前全世界已发现有 25 个血清群、273 个血清型。我国已发现的致病性钩体至少有 19 个血清群、75 个血清型。

（4）**抵抗力**：对热和酸的抵抗力弱，加热至 60℃ 1min 即死亡，对常用消毒剂及青霉素敏感。钩体在酸碱度为中性的湿土或水中可存活数月，这在传播上有重要意义。

**2. 致病性与免疫性**

（1）**致病物质**：①溶血素，能破坏红细胞膜而溶血。②内毒素，目前已证实钩体含有脂多糖物质，引起的病理变化与典型内毒素所致变化相似，只是毒性较弱；③黏附素，致病性钩体能以菌体一端或两端黏附于细胞。

（2）**所致疾病**：钩体病是一种人兽共患病，在野生动物和家畜中广泛流行，以鼠和猪为主要的储存宿主。钩体感染动物后，多呈隐性感染，并不断随尿液排出而污染水和土壤。人接触疫水或疫土时，钩体经皮肤、黏膜或结膜进入机体，经淋巴系统或直接进入血液，随血液到达身体各部位，如中枢神经系统和肾脏。病人临床症状为感染后 2~20d，突发高热、头痛、结膜充血、腓肠肌压痛等。

（3）**免疫性**：主要是体液免疫，病人病后可获得对同型钩体的持久免疫力，但对异型钩体仅有部分或无免疫力。

**3. 微生物学检查**

（1）**病原体检测**：①直接镜检，可将病人的血液、尿液、脑脊液等标本经离心集菌后用暗视野显微镜检查，或用 Fontana 镀银染色后镜检；②分离培养与鉴定，可用柯氏培养基，28~30℃ 培养 2~4 周，以螺旋数目等特征与其他螺旋体进行区分；③分子生物学方法，采用 DNA 探针法、PCR 检查法检测钩体 DNA，具有快速、敏感、特异等优点。

（2）**血清学诊断**：以显微镜凝集试验最为经典和常用，集合不同血清型菌体抗原与病人血清混合，在显微镜下观察抗原抗体凝集反应。亦可用间接凝集试验检测病人血清中有无 IgM 抗体。

**4. 防治原则**　防鼠、灭鼠，加强对带菌家畜的管理，保护水源，以及对易感人群接种钩端螺旋体多价疫苗。治疗首选青霉素，其次为庆大霉素、多西环素等。

## 二、衣原体

衣原体（chlamydia）是一类能通过细菌滤器、专性细胞内寄生并有独特发育周期的原核生物。

衣原体的共同特点是：①革兰氏阴性，呈圆形或椭圆形；②有细胞壁；③具有独特的发育周期，以二分裂方式繁殖；④含 DNA 和 RNA 两种核酸；⑤有核糖体和一些酶类，但不能产生代谢所需能量，严格细胞内寄生；⑥对多种抗生素敏感。

汤飞凡教授发现沙眼衣原体

衣原体广泛寄生于人类、鸟类及哺乳动物，能引起人类疾病的有沙眼衣原体、肺炎衣原体，以及由鸟类或动物传播所致的鹦鹉热衣原体。1956 年我国学者汤飞凡等人用鸡胚卵黄囊接种法，在世界上首次成功分离出沙眼衣原体。

### （一）生物学性状

衣原体在宿主细胞内生长繁殖具有独特的发育周期，有始体和原体两种形态。在细胞内的菌体大而疏松，代谢活跃，以二分裂方式繁殖，但不具有感染力，称为始体。在细胞外的菌体小而致密，无繁殖能力，具有高度传染性，称为原体。

原体进入宿主易感细胞后，细胞膜围绕原体形成空泡，原体在空泡中发育为始体，以二分裂方式增殖，形成许多子代原体。衣原体在宿主易感细胞内增殖后所形成的始体和子代原体的空泡，称为包涵体。

衣原体的形态　　衣原体发育周期

衣原体的抵抗力不强，耐冷怕热，对红霉素、四环素类等抗生素敏感。

### （二）致病性

**1. 沙眼**　主要通过直接或间接接触沙眼衣原体传播，即眼 - 眼或眼 - 手 - 眼的途径传播。该病发病缓慢，病人早期表现为流泪、有黏液脓性分泌物、结膜充血等，后期转变成慢性，出现结膜瘢痕、眼睑内翻、倒睫，角膜损害，最后影响视力，甚至失明。据统计，沙眼目前仍居致盲病因的首位。

**2. 包涵体结膜炎**　包括成人型和婴儿型两类。前者系成人由性接触、手 - 眼或间接接触沙眼衣原体而感染，引起滤泡性结膜炎；后者系婴儿通过产道时感染，引起化脓性结膜炎，不侵犯角膜，可自愈，无后遗症。

**3. 泌尿生殖道感染**　经性接触引起的非淋菌性尿道炎中，有 50%~60% 系沙眼衣原体感染所致。男性表现为尿道炎，可合并附睾炎、前列腺炎。女性可导致尿道炎、宫颈炎、输卵管炎。

**4. 性病淋巴肉芽肿**　主要通过性接触感染沙眼衣原体所致。男性以侵犯腹股沟淋巴结为多见，引起化脓性淋巴结炎和慢性淋巴肉芽肿，女性以侵犯肛门直肠淋巴结多见。

**5. 呼吸道感染**　由肺炎衣原体和鹦鹉热衣原体引起。肺炎衣原体引起急性呼吸道感染，以肺炎多见。鹦鹉热衣原体的自然宿主为野生鸟类及家禽，可经呼吸道传给人类，发生肺炎。

### （三）微生物学检查

根据衣原体感染的部位采集相应标本，可直接涂片镜检，进一步可采用鸡胚卵黄囊接种法、细胞培养法进行分离培养，再进行衣原体抗原或核酸检测。

### （四）防治原则

应注意个人卫生，避免直接或间接地接触传染。衣原体引起的泌尿生殖道感染与其他性病的预防相同。治疗可用红霉素、四环素、诺氟沙星、磺胺类等。

## 三、支原体

### （一）概述

支原体的形态及菌落

支原体（mycoplasma）是一类没有细胞壁，呈高度多形态性，能通过滤菌器，在无生命培养基上生长繁殖的最小的原核生物。支原体广泛分布于自然界，对人致病的主要有肺炎支原体和解脲支原体。

**1. 生物学性状**　大小一般在 0.2~0.3μm，可通过一般细胞滤器。因无细胞壁，呈高度多形态性，有球形、杆状、分枝状等，吉姆萨染色呈淡紫色。主要以二分裂方式繁殖。营养要求比一般细菌高,生长缓慢,在以牛心浸液为基础,添加动物血清和酵母浸膏的培养基上可长出呈"油煎蛋"样的微小菌落。支原体对理化因素比细菌敏感,容易被消毒剂灭活,对干扰细胞壁合成的抗生素耐药,但对干扰蛋白质合成的抗生素如多西环素、红霉素、氯霉素、环丙沙星等敏感。

支原体与 L 型细菌的生物学特性极为相似,两者的主要区别在于 L 型细菌脱离诱导因素后可恢复为原来的细菌型,而支原体则不能。

**2. 致病性与免疫性** 大多数支原体对人不致病,对人致病的主要有肺炎支原体,可引起肺炎支原体肺炎。解脲支原体在一定条件下可引起泌尿生殖道感染。支原体通过黏附素、毒性代谢产物、脂蛋白等致病物质引起细胞损伤。

支原体感染后可诱发机体产生体液免疫和细胞免疫,体液免疫发挥主要作用,尤其是局部黏膜产生的 sIgA 能阻止支原体感染。

### (二)主要病原性支原体

**1. 肺炎支原体** 肺炎支原体主要经飞沫传播,大多发生于夏末秋初,以 5~15 岁年龄段易感。主要引起肺炎支原体肺炎,病理改变以间质性肺炎为主,病人临床表现以发热、咳嗽、头痛、咽喉痛和肌肉痛为主。常用冷凝集试验进行肺炎支原体的诊断,但仅有 50% 左右的阳性率。目前临床诊断倾向抗原和核酸检测。

**2. 解脲支原体** 解脲支原体的生物学特性与肺炎支原体相似,在非淋菌性尿道炎中,解脲支原体也是一个重要的病原体。男性还可导致不育症、慢性前列腺炎;女性还可导致泌尿生殖道炎症、不孕症、流产。

## 四、立克次体

立克次体(Rickettsia)是一类与节肢动物密切相关、严格细胞内寄生的原核生物,是引起斑疹伤寒、恙虫病等传染病的病原体。立克次体的共同特点为:①大小介于病毒和细菌之间;②革兰氏染色阴性,呈多形态性;③专性活细胞内寄生,二分裂方式繁殖;④与节肢动物关系密切;⑤大多为人兽共患病的病原体。

### (一)生物学性状

立克次体呈多形态性或球杆状,结构和化学组成与革兰氏阴性菌相似,常用吉姆萨和麦氏(Macchiavello)染色,前者将立克次体染成紫色或蓝色,后者染成红色。大多数立克次体只能在活的宿主细胞内生长繁殖,以二分裂方式繁殖。常用的培养方法有动物接种、鸡胚接种和细胞培养。

抵抗力较弱,加热至 56℃ 30min 灭活,在温室中放置数小时即可失去活性,但在媒介昆虫的粪便中能抵抗低温和干燥,保持传染性数月。对常用消毒剂敏感,对氯霉素、多西环素、四环素等抗生素敏感,但磺胺类药可促进其生长。

### (二)致病性与免疫性

立克次体的致病物质主要是内毒素和磷脂酶 A。人类感染立克次体主要通过虱、蚤、蜱等节肢动物的叮咬或其粪便传播。立克次体进入宿主后,先在局部淋巴结或小血管内皮细胞内生长繁殖,产生初次立克次体血症,再经血流扩散到全身器官的小血管内皮细胞中繁殖,大量增殖后释放入血,引起第二次立克次体血症,出现一系列临床症状。

立克次体为严格细胞内寄生的病原体,故抗感染免疫以细胞免疫为主。病人病后可获得较强的免疫力。

### (三)主要致病性立克次体

几种主要致病性立克次体的储存宿主、传播媒介、传播方式、所致疾病见表 6-1。在我国发生的立克次体病主要有斑疹伤寒和恙虫病。

**1. 普氏立克次体** 是流行性斑疹伤寒(虱传斑疹伤寒)的病原体。当受感染人虱叮咬人体后,常排粪于皮肤上，人虱粪中的立克次体从抓破的皮肤破损处侵入人体内。此外，人虱粪中的立克次体可经呼吸道或结膜感染人体。人感染后可出现高热、头痛、肌痛、皮疹等症状，严重时伴有神经系统、心血管系统的损害。

**2. 地方性斑疹伤寒立克次体**　是地方性斑疹伤寒（鼠型斑疹伤寒）的病原体。鼠蚤叮咬人时，可将立克次体传染给人，蚤粪中的立克次体也可经口、鼻、结膜进入人体而发病。病人临床症状与流行性斑疹伤寒相似，但发病缓慢，病情较轻，很少累及中枢神经系统和心血管系统。

**3. 恙虫病立克次体**　是恙虫病的病原体。恙虫病是自然疫源性疾病，主要流行于啮齿动物。人类通过恙螨幼虫的叮咬而感染，叮咬处先出现红色丘疹，形成水疱后破裂，中央溃疡处形成黑色焦痂，为恙虫病特征之一。病原体在局部繁殖后经淋巴系统进入血液循环而产生立克次体血症。病原体释放出的毒素可引起内脏器官的炎症。

表 6-1　主要致病性立克次体

| 病原体 | 储存宿主 | 传播媒介 | 传播方式 | 所致疾病 |
|---|---|---|---|---|
| 普氏立克次体 | 人 | 人虱 | 虱－人－虱 | 流行性斑疹伤寒 |
| 地方性斑疹伤寒立克次体 | 鼠 | 鼠蚤 | 鼠－蚤－人 | 地方性斑疹伤寒 |
| 恙虫病立克次体 | 恙螨 | 恙螨 | 鼠－恙螨－人 | 恙虫病 |

**（四）微生物学检查**

因立克次体特别容易引起实验室感染，故必须严格遵守实验室操作规程，注意防止感染事故的发生。主要采集病人的血液，以供病原体分离或做免疫学试验。血清学检查是目前诊断立克次体病的主要方法，用微量免疫荧光法、间接免疫荧光技术检测特异性抗体。

**（五）防治原则**

灭虱、灭蚤、灭螨、灭鼠，做好个人防护，注意个人卫生是预防立克次体病的重要措施。对流行地区人员可进行特异性预防接种。治疗药物首选多西环素。

> **知识链接**
>
> ### 立克次体名称由来
>
> 立克次体的名称由来与发现它及为此献身的人有关。1909 年美国病理学副教授立克次（Howard Taylor Ricketts）在研究斑疹热时首先发现了立克次体。次年，他不幸因感染斑疹伤寒而献身。1916 年罗恰·利马首先从斑疹伤寒病人的体虱中找到这种病原体，并建议取名为普氏立克次体，以纪念从事斑疹伤寒研究而牺牲的立克次。我国科学工作者谢少文于 1934 年首先应用鸡胚成功培养立克次体，为人类认识和研究立克次体做出了重要贡献。

（吕茂利）

> **思考题**
>
> 1. 如何定义放线菌、螺旋体、衣原体、支原体、立克次体？
> 2. 常见的病原性真菌包括哪些？各引起什么疾病？
> 3. 放线菌、螺旋体、衣原体、支原体、立克次体各包括哪些主要致病菌？
> 4. 简述梅毒的传播途径及防治原则。

ER 6-7

练习题

# 第七章 | 人体寄生虫学

教学课件

思维导图

**学习目标**

1. 掌握：寄生虫和宿主的概念、分类和相互关系；蠕形住肠线虫、链状带绦虫、华支睾吸虫、日本血吸虫、疟原虫的形态和生活史；蚊和蝇的形态及其与疾病的关系。
2. 熟悉：寄生虫的生物学特征、寄生虫病的流行和防治；蠕形住肠线虫、链状带绦虫、华支睾吸虫、日本血吸虫、疟原虫的致病、诊断、流行与防治；蚊和蝇的生活史及生活习性。
3. 了解：其他肠道寄生虫、腔道寄生虫、组织内寄生虫和医学节肢动物。
4. 学会：鉴别常见寄生虫；自主学习、举一反三；在护理过程中避免寄生虫感染的自我防护。
5. 具备鉴别寄生虫并解决实际问题的能力和素养。

人体寄生虫学（human parasitology）亦称医学寄生虫学（medical parasitology），是研究与人体健康有关的寄生虫的形态结构，生长、发育、繁殖规律，其与人体和外界环境因素相互关系的一门科学。

## 第一节 人体寄生虫学概述

**案例导入**

病人，女性，33岁，因其为治疗便秘用偏方生食泥鳅后发生慢性腹泻11个月而就诊。体重减轻12.5kg，上身消瘦，双下肢重度水肿，血红蛋白比标准值低25g/L，粪便镜检发现肠道毛细线虫卵和雄虫。确诊为肠道毛细线虫病。

**请思考：**
1. 寄生虫对人体有哪些危害？
2. 护理人员为什么要学人体寄生虫学？

人体寄生虫危害人类健康、生活质量和社会经济发展。我国在人体寄生虫病防治工作方面取得了巨大成绩，本土丝虫病和疟疾等疾病已被消灭，许多曾经常见的寄生虫感染率逐渐下降。人兽共患寄生虫病、食源性寄生虫病、机会致病寄生虫病和输入性寄生虫病长期存在并有增加的趋势，新现寄生虫病和再现寄生虫病更是增加了国家对寄生虫病监控和防治的难度。因此，对人体寄生虫学的教学工作和相关疾病的防治工作均不容忽视。

## 一、寄生现象、寄生虫和宿主

在生物进化过程中，两种不同的生物共同生活在一起，其中一种生物为了生存、繁衍暂时或永久地夺取另一种生物的营养物质和／或以其为居住场所而对其造成损害，一种生物受益而另一种生物受害的现象称为寄生现象或寄生。寄生现象中受害的一方生物为宿主（host），受益的一方生物为寄生物（parasite）。寄生物所营的寄生生活方式称为寄生生活（parasitic lifestyle）。寄生物广泛分布在原核生物界、真核生物界和非细胞生物界。寄生虫是指营寄生生活的动物，其中主要为营寄生生活的单细胞的原生动物和多细胞的无脊椎动物。人体寄生虫分为医学原虫（medical protozoa）、医学蠕虫（medical helminth）和医学节肢动物（medical arthropod）3部分。寄生虫繁殖方式多样，有的营无性生殖，有的营有性生殖，有的兼有无性生殖和有性生殖。这种兼有无性生殖和有性生殖的现象称为世代交替（alternation of generation）。两种或两种以上寄生虫同时寄生人体的现象称为多寄生现象（polyparasitism）。寄生虫的常见寄生部位称为寄生部位，寄生虫在常见寄生部位之外部位寄生的现象称异位寄生（ectopic parasitism）。寄生虫侵入人体的阶段称为感染阶段（infective stage）。

寄生虫寄生的宿主分为4类。寄生虫幼虫或无性生殖阶段寄生的宿主为中间宿主（intermediate host），寄生虫成虫或有性生殖阶段寄生的宿主为终宿主（definitive host），作为人体寄生虫病传染源的受感染脊椎动物为保虫宿主或储存宿主（reservoir host），含有滞育状态的寄生虫幼虫的非适宜宿主为转续宿主（paratenic host, transport host）。寄生虫完成一代生长、发育和繁殖的全过程称为寄生虫的生活史（life cycle）。根据寄生虫在生长发育过程中是否需要中间宿主，生活史分为直接型和间接型。前者不需要中间宿主，后者需要中间宿主。在流行病学上，直接型生活史的蠕虫称为土源性蠕虫，间接型生活史的蠕虫称为生物源性蠕虫。

## 二、人体寄生虫的种类和生物学特性

### （一）人体寄生虫的种类

**1. 按动物分类系统分类** 人体寄生虫归属于原生动物亚界的3个门和无脊椎动物的4个门，即肉足鞭毛门、顶复门、纤毛门、扁形动物门、线形动物门、棘头动物门和节肢动物门。

**2. 按与宿主的关系分类** 人体寄生虫分为专性寄生虫、兼性寄生虫、偶然寄生虫、机会致病寄生虫。至少需要某个阶段营寄生生活的寄生虫为专性寄生虫，如蛔虫和蠕形住肠线虫。可营自生和寄生两种生活的寄生虫为兼性寄生虫，如粪类圆线虫。因偶然机会进入非正常宿主体内营寄生生活的寄生虫为偶然寄生虫。通常处于隐性感染状态，当宿主免疫功能低下时，虫体大量增殖并致病的寄生虫为机会致病寄生虫，如弓形虫和隐孢子虫。

**3. 按寄生时间分类** 人体寄生虫分为长期寄生虫和暂时性寄生虫。

**4. 按寄生部位分类** 人体寄生虫分为体内寄生虫和体外寄生虫。体内寄生虫包括腔道寄生虫（包括肠道寄生虫和其他腔道寄生虫）、组织寄生虫、脉管寄生虫等。体外寄生虫多属于暂时性寄生虫，多见于医学节肢动物，例如蚊等。

### （二）人体寄生虫的生物学特性

人体寄生虫生物学特性是指寄生虫固有的形态、生态、生理特性以及遗传性状等特征，是人体寄生虫学的主要组成部分。

**1. 医学原虫** 医学原虫属于原生动物亚界，为单细胞真核动物，其外形多样。基本结构由胞膜、胞质和胞核组成。胞膜为一层或一层以上的单位膜结构，是与外界和宿主接触的界面，表面具有各种酶、配体、受体和抗原等成分。细胞质主要由基质、细胞器和内含物组成。大多数原虫的基质分为凝胶状的外质和溶胶状的含有各种细胞器及内含物的内质。原虫的细胞器有膜质细胞器、运动细胞器、营养细胞器等类型，其中运动细胞器是原虫分类的重要标志，如伪足、鞭毛、纤毛和波动膜等。原虫内含物主要有食物泡、拟染色体等，特殊的内含物可以作为虫种鉴别标志。医学原虫的核有泡状核和实质核两类，多数为泡状核。我国常见的医学原虫有溶组织内阿米巴、蓝氏贾第鞭毛虫和隐孢子虫等。

**2. 医学蠕虫** 医学蠕虫是借助肌肉的收缩而做蠕动状运动的多细胞无脊椎动物。医学蠕虫主要包括医学吸虫、医学绦虫和医学线虫等。

(1)**医学吸虫**：医学吸虫属于扁形动物门吸虫纲复殖目。大多数成虫呈舌状或叶状，少数呈圆柱状，两侧对称，具有口吸盘和腹吸盘，无体腔。消化道不完整，由口、咽、食管和肠支组成，无肛门。除裂体吸虫外，均为雌雄同体。其属于生物源性蠕虫，生活史有世代交替。终宿主多为人和脊椎动物。吸虫卵必须进入水中或水中软体动物体内才能发育，幼虫阶段常包括毛蚴、胞蚴、雷蚴和尾蚴，具体以虫种不同而不同。吸虫的第一或唯一中间宿主为淡水螺类或其他软体动物，第二中间宿主因虫种不同而不同，可为淡水鱼/虾、溪蟹、蝲蛄等。我国常见的医学吸虫有华支睾吸虫、布氏姜片吸虫、卫氏并殖吸虫和日本血吸虫等。

(2)**医学绦虫**：医学绦虫属于扁形动物门绦虫纲多节绦虫亚纲的圆叶目和假叶目。成虫扁长呈带状，两侧对称，分节。虫体通常由头节、颈部和链体组成。无消化道和体腔。圆叶目绦虫头节呈圆形或方形，具有4个吸盘，部分虫种具有顶突，顶突上有小钩；假叶目绦虫头节呈梭状或指状，有2个吸槽。绦虫颈部具有生发功能。链体分节，按生殖器官发育程度分为幼节、成节和孕节。绦虫颈部生发产生幼节，幼节的生殖器官未发育成熟，幼节的生殖器官发育成熟后便形成成节，成节受精产卵发育为孕节。每个幼节和成节内有雌、雄生殖器官各一套。假叶目绦虫成节内子宫有子宫孔，孕节与成节形态相似；圆叶目绦虫成节内子宫无子宫孔，孕节内除充满虫卵的子宫外，其他生殖器官退化消失。我国常见的医学绦虫有链状带绦虫、肥胖带绦虫、细粒棘球绦虫和曼氏迭宫绦虫等。

(3)**医学线虫**：医学线虫属于线形动物门的线虫纲。成虫多为线状或圆柱状，两侧对称，体不分节。体壁自外向里由角质层、皮下层和纵肌层组成。消化道较完整，有口、咽、肠道和肛门。体壁与消化道之间具有假体腔。雌雄异体，雌大雄小，雄虫尾端弯曲或膨大，雌虫尾端尖直。多数雌虫生殖系统为双管型，雄虫为单管型。线虫分为土源性线虫和生物源性线虫。生活史包括虫卵、幼虫、成虫3个阶段。幼虫发育为成虫需要蜕4次皮。我国常见的医学线虫有蛔虫、鞭虫、钩虫、蠕形住肠线虫和粪类圆线虫等。

**3. 医学节肢动物**　医学节肢动物分布在节肢动物门的5个纲：昆虫纲、蛛形纲、甲壳纲、倍足纲和唇足纲。其主要形态特征是虫体两侧对称，躯体和附肢均分节，体表有坚硬的外骨骼，循环系统为开放式，有血腔，雌雄异体，大多发育须经历脱皮和变态。节肢动物从卵发育到成虫所经历的形态、结构、生理功能、生活习性等一系列变化称为变态。变态分为完全变态和不完全变态。完全变态是指节肢动物发育过程经历蛹期的变态，蛹期前幼虫的外部形态、生活习性与成虫有明显差别，如蚊、蝇、白蛉、蚤等；不完全变态指节肢动物发育过程中不需要经过蛹期的变态，成虫前期若虫的形态特征及生活习性与成虫差别不明显，如虱等。

## 三、寄生虫与宿主的相互关系

### （一）寄生虫对宿主的致病作用

**1. 掠夺营养**　寄生虫寄生过程中夺取宿主大量营养，可造成宿主的营养不良或发育障碍。如钩虫附于宿主肠壁吸取大量血液，可引起宿主贫血。

**2. 机械性损伤**　寄生虫侵入、移行、定居、占位等可损伤或破坏宿主被累及的组织。如钩虫丝状蚴侵入皮肤时引起钩蚴性皮炎，大量蛔虫堵塞肠腔引起肠梗阻等。

**3. 毒性与免疫损伤**　寄生虫的代谢物、分泌物、虫卵、脱落物和死亡虫体的崩解产物等，有的对宿主有毒害作用，有的可成为变应原引起宿主免疫病理损伤。如日本血吸虫卵沉积在肝脏可以引起炎症细胞浸润到虫卵周围形成血吸虫卵肉芽肿，蛔虫幼虫移行至肺部后虫体和蜕皮可导致肺炎。

医学节肢动物对人体的危害作用尚有独特之处，其大致分为直接危害和间接危害两方面。直接危害指节肢动物通过寄生、吸血、骚扰、刺螫、毒害、诱发超敏反应等方式对人体直接造成的损害。直接危害有掠夺营养、机械性损伤和毒性与免疫损伤。间接危害指节肢动物通过传播病原体间接危害人类健康，即其对宿主危害的独特之处。节肢动物传播的病原体引起的疾病称为虫媒病。

传播虫媒病的节肢动物又称为媒介节肢动物，其传播病原体的方式分为机械性传播和生物性传播。机械性传播是指节肢动物对病原体的传播只起到携带输送作用，病原体形态、数量不发生变化，如蝇和蟑螂能传播痢疾、伤寒等。生物性传播是指节肢动物传播的病原体必须在节肢动物体内经一定时间的发育和/或繁殖才具有感染力，如蚊传播疟疾的病原体疟原虫需要在蚊体内发育和繁殖。

### （二）宿主对寄生虫的免疫作用

**1. 固有免疫**　固有免疫具有遗传性和种的特性（如鸡蛔虫、鸟类疟原虫等不能在人体内寄生）。除皮肤黏膜的屏障作用、吞噬细胞的吞噬作用及炎症反应等外，机体的嗜酸性粒细胞有调节超敏反应、吞噬免疫复合物、损伤蠕虫等作用，也是机体对寄生蠕虫免疫的效应细胞之一。当人体受蠕虫感染时，嗜酸性粒细胞有明显增多。

**2. 适应性免疫**　由细胞免疫和体液免疫共同构成。依据免疫效果分为两种类型：

（1）**消除性免疫**：人体感染某种寄生虫后所产生的适应性免疫，既可消除体内寄生虫又能完全抵抗再感染。消除性免疫在抗寄生虫感染中是比较少见的一种免疫现象。

（2）**非消除性免疫**：人体感染寄生虫后产生了适应性免疫，但不能完全清除体内寄生虫，仅表现为在一定程度上能抵抗再感染。若体内的活虫在药物的作用下被完全清除，免疫力也随之消失。非消除性免疫是宿主的免疫力与体内寄生虫共存的不完全免疫现象。由于寄生虫自身的特点，如抗原成分非常复杂、抗原容易变异等，非消除性免疫在抗寄生虫感染中是比较多见的一种免疫现象。

机体针对寄生虫抗原产生的特异性免疫，一方面表现为对再感染的免疫力，另一方面可使宿主产生Ⅰ~Ⅳ型超敏反应，引起机体的免疫病理损伤。如蠕虫感染病人出现的哮喘属于Ⅰ型超敏反应，血吸虫卵引起的肉芽肿属于Ⅳ型超敏反应。

### （三）寄生虫感染与寄生虫病

寄生虫在一定的环境条件下，突破宿主的防御功能，在宿主的一定部位寄生并引起病理反应，这一过程称为寄生虫感染。有明显临床表现的寄生虫感染称为寄生虫病。没有明显临床表现的寄生虫感染称为带虫状态，其感染者称为带虫者。带虫状态是宿主与寄生虫相互适应的结果，其感染者可排出病原体，在流行病学上具有重要意义。

## 四、寄生虫病流行、防治和诊断

### （一）寄生虫病流行

**1. 寄生虫病流行的基本环节**　寄生虫病流行的基本环节包括传染源、传播途径和易感者。传染源是指被寄生虫感染的人和动物，包括病人、带虫者、保虫宿主和转续宿主。传播途径是指寄生虫借助某些传播因素进入宿主的全过程。常见的传播途径包括经水传播、经食物传播、经土壤传播、经空气传播、经节肢动物传播和经人体直接传播。感染途径不同于传播途径，是指寄生虫感染阶段进入人体的途径，常见的感染途径包括经口感染、经皮肤感染、经呼吸道感染、经胎盘感染、经输血感染等。易感者是指对某种寄生虫缺乏免疫力或免疫力低下的人。

**2. 寄生虫病的流行因素**　寄生虫病的流行因素包括自然因素、生物因素和社会因素。3种因素相互作用，共同影响寄生虫病的流行。自然因素包括热带、温带和寒带的丘陵、山区、森林、平原等地理环境和温度、湿度、光照、雨量等气候因素两个部分。生物因素包括中间宿主、节肢动物、保虫宿主以及转续宿主等。社会因素包括政治、经济、文化教育、科技、医疗卫生防疫、生产方式和生活习惯等。

**3. 寄生虫病的流行特点**　寄生虫病的流行特点包括地方性、季节性和自然疫源性。寄生虫病不需要外来输入，与当地气候条件、生物分布、人的行为（生产方式和生活习惯）有关的情况称为地方性。寄生虫病随着季节变化（气候变化、生物种群数量以及人群在不同季节的生活习惯和生产方式的变化）而变化的情况称为季节性。在人和脊椎动物之间自然传播的寄生虫病称为人兽共患寄生虫病（parasitic zoonoses）。无需人参与而存在于自然界的人兽共患寄生虫病的这种情况称为自然疫源性，这种地区称为自然疫源地，这种寄生虫病称为自然疫源性寄生虫病。当人进入其中，自然疫源性寄生虫病可以传给人。

### （二）寄生虫病防治

根据寄生虫病基本流行环节，寄生虫病的防治原则为控制传染源、切断传播途径和保护易感人群。目前，我国采取综合防治措施防治寄生虫病。

**1. 控制传染源**　在流行区，普查、普治传染源；在非流行区，监控传染源的流动。

**2. 切断传播途径**　加强对粪便、痰等传染源排泄物的管理，加强对水源、土壤、空气等的净化及管理，加强饮食卫生，控制媒介节肢动物和中间宿主等。

**3. 保护易感人群**　普及卫生健康教育，加强体育锻炼，提高免疫力，改变不良生产方式、饮食习惯，提高群众自我保护意识，采用预防药物、疫苗等各种防护措施，远离传染源和传播媒介等。

### （三）寄生虫病诊断

寄生虫病诊断包括临床诊断和实验室诊断。临床诊断包括症状诊断和体格检查。症状诊断包括现病史、既往史、出行史、饮食史和个人生活习惯等。体格检查包括生命体征检查、一般状况检查和全身查体等。实验室诊断包括病原学诊断、免疫学诊断、分子生物学诊断、影像学诊断等。病原学诊断是寄生虫病确诊的依据。常见的病原学诊断有生理盐水涂片法、浮聚法、沉淀法、肛门拭子法、厚血膜涂片法、薄血膜涂片法、各种染色法、各种孵育法、培养法、动物接种法等。诊断寄生虫病时，最好选择多种病原学诊断方法连续多天进行检查，以防止误诊和／或漏诊。诊断一些组织寄生虫病时，免疫学诊断和影像学诊断是重要的辅助诊断。目前，分子生物学诊断已经成为寄生虫病临床诊断和流行病学诊断的主要手段之一。

## 第二节　肠道常见寄生虫

**案例导入**

病人，男性，6岁，因发热和腹痛 1d 就诊。腹部超声检查显示阑尾区有条状低回声。手术切除充血、肿胀的阑尾，送病理检查发现阑尾内有蠕形住肠线虫虫体。最后确诊为蛲虫性慢性阑尾炎。

**请思考：**

1. 除了蠕形住肠线虫之外，还有哪些寄生虫可以引起阑尾炎？简述依据。

2. 是否有快速初筛该病人感染蠕形住肠线虫的实验室诊断方法？是哪些方法？

3. 医护人员是否有可能从该病人处感染蠕形住肠线虫？医护人员应当如何预防感染？

可寄生在人体肠道内的寄生虫种类繁多。一些寄生虫寄生部位是肠道内，即肠道寄生虫，其中一些肠道寄生虫有异位寄生现象，例如蛔虫可以异位寄生到甲状腺等处。一些寄生虫成虫寄生在肠道而幼虫寄生在组织，例如链状带绦虫。一些寄生虫寄生部位较多，其中包括肠道，例如蝇蛆可寄生于胃肠道。肠道常见寄生虫有蛔虫、鞭虫、钩虫、蠕形住肠线虫、布氏姜片吸虫、链状带绦虫、肥胖带绦虫、蓝氏贾第鞭毛虫等。本节主要介绍蠕形住肠线虫、布氏姜片吸虫、链状带绦虫和蓝氏贾第鞭毛虫。

## 一、蠕形住肠线虫

蠕形住肠线虫（*Enterobius vermicularis*）简称蛲虫，是目前我国常见的肠道医学线虫之一。成虫寄生于人体的回盲部，引起蛲虫病（enterobiasis）。

**1. 形态** 成虫呈线头状，乳白色，有头翼和咽管球。雌虫长8~13mm，尾部长而尖细。雄虫长 2~5mm，虫体尾部向腹面卷曲。虫卵（图 7-1）呈不对称椭圆形，无色透明，大小为（50~60）μm×（20~30）μm，卵壳厚，内含一蝌蚪期胚胎。在外界，约 6h 发育为感染期虫卵，内含一幼虫。

**2. 生活史** 雌虫在宿主睡眠后肛门括约肌松弛时移出肛门，在肛周和会阴皱褶处产卵。卵在外界发育约 6h 后成为感染期虫卵。感染期虫卵多经肛门 - 手 - 口方式进入人体消化道，在十二指肠内孵出幼虫。幼虫移行至结肠发育为成虫。雌虫与雄虫交配后，雌虫受孕，雄虫多死亡。雌虫在产卵后多会死亡，亦可以在感染者会阴部环境适宜的情况下逆行返回肠道，甚至可以逆行侵入女性感染者的泌尿生殖器官、盆腔和腹腔。感染者也可经口和呼吸道感染，常因为个人卫生习惯不佳而反复自体外感染。

**3. 致病** 成虫寄生在肠道，偶可穿入肠壁寄生，以肠道内容物、组织或血液为食，造成肠壁黏膜损伤，出现出血、溃疡等病理改变，感染者表现为消化道症状和精神症状，如食欲减退、营养不良、烦躁、失眠、磨牙等。雌虫在肛周产卵引起感染者肛周或会阴部瘙痒是蛲虫病的主要临床表现。蛲虫有异位寄生现象，可侵入泌尿生殖器官、腹腔、盆腔、肝、肺等部位，引起相应部位的炎症及疾病。

**4. 实验室诊断** 在清晨便前使用肛门拭子法（透明胶纸拭子法和棉签拭子法）于肛周检查到虫卵而确诊，或者在夜间病人睡着 2h 后于其会阴部检查到白色线头样虫体而确诊。

**5. 流行与防治** 蛲虫感染呈世界性分布，城市多于农村，儿童多于成人。蛲虫防治宜采取综合措施，加强公共卫生、家庭卫生和个人卫生的管理，普查普治，以防止相互感染和自身反复感染。常用驱虫药物有阿苯达唑、甲苯达唑等；肛周外用药物有蛲虫膏等。

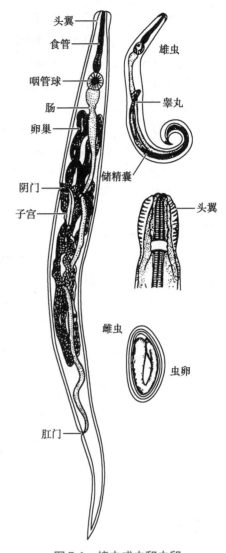

图 7-1 蛲虫成虫和虫卵

蛔虫、钩虫和鞭虫

## 二、布氏姜片吸虫

布氏姜片吸虫（*Fasciolopsis buski*）简称姜片虫，俗称肠吸虫。成虫寄生于人体小肠，引起姜片虫病。

**1. 形态** 成虫背腹扁平，肥厚，活虫为肉红色，大小为（20~75）mm×（8~20）mm。口吸盘小，位于虫体亚前端，腹吸盘大，位于口吸盘之后，肌肉发达，呈漏斗状。消化道有口、咽、食管和两肠支。雌雄同体。从前端到末端具有子宫、卵巢和两个前后排列的睾丸。睾丸分支呈珊瑚状，位于虫体后半部。虫卵呈长椭圆形，淡黄色，大小（130~140）μm×（80~85）μm，具有不明显卵盖，卵壳薄，内含 1 个卵细胞和数十个卵黄细胞。

**2. 生活史** 成虫寄生在终宿主的小肠上段。虫卵随宿主粪便排出入水，在适宜的温度下经 3~7 周发育孵出毛蚴。毛蚴主动侵入扁卷螺，在螺体内经胞蚴、母雷蚴和子雷蚴发育为尾蚴。成熟尾蚴逸出螺体，附于水生植物如菱角、荸荠、浮萍等表面形成囊蚴。含囊蚴的水生植物经口进入人或猪的上消化道，在消化液作用后，后尾蚴逸出并吸附在肠黏膜上，经 1~3 个月发育为成虫。

**3. 致病** 姜片虫致病主要是机械损伤和免疫损伤。姜片虫吸盘造成被吸附肠黏膜发生炎症、点状出血、水肿，甚至脓肿或溃疡。病变部位有炎症细胞浸润，血中嗜酸性粒细胞增多。大量虫体寄生时，虫体覆盖肠黏膜，影响宿主消化与吸收功能，可导致宿主营养不良和消化功能紊乱，甚至引起肠梗阻。少量虫体寄生人体时，一般无临床症状。

**4. 实验室诊断** 粪便检测出虫卵而确诊。直接涂片法 3 片检出率高，但对轻度感染者易漏检。粪便浓集法可显著提高检出率。少数病人在其呕吐物或粪便中发现虫体而被确诊。

**5. 流行与防治** 姜片虫病主要流行地区分布在亚洲的温带和亚热带地区。我国流行于 17 个省、自治区和直辖市。防治包括开展健康教育，加强粪便管理；注意饮食卫生，不生吃未经刷洗过或沸水烫的菱角、荸荠等水生植物，不喝河塘内生水；治疗病人和病畜最有效的药物是吡喹酮。

## 三、链状带绦虫

链状带绦虫（*Taenia solium*）也称猪带绦虫、猪肉绦虫或有钩绦虫。人是链状带绦虫唯一的终宿主，也可以是其中间宿主。

**1. 形态** 成虫呈带状，背腹扁平，分节，乳白色，略透明，长 2~4m，前端较细，向后渐扁阔。头节近球形，头节上有 4 个吸盘，顶端有顶突，其上排列两圈小钩。颈部纤细。链体由 700~1 000 个节片组成，前端的幼节细小，短而宽；中段的成节近方形，每一成节均具雌、雄生殖器官各一套，卵巢分为三叶；末端的孕节呈窄长的长方形，内含充满虫卵的向两侧发出分支的子宫，每侧分支 7~13 支，每一孕节中含 3 万~5 万个虫卵。其虫卵与肥胖带绦虫卵和细粒棘球绦虫卵统称为带绦虫卵，分完整虫卵和不完整虫卵，完整虫卵呈圆形，有卵壳，薄且易脱落，不完整虫卵呈球形或近似球形，无卵壳，直径 31~43μm，外层为呈棕黄色的较厚的具有放射状条纹的胚膜，胚膜内有一个球形的有 3 对小钩的六钩蚴。幼虫为囊尾蚴，称为猪囊尾蚴，俗称猪囊虫，呈卵圆形、囊状，大小为（8~10）mm×5mm，白色半透明，由囊壁和透明的囊液组成。囊壁分外层的皮层和内层的间质层，间质层有一处向内翻卷收缩的白色米粒大小的头节，其形态结构与成虫头节相同。

**2. 生活史** 成虫寄生于人的小肠上段。链体末端发育成熟的孕节从链体上脱落后随粪便排出（图 7-2）。虫卵或孕节被猪等中间宿主吞食后，虫卵在其小肠内经消化液作用，胚膜破裂，六钩蚴逸出，钻入小肠壁，经血液循环或淋巴系统到达中间宿主身体各处发育为囊尾蚴。在猪体内，囊尾蚴寄生部位主要是运动较多的肌肉，以股内侧肌多见。人误食生的或半生的含囊尾蚴的猪肉后，囊尾蚴的头节在胆汁刺激作用下翻出，经 2~3 个月发育为成虫。成虫寿命达 25 年以上。虫卵可在人体内发育成囊尾蚴。人感染虫卵的方式有 3 种，可因肠道逆蠕动而自体内感染，可因误食

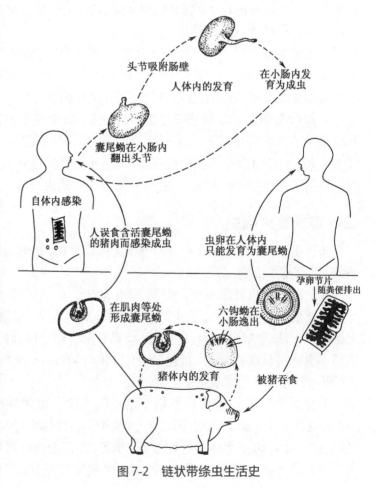

图 7-2 链状带绦虫生活史

自体排出的虫卵或孕节而自体外感染,可因误食他人排出的虫卵或孕节而异体外感染。

**3. 致病**　成虫和囊尾蚴均可以对人体致病。成虫对人体的危害主要是掠夺营养和机械损伤,可引起猪带绦虫病。该病的临床症状一般较轻微,明显症状和严重临床症状较少。感染者多因在粪便中发现节片就诊。猪囊尾蚴对人体的危害比成虫的危害大,主要为机械损伤、毒性及免疫损伤,可引起猪囊尾蚴病,俗称囊虫病。猪囊尾蚴对人体的危害程度因寄生的部位和数量不同而异。猪囊尾蚴寄生部位很广,好发部位主要是脑、皮下组织、肌肉和眼,其次为心、舌、口腔、肝、肺、腹膜、乳房、子宫、神经鞘、骨等。猪囊尾蚴病分为脑囊尾蚴病、皮下及肌肉囊尾蚴病、眼囊尾蚴病和其他部分囊尾蚴病(包括口腔囊尾蚴病、心脏囊尾蚴病等)。

**4. 实验室诊断**　粪便检出虫卵或孕节之后,确定孕节子宫分支数即可确诊猪带绦虫病。对可疑的猪带绦虫病病人应连续数天进行粪便检查,必要时还可试验性驱虫,观察头节和孕节结构。猪囊尾蚴病的诊断方法视囊尾蚴寄生部位不同而异。皮下等浅表部位的猪囊尾蚴病可采用手术摘除活检;眼囊尾蚴病可经检眼镜检查发现;脑等深部组织的猪囊尾蚴病可用 X 线、B 超、CT、MRI 等影像检查技术以及间接血凝试验(IHA)、ELISA 等免疫学方法。免疫学检测方法对猪囊尾蚴病的诊断具有重要意义。特别注意:当发现虫卵或孕节后,有必要检查病人是否同时感染囊尾蚴;当发现囊尾蚴感染后,有必要检查病人是否同时感染成虫。

**5. 流行与防治**　链状带绦虫在全球分布。饲养猪的方式不当和食猪肉方法不当是流行的主要原因。加强卫生健康教育,加强对粪便和养猪方式的管理,摒弃不卫生的食肉习惯是预防的关键。驱虫药物有吡喹酮、甲苯达唑、阿苯达唑等。对猪囊尾蚴病病人常用的治疗方法是手术摘除虫体。

---

**知识链接**

### 肥胖带绦虫

　　肥胖带绦虫(*Taenia saginata*)又称为牛带绦虫、牛肉绦虫或无钩绦虫。人是其唯一终宿主。其形态、生活史、致病性、实验室诊断、流行因素和防治原则等与链状带绦虫的相似。其成虫长而厚,长 4~8m,节片数 1 000~2 000 节,头节近方形且无顶突和小钩,成节卵巢分为两叶,孕节每侧分支 15~30 支。其囊尾蚴称为牛囊尾蚴,头节上也无顶突和小钩。其中间宿主是牛。人因生食或半生食含有牛囊尾蚴的牛肉而感染。感染者多无明显症状。脱落的孕节活动力较强,偶可引起阑尾炎、肠穿孔、回肠部剧痛等症状,偶尔可异位寄生于子宫腔、咽鼓管等处。牛囊尾蚴不能寄生在人体组织内。

---

## 四、蓝氏贾第鞭毛虫

　　蓝氏贾第鞭毛虫(*Giardia lamblia*)简称贾第虫,寄生于人体小肠和胆囊,可引起腹痛、腹泻和吸收不良等症状的贾第虫病,又因其在旅游者中发病率较高,故又称旅游者腹泻。

**1. 形态**　滋养体左右对称,背面隆起,腹面扁平,前端宽,后端细,大小为(9~21)μm×(5~15)μm×(2~4)μm,有前侧鞭毛、后侧鞭毛、腹鞭毛和尾鞭毛各 1 对。腹面前半部有吸盘。虫体有 1 对细胞核,位于虫体前端,靠近吸盘。1 对中体位于虫体中部。包囊为椭圆形,大小为(8~14)μm×(7~10)μm,囊壁较厚,囊内有中体和鞭毛早期结构,未成熟的包囊有 2 个核,成熟的包囊有 4 个核。

**2. 生活史**　成熟的四核包囊是感染期,四核包囊随污染的食物或饮水经口进入人体,在十二指肠内脱囊形成 2 个滋养体。滋养体主要寄生在人的十二指肠内,营纵二分裂法繁殖。在不适环境下,滋养体形成包囊,随粪便排出。

**3. 致病**　蓝氏贾第鞭毛虫的致病机制尚不完全清楚,可能与虫株致病力、宿主丙种球蛋白和肠二糖酶缺乏、机械损伤和毒性免疫损伤有关。急性期病人临床表现为以突发性恶臭水样腹泻为主的吸收不良综合征。部分急性期病人可转化为亚急性或慢性期。亚急性期病人表现为以间歇性恶臭软便为主的消化道症状,慢性期病人表现为周期性恶臭软便。

**4. 实验室诊断** 对急性期病人取新鲜标本做生理盐水直接涂片法镜检出滋养体而确诊;对亚急性期或慢性期病人一般采用 2% 的碘液直接涂片法镜检出包囊即可确诊。当临床疑有本病而粪便中未查到虫体时可进行十二指肠引流镜检或肠内试验法,甚至小肠活组织检查。

ER 7-4

两种貌似寄生
肠道的寄生虫

**5. 流行与防治** 本虫分布于世界各地。防治措施包括开展健康教育,加强粪便管理,注意饮食卫生,不喝生水,常用治疗药物有甲硝唑、巴龙霉素等。

## 第三节　其他腔道常见寄生虫

**案例导入**

病人,男性,63 岁,因干咳加重和体重下降 1 个月而就诊。1 年前回老家生吃了一次淡水鱼。肺部检查正常,嗜酸性粒细胞增高,血清学检查显示粪类圆线虫阴性,外周血厚、薄血膜涂片检查显示血液寄生虫阴性,粪便检查显示华支睾吸虫卵,腹部超声检查显示轻度胆总管壁增厚。初步诊断为华支睾吸虫病。

请思考:
1. 华支睾吸虫寄生部位在哪里? 其造成的主要临床表现与该病人的症状是否一致?
2. 作为护理人员,如何在此类病人就诊之初协助医生对其完成快速地正确的诊断?

可寄生在人体肠道之外腔道的寄生虫种类亦不少。一些寄生虫寄生部位原本就是肠道之外的腔道,例如华支睾吸虫。一些寄生虫有异位寄生现象,可以异位寄生在肠外腔道,例如蛔虫可以寄生于肝胆管和胰管。一些寄生虫寄生的部位较多,例如一些蝇蛆除了可以寄生于消化道和器官组织中之外也可寄生于泌尿道。其他腔道常见寄生虫有华支睾吸虫和阴道毛滴虫等。

### 一、华支睾吸虫

华支睾吸虫(*Clonorchis sinensis*)成虫寄生于人等终宿主的肝胆管内,故又称肝吸虫。

**1. 形态** 成虫状似葵花子,大小为(10~25)mm×(3~5)mm,口吸盘略大于腹吸盘,腹吸盘位于虫体前 1/5 处。肠支直达末端。雌雄同体,子宫、卵巢和两个睾丸位于虫体中部纵向前后排列。卵黄腺分布在虫体两侧,与子宫近似平行。1 对睾丸前后排列于虫体后部 1/3,呈分支状。虫卵是最小的常见蠕虫卵,形似芝麻,大小为(27~35)μm×(12~20)μm,淡黄褐色,窄的一端有卵盖,卵盖周围有卵壳增厚形成的肩峰,宽的一端有一个疣状突起,卵内含有毛蚴。

**2. 生活史** 成虫寄生于人等终宿主的肝胆管内,产卵,卵随胆汁进入肠道后随粪便排出体外,入水,被第一中间宿主淡水螺(如纹沼螺、长角涵螺和赤豆螺等)吞食后在其消化道孵出毛蚴。毛蚴穿过肠壁在螺体内相继经历胞蚴和雷蚴的无性生殖发育为若干尾蚴。成熟的尾蚴逸出螺体,侵入第二中间宿主淡水鱼类或虾体内发育为囊蚴。含有囊蚴的生或半生的鱼虾被终宿主食入,囊内幼虫在其十二指肠内脱囊,沿胆汁流动的逆方向移行,经胆总管至肝胆管,也可经血管或穿过肠壁经腹腔进入肝胆管内发育为成虫(图7-3)。

**3. 致病** 成虫主要通过机械性损伤、毒性与免疫损伤的作用损伤人体胆管内膜及胆管周围,导致胆管局限性扩张,胆管上皮增生,呈腺瘤样病变。胆管壁增厚引起管腔相对狭窄,虫体堵塞胆管可导致胆管炎、胆囊炎或阻塞性黄疸。死亡的虫体碎片、虫卵和脱落的胆管上皮细胞等形成胆管结石。严重时，门脉区周围纤维组织增生和肝细胞萎缩变性，甚至导致胆汁性肝硬化。华支睾吸虫病病人的并发症和合并症很多，较常见的有急性胆囊炎、慢性胆管炎、慢性胆囊炎、胆管结石、肝胆管梗阻等，偶尔可引起胰管炎和胰腺炎。此外，华支睾吸虫可引起胆管上皮细胞癌变，主要为腺癌。华支睾吸虫的致病过程是一个较长期的过程。大多数感染者急性期临床症状不很明显，严重感染的急性期病人表现为发热、胃痛、食欲减退、肝区疼痛等过敏反应和消化不适。临床上的病例多为慢性症状，以消化系统症状为主。儿童和青少年感染后临床表现较重，常有营养不良、发育障碍、低蛋白血症、贫血、水肿和肝大等。

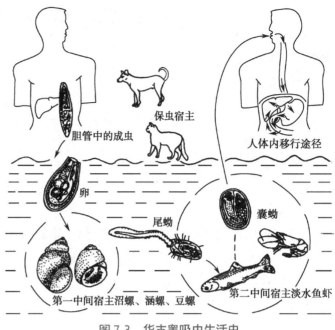

图 7-3 华支睾吸虫生活史

**4. 实验室诊断** 常采用沉淀法粪检或十二指肠引流胆汁检查出虫卵而确诊。此外，免疫学诊断和影像学诊断具有一定诊断价值。

**5. 流行与防治** 华支睾吸虫病主要在亚洲流行。在我国，广东省、广西壮族自治区和黑龙江省的华支睾吸虫感染率较高。预防华支睾吸虫病要特别做好粪便管理，不让粪便入鱼塘，给猫和狗等动物定时驱虫，改变不良烹调方法和饮食习惯，不食生的及不熟的鱼或虾，生食和熟食的厨具分开使用等。治疗药物常用吡喹酮和阿苯达唑。

## 二、阴道毛滴虫

阴道毛滴虫（*Trichomonas vaginalis*）是寄生在人体泌尿生殖道的鞭毛虫。

**1. 形态和生活史** 阴道毛滴虫只有滋养体一个阶段。虫体形态多变，呈无色透明，有折光性，在固定染色后呈梨形，体长 7~23μm，有 4 根前鞭毛和 1 根后鞭毛，后鞭毛与体外侧前 1/2 处的波动膜相连。胞质内含有 1 个泡状核、5 颗基体和 1 根纵贯虫体并伸出体外的轴柱。其生活史简单，滋养体通过直接或间接接触方式在人群中传播，尤以性传播为主。

**2. 致病** 阴道毛滴虫的致病力与虫株毒力、阴道内环境等有关。健康女性的阴道具有自净作用，即在乳酸杆菌作用下，阴道内环境保持酸性，抑制病原体的生长繁殖。当寄生阴道时，阴道毛滴虫消耗糖原和吞噬乳酸杆菌，破坏阴道自净作用，促进滴虫繁殖及继发细菌感染，加重阴道炎症反应。阴道毛滴虫还可以吞噬阴道上皮细胞以及精子。滴虫性阴道炎病人的常见临床表现为外阴瘙痒，白带增多、呈泡状并有臭味。泌尿道感染可致尿频、尿急、尿痛。男性病人可有前列腺肿大和附睾炎等症状，甚至不育症。

**3. 实验室诊断** 取阴道分泌物、尿道分泌物或尿液、前列腺液，采用直接涂片法、涂片染色法以及培养法等检出滋养体而确诊，也可采用免疫学方法和 DNA 探针等分子生物学方法进行辅助诊断。

**4. 流行与防治** 阴道毛滴虫呈世界性流行。更正不良个人卫生习惯，不共用洗浴物品和马桶，注意月经期卫生和远离不洁性行为等是预防感染的重要方式。治疗可采用全身治疗及局部治疗。常用口服药物为甲硝唑，局部用药有洗液和栓剂。夫妻或性伴侣同治是根治其的有效方案。

## 第四节  组织内常见寄生虫

**案例导入**

患儿，男性，7岁，湖北人。患儿近2个月出现畏寒、发热，伴恶心、呕吐、腹泻带脓血、乏力、尿黄等症状，以腹部膨胀、下肢水肿而入院。当地医院给予抗生素治疗无效。经常在河边嬉戏、游泳。体格检查：面容消瘦，睑结膜苍白，瘦小，皮肤与巩膜黄染，腹部明显膨胀但无压痛，肝大，有压痛，脾可触及，下肢水肿。血常规：白细胞计数升高、嗜酸性粒细胞增多。

请思考：

1. 根据患儿的症状、体征及病史，考虑可能是哪种疾病？

2. 你认为还应当进行哪些检查以便确诊？

3. 该病应该如何预防？

## 一、日本血吸虫

日本血吸虫（*Schistosoma japonicum*）成虫寄生于人和多种哺乳动物的门脉 - 肠系膜静脉系统，故又称日本血吸虫。

**1. 形态**  成虫雌雄异体，口、腹吸盘均位于虫体前端。雄虫呈乳白色，背腹扁平，两侧向腹面卷曲形成抱雌沟，外观似圆柱形，大小为（10~20）mm ×（0.50~0.55）mm，具有7个睾丸，呈串珠样排列；雌虫呈灰褐色，圆柱状，大小为（12~28）mm ×（0.1~0.3）mm，子宫位于虫体前段，卵巢位于虫体中部，卵黄腺位于虫体后段。雌、雄虫的消化道有口、食管和肠。肠在腹吸盘背侧分成2支，在虫体中部之后汇合成单一的盲管。虫卵呈椭圆形，大小平均为89μm × 67μm，呈淡黄色，卵壳厚薄均匀，无卵盖，一侧有一小棘，内含毛蚴。尾蚴为叉尾型，长280~360μm，体部前端头器有头腺，腹吸盘位于体部后1/3处，周围有5对钻腺，尾部分尾干和尾叉。

**2. 生活史**  雌、雄虫合抱主要寄生于肠系膜下静脉，交配，产卵于肠黏膜下层静脉末梢。虫卵沉积在结肠壁、肝及其他组织。虫卵内成熟毛蚴分泌物引起卵周围组织炎症、坏死，其中少数沉积于肠组织中的虫卵，因血流压力、肠蠕动和腹内压力的共同作用，有机会随溃破的坏死组织落入肠腔，并随粪便排出体外。虫卵入水，在适宜的环境下，毛蚴孵出，主动侵入钉螺体内，经母胞蚴、子胞蚴发育为成千上万条尾蚴。在适宜的环境下，尾蚴逸出螺体，集中在水面。当人或多种哺乳动物接触水面时，尾蚴钻入皮肤，即成为童虫，经血管或淋巴管、右心、肺、左心、体循环到达肠系膜动脉，穿过毛细血管进入肝门静脉，在此发育到性器官初步分化，雌雄合抱，移行到肠系膜下静脉及直肠静脉丛寄居、交配、产卵（图7-4）。

**3. 致病**  尾蚴、童虫、成虫和虫卵均对

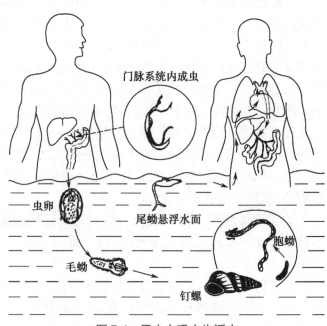

图 7-4  日本血吸虫生活史

人体造成危害，尤以虫卵的危害最大。尾蚴钻入皮肤引发宿主速发型和迟发型超敏反应，导致局部毛细血管扩张、充血，伴出血、水肿和炎症细胞浸润，引起尾蚴性皮炎。童虫在宿主体内移行引起机械性损伤和免疫损伤，导致一过性血管炎。成虫寄生在血管内引起静脉内膜炎和免疫复合物型超敏反应。虫卵引起沉积部位迟发型超敏反应，导致局部组织肉芽肿、纤维化。虫卵的危害程度与沉积部位、沉积数量等密切相关。临床分型为急性血吸虫病、慢性血吸虫病、晚期血吸虫病和异位血吸虫病。晚期血吸虫病分为巨脾型、腹水型、结肠增殖型和侏儒型。异位血吸虫病常见的损伤部位有肺、脑、脊髓、甲状腺、腰肌、心包、肾、肾上腺皮质、生殖器及皮肤等组织器官。

**4. 实验室诊断** 病原学方法查到虫卵可确诊。对于急性期病人，可用粪便直接涂片法、毛蚴孵化法和自然沉淀法等检查。对于慢性病人和晚期病人，应用直肠镜活组织检查。此外，免疫学方法可作为辅助诊断。

**5. 流行与防治** 目前日本血吸虫病流行于中国、菲律宾及印度尼西亚。在我国，血吸虫病曾流行于长江流域及以南的 12 个省（自治区、直辖市），截至 2020 年底，还有 7 个省尚未消除。防治措施有治疗人畜、灭螺、管理粪便和水源、避免接触疫水等。常用药物有吡喹酮。

## 二、卫氏并殖吸虫

卫氏并殖吸虫（*Paragonimus westermani*）是人体并殖吸虫中最重要的虫种之一，成虫主要寄生于宿主的肺内。

**1. 形态** 成虫腹面扁平，背面隆起，活体呈红褐色，固定标本呈椭圆形，大小为 (7~12) mm × (4~6) mm × (2~4) mm。口、腹吸盘大小相似，腹吸盘位于体中线前缘。卵巢与子宫并列于腹吸盘之后。2 个睾丸分支如指状，左右并列在虫体后 1/3 处。虫卵呈不规则椭圆形，大小为 (80~118) μm × (48~60) μm，呈金黄色，前端较宽，有卵盖，卵壳厚薄不均匀，后端增厚，卵内含 1 个卵细胞和 10 多个卵黄细胞。

**2. 生活史** 成虫寄生于人及多种肉食类哺乳动物的肺内，产卵，卵随痰或粪便排出。卵入水后，在适宜条件下孵出毛蚴。毛蚴侵入第一中间宿主川卷螺体内，经过胞蚴、母雷蚴、子雷蚴发育成许多尾蚴。成熟尾蚴逸出螺体，进入第二中间宿主淡水蟹或蝲蛄体内形成囊蚴。终宿主生食或半生食含有囊蚴的淡水蟹或蝲蛄，囊蚴在小肠内经消化液作用后，后尾蚴脱囊而出，穿过肠壁，形成童虫，游穿于各器官之间或腹腔间。经过 1~3 周后，穿过膈经胸腔进入肺内发育为成虫，有时可沿纵隔进入颅内。有些童虫亦可侵入其他器官直至其死亡。

**3. 致病** 卫氏并殖吸虫的致病机制主要是童虫移行和成虫寄居或移行造成的组织器官机械性损伤及其引起的毒性与免疫损伤。在肺部引起的病理过程可以分为脓肿期、囊肿期和纤维瘢痕期。病人临床表现分为急性期和慢性期。慢性期分为 6 型：胸肺型、腹肝型、皮下型、脑脊髓型、亚临床型和其他型。

**4. 实验室诊断** 使用沉淀法在痰液或粪便中检出虫卵，或在摘除的皮下包块中找到虫体或虫卵即可确诊。影像学检查适合胸肺型及脑脊髓型病人。免疫学诊断常使用酶联免疫吸附试验。

**5. 流行与防治** 广泛分布于亚、非和大洋洲近 30 多个国家。在我国，除了内蒙古自治区、宁夏回族自治区、新疆维吾尔自治区、西藏自治区和青海省没有报道之外，其他省、自治区、直辖市均有本虫的报道。其保虫宿主和转续宿主种类繁多。预防方法为不生食、半生食淡水蟹和蝲蛄，不饮生水。治疗药物常用吡喹酮和阿苯达唑。

## 三、细粒棘球绦虫

细粒棘球绦虫（*Echinococcus granulosus*）又称包生绦虫。成虫寄生于犬科食肉动物，幼虫（棘球蚴）寄生于人、多种食草类家畜及其他动物。

1. **形态**　成虫体长 2~7mm，头节略呈梨形，有顶突和 4 个吸盘。顶突伸缩力很强，其上有两圈放射状排列的 28~48 个小钩，顶端有顶突腺。幼节、成节和孕节各一节，偶或多 1 节，各节片均狭长。孕节子宫不规则分支，含虫卵 200~800 个。虫卵形态与猪、牛带绦虫卵基本相同，光镜下难以鉴别。棘球蚴为圆形囊状体，直径从不足 1cm 至数十厘米，由囊壁和囊内含物（原头蚴、生发囊、子囊、孙囊、囊液等）组成。原头蚴、生发囊和子囊从囊壁上脱落后称为囊砂或棘球蚴砂。

2. **生活史**　成虫寄生在终宿主犬、狼和豺等食肉动物的小肠上段。孕节或虫卵随宿主粪便排出。当中间宿主羊等偶蹄类和啮齿类、灵长类动物及人吞食了被虫卵和孕节污染的食物和水后，在其肠内六钩蚴自卵中孵出，钻入肠壁，经血液循环至肝、肺等器官，经一段时间发育成棘球蚴。棘球蚴被犬、狼等终宿主吞食后，其所含的每个原头蚴都可发育为一条成虫（图 7-5）。

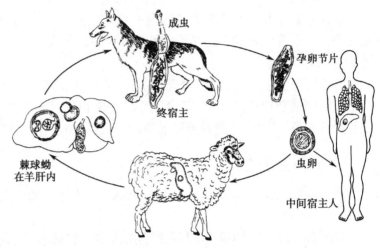

图 7-5　细粒棘球绦虫生活史

3. **致病与实验室诊断**　细粒棘球绦虫的致病阶段是棘球蚴。棘球蚴对人体的危害主要是机械性损伤，其损伤严重程度取决于棘球蚴的数量、体积、寄生时间和部位。原发的棘球蚴感染多为单个，继发感染常为多发，可同时累及几个器官。棘球蚴在人体内可存活 40 年甚至更久。棘球蚴可以寄生在人体的几乎所有部位，最多见的部位是肝右叶，其次是肺、腹腔等。棘球蚴不断生长，压迫周围组织和器官，可引起组织细胞萎缩、坏死。常见症状有局部压迫和刺激症状、中毒和超敏反应、继发感染等。影像学检测和免疫学试验是重要的辅助诊断方法，确诊应以病原学结果为依据。

4. **流行与防治**　细粒棘球绦虫分布于世界各大洲牧区。我国主要流行区在西部和北部广大农牧地区。预防措施为开展卫生宣传，加强对屠宰场和个体屠宰户的检疫，及时处理病畜内脏，定期为家犬、牧犬驱虫。对早期的小棘球蚴，可使用阿苯达唑、吡喹酮、甲苯达唑等药物治疗。对大的棘球蚴，首选外科手术，术中应注意务必将虫囊取尽，并避免囊液外溢造成病人过敏性休克或继发性腹腔感染。

## 四、疟原虫

疟原虫（*Plasmodium*）种类繁多，寄生于人类的疟原虫主要有间日疟原虫（*Plasmodium vivax*）、恶性疟原虫（*Plasmodium falciparum*）、三日疟原虫（*Plasmodium malariae*）、卵形疟原虫（*Plasmodium ovale*）和诺氏疟原虫（*Plasmodium knowlesi*）。

1. **形态**　疟原虫在红细胞内发育的形态最为重要，为主要致病和诊断阶段，分为 3 个发育期：滋养体、裂殖体和配子体。滋养体分为早期滋养体和晚期滋养体。早期滋养体胞核小，胞质少，中间有空泡，虫体多呈环状，故又称环状体；晚期滋养体胞核增大，胞质增多，有时伸出伪足，胞质中开始出现疟色素，被寄生的红细胞发生改变，又称大滋养体。裂殖体分未成熟裂殖体和成熟裂殖体。未成熟裂殖体内核分裂，胞质多，无空泡，疟色素发生集中；成熟裂殖体含有一定数量的裂殖子，疟色素集中成团。配子体呈圆形、卵圆形或新月形，有雌、雄之分。雌配子体较大，胞质致密，疟色素多而粗大，核致密、较小而偏于虫体一侧或居中；雄配子体较小，胞质稀薄，疟色素少而细小，核疏松、较大，位于虫体中央。间日疟病人外周血液中，可见环状体、大滋养体、裂殖体和配子体；恶性疟病人外周血液中，一般只能见到环状体和配子体。

**2. 生活史**　人体疟原虫生活史需要人和按蚊两个宿主。疟原虫在人体内发育分为红细胞外期和红细胞内期，进行裂体增殖和有性生殖的初期发育；在蚊体内进行配子生殖和孢子增殖。

疟原虫成熟子孢子随雌性按蚊刺吸人血时进入人体，侵入肝细胞进行裂体增殖，数以万计的裂殖子胀破肝细胞释出，部分裂殖子被巨噬细胞吞噬，其余侵入红细胞经滋养体、裂殖体进行裂体增殖。红细胞破裂后，裂殖子释出，部分被巨噬细胞吞噬，其余侵入正常红细胞重复裂体增殖。经数代红细胞内期裂体增殖后，部分裂殖子侵入红细胞发育成雌、雄配子体。当雌性按蚊刺吸感染者血液时，雌、雄配子体在蚊胃腔和胃壁继续发育，经雌、雄配子、合子、动合子、卵囊各期，卵囊进行孢子增殖，形成数以万计的子孢子。子孢子在雌性按蚊的唾液腺内发育为成熟子孢子（图7-6）。

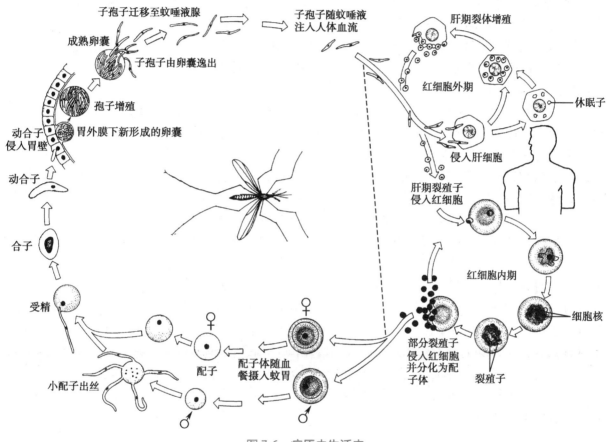

图7-6　疟原虫生活史

当子孢子进入感染者肝细胞后，部分子孢子直接完成红细胞外期的裂体增殖，这些子孢子为速发型子孢子，而部分子孢子须经过一段休眠期后才完成红细胞外期的裂体增殖，这些子孢子为迟发型子孢子，又称休眠子。间日疟原虫和卵形疟原虫有休眠子，而恶性疟原虫、三日疟原虫和诺氏疟原虫无休眠子。间日疟原虫和卵形疟原虫主要寄生于网织红细胞，恶性疟原虫可寄生于各发育期的红细胞，三日疟原虫多寄生于较衰老的红细胞。

**3. 致病**　疟原虫的主要致病阶段是红细胞内期的裂体增殖期，可造成疟疾发作（病人出现寒战、高热和出汗退热）、贫血和脾大等，甚至引起凶险型疟疾。

（1）疟疾发作：疟疾发作是由于疟原虫裂殖子、疟原虫代谢产物、红细胞碎片刺激巨噬细胞和中性粒细胞产生内源性致热原，内源性致热原和疟原虫代谢产物共同作用于宿主下丘脑的体温调节中枢引起发热，随着刺激物被吞噬和降解，机体通过大量出汗，体温逐渐恢复正常。由于疟原虫红细胞内期裂体增殖具有周期性，间日疟原虫完成一代红细胞内期裂体增殖约需48h，恶性疟原虫需 36~48h，三日疟原虫约需 72h，卵形疟原虫约需 48h，所以疟疾发作具有周期性的特点。典型的间日疟和卵形疟隔日发作 1 次；恶性疟隔 36~48h 发作 1 次；三日疟为隔 2d 发作 1 次。若疟原虫增殖不同步、不同种疟原虫混合感染以及不同批次的同种疟原虫重复感染，疟疾发作多不典型。

（2）**疟疾的再燃和复发**：疟疾的再燃是指疟疾初发停止后，病人若无再感染，仅由于体内残存的少量红细胞内期疟原虫在一定条件下重新大量繁殖又引起的疟疾发作。再燃与宿主免疫力的下降及疟原虫的抗原变异有关。疟疾的复发是指疟疾初发病人红细胞内期疟原虫已被消灭，未经蚊媒传播感染，经过数周至年余，又出现疟疾发作。复发机制目前尚不完全清楚，一般认为与迟发型子孢子有关。恶性疟原虫、三日疟原虫和诺氏疟原虫无迟发型子孢子，故只有再燃而无复发。间日疟原虫和卵形疟原虫既有再燃，又有复发。

（3）**贫血**：贫血是由疟原虫直接破坏红细胞、脾功能亢进吞噬大量正常红细胞、免疫病理损害、骨髓造血功能受到抑制等原因引起的。

（4）**脾大**：脾大出现于疟疾发作 3~4d 后，其主要原因是脾充血和单核巨噬细胞增生。早期病人经积极抗疟治疗，脾可恢复至正常大小。慢性病病人由于脾包膜增厚、组织高度纤维化，虽抗疟根治，也不能恢复到正常。

（5）**凶险型疟疾**：凶险型疟疾绝大多数由恶性疟原虫所致。其致病机制尚不完全清楚，目前多数学者认为是被疟原虫寄生的红细胞与血管内皮细胞发生粘连，造成微血管阻塞及局部缺氧所致。脑型疟疾是常见的凶险型疟疾。

4. **实验室诊断**  厚、薄血膜染色镜检红细胞内期虫体是目前最常用的病原学诊断方法。循环抗体检测和循环抗原检测的免疫学诊断方法用于临床辅助诊断。PCR 和核酸探针等分子生物学技术具有低密度原虫血症检出率较高的突出优点，已被用于疟疾的诊断。

5. **流行与防治**  目前世界上有 90 多个国家为疟疾流行区，其中 90% 以上的病例发生在非洲。2021 年经 WHO 审核认可，我国已经消除了本土疟疾，但近年来输入性疟疾病例数呈上升趋势。预防措施有蚊媒防制和预防服药。蚊媒防制包括使用蚊帐、驱蚊剂和杀灭蚊等。常用的预防性抗疟药有氯喹，对抗氯喹的恶性疟可用哌喹、哌喹加乙胺嘧啶或乙胺嘧啶加伯氨喹，或使用甲氟喹。每种药物疗法时间不宜超过半年。疟疾治疗应包括对现症病人的治疗和疟疾发作休止期病人的治疗，即要杀灭红细胞内期疟原虫和红细胞外期休眠子。目前，抗疟治疗采取联合用药，以延缓耐药性的产生。常用药物有氯喹、伯氨喹、乙胺嘧啶、青蒿素类等药物。各种抗疟药物必须足量并全程服用以达到根治的目的。

ER 7-5

青蒿素的发现和应用

## 五、刚地弓形虫

刚地弓形虫（*Toxoplasma gondii*）简称弓形虫，引起人兽共患的弓形虫病，是一种重要的机会致病原虫。

1. **形态**  弓形虫有 5 种形态阶段：滋养体、包囊、裂殖体、配子体和卵囊，其中与致病和传播有关的阶段是滋养体、包囊和卵囊。滋养体有速殖子和缓殖子之分。速殖子呈香蕉形，大小为（4~7）μm×（2~4）μm。胞核位于虫体中央。数个至 20 多个速殖子可寄生在一个有核细胞内形成假包囊。缓殖子形态与速殖子相似，但虫体较小，核稍偏后。包囊呈圆形或椭圆形，直径 5~100μm，囊壁坚韧，内含数个至数千个缓殖子。卵囊呈圆形或椭圆形，直径 10~12μm，两层囊壁光滑透明，内充满均匀小颗粒。成熟卵囊含 2 个孢子囊，每个孢子囊含 4 个新月形子孢子。

2. **生活史**  猫或猫科动物是弓形虫的终宿主兼中间宿主，人、其他哺乳动物、鸟类、爬行类动物等是中间宿主。含卵囊、包囊或假包囊的食物被猫或猫科动物吞食后，子孢子、缓殖子或速殖子在其小肠内逸出，侵入小肠上皮细胞后发育增殖形成裂殖体，经数代裂体增殖后，部分裂殖子发育为雌、雄配子体，继续发育为雌、雄配子，雌、雄配子结合成合子，最后形成卵囊。卵囊破坏小肠上皮细胞进入肠腔，随粪便排出体外，在适宜的条件下发育为具有感染性的成熟卵囊。含卵囊的食物或含包囊或假包囊的动物肉类被人和其他哺乳动物等中间宿主吞食后，子孢子、缓殖子或速殖子在其肠内逸出，侵入肠壁经血或淋巴进入单核巨噬细胞系统的细胞内寄生，随之扩散到全身各组织器官，进入有核细胞内形成假包囊。假包囊破裂后，速殖子侵入新的组织细胞。在免疫功能正常的机体，部分速殖子侵入宿主细胞后，增殖速度减慢形成包囊。此外，弓形虫也可在猫的肠外组织中进行无性生殖。

**3. 致病** 弓形虫分强毒株和弱毒株，其致病作用与虫株毒力和宿主的免疫状态有关。弓形虫急性致病阶段主要是速殖子，慢性致病阶段主要是包囊内缓殖子。速殖子反复增殖并破坏组织细胞，引起组织炎症。缓殖子增殖导致包囊体积增大，机械性损伤组织器官；死亡的缓殖子可导致迟发型超敏反应，组织形成肉芽肿、纤维钙化。

临床分为先天性弓形虫病和获得性弓形虫病。先天性弓形虫病主要是孕妇在孕期内初次感染弓形虫，虫体经胎盘传播给胎儿。孕期的前 3 个月内感染，孕妇症状较严重，可致流产、早产、死胎，存活者出现脑积水等胎儿畸形。妊娠后期受感染胎儿多数表现为隐性感染，有的在出生后数月或数年甚至成年时才出现症状。获得性弓形虫病指出生后获得的弓形虫病，可引起多器官损害，常累及脑和眼部，淋巴结肿大是最常见的临床表现。获得性弓形虫病是艾滋病等免疫力低下者死亡的重要原因。

**4. 实验室诊断** 病原学检查可采用体液或组织穿刺物涂片染色法、动物接种分离法或细胞培养法等查找滋养体。目前被广泛应用的重要辅助诊断手段是血清学试验。PCR 方法被广泛用于临床实验室诊断。

**5. 流行与防治** 弓形虫呈世界性分布，多种哺乳动物和鸟类是重要的传染源。预防措施为不食生或半生的食物和饮水，孕妇不养猫和不接触猫，要定期做弓形虫常规检查；加强对禽畜等的监测和隔离；加强饮食卫生管理和肉类食品卫生检疫。弓形虫病无特效药，常用药物有乙胺嘧啶、磺胺类药物。螺旋霉素是孕妇首选药物。

## 六、溶组织内阿米巴

溶组织内阿米巴（*Entamoeba histolytica*）是一种可在人体肠腔增殖，也可侵入人体组织内增殖的原虫。溶组织内阿米巴病是由其侵入人体组织所引起的。

**1. 形态** 滋养体形态不定，大小为 12~60μm，有透明的外质和富含颗粒的内质，外质伸出伪足，内质内有一个球形的泡状核，核膜内缘有单层均匀分布、大小一致的核周染色质粒，核仁小，居中。从病人组织内分离出的滋养体含有摄入的红细胞。包囊呈圆球形，直径为 10~20μm，囊壁厚，其核与滋养体的核相似但稍小。未成熟包囊有 1~2 个核，胞质内有短棒状的拟染色体和糖原泡。成熟包囊有 4 个核，拟染色体和糖原泡一般消失。

**2. 生活史** 人为溶组织内阿米巴的适宜宿主，猫、狗和鼠等也可作为偶然宿主。含 4 核包囊的食物和饮水被人食入，通过胃和小肠，在适宜环境中，包囊内虫体脱囊而出。4 核的虫体经分裂发育为 8 个滋养体，行二分裂增殖。虫体在肠腔内下移的过程中，随着肠内环境变化，经包囊前期形成包囊。包囊随粪便排出，在外界潮湿环境中可存活并保持感染性数日至 1 个月，但在干燥环境中易死亡。在一定条件下，滋养体可侵入肠黏膜，吞噬红细胞，破坏肠组织，引起肠壁溃疡，随破溃的坏死组织落入肠腔，再随粪便排出体外；侵入肠组织的滋养体也可进入肠壁血管，随血流播散至肝、肺、脑等处。滋养体在肠腔以外或外界不能成囊。

**3. 致病** 滋养体表达的致病因子在溶组织内阿米巴致病中起着至关重要的作用。致病因子可破坏细胞外间质，溶解宿主组织和抵抗补体介导的抗炎反应。溶组织内阿米巴滋养体侵入肠壁，产生以烧瓶状溃疡为主的病变,引起肠阿米巴病;滋养体播散至其他器官组织时,产生以脓肿为主的病变,引起肠外阿米巴病。肠阿米巴病常见的病变部位在盲肠和升结肠。肠外阿米巴病最常见的病变部位是肝脏。

**4. 实验室诊断** 对于急性期病人,取稀便、脓血便和穿刺液等,采用生理盐水涂片法检出滋养体确诊。因滋养体在外界极易死亡,故标本必须新鲜,快速检测;同时注意保温(25~30℃),盛放标本的容器要清洁、干燥,不要混入药物、尿液或其他生物。对于带虫者和慢性期病人,采用碘液涂片法检出包囊而确诊。此外,体外培养法比涂片法敏感,在诊断和保存虫种方面有重要意义。核酸诊断有利于虫种鉴别。血清学诊断和影像学诊断是重要的辅助诊断。

**5. 流行与防治** 溶组织内阿米巴呈世界性分布。我国主要在西北、西南和华北地区。传染源为粪便中持续带包囊者,蝇和蟑螂对包囊可起携带和传播作用。预防阿米巴病应采取综合措施,包括对粪便处理,保护水源、食物,搞好环境卫生,驱除有害昆虫等。治疗首选药物是甲硝唑,其次是替硝唑、奥硝唑和塞克硝唑。对于带包囊者的治疗选用巴龙霉素、喹碘方、二氯尼特等。对肝脓肿者采用药物治疗与外科穿刺引流相结合的方法,效果较好。

## 七、广州管圆线虫

广州管圆线虫(*Angiostrongylus cantonensis*)是鼠类的组织线虫。人是其非适宜宿主,幼虫侵入人体后常滞留于中枢神经系统。

**1. 形态** 成虫呈线状,体表有环状横纹。雌虫大小为(17~45)mm×(0.3~0.66)mm,白色子宫与充满血液的肠管绕成红白相间的螺旋纹,尾端呈斜锥形;雄虫大小为(11~26)mm×(0.21~0.53)mm,交合伞呈肾形。第三期幼虫,即感染期幼虫,呈细杆状,大小为(462~525)μm×(22~27)μm,无色透明,有两层外鞘,头端圆,尾端尖细,食道长度稍短于虫体的1/2。

**2. 生活史** 成虫寄生在鼠类的肺动脉内,产卵,卵在肺毛细血管内发育成第一期幼虫,穿过肺毛细血管进入肺泡,经呼吸道、咽和消化道随粪便排出体外,在外界主动侵入或被吞入螺类等动物体内,经第二期幼虫发育为第三期幼虫。鼠类或人吞食含第三期幼虫的中间宿主、转续宿主或被幼虫污染的食物或水而被感染,在鼠体内经移行、发育,定居在肺动脉。

**3. 致病** 第三期幼虫进入人体进行移行,引起机械性损伤和毒性与免疫损伤,导致多器官损害。最严重的损伤是侵入中枢神经系统,其病理改变为充血、出血、脑组织损伤以及由巨噬细胞、嗜酸性粒细胞、淋巴细胞和浆细胞介导的肉芽肿性炎症反应,导致嗜酸性粒细胞增多性脑膜脑炎或脑膜炎。病人临床多表现为急性剧烈头痛等。此外,虫体侵犯到其他组织器官,引起相应部位的病变和临床表现。

**4. 实验室诊断** 从脑脊液或寄生部位检查到幼虫或成虫可确诊,但检出率低。目前最常用的检测方法是用免疫学方法如 ELISA 检测病人血清中特异性抗体。血液检查和脑脊液检查嗜酸性粒细胞增多可作为辅助诊断。

**5. 流行与防治** 广州管圆线虫病分布在热带和亚热带地区,多呈散在分布,也有暴发流行的报道。预防须特别注意改善不良饮食习惯,避免生食或半生食螺类,防止螺类污染食物,同时加强灭鼠和环境卫生。阿苯达唑有较好疗效。

## 八、丝虫

丝虫(filaria)是由节肢动物传播的一类寄生性线虫。寄生人体的丝虫有 8 种,在我国仅有班氏吴策线虫(*Wuchereria bancrofti*)和马来布鲁线虫(*Brugia malayi*),即班氏丝虫和马来丝虫。班氏丝虫病呈世界性分布,以亚洲和非洲较为严重;马来丝虫病仅限于亚洲,主要流行于东南亚、东亚和南亚。这两种丝虫引起的淋巴丝虫病曾是我国五大寄生虫病之一,目前在我国已消除。

## 曼氏迭宫绦虫

曼氏迭宫绦虫（*Spirometra mansoni*）成虫呈带状，长 60~100cm，宽 0.5~0.6cm，头节呈指状，背、腹面各有 1 个吸槽，成节和孕节形态相似，主要寄生于犬、猫科动物小肠，偶可寄生于人小肠。其幼虫裂头蚴呈长带形，白色，可寄生于人体组织内。裂头蚴感染人体可经皮肤黏膜和口两种途径，裂头蚴常移行寄居于眼、皮下、口腔颌面部、脑及多种内脏，形成嗜酸性肉芽肿囊包。裂头蚴病确诊须查到虫体，影像学和免疫学检查可作为辅助诊断，治疗以手术摘除为主。

# 第五节　医学节肢动物

病人，女性，25岁。因发热、头痛、全身酸痛、食欲缺乏、嗜睡 2d 就诊。10d 前曾到野外游玩。检查：体温 39.5℃，双侧腹股沟淋巴结肿大并有压痛，于右侧腹股沟皮肤上见大小为 0.8cm 的黑色、椭圆形的焦痂。

请思考：

1. 初步诊断为什么疾病？
2. 应该如何预防此病？

## 一、昆虫纲常见的医学节肢动物

（一）蚊

蚊（mosquito）是最重要的医学昆虫。目前已知蚊共有 112 属，3 500 多种，其中与疾病密切相关的蚊主要有按蚊属、库蚊属和伊蚊属。

**1. 形态**　成蚊体长 1.6~12.6mm，分头、胸、腹 3 部分。头部似半球形，有喙 1 根，复眼、触须和触角各 1 对。触角分节，第 3 节以后各节为鞭节，各鞭节具有轮毛，雌蚊的轮毛短而稀，雄蚊的轮毛长而密。在雌蚊每一鞭节上有一类短毛，对二氧化碳和湿度敏感，是其寻觅吸血对象的化学感受器。触须 1 对，两性按蚊的触须均与喙等长，雄蚊的触须末端膨大；库蚊、伊蚊的雌蚊触须甚短，不足喙之一半；库蚊的雄蚊触须长于喙，伊蚊的雄蚊触须与喙等长。胸部分为前胸、中胸和后胸。每胸节各有足 1 对，中胸有翅 1 对，后胸有 1 对平衡棒。中胸、后胸各有气门 1 对。腹部分 10 节，最末 3 节变为外生殖器；雌蚊腹部末端有尾须 1 对，雄蚊则为钳状的抱器，构造复杂，是鉴别蚊种的重要依据（图 7-7）。

**2. 生活史**　生活史分 4 个时期，即卵、幼虫、蛹和成虫。前 3 个时期生活于水中，成虫生活于陆地。夏天卵通常经 2~3d 后孵出幼虫，经 4 次蜕皮后变成蛹，2~3d 后羽化成蚊，经 1~2d 发育即行交配、吸血、产卵。在适宜条件下，完成一世代需 9~15d，一年可繁殖 7~8 代。

**3. 与疾病的关系**　蚊主要传播疟疾、丝虫病、流行性乙型脑炎和登革热。疟疾的传播媒介是中华按蚊、嗜人按蚊、微小按蚊和大劣按蚊；班氏丝虫病的主要传播媒介是淡色库蚊和致倦库蚊，其次是中华按蚊；马来丝虫病的传播媒介是中华按蚊和嗜人按蚊；流行性乙型脑炎的传播媒介是三带喙库蚊、致倦库蚊、淡色库蚊、白纹伊蚊等；登革热的主要传播媒介是白纹伊蚊和埃及伊蚊。

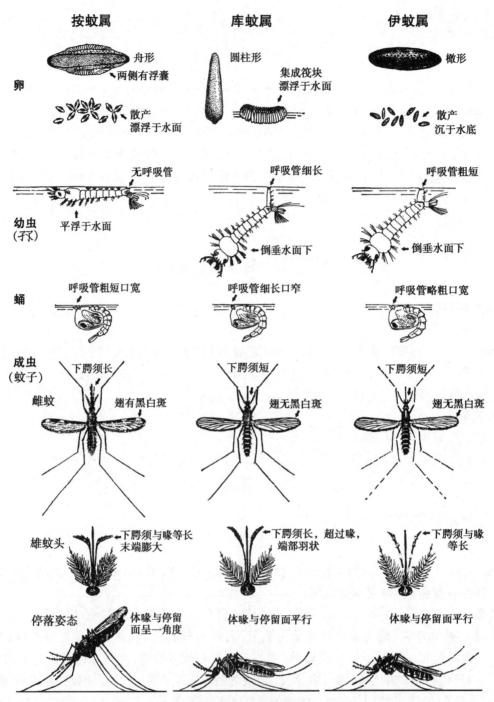

图 7-7　按蚊、库蚊和伊蚊的形态区别

## （二）蝇

蝇（fly）属双翅目昆虫，全世界已知有 64 科 34 000 余种，在我国与人类疾病有关的蝇多属于蝇科、麻蝇科、丽蝇科、狂蝇科、厕蝇科以及皮蝇科等。成虫体长 4~14mm。全身被有鬃毛。头部近半球形，有 1 对复眼和 3 个单眼，1 对触角各分 3 节。非吸血蝇类的口器为舐吸式，由基喙、中喙和口盘组成，基喙上有 1 对单节触须，口盘含 1 对唇瓣，口器可伸缩折叠。吸血蝇类的口器为刺吸式。前、后胸退化，中胸特别发达。在中胸背板两侧有膜质翅 1 对，在后胸侧板的上方有 1 对平衡棒。足上多毛，跗节分 5 节，末端具爪及发达的爪垫各 1 对和单一的刚毛状爪间突，爪垫密布纤毛，可分泌黏液，具黏附作用可携带病原体。腹部呈圆筒形，末端尖圆，末端数节为外生殖器。卵生雌蝇形成产卵器，产卵时伸出。雄蝇外生殖器的特征是蝇种鉴定的重要依据。生活史包括虫卵、幼虫、蛹和成虫 4 期。在适宜条件下，完成一世代需 8~30d。蝇的幼虫有自生和寄生两类。成蝇的食性因口器类型不同而不同，刺吸式口器的蝇类以血液为食，舔吸式口器的蝇类多为杂食性，口器退化的蝇类则不能取食。取食时边食、边吐、边排便。蝇类可机械性传播痢疾、霍乱、伤寒、副伤寒、脊髓灰质炎、肝炎、肠道原虫病、肠道蠕虫病、结核病、细菌性皮炎、雅司病、沙眼和结膜炎、炭疽、螺旋体病以及皮肤利什曼病等。舌蝇（采采蝇）生物性传播锥虫病（睡眠病），果蝇是结膜吸吮线虫的中间宿主。此外，一些蝇可引起皮肤、眼、耳、鼻、咽和口腔、胃肠道、泌尿生殖道、创伤等部位的蝇蛆病。

### （三）蚤

蚤（flea）属于蚤目。全世界已知约 2 500 种，其中与疾病相关的蚤多属于蚤科、角叶蚤科、多毛蚤科以及细蚤科等。成虫两侧扁平，体长约 3mm，体呈棕黄至深褐色，体表有鬃，头小呈三角形，刺吸式口器，触角分 3 节，末节膨大。胸部分成 3 节，每节均有背板、腹板各 1 块及侧板 2 块，无翅，足 3 对，长而发达，尤以基节特别宽大，跗节分为 5 节，末节具有爪 1 对。腹部由 10 节组成，前 7 节每节背板两侧各有气门 1 对。雄蚤 8、9 腹节和雌蚤 7~9 腹节变形为外生殖器，第 10 腹节为肛节。生活史为卵、幼虫、蛹和成虫 4 期。完成一世代需要 3~8 周。雌、雄蚤均吸血。蚤的宿主包括哺乳类和鸟类。蚤的季节消长与所处地区、寄生宿主的习性等相关。蚤生物性传播鼠疫、鼠型斑疹伤寒、犬复孔绦虫病、微小膜壳绦虫病和缩小膜壳绦虫病。潜蚤的雌蚤可寄生于动物和人体皮下引起潜蚤病。

### （四）虱

寄生人体的虱（louse）有人虱（*Pediculus humanus*）和耻阴虱（*Pthirus pubis*）。人虱分为人体虱（*P.h. humanus*）和人头虱（*P.h.capitis*）。人虱成虫背腹扁平，体狭长，呈灰白色，雌虫大于雄虫，雄虫体长 2.5~4.4mm。头部略呈菱形，触角向头两侧伸出，眼位于触角后方，口器为刺吸式。胸部 3 节融合，中胸背面两侧有 1 对胸气门，无翅及翅痕，3 对足，各足末端有胫突与爪形成的执握器。腹部分节，雌虱腹部末端呈 W 形，雄虱腹部末端钝圆。人头虱和人体虱形态区别甚微，人头虱略小，色稍深，触角较粗短。耻阴虱体形似蟹，雌虱体长为 1.5~2.0mm，雄虱稍小。胸部宽短，中、后足胫节和爪比前足粗大。腹部宽短，第 3~5 节融合，其上 3 对气门排成斜列，第 5~8 节侧缘各具锥形突起，上有刚毛。虱的生活史为卵、若虫和成虫 3 期。人虱完成生活史需 16~25d，耻阴虱需 34~41d。人头虱寄生在人头上有毛发的部分，产卵于发根。人体虱寄生在贴身衣裤上，产卵于衣裤褶皱纤维上。耻阴虱主要寄生在阴部及肛周的毛上，也可寄生在睫毛上。虱可以直接造成局部皮肤瘙痒和丘疹，传播流行性斑疹伤寒、战壕热和虱媒回归热。

---

**知识链接**

#### 蜚 蠊

蜚蠊（cockroach）俗称蟑螂。成虫体扁平，呈淡灰色、棕褐色或黑褐色，头小，复眼发达，触角呈长丝状，口器为咀嚼式，翅 2 对，不善飞，属杂食性、不完全变态昆虫。蜚蠊可携带包括细菌、病毒、真菌、蠕虫卵、原虫包囊等数十种病原体。

---

## 二、蛛形纲常见的医学节肢动物

### （一）蜱

蜱（tick）分硬蜱和软蜱。虫体呈椭圆形，分颚体和躯体两部分。颚体也称假头，位于躯体前端，由颚基、螯肢、口下板及须肢组成，从硬蜱背面可见到，软蜱则见不到。硬蜱躯体背面有壳质的盾板，软蜱则无盾板。发育包括卵、幼虫、若虫和成虫 4 期。蜱的宿主包括陆生哺乳类、鸟类、爬行类和两栖类动物。硬蜱多在白天侵袭宿主并吸血，软蜱多夜间侵袭宿主并吸血。蜱对人体可以造成局部组织充血、水肿，可以分泌神经毒素导致上行性肌麻痹（即蜱瘫痪）。传播森林脑炎、克里米亚 - 刚果出血热、莱姆病、Q 热、北亚蜱媒斑疹热、人巴贝虫病、蜱媒回归热以及细菌性疾病等。

### （二）螨

螨种类繁多，恙螨、人疥螨和蠕形螨是较常见的医学螨类。

**1. 恙螨**（chigger mite）　全世界已知约有 3 000 种，我国已知有 500 余种。恙螨的成虫和若虫全身密布绒毛，外形呈 8 字形，足 4 对。幼虫呈椭圆形，体色为红、橙、淡黄或乳白色，足 3 对。恙螨生活史分为卵、前幼虫、幼虫、若蛹、若虫、成蛹和成虫等 7 期。仅幼虫营寄生生活，在人体常寄生于腰、腋窝、腹股沟、阴部等处。人体被恙螨叮咬可致恙螨皮炎，被叮咬处相继出现红色丘疹、水泡、坏死、出血、结黑色焦痂，焦痂脱落后形成浅表溃疡。恙螨可传播恙虫病、肾综合征出血热。常见的传病种类为地里纤恙螨和小盾纤恙螨。

**2. 人疥螨**（sarcoptes scabiei）　人疥螨是一种寄生于人皮肤表皮层内的永久性寄生螨。成虫体近圆形，背面隆起，呈乳白色或浅黄色，雌螨体长 0.3~0.5mm，雄螨小，颚体短小，躯体背面有横形的波状横纹和成列的鳞片状皮棘，躯体后半部有几对杆状刚毛和长鬃。人疥螨是疥疮的病原体。

**3. 蠕形螨**（demodicid mite）　蠕形螨是一种永久性寄生螨。寄生人体的蠕形螨是毛囊蠕形螨和皮脂蠕形螨。成虫体细长，呈蠕虫状，颚体宽短，躯体分为足体和末体。毛囊蠕形螨末体为虫体全长的 2/3~3/4，末端钝圆；皮脂蠕形螨末体约为躯体全长的 1/2，末端略尖。蠕形螨致病性低，其感染与毛囊炎、脂溢性皮炎、痤疮、酒渣鼻等疾病有关。

（李士根　范志刚）

---

**思考题**

1. 在护理诊断时，如何避免因寄生虫的多寄生现象和异位寄生而误诊、漏诊？

2. 除了常见寄生虫之外，寄生肠道的寄生虫还有哪些？在护理诊断时，如何避免因不知而误诊、漏诊？

3. 除了常见寄生虫之外，寄生其他腔道的寄生虫还有哪些？在护理诊断时，如何避免因不知而误诊、漏诊？

4. 病人疟疾发作的临床表现和发作的原因是什么？

5. 蚊和蝇可传播哪些疾病？

ER 7-6
练习题

# 第二篇

# 免疫基础

在漫长的历史岁月中，人们在同传染病做斗争时曾观测到两个奇妙的现象。第一个现象是每当一种疾病流行的时候，总有一部分人不会得病，例如历史上曾经发生过多次流行性感冒世界大流行，但每次总有一部分人没有得病。这种现象在家畜、家禽中表现得更加明显，如农村中有时出现的"鸡瘟"，主要是在家禽类动物中发生，而马、牛、羊等家畜及犬等动物就很少受感染。第二个现象是一个人得过一种疾病以后，可以在几年内不再罹患相同的疾病，甚至可以终身免除，如水痘、麻疹等。由此可见，受过某种病原侵害的机体会产生一些抵御该种病原的特殊能力，即只要与某种病原有过接触，人们就可能会免遭相应疾病的袭扰，这就是"免疫"的含义及由来。

中华民族的祖先发明的"以毒攻毒"疗法，是人类最早应用免疫原理防治疾病的典范。据史料记载，宋朝年间，天花的流行曾让每个儿童都难逃传染。我们的祖先总结了小儿得过一次天花后不会再得的经验，创造了种痘术以预防天花，即采取含有天花病原的天花皮痂制成粉末，吹进小儿的鼻内，使其在轻微感染天花的过程中，获得对天花病原的抵抗力，从而在天花疾病流行时避免受到侵害。这是我国劳动人民在免疫学方面的伟大贡献。数百年后中国人发明的种痘术传到了欧洲。有一位叫琴纳的英国医生受到中国种痘术原理的启发，发现挤奶姑娘常在工作中接触到牛痘皮疹，会引起一过性轻微的局部痘疹，但痊愈后其对同类的天花病原就产生了免疫，结果是挤奶姑娘很少得天花。为了证实这一判断，琴纳将牛痘浆液有意识地种到没有得过天花的小儿皮肤上，使其出了牛痘，等牛痘好了以后，再接种天花痘痂，发现受试的小儿不再感染天花。琴纳的发现很快得到了认同与推广，随着牛痘的广泛接种，人群中天花的感染数也逐渐减少，到了1980年世界卫生组织正式宣布天花已被消灭，这是人类历史上免疫成就的一个里程碑。为了扩大免疫防病的成果，近百年来科学家们都在努力研制类似牛痘效果的疫苗，从而大大遏制了传染病的感染与流行。

随着免疫学研究的深入，人们发现免疫的功能已远远超出抗感染的范畴。原来机体的免疫是一个十分精密与复杂的系统，它通过对自身成分的识别和对异体成分的抵抗及排斥，维护着人体的健康与机体的完整性；这一功能与人体的胚胎发育、疾病发生、衰老等一系列的生命过程也有着密切的关系。例如人们依据免疫学的研究进展对许多疾病的病因、发病过程、诊断方法及治疗措施均有了新的认识；通过对有些疾病采用一些免疫调节药物，可大大提高治疗的效果，降低病人的死亡率；临床上借助越来越多的免疫学检查新技术，能显著提高疾病的早期诊断率；还有器官移植时组织排异的发生机制，现已证明也是由于免疫反应的缘故，即人体免疫系统能够精确认识自己的成分与非己成分，并严格排斥异体成分，即使是亲生父母或儿女的成分也能识别出来并加以排斥。这类问题的原因清楚了，解决也便有了希望。针对人体的衰老问题，现已证明机体衰老首先是免疫系统的衰老，因为老年人容易发生的一些疾病如感染、肿瘤、自身免疫病等都与免疫有关。打个比方来说，如果把死亡比作长跑的终点线，则免疫系统是长跑队里的领跑员。在日常生活中，我们也会经常遇到一些免疫反应的问题，如食物过敏、药物过敏、花粉过敏及生活用品的过敏等，可见，免疫反应与人类的生活息息相关，免疫功能对维护人体的健康非常重要。

# 第八章 | 免疫概述

教学课件

思维导图

## 学习目标

1. **掌握**：免疫器官的组成及其功能，T淋巴细胞、B淋巴细胞的主要特点，抗体、免疫球蛋白、补体系统、主要组织相容性复合体（MHC）、人类白细胞抗原（HLA）、细胞因子等的概念，抗体、补体系统的生物学作用，抗原的概念，决定抗原特异性的物质基础以及抗原的分类，免疫应答的概念、类型，参与固有免疫应答的物质与作用，固有免疫应答的生物学意义，适应性免疫应答的基本过程，抗体产生的规律及其意义。

2. **熟悉**：免疫球蛋白的基本结构、功能区及补体系统的组成，补体经典途径，HLA的分子结构与分布、HLA的主要生物学功能以及与临床医学的关系，细胞因子的共同特点及白细胞分化抗原与黏附分子的概念，T淋巴细胞、B淋巴细胞的亚群及功能，固有免疫应答与适应性免疫应答的关系，免疫耐受、免疫调节的概念。

3. **了解**：补体系统的理化特性，HLA复合体的结构及遗传特征，决定抗原免疫原性的条件，诱导免疫耐受的条件，免疫应答的调节机制。

4. **学会**：利用免疫应答的基本原理解释临床相关疾病的发生机制及治疗原理。

5. 具备将免疫系统组成及免疫应答原理用于临床护理实施判断依据的能力。

正常情况下，免疫系统通过识别"自我"和"非我"物质，维持机体内环境的稳定。当免疫功能存在异常时，可出现免疫病理过程。机体的免疫系统基本功能包括：

1. **免疫防御** 是指机体防止外界病原体的入侵及清除已入侵病原体（如细菌、病毒、真菌、支原体、衣原体、寄生虫等）及其他有害物质，这种功能亢进时易出现超敏反应性疾病，而低下时机体易出现免疫缺陷病。

2. **免疫监视** 是指机体识别和清除体内出现的异常突变细胞及受病毒感染细胞的能力。一旦功能异常，则易发生肿瘤或病毒持续性感染。

3. **免疫稳定** 是指机体识别和清除自身衰老、残损的组织、细胞的能力，这是机体维持正常内环境稳定的重要机制，这种自身稳定功能异常时易导致自身免疫病。

根据生物体在种系进化发育过程中免疫系统形成和作用特点，免疫应答又分为固有免疫应答（innate immune response）和适应性免疫应答（adaptive immune response）。固有免疫应答主要由屏障结构、固有免疫细胞和固有免疫分子构成保护机体的第一道防线，也称为非特异性免疫。适应性免疫应答主要由T、B淋巴细胞及其接受抗原刺激后产生的抗体和/或效应T细胞，在机体针对抗原的特异性免疫应答中发挥重要作用，也称为特异性免疫。

## 第一节 免疫系统组成

免疫系统（immune system）是机体执行免疫应答的组织系统，由免疫器官、免疫细胞和免疫分子组成(图 8-1)。

# 一、免疫器官

免疫器官(immune organ)按其功能不同分为中枢免疫器官和外周免疫器官两大类,两者通过血液循环及淋巴循环互相连接。

## (一)中枢免疫器官

中枢免疫器官(central immune organ)是免疫细胞发生、增殖、分化、发育和成熟的场所,同时对外周免疫器官的发育和机体的免疫功能发挥调节作用。包括人类的胸腺(thymus)、骨髓(bone marrow),禽类的法氏囊(腔上囊)。

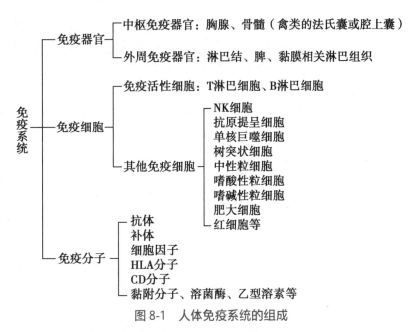

图 8-1　人体免疫系统的组成

**1.骨髓**　是人类和哺乳动物的造血器官,各类血细胞和免疫细胞的发源地,同时也是人类 B 淋巴细胞分化、成熟的场所(图 8-2)。骨髓中的造血干细胞在骨髓微环境中,首先分化成髓样干细胞和淋巴样干细胞。髓样干细胞再分化、成熟为粒细胞、单核细胞、红细胞、血小板。一部分淋巴样干细胞在骨髓继续分化为骨髓依赖性淋巴细胞(bone marrow-dependent lymphocyte),即 B 淋巴细胞;另一部分则随血流进入胸腺,发育、成熟为胸腺依赖性淋巴细胞(thymus dependent lymphocyte),即 T 淋巴细胞;还有一部分在骨髓中直接发育、成熟为自然杀伤细胞(natural killer cell,NK cell)和树突状细胞。此外,骨髓也是再次体液免疫应答的主要部位。因此,骨髓既是中枢免疫器官,又是外周免疫器官。若骨髓功能受损,不仅严重损害造血功能,而且可导致严重的细胞免疫和体液免疫功能缺陷。

**2.胸腺**　分左、右两叶,构成胸腺的细胞包括胸腺细胞和胸腺基质细胞两类,前者绝大多数为处于不同发育阶段的未成熟 T 细胞,后者则包括胸腺上皮细胞、巨噬细胞、树突状细胞及成纤维细胞等。胸腺基质细胞及其分泌的胸腺素和细胞因子等构成了决定 T 淋巴细胞分化、增殖和选择性发育的微环境。胸腺是 T 淋巴细胞分化、发育和成熟的场所。此外,胸腺还参与外周成熟 T 细胞的调节。先天性胸腺发育不全的儿童,因 T 淋巴细胞发育障碍,可导致细胞免疫缺陷及体液免疫功能低下。

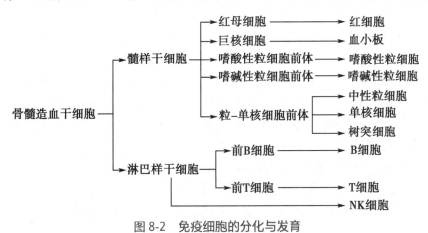

图 8-2　免疫细胞的分化与发育

## (二)外周免疫器官

外周免疫器官(peripheral immune organ)是免疫细胞定居和发生免疫应答的场所。它包括淋巴结、脾及其他淋巴组织。

**1. 淋巴结**（lymph node） 淋巴结广泛分布于全身淋巴管,其中 T 淋巴细胞约占 75%,B 淋巴细胞约占 25%。淋巴结是 T 淋巴细胞、B 淋巴细胞定居和接受抗原刺激后产生特异性免疫应答的重要场所,同时具有过滤抗原性异物和参与淋巴细胞再循环的功能。

**2. 脾**（spleen） 脾是人体最大的免疫器官,具有造血、储血、过滤血液的作用。脾是各类免疫细胞定居的场所,也是对抗原物质发生免疫应答的部位。脾中 B 淋巴细胞约占 60%,T 淋巴细胞约占 40%。

**3. 黏膜相关淋巴组织** 包括扁桃体、肠系膜淋巴结、派尔集合淋巴结、阑尾及黏膜下的分散淋巴小结和弥散淋巴组织。淋巴小结内含增殖、分化的 T 淋巴细胞和 B 淋巴细胞,黏膜下 B 淋巴细胞可产生分泌型 IgA,是各类黏膜表面抗感染的重要因素。

**4. 淋巴细胞再循环** 成熟的淋巴细胞进入外周免疫器官后,不同种类的淋巴细胞定居于免疫器官的不同部位,其中某些淋巴细胞还可以离开免疫器官,进入淋巴液、血液,在体内游走,最后携带抗原再返回免疫器官,这一过程称为淋巴细胞再循环(lymphocyte recirculation)或淋巴细胞归巢(lymphocyte homing)。淋巴细胞再循环具有重要的生理意义:①使淋巴循环和血液循环互相沟通,免疫细胞畅流于全身的免疫系统网络,增加淋巴细胞与抗原接触的机会。②使淋巴器官和组织中的淋巴细胞从反复循环的细胞库中得到不断地补充,以保证淋巴细胞在淋巴器官和组织中合理分布。③有利于动员淋巴细胞及时到病原微生物入侵部位,再把抗原信息带回淋巴器官从而产生特异性免疫应答。

## 二、免疫细胞

免疫细胞(immunocyte)泛指所有参与免疫应答或与免疫应答有关的各类成熟细胞和前体细胞。各种免疫细胞均由骨髓造血干细胞分化、发育而来,包括造血干细胞、淋巴细胞、单核巨噬细胞及其他抗原提呈细胞、粒细胞、红细胞和肥大细胞等。

### (一) 固有免疫细胞

参与固有免疫应答的细胞主要包括经典的固有免疫细胞(如单核巨噬细胞、树突状细胞、粒细胞和肥大细胞)、固有淋巴样细胞(如自然杀伤细胞)及固有淋巴细胞(如 γδT 淋巴细胞、B1 细胞和NK T 细胞)。

**1. 单核巨噬细胞** 单核巨噬细胞包括血液中的单核细胞和组织中的巨噬细胞。骨髓多能干细胞分化、发育成单核细胞后被释放入血液,血液中的单核细胞可游走至结缔组织中,成为巨噬细胞。部分组织在发育过程中还有定居的巨噬细胞,如肝脏中的库普弗细胞、脑中的小胶质细胞、骨中的破骨细胞。单核巨噬细胞与免疫有关的重要标志有模式识别受体、IgG Fc 受体、补体 C3b/C4b 受体、细胞因子受体及 MHC Ⅰ类和Ⅱ类分子。巨噬细胞的免疫功能包括:

(1) **吞噬、杀伤抗原作用**:巨噬细胞通过其表面的各种受体分子识别和黏附病原体、自身衰变及损伤的细胞,将其吞噬入细胞内,进而进行杀伤和消除。不同器官的巨噬细胞吞噬、消化功能不同。

(2) **参与炎症反应**:巨噬细胞可合成和分泌多种细胞因子(如 IL-1、IL-6、TNF-α)和其他生物活性介质,参与及促进炎症反应。

(3) **抗原提呈作用**:巨噬细胞吞噬抗原,加工、处理、提呈抗原后,启动特异性免疫应答。

(4) **免疫调节作用**:巨噬细胞可分泌多种细胞因子及表达表面分子以参与适应性免疫应答;此外巨噬细胞可在细胞免疫和体液免疫的激发下杀伤肿瘤细胞和病毒感染细胞,具有抗肿瘤和抗病毒作用。

**2. 树突状细胞** 树突状细胞(dendritic cell, DC)因其成熟时伸出许多树突样或伪足样突起而得名,是功能最强的抗原提呈细胞,能够显著刺激初始 T 细胞增殖,是机体适应性调节 T 细胞免疫应答的始动者,是连接固有免疫应答和适应性免疫应答的桥梁。DC 还具有免疫调节作用,参与免疫耐受的维持与诱导。

**3. 自然杀伤细胞** 自然杀伤细胞（natural killer cell，NK）广泛分布于血液、外周淋巴组织、肝脏和脾脏中，是一类 CD3⁻CD19⁻CD56⁺CD16⁺ 的细胞。NK 细胞无特异性抗原识别受体，无 MHC 的限制性，是不同于 T、B 淋巴细胞的固有淋巴样细胞，但是可表达一系列与活化或抑制相关的调节性受体，可在无抗原预先致敏的情况下，通过释放颗粒酶和穿孔素，分泌 TNF-α，或通过 Fas-FasL 信号途径，直接杀伤某些肿瘤细胞和病毒感染细胞；此外还可通过抗体依赖细胞介导的细胞毒作用（antibody-dependent cell-mediated cytotoxicity，ADCC），发挥抗感染、抗肿瘤作用。活化 NK 细胞还可分泌 IFN-γ 等细胞因子，调节免疫应答。

**（二）适应性免疫应答细胞**

**1. T 淋巴细胞**

**（1）表面标记**

1）TCR-CD3 复合物：T 细胞受体（T cell receptor，TCR）是 T 淋巴细胞表面特异性识别和结合抗原的部位。大多数的 T 淋巴细胞的 TCR 是由 α、β 两条肽链组成的异二聚体，每条肽链有可变区（variable region，V 区）和恒定区（constant region，C 区）两个功能区；C 区与细胞膜相连，而 V 区在细胞外则为抗原结合部位。少数 T 淋巴细胞的抗原受体由 γ、δ 两条肽链组成。CD3 分子由 5 条肽链组成，分别称 γ、δ、ε、ζ、η 链。TCR 和 CD3 分子形成 TCR-CD3 复合体，TCR 特异性识别抗原提呈细胞提呈的抗原肽；CD3 分子稳定 TCR，并通过胞质区的免疫受体酪氨酸激活模体（immunoreceptor tyrosine based activation motif，ITAM），将抗原刺激信息传送入 T 淋巴细胞内并使之活化。

2）T 淋巴细胞共受体：成熟的 T 淋巴细胞表面只表达 CD4 或 CD8，CD4⁺T 淋巴细胞主要是辅助性 T 细胞，CD8⁺T 淋巴细胞主要是细胞毒性 T 细胞。CD4 和 CD8 是 T 淋巴细胞 TCR-CD3 识别抗原的辅助受体，分别与抗原提呈细胞（APC）表达的 MHC Ⅱ类分子及 MHC Ⅰ类分子结合，参与信号转导。此外，CD4 可与 HIV 的 gp120 蛋白结合，是 HIV 感染 CD4⁺T 淋巴细胞的重要机制。

3）共刺激分子：共刺激分子是为 T 淋巴细胞和 B 淋巴细胞完全活化提供共刺激信号的细胞表面分子及其配体，可分为正性共刺激分子和负性共刺激分子

CD28：表达在 90% 的 CD4⁺T 淋巴细胞和 50% 的 CD8⁺T 淋巴细胞表面，是 B7 家族的 B7-1（CD80）和 B7-2（CD86）的受体，可作为辅助刺激分子，提供 T 淋巴细胞活化的第二信号，是目前已知的一组最强、最重要的协同刺激分子。

CD152（CTLA-4）：表达在活化的 CD4⁺ 和 CD8⁺T 淋巴细胞表面，与抗原提呈细胞表面的 B7-1/B7-2（CD80/CD86）分子结合，下调或终止 T 淋巴细胞活化。

PD-1：表达在活化的 T 淋巴细胞表面，可与配体程序性死亡受体配体 1（PD-L1）和程序性死亡蛋白配体 -2（PD-L2）结合，抑制 T 淋巴细胞的增殖及 IL-2 和 IFN-γ 等细胞因子的产生，抑制 B 淋巴细胞的增殖、分化和 Ig 的分泌。

CD40L：主要表达在活化的 CD4⁺T 淋巴细胞表面，与 B 淋巴细胞表面的 CD40 结合，提供 B 淋巴细胞活化的协同刺激信号。

**（2）T 淋巴细胞亚群及功能**

1）根据 T 淋巴细胞所处的活化阶段分类。①初始 T 细胞：从未接受过抗原刺激的成熟 T 细胞，存活期短，参与淋巴细胞再循环，主要功能是识别抗原。②效应 T 细胞：表达高水平、高亲和力白细胞介素 -2 受体（IL-2R），存活期较短，主要向外周炎症部位或某些器官组织迁移，发挥效应功能。③记忆 T 细胞：具有免疫记忆功能，存活期长，介导再次免疫应答。

2）根据表达 TCR 分类。①αβT 淋巴细胞：通常认为的 T 淋巴细胞，占总数的 95% 以上。②γδT 淋巴细胞：多数为 CD4⁻CD8⁻，主要分布于皮肤和黏膜组织。该群 T 淋巴细胞的 TCR 缺乏多样性，只能识别多种病原体表达的共同抗原成分，无 MHC 限制性，可发挥抗感染、抗肿瘤作用，并参与免

疫调节作用和介导炎症反应。

3）根据表达 CD4 或 CD8 分子分类。①CD4$^+$T 淋巴细胞：表面 CD3$^+$CD4$^+$CD8$^-$，受自身 MHC Ⅱ 类分子限制，可识别外源性抗原，活化后分化的效应细胞主要为辅助性 T 淋巴细胞（helper T lymphocyte，Th）。②CD8$^+$T 淋巴细胞：表面 CD3$^+$CD4$^-$CD8$^+$，受自身 MHC Ⅰ 类分子限制，可识别内源性抗原，活化后分化的效应细胞为细胞毒性 T 细胞（cytotoxic T lymphocyte，CTL）。

4）根据免疫效应功能分类。①辅助性 T 淋巴细胞（Th）：表达 CD4$^+$，可从未收到抗原刺激的 Th0 分化为 Th1 和 Th2，其中 Th1 分泌 IFN-γ、TNF 及 IL-2，促进细胞免疫应答；Th2 分泌 IL-4、IL-5、IL-6 和 IL-10，促进体液免疫应答。②细胞毒性 T 淋巴细胞（CTL）：表面均表达 CD8$^+$，可特异性识别内源性抗原肽 -MHC Ⅰ 类分子复合物，通过分泌穿孔素、颗粒酶直接杀伤靶细胞，也可通过其表面表达的 Fas 分子与靶细胞表面的 Fas 配体（FasL）结合促进靶细胞凋亡。③调节性 T 细胞（regulatory T cell，Tr cell）：一群 CD4$^+$CD25$^+$Foxp3$^+$ 的 T 淋巴细胞，可通过直接接触，分泌 TGF-β 及 IL-10 等抑制性细胞因子，负调控免疫应答。

**2. B 淋巴细胞**

**(1) 表面标记**

1）BCR 复合物：B 细胞受体（B cell receptor，BCR）是 B 淋巴细胞的特征性表面标志，主要是单体 IgM 和 IgD，可识别和结合特异性抗原。BCR 与 B 淋巴细胞膜上 Igα（CD79a）和 Igβ（CD79b）组成 BCR 复合体。Igα、Igβ 可通过胞质区的 ITAM，将 BCR 结合抗原后的活化信号转导到细胞内。

B 细胞抗原
受体复合物

2）B 淋巴细胞共受体：B 淋巴细胞共受体即 CD19/CD21/CD81 复合体，CD21 即 CR2，可结合 C3d，形成 CD21-C3d-Ag-BCR 复合物，发挥共受体作用；CD19 胞质区可传递活化信号；CD19/CD21/CD81 复合体可增强 BCR 与抗原结构的稳定性，并与 Igα/Igβ 共同传递第一信号。

3）共刺激分子：B 淋巴细胞激活过程中，Th 细胞和 B 淋巴细胞表面的共刺激分子可相互结合，转导活化信号。

CD40：表达于成熟 B 淋巴细胞，与 T 淋巴细胞的配体 CD40L 结合，提供 B 淋巴细胞活化的协同刺激信号。

CD80 和 CD86：CD80/CD86 分子分别是 B7 家族中的 B7-1 和 B7-2，在活化的 B 淋巴细胞表面表达增加，其配体是 T 淋巴细胞的 CD28 分子，为 T 淋巴细胞的活化提供重要的协同刺激信号。

**(2) B 淋巴细胞亚群与功能**：根据 B 淋巴细胞表型的不同，将 B 淋巴细胞分为 B1 和 B2 两个亚群。

B1 细胞：数量少数，表面 CD5$^+$，主要分布在腹膜腔、胸膜腔和肠道黏膜固有层。该群细胞 BCR 可变区保守，识别谱窄，活化无须 T 淋巴细胞参与，无 Ig 类别转换，产生低亲和力 IgM，表现为多反应性。B1 细胞参与固有免疫，在免疫应答早期发挥作用。

B2 细胞：B2 细胞是体液免疫的主要细胞，广泛分布于外周免疫器官，表面 CD5$^-$，BCR 具有高度多样性，可特异性识别抗原，分泌产生抗体，具有免疫记忆功能；此外 B2 细胞还可发挥提呈抗原的作用，分泌细胞因子参与免疫调节。

# 三、免疫分子

免疫分子按照其存在方式分为分泌型免疫分子和膜型免疫分子，分泌型免疫分子包括抗体、补体和细胞因子，膜型免疫分子包括 T 细胞受体（T cell receptor，TCR）、B 细胞受体（B cell receptor，BCR）、主要组织相容性复合体（major histocompatibility complex，MHC）分子、分化抗原（cluster of differentiation，CD）分子及黏附分子。

## （一）免疫球蛋白与抗体

抗体（antibody，Ab）是指 B 淋巴细胞识别抗原后增殖、分化为浆细胞所产生的，能与相应抗原

发生特异性结合的，具有免疫功能的免疫球蛋
白。抗体是免疫应答的重要产物，主要存在于
血液、组织液、外分泌液等体液中。免疫球蛋白
（immunoglobulin，Ig）是指具有抗体活性或化学
结构与抗体相似的球蛋白（图8-3），可分为分泌
型（secreted Ig，sIg）和膜型（membrane Ig，mIg）。
前者主要存在于体液中，具有抗体的各种功能；
后者是B淋巴细胞膜上的抗原受体。

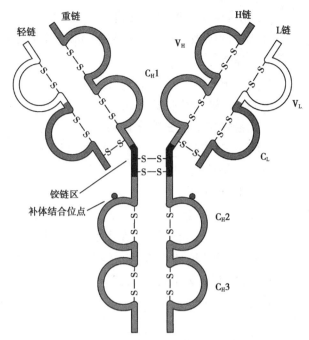

图 8-3　免疫球蛋白基本结构示意图

**1. 免疫球蛋白的结构**

（1）**四肽链的基本结构**：抗体基本结构是由
两条完全相同的重链（heavy chain，H链）和两条
完全相同的轻链（light chain，L链）以二硫键连
接形成的四肽链结构，呈Y形。

1）重链与轻链：重链由450~550个氨基酸
残基组成，根据重链抗原性的差异分为μ链、γ
链、α链、δ链、ε链5类，由上述不同类型重链
组成的完整免疫球蛋白分子分别被称为IgM、
IgG、IgA、IgD、IgE。轻链由214个氨基酸残基组成，可分为κ型和λ型。Ig轻链的λ链根据恒定区
氨基酸序列差分为4个亚型。正常人血清的κ链和λ链的比例是2:1。

2）可变区与恒定区：Ig分子的N端氨基酸排列顺序随抗体特异性不同而发生改变，这个区域
称为可变区（variable region，V区），分别占轻链的1/2与重链的1/4或1/5，分别称为$V_L$和$V_H$。在
$V_H$和$V_L$区某些特定位置上，氨基酸残基的组成和排列顺序比可变区内其他位置上的氨基酸残基
更易变化，这些部位为超变区（hypervariable region，HVR），又称为互补决定基区（complementary
determining region，CDR），该区域决定抗体识别抗原的特异性。可变区中其他变化较少的部分称为
框架区（framework region，FR）。在Ig的C端，氨基酸数目、种类、排列顺序及含糖量都比较稳定，
称为恒定区（constant region，C区），分别占轻链的1/2和重链的3/4或4/5部分，称为$C_L$和$C_H$。IgG、
IgA、IgD的重链C区有$C_H$1~$C_H$3；IgM和IgE的重链C区有$C_H$1~$C_H$4。

3）铰链区：位于$C_H$1与$C_H$2之间，含有丰富的脯氨酸，易伸展弯曲且易被木瓜蛋白酶、胃蛋白
酶等水解。

---

**知识链接**

### 抗体分支的水解片段

抗体可被木瓜蛋白酶和胃蛋白酶水解，木瓜蛋白酶从铰链区的近N端，将免疫球蛋白水
解为两个完全相同的抗原结合片段（fragment of antigen binding，Fab fragment）和1个可结晶片
段（crystallizable fragment，Fc fragment）。Fab fragment由$V_L$、$C_L$和$V_H$、$C_H$1结构域组成，只与
单个抗原表位结合。Fc fragment由一对$C_H$2和$C_H$3结构域组成，无抗原结合活性，是Ab与效
应分子或细胞表面Fc受体相互作用的部位。胃蛋白酶在铰链区的近C端将Ab水解为1个F
(ab')₂片段和一些小片段pFc'。F(ab')₂由2个Fab fragment及铰链区组成，因此为双价，可同
时结合两个抗原表位。由于F(ab')₂片段保留了结合相应抗原的生物学活性，又避免了Fc段
抗原性可能引起的副作用和超敏反应，因而被广泛用作生物制品。pFc'最终被降解，不发挥生
物学作用。

（2）免疫球蛋白的其他结构

1）J链：由浆细胞合成、分泌的，富含半胱氨酸的多肽链。J链可连接Ig单体形成二聚体、五聚体或多聚体。

2）分泌片：由黏膜上皮细胞合成的一种含糖的肽链，可保护sIgA免受蛋白水解酶降解的作用，并介导IgA二聚体穿过黏膜。

**2. 免疫球蛋白的生物学功能**

（1）V区的功能：V区的主要功能是识别并结合特异性抗原，从而发挥中和毒素、阻断病原体入侵的免疫防御功能，但是抗体本身不能清除病原体。

（2）C区的功能

1）激活补体：IgM、IgG1、IgG2、IgG3与相应抗原结合，可通过经典途径激活补体系统；聚合的IgA、IgG4可通过旁路途径激活补体系统，从而产生多种效应功能。

2）结合细胞表面Fc受体：不同细胞的表面具有不同的免疫球蛋白Fc受体，免疫球蛋白可与不同细胞表面的Fc受体结合，发挥不一样的作用。

调理作用：IgG的Fc段与中性粒细胞、巨噬细胞上的Fc受体结合，从而增强吞噬细胞的吞噬作用。

抗体依赖细胞介导的细胞毒作用（antibody-dependent cell-mediated cytotoxicity, ADCC）：具有杀伤活性的细胞（NK细胞）通过其表面表达的Fc受体识别包被于靶抗原（如病毒感染细胞或肿瘤细胞）上抗体的Fc段，直接杀伤靶细胞（图8-4）。

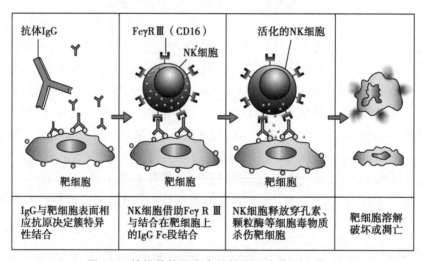

图8-4 抗体依赖细胞介导的细胞毒作用示意图

介导Ⅰ型超敏反应：IgE的Fc段与肥大细胞及嗜碱性粒细胞表面的IgE Fc受体结合后，可使细胞致敏。若抗原再次进入机体与致敏细胞表面特异性IgE结合，可促进细胞合成及释放活性物质，引起Ⅰ型超敏反应。

3）通过胎盘和黏膜：IgG是唯一能从母体通过胎盘转移到胎儿体内的免疫球蛋白，在胎儿期和新生儿期抗感染免疫中发挥重要的作用。IgA可通过上皮细胞，形成sIgA，分泌至黏膜表面发挥局部免疫作用。

**3. 各类免疫球蛋白的重要特性**

（1）IgG：血清中的主要抗体，多以单体形式存在，半衰期在所有的Ig中最长，具有较强的抗感染、中和毒素和免疫调理作用，在机体免疫防御中占有重要地位，是主力抗体；同时是唯一能通过胎盘的抗体，在新生儿抗感染中起重要作用。

（2）IgM：由 5 个单体组成的五聚体，所以又称为巨球蛋白，半衰期较短。IgM 是免疫应答最早产生的 Ig，结合补体以及活化补体后通过补体的活化片段发挥调理吞噬作用的能力均较 IgG 强，在机体的早期免疫防御中要占有重要地位。膜表面 IgM 是 B 淋巴细胞识别抗原的一种主要受体。

（3）IgA：分血清型和分泌型。血清型占血清抗体总量的 10%~20%，以单体为主。分泌型 IgA 以二聚体形式存在，是由呼吸道、消化道、泌尿生殖道黏膜固有层中的浆细胞产生，主要存在于唾液、泪液、初乳、胃肠液、尿液等外分泌液中，通过阻碍微生物和抗原物质黏附、调理吞噬、溶细菌、中和毒素和病毒等作用，在黏膜局部发挥重要的抗感染和抗过敏作用。如 sIgA 合成低下和障碍，则易发生呼吸道、胃肠道、泌尿道感染和过敏反应。

（4）IgE：血清中含量极少，仅占血清总 Ig 的 0.002%，主要由鼻咽部、扁桃体、支气管、胃肠道的黏膜固有层的浆细胞产生，是引起 I 型超敏反应的主要因素。

（5）IgD：血清中含量仅占 Ig 总量的 0.2%，血清型 IgD 功能尚不清楚；膜结合型 IgD 存在于 B 淋巴细胞表面，是 B 淋巴细胞分化成熟的重要标志。

---

**知识链接**

## 抗体的人工制备

抗体在疾病诊断和治疗中有重要作用，人工制备抗体是获得抗体的有效途径。传统的抗体生产方法是向动物体内反复注射某种抗原，然后从动物血清中分离出抗体，这种生产方法所获得的抗体不仅产量、纯度低，且特异性较差。直到 20 世纪 70 年代，由 Kohler 和 Milstein 在世界上首次成功地利用动物细胞融合技术制备出单克隆抗体（monoclonal antibody，McAb），克服了传统制备方法的不足，被誉为生物技术发展中一次历史性的重大突破，并于 1984 年荣获诺贝尔生理学或医学奖。

该技术把经抗原免疫后的小鼠脾细胞（B 淋巴细胞）与小鼠骨髓瘤细胞融合成杂交瘤细胞，再选育出单个杂交瘤细胞增殖形成克隆。杂交瘤细胞既具有 B 淋巴细胞合成、分泌特异性抗体的能力，又具有骨髓瘤细胞无限增殖的特性。其产生的单克隆抗体具有高度特异性、高度均一性、高效价、高产量等特点，现已被广泛应用于生命科学的各个领域。例如，单克隆抗体作为试剂用于免疫学诊断，克服了多克隆抗体易产生交叉反应的缺点，大大提高了感染性疾病诊断的准确性；单克隆抗体还可与放射性核素、毒素、化学药物偶联，制备"生物导弹"用于肿瘤的检测或治疗。

---

### （二）补体系统

补体是存在于人和脊椎动物血清、组织液中和细胞表面的一组经活化后具有酶活性的蛋白质，广泛参与机体的免疫防御和免疫调节，介导免疫生理反应和免疫病理损伤，是体内具有重要生物学作用的效应系统和相应放大系统。

**1. 补体系统的组成与性质**

（1）**补体的固有成分**：存在于体液中，参与补体激活级联反应的补体成分，包括经典途径的 C1、C2、C4，旁路途径的 B 因子、D 因子和备解素（P 因子），甘露糖结合凝集素途径的甘露糖结合凝集素（mannose binding lectin，MBL）、MBL 相关丝氨酸蛋白酶（MBL-associated serine protease 1/2，MASP-1/2），补体活化末端通路的共同成分 C3、C5、C6、C7、C8、C9。补体蛋白活化后的裂解片段以该蛋白符号后面再加小写英文字母表示，如 C3a、C3b。补体的灭活片段在其符号前加英文字母 i 表示如 iC3b。

（2）**补体调节蛋白**：以可溶性和膜结合形式存在，包括 I 因子、H 因子、S 蛋白、C4 结合蛋白、C1 抑制物等。

（3）**补体受体**（complement receptor，CR）：包括 CR1~CR5 等。

**2. 补体的性质**　补体成分中 C3 含量最高，补体成分主要由肝细胞、巨噬细胞等多种细胞合成、分泌。补体的大部分固有成分在 56℃中 30min 丧失活性而被灭活，补体在室温下很快失活，在 4℃环境中只能保持活性 3~4d。

**3. 补体的激活**　在生理情况下，血清中大多数补体成分均以无活性的酶前体形式存在。只有在某些活化物的作用下，或在特定的固相表面上，补体各成分才依次被活化。补体系统的激活过程依据激活的物质不同，可分为 3 条途径（图 8-5），3 条激活途径具有共同的末端通路，即攻膜复合物（membrane attack complex，MAC）的形成及其溶解细胞效应。

（1）**经典途径**：经典途径的激活物质主要是由 IgG1、IgG2、IgG3 和 IgM 与相应抗原形成的免疫复合物（immune complex，IC），激活过程可分为 3 个阶段。

1）识别阶段：经典途径从 C1 开始，C1 由 1 个 C1q、两个 C1r 和两个 C1s 相连而成，当 C1q 与两个以上 IC 中 IgM 或 IgG Fc 段相结合固定后，构象发生改变，导致 C1r、C1s 的活化。

2）活化阶段：活化的 C1s 依次酶解 C4、C2 分子成为 C4a、C4b 与 C2a、C2b，其中 C4b 与 C2a 结合成为具有酶活性的 C3 转化酶（C4b2a），后者进一步酶解 C3 为 C3a、C3b，C3b 与 C4b2a 形成 C5 转化酶（C4b2a3b）。

3）膜攻击阶段：C5 转化酶裂解 C5 成为 C5a、C5b，大片段 C5b 吸附在细胞表面与 C6、C7 结合形成 C5b67 插入细胞膜中，接着吸附 C8 形成 C5b678，再与 12~15 个 C9 结合形成攻膜复合物（MAC）C5b6789，导致细胞渗漏，裂解。

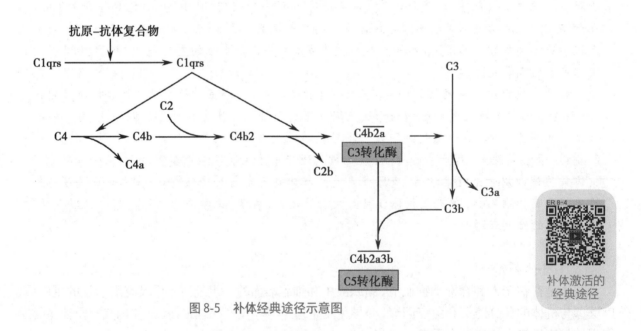

图 8-5　补体经典途径示意图

（2）**旁路途径**：旁路途径是由外源异物直接激活补体，激活物质主要有脂多糖、葡聚糖及酵母多糖等。参与成分为 C3~C9、B、D、P 因子等。主要过程为在经典途径中产生或自发产生的 C3b 可与 B 因子结合，在 D 因子的作用下将 B 因子裂解成 Ba 和 Bb，其中 Bb 与 C3b 结合形成 C3bBb，即旁路途径的 C3 转化酶。在 P 因子的结合作用下，C3bBb 酶解 C3 为 C3b 和 C3a，前者与 C3bBb 结合形成旁路途径中的 C5 转化酶 C3bnBb，此后进入膜攻击阶段，发挥生物学效应（图 8-6）。稳定的 C3bBb 复合物催化产生更多的 C3b 分子，后者再参与旁路途径，形成更多的 C3 转化酶，上述过程构成了旁路途径的正反馈放大机制。旁路途径不依赖特异性抗体的形成，是机体内一种有效的、早期的免疫机制。

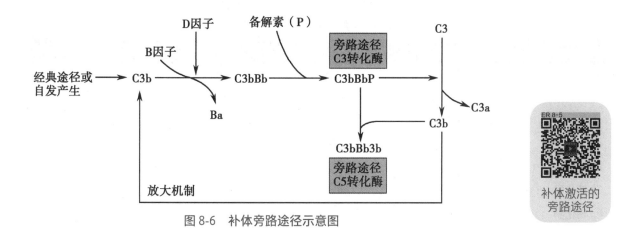

图 8-6 补体旁路途径示意图

（3）MBL 途径：补体活化的 MBL 途径（图 8-7）起始于 MBL 识别细菌的甘露糖残基后，与甘露糖结合凝集素相关丝氨酸蛋白酶（MBL-associated serine protease，MASP）结合，形成 MASP-1 和 MASP-2。MASP-2 具有与活化的 C$\overline{1s}$ 同样的生物学活性，可水解 C4、C2 分子，继而形成 C3 转化酶，其后的反应过程与经典途径相同。MASP-1，该途径无须抗体参与即可激活补体，可在感染早期发挥作用，与经典途径和旁路途径有交叉促进作用。

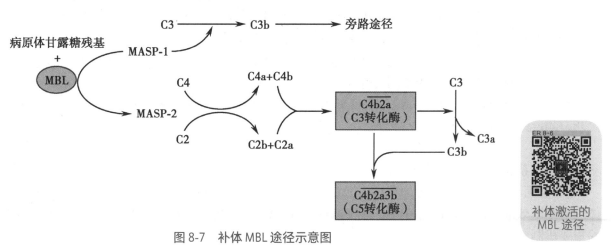

图 8-7 补体 MBL 途径示意图

补体的 3 条激活途径（图 8-8）既有共同之处，又有各自的特点（表 8-1）。

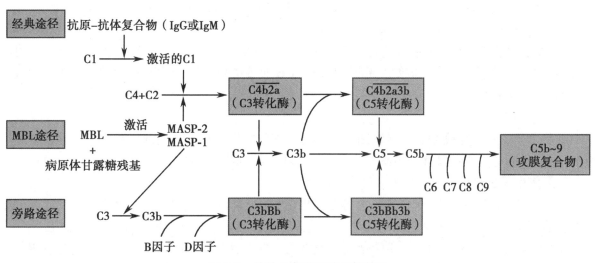

图 8-8 补体 3 条激活途径的关系

表 8-1　补体 3 条激活途径比较

| | 经典途径 | 旁路途径 | MBL 途径 |
|---|---|---|---|
| 激活物 | 抗原 – 抗体复合物（IgG1~IgG3 或 IgM） | 细菌、内毒素、酵母多糖、葡聚糖等 | 多种病原生物表面的半乳糖或甘露糖 |
| 起始分子 | C1q | C3 | MBL |
| 参与成分 | C1、C4、C2、C3 | C3、B 因子、D 因子 | MBL、MASP、C4、C2、C3 |
| 抗体参与 | 需要 | 无须 | 无须 |
| C3 转化酶 | $\overline{C4b2a}$ | $\overline{C3bBb}$ | $\overline{C4b2a}$ |
| C5 转化酶 | $\overline{C4b2a3b}$ | $\overline{C3bnBb}$ | $\overline{C4b2a3b}$ |
| 生物学作用 | 感染后期发挥作用，或参与抵御相同病原体再次感染机体 | 在感染早期或初次感染时发挥作用，存在正反馈放大机制 | 在感染早期发挥效应；对经典途径和旁路途径有交叉促进作用 |

**知识链接**

## 补体系统的调节

补体系统激活受到一系列调节机制的严格控制，使之反应适度。

**1. 补体的自身调节**　如 C3 转化酶极易衰变，从而限制 C3 裂解及其后续的酶促反应；与细胞膜结合的 C4b、C3b 及 C5b 也易衰变，可阻断补体级联反应。

**2. 补体活化调节因子的作用**　补体调节因子可与不同补体成分相互作用，使补体的激活与抑制处于平衡状态，既防止对自身组织造成损害，又能有效地杀灭外来微生物。如 C1 抑制物、C4b 结合蛋白、H 因子、I 因子等。

**4. 补体系统的生物学作用**

（1）**溶菌与细胞毒作用**：补体系统被激活，可以在靶细胞表面形成 MAC，导致靶细胞溶解。补体的溶细胞效应不仅可以抗细菌，也可以抗其他致病微生物及寄生虫感染，是机体抵抗微生物感染的重要机制。

（2）**调理作用**：补体激活过程中产生的 C3b、C4b 与抗原 - 抗体复合物和靶细胞结合后，可与中性粒细胞和巨噬细胞表面效应的受体结合，促进吞噬细胞的吞噬。

（3）**清除免疫复合物**：免疫复合物通过 C3b、C4b 黏附到表面带有相应补体受体的红细胞、血小板及某些淋巴细胞上，形成较大的聚合物，被吞噬细胞吞噬和清除。

（4）**炎症介质作用**：补体活化产生的多种具有炎症介质作用的片段如 C5a、C3a 和 C4a 等，可与肥大细胞结合，诱发脱颗粒，释放生物活性物质，导致血管扩张、毛细血管通透性增加、平滑肌收缩等，导致局部炎症反应。

### （三）细胞因子

细胞因子是指由免疫细胞及组织细胞分泌的在细胞间发挥相互作用的一类小分子可溶性多肽蛋白，通过结合相应受体从而调节细胞生长、分化和效应，调控免疫应答。

**1. 细胞因子的特点**

（1）**基本特征**：是一类分子量较小的可溶性糖蛋白，半衰期短，主要由 Th 细胞及单核巨噬细胞在诱导后产生，可通过与细胞表面的高亲和力受体结合在较低浓度下即可发挥生物学效应。

（2）**作用方式**：细胞因子效应范围小，可通过自分泌作用于分泌细胞自身，可通过旁分泌作用于邻近的细胞，可通过内分泌经循环系统对远距离的靶细胞发挥作用。

（3）**功能特点**：包括多效性、重叠性、协同性、拮抗性和网络性。多效性是指一种细胞因子可作用于不同的靶细胞，产生不同的生物学效应；重叠性是指多种细胞因子产生相同或相似的生物学效应；协同性是指一种细胞因子可增强另一种细胞因子的功能；拮抗性是指一种细胞因子可抑制其他细胞因子的功能；网络性是指免疫细胞通过具有不同生物学效应的细胞因子之间相互刺激或约束，从而形成复杂的细胞因子网络，对免疫应答进行调节以维持机体的稳态。

### 2. 细胞因子的种类

（1）**白细胞介素**（interleukin，IL）：是指介导白细胞或免疫细胞间相互作用的细胞因子，在免疫细胞间信息传递、激活与调节免疫细胞及在炎症反应中起重要作用。已发现的种类达 38 种之多。

（2）**集落刺激因子**（colony-stimulating factor，CSF）：是一群可刺激多能造血干细胞和不同发育、分化阶段的造血祖细胞分化、增殖的细胞因子，常见的有粒细胞 - 巨噬细胞集落刺激因子、粒细胞集落刺激因子、巨噬细胞集落刺激因子、红细胞生成素、干细胞因子及血小板生成素。

（3）**干扰素**（interferon，IFN）：是一组由病毒或干扰素诱生剂刺激人的有核细胞所诱生的，由细胞编码的，具有抗病毒、抗肿瘤及免疫调节等广泛生物学活性的糖蛋白。IFN 包括 α、β、γ 3 种类型，其中 IFN-α、β 主要由白细胞和成纤维细胞产生，称为Ⅰ型干扰素，IFN-γ 主要由活化的 T 淋巴细胞和 NK 细胞产生，也称为Ⅱ型干扰素。

（4）**肿瘤坏死因子**（tumor necrosis factor，TNF）：因最早发现其具有导致肿瘤组织坏死的功能而得名，现在被证明其具有免疫调节、杀伤靶细胞和诱导细胞凋亡的作用，分为 TNF-α 和 TNF-β，TNF-α 主要由活化的单核巨噬细胞产生，TNF-β 主要由活化的 T 淋巴细胞产生，也称淋巴毒素（lymphotoxin，LT）。

（5）**生长因子**（growth factor，GF）：是指一类具有刺激细胞生长作用的细胞因子。主要包括转化生长因子 -β（transforming growth factor-β，TGF-β）、表皮生长因子、血管内皮细胞生长因子、神经生长因子、成纤维细胞生长因子、血小板源生长因子及肝细胞生长因子等。

（6）**趋化因子**：是一类对不同细胞具有趋化能力的细胞因子，包含多种结构有较大同源性的蛋白质家族。几乎所有的趋化因子都含有保守的半胱氨酸残基形成的分子内二硫键。

### 3. 细胞因子的主要生物学活性
细胞因子在免疫调节、免疫应答、炎症反应、促进造血和促进损伤组织的修复等方面发挥着重要作用。

（1）**参与免疫应答与免疫调节**：细胞因子可调节免疫识别，例如 IFN-γ 通过上调 MHC Ⅰ类和Ⅱ类分子的表达，促进单核巨噬细胞的抗原提呈作用。细胞因子参与免疫细胞的增殖，例如 IL-4、IL-5、IL-6、IL-13 等细胞因子可促进 B 淋巴细胞活化、增殖和分化，而 IL-2、IL-7、IL-18 等细胞因子可以活化 T 淋巴细胞并促进其增殖。细胞因子还参与免疫效应及其调节，例如 CD8+ 效应 T 细胞释放的 IFN-γ 可以抑制细胞内的病毒复制。Th1 细胞产生的 TNF-α、IFN-γ、粒细胞巨噬细胞集落刺激因子等可促进巨噬细胞的活化并增强其吞噬、杀伤能力。

（2）**促进造血**：骨髓和胸腺中产生的细胞因子尤其是集落刺激因子对刺激造血细胞的增殖和分化起着关键作用，它们通过促进造血参与机体的生理和病理过程。

（3）**促进凋亡、直接杀伤靶细胞**：肿瘤坏死因子超家族（TNFSF）中，有部分细胞因子可直接杀伤靶细胞或诱导细胞凋亡。例如 TNF-α 和 LT-α 可直接杀伤肿瘤细胞或被病毒感染细胞。

（4）**促进损伤组织的修复**：多种细胞因子具有促进损伤组织修复的功能。例如 TGF-β 可通过刺激成纤维细胞和成骨细胞的增殖、分化，促进损伤组织的修复。血管内皮生长因子（VEGF）可促进血管和淋巴管的生成。

细胞因子在免疫应答、免疫调节、刺激造血等方面发挥着重要的作用，但在一定条件下也可参与多种疾病的发生。采用现代生物技术研制、开发的重组细胞因子、细胞因子抗体和细胞因子拮抗剂已获得了广泛的临床应用。

### （四）白细胞分化抗原与黏附分子

免疫细胞之间相互识别的分子基础是表达于细胞表面的功能分子，通常称为细胞表面标记（cell surface marker），包括细胞表面的多种抗原、受体和黏附分子等。

**1. 白细胞分化抗原**　白细胞分化抗原（leukocyte differentiation antigen）主要是指不同谱系白细胞在正常分化、成熟的不同阶段中，出现或消失的细胞表面分子。白细胞分化抗原种类繁多、分布广泛，除分布在白细胞表面外，还分布在红系和巨核细胞/血小板谱系以及许多非造血细胞如血管内皮细胞、成纤维细胞、上皮细胞、神经内分泌细胞等细胞表面。将来自不同实验室的单克隆抗体所识别的同一种分化抗原归为同一个分化群（cluster of differentiation，CD）。人类的 CD 序号已从 CD1 命名至 CD363。

CD 分子按其执行的功能，主要可分为受体、共刺激（或抑制）分子以及黏附分子等，其中受体包括特异性识别抗原受体及其辅助受体、模式识别受体、细胞因子受体、补体受体等，它们分别起到参与 T 淋巴细胞与 B 淋巴细胞的识别和信号转导、提供 T 淋巴细胞与 B 淋巴细胞活化刺激信号、参与免疫效应等作用。

**2. 黏附分子**　黏附分子（adhesion molecule，AM）是介导细胞间或细胞与外基质间相互接触和结合的分子统称。黏附分子以受体 - 配体结合的形式发挥作用，使细胞与细胞间、细胞与基质间发生黏附，参与细胞的识别、信号转导、细胞的增殖 / 分化与移动等，是免疫应答、炎症反应、凝血、创伤愈合、肿瘤转移等一系列重要生理和病理过程的分子基础。

### （五）主要组织相容性复合体及其分子

主要组织相容性复合体（major histocompatibility complex，MHC）是一组与免疫应答相关，决定组织移植是否相容、紧密连锁的基因群，其编码的蛋白称为 MHC 分子。人的 MHC 称为人类白细胞抗原（human leucocyte antigen，HLA）基因复合体，编码的蛋白为 HLA 抗原或 HLA 分子。

**1. HLA 的基因结构**　HLA 复合体位于第 6 号染色体上（图 8-9），是由一群紧密连锁的基因组成的人类最复杂的基因系统。经典的 HLA Ⅰ类基因集中在远离着丝点的一端，包括 B、C、A 3 个基因座，Ⅰ类基因仅编码 HLA Ⅰ类分子的重链，轻链 $\beta_2$ 微球蛋白（$\beta_{2m}$）编码基因位于第 15 号染色体。HLA Ⅱ类基因位于近着丝点一端，由 DP、DQ 和 DR 3 个亚区组成，其基因产物称为 HLA Ⅱ类分子。

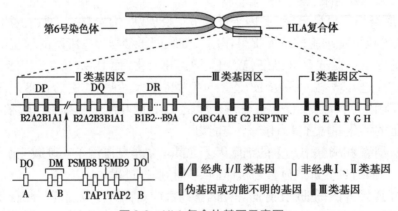

图 8-9　HLA 复合体基因示意图

**2. HLA 的遗传特点**　HLA 基因是由多个紧密相邻的基因座所组成的，编码产物具有相同或相似的功能，由于同一个体一个基因座上来自同源染色体的两个等位基因均表达，HLA 的基因呈现多态性。多态性的群体效应赋予物种极大的应变能力，也为 HLA 基因分型用于器官移植供、受体配对及法医学的亲子鉴定提供依据。

HLA 的单体型体现在染色体上 HLA 不同座位等位基因并非随机表达，而是呈现特定组合，且分属两个或两个以上基因座的等位基因同时出现在一条染色体上的概率高于随机出现的概率,呈现连锁不平衡。

### 3. HLA 分子结构与分布

(1)**HLA Ⅰ类分子**:由两条肽链组成(图 8-10),一条是重链(45kD),称为 α 链,另一条是轻链(12kD),称为 β 链。Ⅰ类分子分 4 个区。①胞外肽结合区:分别为 $\alpha_1$、$\alpha_2$,为抗原结合部位,可结合 8~10 个氨基酸残基组成的内源性抗原片段,也是其多态性区域。②胞外 Ig 样区:又称重链的 $\alpha_3$ 片段,是与 T 淋巴细胞表面的 CD8 分子结合的部位,Ⅰ类分子的 β 链也结合在该区,$\beta_{2m}$ 对维持分子天然构型的稳定性及其分子表达具有重要意义。③跨膜区:将Ⅰ类分子锚定在细胞膜上。④胞质区:与细胞内外信息传递有关。HLA Ⅰ类分子广泛分布于各组织的有核细胞表面(表 8-2)。

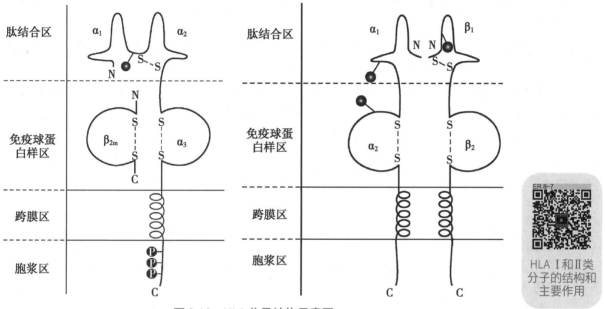

图 8-10　HLA 分子结构示意图

ER 8-7
HLA Ⅰ和Ⅱ类分子的结构和主要作用

表 8-2　HLA 分子的结构、功能和分布特点

| HLA 抗原 | 分子结构 | 肽结合域 | 组织分布 | 功能 |
|---|---|---|---|---|
| Ⅰ类(B、A、C) | α、$\beta_{2m}$ | $\alpha_1+\alpha_2$（封闭型） | 所有有核细胞表面 | 识别和提呈内源性抗原肽,与辅助受体 CD8 结合,对 CTL 的识别起限制作用 |
| Ⅱ类(DP、DQ、DR) | α、β | $\alpha_1+\beta_1$（开放型） | APC、活化的 T 淋巴细胞 | 识别和提呈外源性抗原肽,与辅助受体 CD4 结合,对 Th 的识别起限制作用 |

(2)**HLA Ⅱ类分子**:由两条肽链(α 链、β 链)组成,以非共价键连接,两条链结构相似,但分别由不同的 MHC 基因编码。Ⅱ类分子也可分 4 个区。①胞外肽结合区:由 $\alpha_1$、$\beta_1$ 组成,为抗原结合部位,可结合 13~17 个氨基酸残基的外源性抗原肽片段,也是其多态性区域。②胞外 Ig 样区:由 $\alpha_2$、$\beta_2$ 组成,$\beta_2$ 是与 T 淋巴细胞表面的 CD4 分子结合的部位。③跨膜区和胞浆区:功能与Ⅰ类分子相应结构相似。HLA Ⅱ类分子仅表达于树突状细胞、B 淋巴细胞、巨噬细胞等抗原提呈细胞及活化的 T 淋巴细胞表面。

### 4. HLA 分子的功能和运用

(1)**参与对抗原的处理和提呈**:MHC 分子在多个环节参与对抗原的处理。外源性抗原在 APC 内被降解为抗原肽后与 MHC Ⅱ类分子结合为复合物;内源性抗原在靶细胞中降解为抗原肽后与 MHC Ⅰ类分子结合成复合物。抗原肽 -MHC 分子复合物可将抗原信息提呈给相应的 T 细胞,参与适应性免疫应答。

（2）**决定 T 淋巴细胞识别抗原的 MHC 限制性**：APC 与 T 淋巴细胞间相互作用除了 TCR 识别抗原肽外，还必须识别 APC 上的 MHC 分子，细胞间的相互作用受 MHC 分子的约束，被称为 MHC 的限制性。

（3）**参与对免疫应答的遗传控制**：机体对某种抗原产生应答与否以及强弱程度是受遗传控制的。MHC Ⅱ类分子基因编码肽链分子的肽结合部位存在多态性，这决定了 MHC 与不同的抗原肽的结合，且诱导 Th 细胞免疫应答的能力也不同。

（4）**参与 T 淋巴细胞的分化**：早期 T 淋巴细胞在胸腺中发育为成熟 T 细胞的过程中，其表面标志随之发生一系列变化。早期 T 淋巴细胞必须与表达 MHC Ⅰ类分子或Ⅱ类分子的胸腺上皮细胞接触才能分别分化为 $CD8^+$ 和 $CD4^+$ 的 T 淋巴细胞。

（5）**参与器官移植的排斥反应**：器官移植成败主要取决于供、受者之间的组织相容性，其中 HLA 等位基因的匹配度尤为重要。

（6）**参与自身免疫病的发生**：HLA 等位基因决定人类对疾病的易感性，如强直性脊柱炎的发生与 B27 相关，胰岛素依赖型糖尿病的发生与 DR3、DR4 相关。

（7）**用于亲子鉴定和法医学鉴定**：HLA 基因的多基因性和多态性使得无亲缘关系的两个个体之间的等位基因不同，且每个人所拥有的 HLA 基因型别一般终身不变，因此 HLA 基因分型可以成为个体性的一种遗传标志，已在法医学上被广泛用于亲子鉴定和确定死者身份。

# 第二节　抗　原

**案例导入**

某位工人在工作中不小心脚趾被一铁钉扎中，数小时后伤口处出现红肿、疼痛。

**请思考：**

1. 被铁钉扎中的伤口有何特点？
2. 是何因素导致该工人脚趾出现红肿、疼痛？
3. 病人被送到医院，如果你是责任护士，首先应该采取的措施是什么？

抗原（antigen，Ag）是指能与 T 淋巴细胞、B 淋巴细胞的 TCR 或 BCR 结合，促使其增殖、分化，产生致敏淋巴细胞和 / 或抗体，并与之结合，进而发挥免疫效应的物质。

## 一、抗原的性质

抗原具备两个重要特性即免疫原性和免疫反应性。免疫原性是指抗原刺激机体产生免疫应答，诱导产生抗体和 / 或致敏淋巴细胞的能力；免疫反应性是指抗原与其所诱导产生的抗体和 / 或致敏淋巴细胞特异性结合的能力。

同时具有免疫原性和免疫反应性的物质称为完全抗原，即通常所称的抗原；仅具备免疫反应性的物质，称为半抗原，又称不完全抗原。半抗原若与蛋白质载体交联或结合也可成为完全抗原。

ER 8-8

抗原的特异性

## 二、抗原的特异性

抗原诱导机体产生免疫应答及与应答产物结合均呈现特异性。某一特定的抗原只能刺激机体产生针对该抗原的致敏淋巴细胞和 / 或抗体，且仅能与该致敏淋巴细胞和 / 或抗体发生特异性结合。

### （一）决定抗原特异性的分子结构基础

抗原表位是指抗原中决定抗原特异性的特殊化学基团，是抗原与TCR/BCR或者抗体结合的基本结构单位，也称抗原决定簇。抗原表位通常由5~15个氨基酸，也可由多糖残基或核苷酸组成。1个抗原分子中能与抗体结合的抗原表位总数称为抗原结合价。天然蛋白大分子通常为多价抗原，含多种、多个抗原表位，可诱导机体产生针对不同表位的多种不同特异性抗体即多克隆抗体。一个半抗原相当于一个抗原表位，仅能与一种TCR/BCR或抗体分子结合。

### （二）抗原表位的分类

**1. 连续表位与不连续表位**　抗原表位根据其氨基酸的空间结构特点，分为连续表位和不连续表位。连续表位由连续的线性排列的氨基酸构成，又称线性表位；不连续表位是由不连续性排列的，在空间上彼此接近形成特定构象的多个氨基酸组成，又称空间表位。

**2. T细胞表位与B细胞表位**　抗原表位根据T、B淋巴细胞识别的抗原表位不同，也可以分为T细胞表位和B细胞表位。T淋巴细胞识别经过抗原提呈细胞（antigen presenting cells，APC）加工后与MHC分子结合，并表达在APC细胞表面的抗原表位，T细胞表位是存在于抗原任意部位的线性表位。B淋巴细胞表面的BCR或抗体识别不需要APC的加工，B细胞表位是位于抗原表面的连续表位与不连续表位。

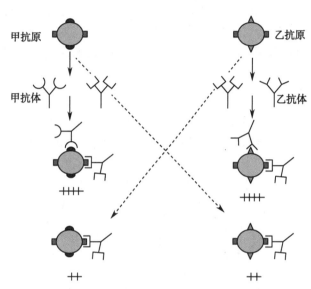

### （三）共同抗原表位与交叉反应

不同抗原之间含有相同或者相似的表位称为共同抗原表位（图8-11）。某些抗原诱生的特异性抗体或致敏淋巴细胞不仅可与自身抗原表位结合，还可与其他抗原中相同或者相似的表位反应，称为交叉反应。含有共同抗原表位的不同抗原称为交叉抗原。

图8-11　共同抗原表位与交叉反应示意图

共同抗原表位
与交叉反应

## 三、影响抗原诱导免疫应答的因素

### （一）抗原分子的理化性质

**1. 异物性**　抗原与机体之间的亲缘关系越远，组织结构差异越大，异物性越强，免疫原性就越强。即使同一种属，不同个体之间仍存在异物性。自身的成分如发生改变，也可被机体视为异物，称为自身抗原。此外，在胚胎期未与淋巴细胞接触所诱导特异性免疫耐受，也具有抗原性，例如精子、脑组织和晶状体蛋白。

**2. 化学性质**　蛋白质是良好的抗原，多糖和脂多糖也具有免疫原性，脂质和核酸等通常无免疫原性。

**3. 分子量大小**　抗原的分子量越大，含有抗原表位越多，结构越复杂，免疫原性越强。分子量大于100kD的抗原为强抗原，小于10kD的抗原通常免疫原性较弱，甚至无免疫原性。

**4. 分子结构**　直链氨基酸的免疫原性弱，含有苯环的氨基酸免疫原性强。

**5. 分子构象**　某些抗原分子在天然状态下可诱生特异性抗体，经变性改变构象后，失去诱生抗体的能力。

**6. 易接近性**　抗原表位在空间上被BCR或TCR接近的程度也决定了抗原的免疫原性。

**7. 物理状态**　聚合状态的蛋白质较单体蛋白质有更强的免疫原性，颗粒性抗原比可溶性抗原有更强的免疫原性。将可溶性抗原吸附在颗粒物表面可显著增强其免疫原性。

### （二）宿主的特性

**1. 遗传因素**　机体对抗原免疫应答受遗传因素的控制，这是由于 MHC 分子的基因存在差异，导致不同遗传背景的个体对特定抗原的应答能力各异。

**2. 年龄、性别与健康状态**　与幼年和老年个体相比，青壮年对抗原产生免疫应答的能力较强；新生儿和婴儿对多糖抗原不应答，易发生细菌感染。雌性动物比雄性个体产生抗体的水平高，但是妊娠个体的应答能力受到显著抑制，发生自身免疫病的概率增高。此外感染、肿瘤及免疫抑制剂的使用均可干扰或抑制机体的免疫应答能力。

### （三）抗原进入机体的方式

抗原进入机体的数量、途径、次数、频率及免疫佐剂的使用均可影响机体对抗原的免疫应答强度和类型。适量的抗原可诱导机体产生免疫应答，剂量过低或剂量过高可诱导免疫耐受；皮内注射和皮下注射易诱导免疫应答，腹腔注射和静脉注射效果差，口服抗原易诱导免疫耐受。适当间隔注射抗原可诱导较好的免疫应答，频繁注射抗原诱导免疫耐受。

## 四、抗原的种类

### （一）根据诱生抗体时对 Th 细胞的依赖性分类

**1. 胸腺依赖性抗原**（thymus dependent antigen，TD-Ag）　此类抗原刺激 B 淋巴细胞产生抗体时依赖于 T 淋巴细胞辅助，又称 T 细胞依赖性抗原。

**2. 非胸腺依赖性抗原**（thymus independent antigen，TI-Ag）　此类抗原刺激 B 淋巴细胞产生抗体时无须 T 淋巴细胞辅助，又称非 T 细胞依赖性抗原。

### （二）根据与机体的亲缘关系分类

**1. 嗜异性抗原**　一类与种属无关，存在于人、动物及微生物之间的共同抗原，因最初是由 Forssman 发现，故又名 Forssman 抗原。

**2. 异种抗原**　来自另一物种的抗原性物质，如病原微生物及其产物、植物蛋白、用于治疗目的的动物抗血清及异种器官移植物等，对人均为异种抗原。

**3. 同种异型抗原**　同一种属不同个体间所存在的抗原，亦称同种抗原或同种异体抗原。常见的人类同种异型抗原有血型抗原和组织相容性抗原（人主要为 HLA）。

**4. 自身抗原**　在正常情况下，机体对自身组织细胞不会产生免疫应答，即自身耐受。但是在感染、外伤、服用某些药物等影响下，使隔绝抗原被释放，或改变和修饰了的自身组织细胞，可诱发机体免疫系统对其发生免疫应答。

### （三）根据是否在抗原提呈细胞内合成分类

**1. 内源性抗原**　在 APC 内新合成的抗原，如病毒感染细胞合成的病毒蛋白、肿瘤细胞内合成的肿瘤抗原等。此类抗原在细胞内经加工、处理为抗原短肽，与 MHC I 类分子结合成复合物，可被 CD8⁺T 淋巴细胞的 TCR 识别。

**2. 外源性抗原**　并非由 APC 合成，而是来源于 APC 外的抗原。抗原提呈细胞可通过吞噬、胞饮和受体介导的内吞等作用摄取外源性抗原，经加工为抗原短肽后，与 MHC II 类分子结合为复合物，可被 CD4⁺T 淋巴细胞的 TCR 所识别。

## 五、非特异性免疫刺激剂

某些物质可以非特异性激活 T、B 淋巴细胞应答，也是免疫激活剂。

**1. 超抗原**　某些抗原物质，只需要极低浓度即可激活 2%~20% 的 T 淋巴细胞克隆，产生极强的免疫应答。超抗原实际为一类多克隆激活剂。外源性超抗原如金黄色葡萄球菌肠毒素 A，内源性的超抗原如小鼠乳腺肿瘤病毒蛋白。

**2. 佐剂** 预先或与抗原同时注入体内，可增强机体对该抗原的免疫应答或改变免疫应答类型的非特异性免疫增强性物质。弗氏完全佐剂和弗氏不完全佐剂是目前动物实验中最常用的佐剂。

# 第三节 免疫应答

**案例导入**

某位工人在工作中不小心脚趾被一铁钉扎中，数小时后被扎伤口处出现红肿、疼痛。第二天，伤口开始出现脓点，该工人用一些盐水自己清洗伤口，最后在伤口上涂上紫药水。几天后，伤口开始慢慢结痂，1周后伤口痊愈。

**请思考：**

1. 是何因素导致该工人脚趾出现红肿、疼痛？

2. 为什么该工人不用打针、吃药，伤口就能痊愈？在这个过程中，机体内发生了什么变化？

免疫系统识别和排除异己物质的过程称为免疫应答（immune response，Ir）。根据识别的特点、效应机制及免疫分子获得方式，通常把免疫应答分为固有免疫应答（innate immune response）和适应性免疫应答（adaptive immune response）两大类。正常情况下，免疫应答是维持机体内环境的生理平衡和稳定的，但在异常情况下则可产生过强或不适宜的应答效应，引发超敏反应或导致自身免疫病。

ER 8-10

免疫应答的
基本过程

## 一、固有免疫应答

固有免疫应答是指体内固有免疫细胞和固有免疫分子识别、结合抗原性异物后，免疫细胞被迅速活化，产生相应生物学效应分子从而排除抗原性异物的过程，其特点是产生于免疫系统发育的早期和出现在机体抗感染免疫的初始阶段；以非特异性的方式发挥抗感染作用和清除异物作用；无记忆性，作用迅速；同一物种的正常个体间无显著差异；可稳定遗传。

### （一）固有免疫应答的参与成分

**1. 屏障结构**

**（1）皮肤黏膜屏障**：由皮肤和黏膜组织构成的物理屏障结构，常称为机体抗感染的第一道防线。正常情况下，皮肤、黏膜及其分泌物中的抗菌物质对病原生物有机械性阻挡、排除及抑菌、杀菌作用。寄居在皮肤和黏膜上的正常菌群通过生物竞争作用或分泌细菌素、过氧化氢、酸性产物等抵御入侵的病原生物。

**（2）血胎屏障**：由母体子宫内膜的底蜕膜和胎儿的绒毛膜滋养层细胞共同构成，亦称为胎儿抗感染的临时防线。它可阻止母体感染的病原体和有害物质进入胎儿体内而不妨碍营养及代谢物质的交换，起到保护胎儿正常发育作用。妊娠早期（3个月内）孕妇血胎屏障发育不完善，若感染风疹病毒、巨细胞病毒等病原体时，可致胎儿畸形或流产。

**（3）血脑屏障**：血脑屏障是由软脑膜、脉络丛的毛细血管壁和包在血管壁外的星形胶质细胞共同组成的胶质膜，具有保护中枢神经系统的作用。婴幼儿因其发育不完善易发生中枢神经系统感染。

**2. 固有免疫细胞** 参与固有免疫应答的细胞，包括单核巨噬细胞、NK细胞、树突状细胞、γδT淋巴细胞、B1细胞、粒细胞、肥大细胞等。

固有免疫细胞不表达特异的抗原识别受体，可通过模式识别受体（PRR）结合病原体及体内凋亡、畸变细胞表面的相应的分子模式，发挥免疫作用。PRR是单核巨噬细胞和树突状细胞等固有免疫细胞表面或细胞器膜上能够识别病原体及自身细胞表面某些共有特定分子结构的受体。模式识别受体识别、结合的配体包括病原体相关分子模式（pathogen-associated molecular patterns，PAMPs）和损伤相关分子模式（damage associated molecular patterns，DAMPs）。PAMPs是病原体及其产物所共有的、高度保守的特定分子结构；DAMPs是机体自身细胞尤其是损伤或坏死的细胞及肿瘤细胞释放的内源性危险信号。

**3. 固有免疫效应分子**　参与固有免疫应答的免疫分子包括补体系统、细胞因子及抗菌肽、溶菌酶及乙型溶素等抗菌物质。抗菌肽是一组小分子碱性多肽，可通过静电作用使病原体膜屏障破坏；溶菌酶是一种不耐热的碱性蛋白质，作用于 $G^+$ 菌细胞壁中的肽聚糖结构，导致细菌裂解死亡；乙型溶素是一种对热较稳定的碱性多肽，主要破坏 $G^+$ 菌的细胞膜。

### （二）固有免疫应答的过程

**1. 即刻固有免疫应答阶段**　发生于感染 0~4h 之内，主要作用包括屏障作用、巨噬细胞的作用、补体激活、中性粒细胞的作用。

**2. 早期诱导的固有免疫应答阶段**　发生于感染后 4~96h，主要作用包括巨噬细胞聚集、活化，扩大机体固有免疫应答和炎症反应。

**3. 适应性免疫应答诱导阶段**　发生于感染 96h 后，可诱导 T 淋巴细胞活化，启动适应性免疫应答。

### （三）固有免疫应答的作用

**1. 启动并协助适应性免疫应答**　巨噬细胞在吞噬、杀伤、清除病原微生物等抗原的同时，将抗原降解为小分子肽段后以抗原肽 -MHC 分子复合物的形式提呈给 T 淋巴细胞为其活化提供第一信号。DC 和巨噬细胞等 APC 还可通过产生如 B7、细胞间黏附分子（ICAM）等协同刺激分子促进 T 淋巴细胞产生第二活化信号。

**2. 诱导作用**　DC 等可分泌如 IL 等细胞因子诱导 T 淋巴细胞亚群的分化。

**3. 效应与调节作用**　以非特异性和网络的形式参与并调节适应性免疫应答；产生的细胞因子能促进 B 淋巴细胞分化及抗体类别的转换，抗体在固有免疫细胞及其效应分子的参与下，通过调理吞噬、ADCC 和补体介导的溶菌效应等发挥杀伤或清除病原体等抗原性异物的作用。

**4. 抗肿瘤作用**　激活的 Mφ 可发挥抗肿瘤作用；NK 细胞可杀伤肿瘤细胞；NKT 淋巴细胞、γδT 淋巴细胞可监视恶性肿瘤的发生等。

## 二、适应性免疫应答

适应性免疫应答又称获得性免疫应答或特异性免疫应答，是指免疫活性细胞受到抗原刺激后发生活化、增殖并分化成为效应 T 细胞和 / 或浆细胞，最终通过效应 T 细胞和 / 或抗体将抗原性异物清除的全过程。其特征有排异性（即免疫活性细胞通常对自身正常组织细胞产生天然免疫耐受，而对非己抗原性异物产生免疫排斥反应）、特异性（即免疫活性细胞受抗原刺激而活化所产生的效应 T 细胞和抗体也只能与相应的抗原发生免疫反应）、记忆性及放大性（即对抗原的初次刺激具有记忆性，接受少量抗原刺激即可发生强烈的免疫应答反应的放大性）和 MHC 限制性（即免疫细胞识别 APC 对抗原的处理、提呈信息及 TCR 对抗原识别时受 MHC 的限制）。适应性免疫应答可分为 3 个阶段。

**1. 抗原识别阶段**　是指免疫细胞对抗原的特异性识别，包括对抗原的摄取、处理、表达、提呈与识别，分别由抗原提呈细胞与 T 和 B 淋巴细胞等完成。

**2. 免疫细胞的活化、增殖和分化阶段**　通过免疫细胞的相互作用使细胞活化、增殖、分化，合成并释放生物活性介质，主要由 T 和 B 淋巴细胞完成。在这一过程中有部分 T 淋巴细胞和 B 淋巴细胞分化为记忆细胞。

**3. 免疫效应阶段**　效应分子和效应细胞与相应抗原特异性结合而发挥免疫效应，包括清除效应及免疫调节作用。

适应性免疫应答根据效应物质可分为以效应 T 细胞为免疫效应物质的细胞免疫和以抗体为免疫效应物质的体液免疫两种类型。

## （一）细胞免疫

细胞免疫是指由致敏淋巴细胞发挥效应以清除异物的免疫应答过程。细胞免疫应答是由 T 淋巴细胞介导，参与的细胞有 APC、CD4$^+$T 淋巴细胞、CD8$^+$T 淋巴细胞以及单核巨噬细胞等。细胞免疫有两种基本形式：一是 CD8$^+$ 的 CTL 介导的对靶细胞的特异性杀伤作用；二是 CD4$^+$ 的 Th1 通过释放细胞因子引起的慢性炎症反应。

**1. 抗原的提呈与识别** T 淋巴细胞识别的抗原表位是隐蔽于天然蛋白质分子内部的氨基酸连续表位，不能识别天然蛋白质分子表面的不连续表位，这需要抗原提呈细胞对抗原进行加工处理。

（1）**抗原提呈细胞**（APC）：能够加工抗原，并以抗原肽 -MHC 分子复合物形式将抗原肽提呈给 T 淋巴细胞的一类细胞，在机体的免疫识别、免疫应答与免疫调节中起重要作用。表面表达 MHC Ⅱ 类分子的抗原提呈细胞可提呈外源性抗原，可诱导性表达 MHC Ⅰ 类分子的抗原提呈细胞可提呈内源性抗原。

（2）**抗原提呈**：APC 可将摄取入胞内的外源性抗原或胞质内自身产生的内源性抗原降解并加工处理成一定大小的多肽片段，使多肽适合与 MHC 分子结合，然后以抗原肽 -MHC 分子复合物的形式表达于 APC 表面。表达于 APC 表面的抗原肽 -MHC 分子复合物被 TCR 所识别，形成 TCR- 抗原肽 -MHC 分子复合物，从而将抗原信息提呈给 T 淋巴细胞。

1）MHC Ⅱ类分子途径（外源性抗原提呈途径）：外源性抗原被 APC 识别和摄取后形成吞噬体，吞噬体与溶酶体融合后，外源性抗原被降解为 10~30 个氨基酸残基的抗原肽，并转移至内质网；在内质网中外源性抗原肽与 MHC Ⅱ类分子结合形成稳定的抗原肽 -MHC Ⅱ类分子复合物，转运至细胞膜表面，提呈给 CD4$^+$T 淋巴细胞。

外源性抗原的加工和提呈　内源性抗原的加工和提呈

2）MHC Ⅰ类分子途径（内源性抗原提呈途径）：内源性抗原在胞质中被蛋白酶体降解为 6~30 个氨基酸残基抗原肽，并转移至内质网腔；在内质网腔，抗原肽与 MHC Ⅰ类分子组合形成复合物，经高尔基体转运至细胞膜上，提呈给 CD8$^+$T 淋巴细胞。

（3）**MHC 限制性**：T 淋巴细胞表面的 TCR 与 APC 表面的抗原肽 -MHC 分子复合物特异性结合的过程中，TCR 在特异性识别 APC 所提呈的抗原多肽的过程中，必须同时识别与抗原多肽形成复合物的 MHC 分子。

**2. T 淋巴细胞的活化、增殖和分化**

（1）**T 淋巴细胞的活化**：T 淋巴细胞的活化需要两个信号，第一信号是 T 淋巴细胞抗原受体（TCR）识别 APC 表面的抗原肽 -MHC 分子复合物，信号通过 CD3 分子传递到细胞内；在此过程中，CD4 分子与 MHC Ⅱ类分子结合，CD8 分子与 MHC Ⅰ类分子结合，促进第一信号的转导。T 淋巴细胞活化的第二信号是 APC 表面的协同刺激分子与 T 淋巴细胞表面相应受体结合（B7-CD28），刺激产生协同刺激信号。若只有第一信号没有第二信号，则 T 淋巴细胞进入无反应状态。此外，细胞因子在其活化中也有重要作用，可促进 T 淋巴细胞的活化。

（2）**T 淋巴细胞的增殖和分化**：T 淋巴细胞活化后细胞扩增，合成和分泌多种细胞因子，发挥免疫调节作用。

CD4$^+$Th0 细胞可在细胞因子的作用下进行分化，IL-12、IFN-γ 可诱导 Th0 细胞向 Th1 细胞分化，IL-4 可诱导 Th0 细胞向 Th2 细胞分化，TGF-β、IL-10 可诱导 Th0 向 Treg 细胞分化。部分细胞可停止增殖，形成记忆 T 细胞。

CD8$^+$T 淋巴细胞的活化、增殖、分化需要 Th1 细胞及其释放的细胞因子 IL-2、TNF-α、IFN-γ 的作用，活化的细胞毒性 T 细胞(CTL)在上述细胞因子的作用下克隆、扩增并分化为 CTL 和记忆 T 细胞。

### 3. 效应阶段

(1) **Th1 细胞的效应**：主要效应是诱导细胞免疫反应。

1) Th1 细胞对巨噬细胞的作用：产生 IL-3 和粒细胞 - 巨噬细胞集落刺激因子(GM-CSF)诱导干细胞向单核细胞分化；产生 TNF-α、LTα 和 MCP-1 等细胞因子募集巨噬细胞；产生 IFN-γ 等细胞因子及通过 CD40L-CD40 结合，激活巨噬细胞。

2) Th1 细胞对淋巴细胞的作用：产生 IL-2 等，促进 Th1、Th2、CTL 和 NK 细胞等活化和增殖，从而放大免疫效应；分泌 IFN-γ，促使 B 淋巴细胞产生具有调理作用的抗体，进一步增强巨噬细胞的吞噬作用。

3) Th1 细胞对中性粒细胞的作用：产生淋巴毒素和 TNF-α，活化中性粒细胞，促进杀伤病原体效应。

(2) **Th2 细胞的效应**：主要效应是诱导体液免疫反应。

1) 辅助体液免疫应答产生：分泌 IL-4、IL-5、IL-10、IL-13 等细胞因子促进 B 淋巴细胞增殖、分化为浆细胞，产生抗体。

2) 参与超敏反应性炎症：分泌细胞因子激活肥大细胞、嗜碱性粒细胞和嗜酸性粒细胞，参与超敏反应的发生和抗寄生虫感染。

(3) **CTL 的效应**：效应性 CTL 必须与靶细胞直接接触才有杀伤作用，CTL 只能杀伤带有特异性抗原的靶细胞，并有 MHC Ⅰ类分子限制，可杀伤自身来源的靶细胞。CTL 的杀伤机制一是效应性 CTL 释放穿孔素及颗粒酶，导致靶细胞形成跨膜孔道，使细胞外水分进入细胞内，而电解质和大分子物质流出细胞外，最终使靶细胞裂解及细胞凋亡；二是 CTL 通过表达 FasL，与靶细胞表面的 Fas 结合，引起细胞程序性死亡。

### 4. 细胞免疫应答的生物学效应

(1) **抗感染作用**：主要针对细胞内寄生的病原体，如结核分枝杆菌、病毒等。

(2) **抗肿瘤作用**：是机体抗肿瘤的重要因素。

(3) **免疫损伤作用**：如迟发型超敏反应、移植排斥、自身免疫病等。

### (二) 体液免疫

体液免疫应答主要由 B 淋巴细胞在抗原刺激下活化、增殖、分化为浆细胞，合成及分泌抗体，并由抗体完成免疫效应的过程，此可由 TD 抗原或 TI 抗原诱发。TD 抗原的识别需要 APC 和 T 淋巴细胞的协助，而 TI 抗原直接被 B 淋巴细胞识别，不须 T 淋巴细胞协助即可引起体液免疫应答。

### 1. 对 TD 抗原的体液免疫应答

(1) **抗原的提呈和识别**

1) B 淋巴细胞对抗原的识别：B 淋巴细胞能识别蛋白质、核酸、多糖、脂类等多种抗原，可识别完整抗原的天然构象，或识别抗原降解所暴露的表位的空间构象。B 淋巴细胞识别的抗原无须经 APC 的加工处理，无 MHC 限制性。

2) B 淋巴细胞的抗原提呈：B 淋巴细胞是再次免疫应答时主要的抗原提呈细胞，B 淋巴细胞内化与 BCR 结合的特异性抗原(可溶性抗原)，并进行加工处理，形成抗原肽 -MHC Ⅱ类分子复合物，提呈给抗原特异性 Th2 细胞识别。

(2) **B 淋巴细胞的活化、增殖、分化与成熟**

1) B 淋巴细胞的活化：B 淋巴细胞活化的第一信号来自 BCR 和抗原(或半抗原)的特异性结合，经由 CD79a/b 传导入胞内，B 淋巴细胞共受体(CD19/CD21/CD81)加强信号的传导；B 淋巴细胞活化的第二信号即协同刺激信号是由活化的 Th 细胞与 B 淋巴细胞表面的共刺激分子相互作用产生的，主要是 Th 细胞活化后表达的 CD40L 与 B 淋巴细胞表面的 CD40 结合。此外 Th 细胞分泌的 IL-4、

IL-5、IL-21 等细胞因子可促进 B 淋巴细胞的活化、增殖和分化。

2）B 淋巴细胞的增殖、分化：经双信号和细胞因子刺激后，活化的 B 淋巴细胞经历体细胞高频突变、Ig 亲和力成熟和类别转换，可分化为浆细胞并分泌抗体；也可以分化为记忆 B 细胞，记忆 B 细胞不产生 Ig，但再次与同一抗原相遇时可迅速活化，产生大量抗原特异的 Ig，发挥免疫效应。

（3）T、B 淋巴细胞的相互作用：在针对 TD 抗原的免疫应答中，Th 细胞可辅助 B 淋巴细胞免疫应答，一方面，Th 细胞提供 B 淋巴细胞活化的第二信号（CD40/CD40L），此外 Th 细胞分泌多种细胞因子促进 B 淋巴细胞的活化、增殖和分化（图 8-12）。另一方面，T 淋巴细胞和 B 淋巴细胞的作用是相互的，活化的 B 淋巴细胞也作为 APC，将抗原肽 -MHC Ⅱ类分子复合物提呈给 T 淋巴细胞，提供 T 淋巴细胞活化的第一信号，此外，活化的 B 淋巴细胞可表达 B7 分子并与 T 淋巴细胞表面的 CD28 结合，提供 T 淋巴细胞活化的第二信号。

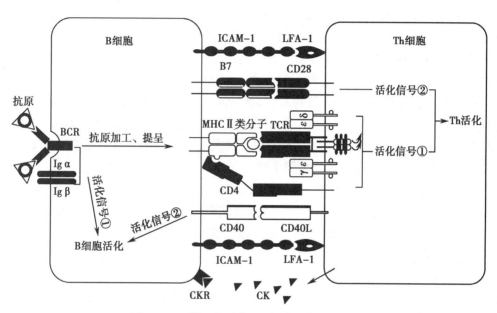

图 8-12　B 淋巴细胞与 Th 细胞间的相互作用

**2. 对 TI 抗原的体液免疫应答**　TI 抗原活化 B 淋巴细胞的机制与 TD 抗原完全不同，TI 抗原主要激活 B1 细胞，其活化信号来自 TI 抗原与 B 淋巴细胞膜受体的广泛交联，产生的抗体主要为 IgM，且抗体与抗原的亲和力较低，也不产生免疫记忆。

**3. 抗体产生的一般规律**　抗体的产生经过潜伏期、对数期、平台期和下降期。

（1）初次免疫应答：当适量抗原第一次进入机体，须经过一定潜伏期才能在血液中出现抗体，且抗体含量低，维持时间短，很快下降。产生的抗体以 IgM 为主，与抗原结合力低（图 8-13）。

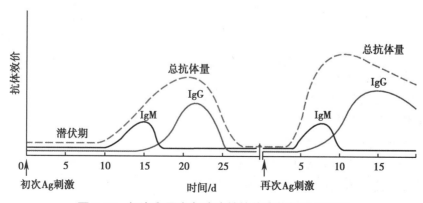

图 8-13　初次和再次免疫应答抗体产生规律示意图

（2）**再次免疫应答**：当再次接受相同抗原刺激时，机体可发生再次免疫应答。它与初次免疫应答的不同之处为：①用较少量的抗原刺激即可诱发，潜伏期短，大约为初次免疫应答潜伏期时间的一半；②抗体浓度增加快，且维持的时间较长；③产生的抗体主要为IgG，抗体的亲和力高，且较均一。

### （三）免疫耐受

免疫耐受（immunological tolerance）指机体免疫系统接触某种抗原后所表现的对该抗原特异性免疫无应答状态。能诱导免疫耐受的抗原称为耐受原。免疫耐受是一种特殊形式的免疫应答，不同于免疫缺陷或免疫抑制，须经耐受原诱导，具有特异性和记忆性，分为天然耐受和获得性耐受。

**1. 诱导免疫耐受的条件**　包括抗原因素和机体因素两方面。

（1）**抗原因素**：与抗原的性质、接种剂量及免疫途径等密切相关。小分子可溶性、非聚合状态的抗原（如多糖和脂多糖等）易诱发产生免疫耐受。接种剂量因抗原种类、细胞类型、动物种属（品系）和年龄而异。免疫途径一般而言，经口服和静脉注射的抗原最易诱导产生免疫耐受，皮下及肌内注射则容易诱导正免疫应答。此外，还受佐剂影响，辅以佐剂的抗原易诱导免疫应答，单独免疫原刺激及低剂量抗原持续存在机体内均易诱导免疫耐受。

（2）**机体因素**：机体免疫系统的发育成熟程度、功能状态及遗传等与免疫耐受形成有关。一般而言，机体形成免疫耐受以胚胎期诱导最容易，其次为新生儿期，成年期较难，同时亦存在个体差异。

**2. 免疫耐受的形成机制**　主要包括中枢耐受和外周耐受。T淋巴细胞中枢耐受发生于胚胎期胸腺淋巴细胞克隆，通过阴性选择而形成；而B淋巴细胞耐受发生在胚胎期骨髓，通过克隆无能、克隆排除而实现。存在于外周淋巴器官及组织中针对自身抗原的T淋巴细胞及B淋巴细胞，通常由于组织特异性导致自身抗原浓度太低，不足以活化相应的T淋巴细胞及B淋巴细胞；或者不表达B7及CD28等协同刺激分子，而无第二信号时，淋巴细胞也不能充分活化，呈克隆无能状态。多数无能细胞易发生凋亡，而被克隆消除，即通过外周耐受实现对自身反应性T、B淋巴细胞克隆的清除。

**3. 研究免疫耐受的意义**　许多临床疾病的发生、发展和转归与免疫耐受的诱导、维持和破坏有关，有助于疾病的预防、诊断和预后判断。如自身免疫病的发生就是由于机体天然自身耐受终止或遭受破坏所致等。目前，人工诱导免疫耐受已用于防治Ⅰ型超敏反应、自身免疫病和器官移植排斥反应的临床实践中。

### （四）免疫应答调节

免疫应答调节（regulation of the immune response）是指在遗传基因控制和神经内分泌系统参与下，在抗原刺激机体发生免疫应答过程中，免疫系统内各免疫细胞之间、细胞与分子之间相互促进、相互协调、相互制约，以及免疫系统与其他系统之间相互作用而使机体免疫应答维持在合适的强度，以保证机体内环境的稳定。其调节机制有基因（如HLA）水平上、细胞（如$CD4^+Th$、$CD8^+Tc$及其他免疫细胞）水平上和分子（Ag、Ab和神经内分泌系统）水平上的免疫调节。

（陶　涛）

**思考题**

1. 简述抗原的基本特性。
2. 简述免疫球蛋白的结构与功能。
3. 简述补体激活的3条途径。
4. 简述HLA分子的结构与功能特点。
5. 简述T淋巴细胞的亚群分类方法及功能。
6. 简述适应性免疫应答的过程。

ER 8-13

练习题

# 第九章 | 临床免疫应答及免疫学应用

ER 9-1 教学课件
ER 9-2 思维导图

**学习目标**

1. 掌握：超敏反应的概念及分型，Ⅰ型超敏反应的发生机制、特点，自身免疫病、免疫缺陷病的概念、分类，人工主动免疫法和人工被动免疫法的概念、特点、用途，以及死疫苗和减毒活疫苗的特点。

2. 熟悉：Ⅱ~Ⅳ型超敏反应的发生机制，各型超敏反应常见的疾病及超敏反应的防治原则，自身免疫病、免疫缺陷病的特征，机体抗肿瘤免疫机制及肿瘤的免疫逃逸机制，移植物抗宿主反应、宿主抗移植物反应的概念及常用免疫学检测的原理、方法及应用和预防接种的程序。

3. 了解：自身免疫病和免疫缺陷病的防治原则，肿瘤的免疫治疗和免疫诊断，移植排斥反应的类型及防治原则以及免疫增强剂和免疫抑制剂。

4. 具备针对临床免疫病的发生机制对不同免疫病鉴别的能力。

## 第一节 临床免疫应答

**案例导入**

患儿，女性，5 岁 8 个月。因反复咳嗽到医院儿科就诊，医生诊断为支气管哮喘。给予抗过敏治疗 1 周，病症消失。

请思考：

1. 哮喘是怎样发生的？

2. 列举几种你所熟悉的超敏反应性疾病。

3. 防治超敏反应性疾病时首先应做什么？

## 一、超敏反应

超敏反应（hypersensitivity）亦称变态反应（allergy）或过敏反应（anaphylaxis），是指机体初次接受某种抗原刺激后，再次接触相同抗原时导致机体组织细胞损伤和／或生理功能紊乱的特异性病理免疫应答。引起超敏反应的抗原称为变应原。超敏反应按发生机制分为 4 型，分别为Ⅰ型超敏反应（速发型超敏反应）、Ⅱ型超敏反应（细胞毒型超敏反应）、Ⅲ型超敏反应（免疫复合物型超敏反应）及Ⅳ型超敏反应（迟发型超敏反应）。前 3 型属于体液免疫范畴，Ⅳ型超敏反应则属于细胞免疫范畴。由于超敏反应的本质是特异性免疫应答，因此同样具有免疫应答的各项特点。

### （一）Ⅰ型超敏反应

Ⅰ型超敏反应是由 IgE 和肥大细胞或嗜碱性粒细胞介导的超敏反应，主要特点是再次接触相同变应原后反应发生快，消退快；以生理功能紊乱为主；具有明显的个体差异性和遗传背景。

**1. 发生机制** I型超敏反应的发生将经过致敏、发敏和效应3个阶段（图9-1）。

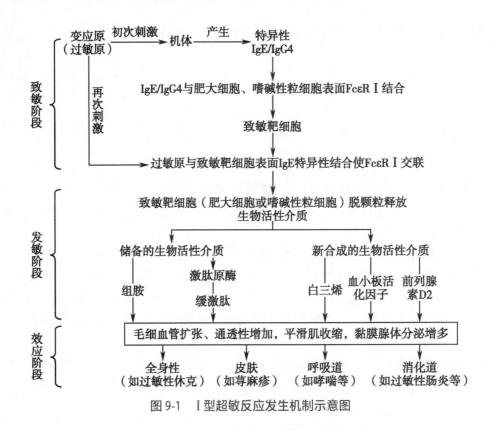

图9-1　I型超敏反应发生机制示意图

（1）**致敏阶段**：引起该型超敏反应的变应原主要为蛋白质与某些药物半抗原，包括化学物质或药物（青霉素、磺胺类药物、异种血清）、吸入性变应原（花粉、霉菌孢子、蟑螂、螨类、屋尘、猫/狗等动物唾液、皮屑、鸟类羽绒、昆虫分泌物）及食源性变应原（鱼、虾、蟹、蛋等食品）。变应原进入机体后，经 APC 摄取、加工、处理后提呈变应原信号，选择性激活 CD4$^+$Th0 细胞及 B 淋巴细胞，CD4$^+$Th0 细胞进而增殖、分化为 Th1 和 Th2 细胞，释放细胞因子（Th2 释放的 IL-4 及 IL-13 可促进 IgE 的合成，而 Th1 产生的 IFN-γ 和 IL-12 通过拮抗 IL-4 阻止 IgE 合成）参与 B 淋巴细胞增殖、分化为浆细胞并产生 IgE 的调节。高滴度的特异性 IgE 抗体迅速以其 Fc 段结合于肥大细胞及嗜碱性粒细胞膜上的 FcεR I，使机体处于致敏状态。机体受变应原刺激两周后即可被致敏，而且此状态可维持数月或数年。若机体在以后长期不接触相同的变应原，则这种致敏状态可逐渐消失。结合 IgE 的肥大细胞、嗜碱性粒细胞称为致敏靶细胞。

（2）**发敏阶段**：当相同的变应原再次进入已处于致敏状态的机体时，多价的变应原可迅速与致敏靶细胞表面相邻的 2 个以上 IgE 特异性结合，引起 IgE 的 FcεR I 交联，构型改变，从而启动激活信号，通过复杂的胞内信号转导，引起致敏靶细胞活化。活化的致敏靶细胞细胞膜稳定性下降，通透性增加，胞内的嗜碱性颗粒脱出并释放多种生物活性介质。在这些生物活性介质中，一是存于嗜碱性颗粒内的介质，包括组胺、激肽原、肝素、嗜酸性粒细胞趋化因子等，这些介质随着颗粒脱出而释放；二是生成和释放新介质，包括白三烯（LT）、前列腺素 D2（PGD2）、血小板活化因子（PAF）及细胞因子等。同时，炎症局部嗜酸性粒细胞浸润，外周血嗜酸性粒细胞增高，并通过直接吞噬嗜碱性颗粒，释放组胺酶灭活组胺，释放酯酶灭活 LT，释放磷脂酶灭活 PAF 等方式发挥负反馈调节作用。

（3）**效应阶段**：为生物活性介质作用于相应组织或器官而引发的一系列局部或全身过敏反应。具体表现为：①平滑肌收缩（以气管、支气管及胃肠道的平滑肌为常见）。②毛细血管扩张、通透性增加：使血浆外渗，局部水肿及以嗜酸性粒细胞浸润为主的炎症。③黏膜腺体分泌增多。上述变化致使靶器官及组织出现生理功能紊乱，表现出相应的临床症状。早期并无器质性损害，如能及时解除变应原的刺激，临床症状可迅速消退，若持续发展可引起休克甚至死亡等严重情况发生。

**2. 临床常见疾病**

（1）**过敏性休克**：过敏性休克是一种最严重的超敏反应性疾病，多在接触变应原后数秒至数分钟内发生，病人有胸闷、气急及呼吸困难等症状，因全身广泛性毛细血管扩张、通透性增加，导致微循环障碍、有效循环血量减少，出现肢体冰凉、出冷汗、血压下降甚至休克等严重症状，如不及时抢救可危及生命。常见的变应原有两类，即药物半抗原（青霉素、头孢菌素、普鲁卡因等）和异种免疫血清（破伤风抗毒素、白喉抗毒素）。

（2）**呼吸道过敏症**：常见的有变应性鼻炎和支气管哮喘。

（3）**消化道过敏症**：食用了鱼、虾、蟹、蛋、牛乳或其他异种蛋白，引起胃肠道过敏反应，病人主要表现为呕吐、腹痛、腹泻，严重者也可出现过敏性休克。

（4）**皮肤过敏反应**：荨麻疹、特应性皮炎及血管性水肿。

**3. 防治原则**

（1）**寻找变应原**：仔细询问个人及家族过敏史，必要时进行皮肤试验。将高度稀释的变应原给病人皮内注射，20~30min 后观察结果。若局部皮肤出现红晕、水肿，直径超过 1cm 或局部有痒感、周围有伪足样丘疹者，均属阳性，则应避免接触该变应原。

（2）**脱敏疗法**：对已经查明的但是难以避免接触的变应原可采用少量多次给予引起阳性反应的变应原皮下注射；当对抗毒素血清皮试阳性，但病人又必须注射抗毒素血清以挽救生命时，可采用脱敏疗法，即短时间内给予多次少量注射。

（3）**药物抗过敏**：抗过敏药物包括抑制生物活性介质的释放、竞争靶细胞受体、拮抗生物活性介质及改变靶器官反应性的药物。

**（二）Ⅱ型超敏反应**

Ⅱ型超敏反应又称细胞毒型或细胞溶解型超敏反应，是 IgG 或 IgM 与靶细胞表面相应的抗原结合后，在补体、吞噬细胞或 NK 细胞参与下，引起的以细胞溶解或组织损伤为主的病理性免疫反应。

**1. 发生机制**

（1）**致敏阶段**：为靶细胞的形成。正常组织细胞，血液中的血细胞及血小板，因各种原因改变的自身组织细胞和被抗原或抗原表位结合修饰的自身组织细胞，均可成为Ⅱ型超敏反应中被攻击、杀伤的靶细胞。

（2）**发敏及效应阶段**：IgG 或 IgM 与靶细胞表面相应的抗原或吸附的抗原、半抗原结合，或形成免疫复合物黏附于细胞表面，在补体、吞噬细胞和 NK 细胞参与下，可通过以下途径损伤靶细胞（图 9-2）：

1）激活补体溶解细胞：IgG 或 IgM 类抗体与细胞表面抗原结合，通过激活补体经典途径而溶解靶细胞。

2）促进吞噬细胞吞噬：IgG 与靶细胞表面相应抗原结合后，可通过 Fc 段与吞噬细胞表面的 FcR 结合而介导调理作用，以及通过 C3b 与 C3bR 结合而介导免疫黏附和调理作用，促进吞噬细胞吞噬与破坏靶细胞。

3）ADCC 作用：IgG 与靶细胞表面相应抗原结合，通过其 Fc 段与 NK 细胞表面 FcγR 结合，介导 ADCC 作用而杀伤靶细胞。

4）抗细胞表面受体的自身抗体与细胞表面相应受体（细胞激素/神经递质受体等）结合，导致靶细胞功能亢进或功能低下，但无炎症现象和细胞损伤。

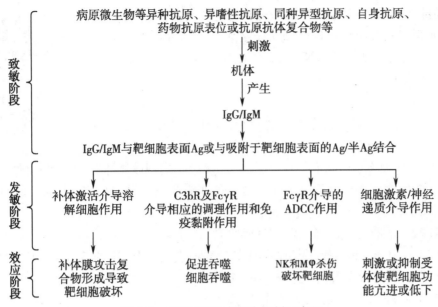

图 9-2　Ⅱ型超敏反应发生机制示意图

### 2. 常见疾病

(1) **输血反应**: 多发生于 ABO 血型不符的输血。

(2) **新生儿溶血症**: 可因母子间 Rh 血型不符引起。

(3) **自身免疫性溶血性贫血**: 服用甲基多巴类药物或某些病毒如流行性感冒病毒、EB 病毒感染后, 刺激机体产生自身抗体。

(4) **药物过敏性血细胞减少症**: 青霉素、磺胺等药物抗原表位能与血细胞膜蛋白或血浆蛋白结合获得免疫原性, 从而刺激机体产生药物抗原表位特异性的抗体, 引起药物性溶血性贫血、粒细胞减少症和血小板减少性紫癜。

(5) **甲状腺功能亢进**(hyperthyroidism): 又称格雷夫斯病(Graves disease)、毒性弥漫性甲状腺肿。病人体内可产生针对甲状腺细胞表面促甲状腺激素(thyroid stimulating hormone, TSH)受体的自身抗体。该抗体与甲状腺细胞表面 TSH 受体结合, 可刺激甲状腺细胞合成、分泌甲状腺素, 引起甲状腺功能亢进。

### (三) Ⅲ型超敏反应

Ⅲ型超敏反应又称免疫复合物型或血管炎型超敏反应, 是由抗原 - 抗体复合物(免疫复合物, IC)在一定条件下沉积于局部或全身多处毛细血管基底膜及组织间隙后, 通过激活补体和在一些效应细胞参与作用下, 引起的组织炎性病理改变。

1. **发生机制**　正常情况下 IC 的形成有利于机体对侵入的抗原异物的清除, 如大分子不溶性 IC 可被单核巨噬细胞吞噬清除, 小分子可溶性 IC 则可被肾小球滤过并排出体外。只有中等大小的可溶性 IC 可长期存在于血液循环中, 它可能沉积在毛细血管基底膜等而引起Ⅲ型超敏反应(图 9-3)。

(1) **致敏阶段**: 进入机体的抗原刺激机体产生 IgG、IgM 或 IgA 类抗体, 当这些抗体再遇相应抗原时形成 IC。当抗原(或抗体)量略多于抗体(或抗原)时, 可形成相对分子质量约为 100 万的中等大小的可溶性 IC, 这些 IC 的不断产生或因吞噬细胞功能或补体成分缺陷时, 不易被吞噬细胞吞噬处理, 可在血液循环中长时间滞留, 从而使 IC 沉积于血流缓慢且易产生涡流及静脉压较高的小血管内皮细胞间隙中和受组胺等炎症介质作用后血管通透性高的血管壁(如肾小球基膜和关节滑膜等)中。

(2) **发敏及效应阶段**: 中等大小的可溶性 IC 沉积或镶嵌于肾小球基底膜或关节滑膜等处后, 通过激活补体系统产生 C3a、C5a、C5b67 等, 使肥大细胞、嗜碱性粒细胞趋化于局部并释放组胺等活性介质，导致毛细血管通透性增加，渗出增多，造成局部水肿；C3b则使血小板活化，释放5-羟色胺等血管活性物质，导致血管进一步扩张、通透性增强与加重水肿，并使血小板聚集形成微血栓导致局部组织缺血、出血，加重局部组织的损伤。而C5a则吸引中性粒细胞聚集并在IC沉积部位释放溶酶体酶等酶类物质破坏IC及损伤血管基底膜与周围组织。

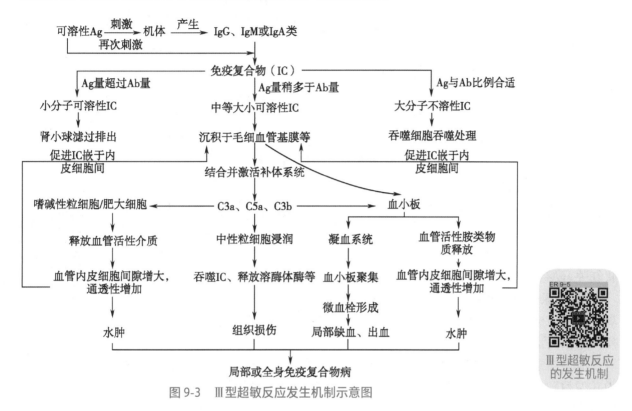

图9-3　Ⅲ型超敏反应发生机制示意图

**2.临床常见疾病**

（1）**局部免疫复合物病**：1903年阿蒂斯（Arthus）发现用马血清经皮下反复免疫家兔数周后，当再次注射马血清时，可在注射局部出现红肿、出血和坏死等剧烈炎症反应。此种现象被称为阿蒂斯（Arthus）反应。类阿蒂斯反应可见于胰岛素依赖型糖尿病病人。局部反复注射胰岛素后可刺激机体产生相应IgG类抗体，若此时再次注射胰岛素，即可在注射局部出现红肿、出血和坏死等与阿蒂斯反应类似的局部炎症反应。

（2）**全身免疫复合物病**

1）血清病：一次（初次）大量注射含抗毒素的马血清后7~14d，病人可出现发热、皮疹、关节疼痛/肿胀和一过性蛋白尿等症状。这是由于病人体内产生的马血清抗体与尚未排除的抗原（马血清）相结合，形成免疫复合物，沉积于身体各部位所致。血清病具有自限性，停止注射抗毒素后症状可自行消除。但大量使用青霉素或磺胺类等药物时，可通过类似机制出现血清病样反应，又称药物热。

2）急性肾小球肾炎：一般发生于链球菌感染后2~3周。此时病人体内产生抗链球菌抗体，它们与链球菌可溶性抗原结合形成循环免疫复合物，沉积在肾小球基底膜上，可使肾损伤并引起免疫复合物型肾炎。由免疫复合物引起的肾炎也可在其他病原微生物如葡萄球菌、肺炎双球菌、乙型肝炎或疟原虫感染后发生。

**（四）Ⅳ型超敏反应**

Ⅳ型超敏反应是由效应T细胞与特异性抗原结合作用后引起的以单核细胞浸润和组织损伤为主要特征的炎症反应。发生较慢（通常在接触相同抗原后24~72h出现），与抗体和补体无关，而与效应T细胞和吞噬细胞及其产生的细胞因子或细胞毒性介质有关，也称迟发型超敏反应。

**1. 发生机制** Ⅳ型超敏反应的发生机制与生理性细胞免疫应答基本一致（图9-4），本质是以细胞免疫应答为基础而引发的免疫病理损伤。细胞免疫功能缺陷者不发生Ⅳ型超敏反应。

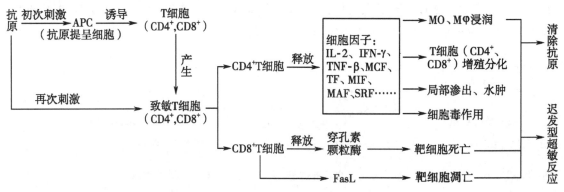

图9-4 Ⅳ型超敏反应发生机制示意图

**2. 临床常见疾病**

（1）**接触性皮炎**：皮肤接触某些化学物质（药物、化妆品、染料、油漆等）时，这些小分子半抗原与皮肤角质细胞表面的角蛋白结合成完全抗原，激活T淋巴细胞致病。反应多发生在再次接触相同抗原后24h，48~72h反应达高峰，病人表现为皮肤红肿、硬结，严重者可有剥脱性皮炎。

Ⅳ型超敏反应的发生机制

（2）**传染性超敏反应**：某些细胞内寄生菌（如结核分枝杆菌等）、病毒、寄生虫和真菌等感染机体后，可诱导产生Ⅳ型超敏反应。结核病时的肺空洞形成、干酪样坏死及结核菌素皮试阳性反应均与Ⅳ型超敏反应有关。

值得注意的是，尽管Ⅰ~Ⅳ型超敏反应的发生机制各不相同，但临床实际中不少病人常常表现为几型超敏反应同时存在的混合型，有的超敏反应病可由多种免疫损伤机制引起。如肾小球肾炎可由Ⅱ型和Ⅲ型超敏反应引起，系统性红斑狼疮（systemic lupus erythematosus, SLE）的发生与Ⅱ、Ⅲ、Ⅳ型超敏反应机制均相关，表现以某一型损伤机制为主的混合型。同时，有的同一种变应原在不同机体中可引起不同类型的超敏反应，如注射青霉素可诱发过敏性休克（属Ⅰ型超敏反应）、溶血性贫血（属Ⅱ型超敏反应）、药物热（属Ⅲ型超敏反应），局部应用可引起接触性皮炎（属Ⅳ型超敏反应）等，故对超敏反应的类型应结合临床病例的具体病情进行综合分析才能判断。

## 二、自身免疫病

自身免疫（autoimmunity）是指机体免疫系统对自身抗原发生免疫应答，产生针对自身成分的抗体和/或自身致敏淋巴细胞的现象。自身免疫反应存在于所有的个体。一定限度的自身免疫能促进体内衰老、受损细胞的清除等，使正常机体保持生理平衡与内环境的稳定。若机体免疫系统对自身成分发生应答，使自身免疫达到一定程度而引起自身组织的损伤或功能障碍并出现相应临床症状，称为自身免疫病（autoimmune disease, AID）。AID是针对自身抗原的超敏反应性疾病，与其他疾病相比，AID的基本特征有病人血液中可检出高滴度的自身抗体和/或自身致敏淋巴细胞；病人组织器官的病理特征为免疫炎症，并且损伤的范围与自身抗体或自身致敏淋巴细胞所针对的抗原分布相对应；用相同抗原在某些实验动物中可复制出相似的疾病模型，并能通过自身抗体或相应自身致敏淋巴细胞使疾病在同系动物间转移。

### （一）自身免疫病的发生机制

一般认为遗传因素与环境因素相互作用和相互影响，自身抗原的改变和免疫系统的异常，引起自身耐受的终止和破坏，从而导致自身反应性淋巴细胞的活化，产生抗体及效应细胞，最终导致表达相应自身抗原的靶细胞及器官组织的损伤，产生自身免疫病。

**1. 抗原方面的因素**

（1）**隐蔽抗原的释放**：体内存在某些与免疫系统在解剖位置上隔绝的抗原成分,如脑、睾丸、眼球、心肌和子宫抗原,这些抗原被称为隐蔽抗原或隔绝抗原。正常状态下这些抗原不进入血液循环和淋巴液。在手术、外伤、感染时,免疫隔离部位的抗原可释放入血液或淋巴液,得以刺激自身反应性淋巴细胞发生免疫应答,引发自身免疫病。

（2）**自身抗原的改变**：理化、生物及药物等因素可以使自身抗原发生改变,从而产生针对改变自身抗原的自身抗体和自身反应性 T 淋巴细胞和 / 或 B 淋巴细胞,引起自身免疫病。

（3）**分子模拟**：部分微生物与人的细胞或细胞外成分有相同或类似的抗原表位,在感染人体后激发的针对微生物抗原的免疫应答,也能攻击含有相同或类似表位的人体细胞或细胞外成分,该现象称为分子模拟。

（4）**表位扩展**：一个抗原分子可能有优势表位和隐蔽表位。优势表位,也称原发性表位,是在一个抗原分子的众多表位中首先激发免疫应答的表位。隐蔽表位,也称继发性表位,是在一个抗原分子的众多表位中后续刺激免疫应答的表位。免疫系统针对一个优势表位发生免疫应答后,可能对隐蔽表位相继发生免疫应答,这种现象被称为表位扩展。在自身免疫病的进程中,免疫系统可不断扩大所识别的自身抗原表位的范围,对自身抗原不断发动新的免疫攻击,使疾病加重。

**2. 免疫耐受异常的因素**

（1）**自身反应性淋巴细胞克隆清除的异常**：自身反应性 T 淋巴细胞和 B 淋巴细胞分别在胸腺和骨髓中经历阴性选择而被克隆清除。少数逃避了克隆清除的自身反应性 T 淋巴细胞和 B 淋巴细胞,在外周免疫器官受自身抗原刺激被活化的过程中,通过活化诱导的细胞死亡机制继续被克隆清除。若胸腺或骨髓微环境基质细胞缺陷,阴性选择发生障碍,引起自身反应性 T、B 淋巴细胞的克隆清除异常,则可能产生对自身抗原的免疫应答,导致自身免疫病。

（2）**免疫忽视的打破**：免疫系统对低水平抗原或低亲和力抗原不发生免疫应答的现象。在胚胎发育的过程中,由于免疫忽视,针对低水平表达或低亲和力自身抗原的淋巴细胞克隆没有被清除,进入外周免疫系统,成为保持着对自身抗原反应性的淋巴细胞克隆。多种因素可打破这些淋巴细胞克隆对自身抗原的免疫忽视,如微生物感染、多克隆刺激剂等。

（3）**自身反应性淋巴细胞的异常激活**：一些病原微生物成分(革兰氏阴性菌,巨细胞病毒、EB 病毒、HIV)或超抗原可多克隆激活 B 淋巴细胞,产生自身抗体,引发自身免疫病。

（4）**活化诱导的细胞死亡障碍**：免疫应答都以大部分效应淋巴细胞的死亡,少数效应淋巴细胞分化为记忆淋巴细胞为结局。激活的效应淋巴细胞在行使效应功能后死亡的现象称为活化诱导的细胞死亡(activationinduced cell death, AICD)。AICD 相关基因缺陷时,细胞凋亡不足或缺陷,使效应淋巴细胞不能被有效清除而长期存在,导致自身免疫病。

（5）**MHC Ⅱ类分子及共刺激分子表达的异常**：除了抗原提呈细胞之外,正常细胞几乎不表达 MHC Ⅱ类分子。某些因素使非抗原提呈细胞表达出较高水平的 MHC Ⅱ类分子时,其可将自身抗原提呈给自身反应性 T 淋巴细胞,使之活化并产生异常免疫应答,导致自身免疫病。此外某些组织细胞异常表达共刺激分子,可激活自身反应性 T 淋巴细胞,引发自身免疫应答。

（6）**免疫调节功能异常**：Th1 和 Th2 细胞功能失衡可导致自身免疫病,Th1 细胞功能失衡可导致器官特异性 AID, Th2 细胞功能失衡可导致器官非特异性 AID, Treg 的免疫抑制功能异常是自身免疫病发生的原因。

**3. 自身免疫病的病理损伤机制**

（1）**自身抗体引起的自身免疫病**：自身抗体包括针对细胞膜或膜吸附成分的自身抗体,针对细胞表面受体的自身抗体,针对细胞外成分的自身抗体,上述抗体与细胞结合后,可通过Ⅱ型超敏反应引起自身的细胞破坏,其主要是通过激活补体,产生 MAC 溶解细胞;同时补体激活的裂解片段招募炎症细胞到达损伤部位，释放酶和介质导致细胞损伤；补体裂解片段通过调理作用促进吞噬细胞吞噬损伤的自身细胞；NK细胞通过ADCC作用杀伤细胞。

（2）**自身反应性T淋巴细胞介导的自身免疫病**：体内存在的针对自身抗原的自身反应性CD8⁺CTL和Th1都可造成自身细胞的免疫损伤，其机制为Ⅳ型超敏反应。活化的Th1细胞释放多种细胞因子，引起以淋巴细胞和单核巨噬细胞浸润为主的炎症反应，此外活化的CTL可对局部自身细胞有直接杀伤作用。

### （二）自身免疫病的防治原则

#### 1. 去除引起免疫耐受异常的因素

（1）**预防和控制微生物感染**：多种微生物可诱发自身免疫病，应采用疫苗和抗生素控制微生物感染，尤其是控制持续性感染，以减少自身免疫病的发生率。

（2）**减少自身免疫病易感因素的暴露**：减少青霉素、头孢菌素等可诱发自身免疫病的药物的使用，避免日晒、射线等理化因素的暴露可减少针对自身抗原产生应答，控制自身免疫病的发生。

#### 2. 抑制针对自身抗原的免疫应答

（1）**免疫抑制剂的运用**：糖皮质激素可通过抑制机体的炎症反应，缓解自身免疫病的症状。环孢素A和他克莫司（FK506）通过抑制IL-2等基因的活化，进而抑制T淋巴细胞的分化和增殖，对多种自身免疫病有明显的治疗效果。

（2）**应用单克隆抗体及阻断剂**：利用针对细胞因子、细胞因子受体及免疫细胞表面分子的抗体和阻断剂可抑制上述免疫分子发挥作用，治疗自身免疫病。

（3）**应用单价抗原或表位肽**：自身抗原的单价抗原或表位肽可特异性结合自身抗体，封闭抗体的抗原结合部位，达到阻断自身抗体与细胞结合的目的，减少自身免疫病的发生。

（4）**免疫净化**：免疫净化疗法主要通过血浆置换、过滤净化法、免疫吸附法和细胞净化技术，去除循环血液中异常的抗体、循环免疫复合物、补体、炎症介质及淋巴细胞、中性粒细胞等，达到去除血液中相关病理成分，治疗疾病的目的。

#### 3. 重建针对自身抗原的特异性免疫耐受
免疫耐受的产生机制及其异常的诱发机制较为复杂，目前主要通过改变抗原摄取的途径，通过模拟胸腺的阴性选择过程诱导耐受等。

## 三、免疫缺陷病

免疫缺陷病（immunodeficiency disease，IDD）是因机体免疫系统中任何一个成分的缺失或功能不全而导致免疫功能障碍所引起的临床综合征。IDD具有临床表现复杂多样并可累及多个器官、系统，机体具有易感染和易患恶性肿瘤、伴发自身免疫病、具有遗传倾向、年龄越小病情越重且治疗难度也较大等共同特征。

### （一）IDD的分类

按发病原因可将IDD分为原发性免疫缺陷病（primary immunodeficiency disease，PIDD）和继发性免疫缺陷病（secondary immunodeficiency disease，SIDD）两大类。

PIDD是因免疫系统遗传基因异常或先天性发育障碍而致免疫功能不全引起的疾病，常伴有其他组织、器官的发育畸形，又称为先天性免疫缺陷病，与免疫细胞或免疫分子关系密切。

SIDD又称为获得性免疫缺陷病（acquired immunodeficiency disease，AIDD），是出生后由于某些原因导致的免疫功能低下，其缺陷程度、类型、预后与造成免疫功能低下的原因有关。多种病理状态（如肾小球肾炎、恶性贫血、严重营养不良、严重消化系统疾病等）的低蛋白血症（最常见诱发SIDD）、某些病毒（如HIV）/细菌/寄生虫的感染、肿瘤（如霍奇金淋巴瘤、慢性淋巴细胞白血病等）、医源性（如长期使用免疫抑制剂、某些抗生素以及电离辐射、手术麻醉、脾切除等）以及中毒、妊娠、老年等因素均可诱发SIDD。

## （二）IDD 的治疗原则

尽可能减少感染并及时控制感染，通过过继免疫细胞或移植免疫器官替代受损或缺失的免疫系统组分以重建或恢复病人的免疫功能。如感染可给予抗感染治疗，造血干细胞移植可治疗重症联合免疫缺陷（severe combined immunodeficiency，SCID）等，基因治疗某些原发性免疫缺陷病，如 CD34⁺ 细胞转腺苷脱氨酶（ADA）基因可治疗 ADA 缺乏的 SCID 及免疫制剂的应用（如混合丙种球蛋白治疗抗体缺乏的免疫缺陷病，重组 IL-2 可增强 AIDS 病人免疫功能等）。

# 四、肿瘤免疫

肿瘤免疫学（tumor immunology）是研究肿瘤的免疫原性、机体抗肿瘤免疫机制及肿瘤的免疫诊断和免疫防治的科学。在细胞癌变过程中出现的肿瘤抗原在肿瘤诊断、临床组织分型、疗效观察和预后中有重要意义。

## （一）抗肿瘤的免疫机制

机体对肿瘤的免疫应答机制涉及多种免疫成分，包括体液免疫、细胞免疫以及各种免疫分子，它们相互作用、相互协调，共同承担着免疫监视作用。

**1.适应性免疫应答** 抗肿瘤免疫效应一般以细胞免疫为主，参与抗肿瘤的有多种免疫细胞（如 Mφ、T 淋巴细胞、B 淋巴细胞和 NK 细胞等）以及多种免疫分子。其中 T 淋巴细胞主要包括 CD8⁺CTL 和 CD4⁺Th 细胞，前者可特异性地杀伤表达相应抗原的肿瘤细胞，后者可通过释放的 IL-2、IFN-γ、TNF-β 等细胞因子，增强 Mφ、NK 及 CD8⁺Tc 细胞的杀肿瘤作用。体液免疫应答中主要通过 ADCC 作用等破坏肿瘤细胞。

**2.固有免疫应答** 在抗肿瘤免疫中，通过抗体的作用发挥固有免疫应答的抗肿瘤作用。如通过抗体作用激活补体系统、参与 ADCC、免疫调理等。

ER 9-7

肿瘤特异性
抗原的发现
和确证

## （二）肿瘤的免疫逃逸机制

虽然机体免疫系统能对肿瘤产生免疫应答并消除肿瘤，但某些原发性肿瘤仍能在机体内继续生长并易于转移和复发，这表明肿瘤具有逃避免疫监视和攻击的能力。肿瘤的免疫逃逸机制可能有：①肿瘤抗原免疫原性低下，降低了 CD8⁺Tc 细胞的杀伤敏感性；②肿瘤细胞基因突变使分子表型改变、表达水平下降或缺失导致信号转导缺陷；③肿瘤细胞产生封闭因子或分泌免疫抑制因子而抑制免疫系统的杀肿瘤作用；④肿瘤细胞分泌的免疫抑制因子使肿瘤细胞抗凋亡和诱导免疫效应细胞凋亡。现研究表明，如肿瘤细胞表达的 FasL 可以诱导肿瘤浸润淋巴细胞的凋亡，这不仅是一种肿瘤免疫逃逸，还是一种反击机制，如何解除肿瘤进行反击的功能已成为肿瘤免疫学研究的一个新领域。

## （三）肿瘤的免疫诊断与治疗

对肿瘤的免疫诊断的主要方法有血清肿瘤标志物的检测及细胞免疫状态测定。如甲胎蛋白（AFP，辅助诊断原发性肝癌）、糖类抗原 125（CA125，辅助诊断卵巢癌）、CA153（辅助诊断乳腺癌）、CA199（辅助诊断胰腺癌等消化道肿瘤）、癌胚抗原（CEA，辅助诊断直肠癌、结肠癌等）、前列腺特异性抗原（PSA，辅助诊断前列腺癌）等。

肿瘤的免疫治疗是应用免疫学的原理和方法，提高肿瘤细胞的免疫原性和对效应细胞杀伤的敏感性，激发和增强机体抗肿瘤免疫应答，并应用免疫细胞和效应分子输注病人体内，以协同机体免疫系统杀伤肿瘤、抑制肿瘤的生长。目前有肿瘤疫苗（多肽或蛋白疫苗、细胞疫苗、抗独特型抗体疫苗等）或给机体输注外源性免疫细胞（如过继性免疫细胞治疗，用 ¹³¹I 标记抗 CD21 单抗治疗复发或难治性 B 淋巴细胞非霍奇金淋巴瘤等）和免疫分子（如 IL-2、IFN-γ 等）辅助治疗肿瘤的方法。

## 病原体所致肿瘤的预防疫苗

已知多种病原体感染与肿瘤的高发有关,如 HBV 或 HCV 感染与原发性肝癌、HPV 感染与宫颈癌、EBV 感染与鼻咽癌、人类嗜 T 细胞病毒 -1(HTLV-1)感染与成人 T 细胞白血病等。制备相关的病原体疫苗成为预防这些病原体感染所致肿瘤的有效方法。20 世纪 80 年代初期,我国在肝癌高发地江苏省启东市开展的 HBV 疫苗的免疫接种在降低了乙型肝炎发生率的同时,也大大降低了肝癌的发生率。人乳头瘤病毒(HPV)感染是导致宫颈癌的主要病因,主要由高危型 HPV 持续感染所致,其中 HPV16、18 为高危型,约 70% 的宫颈癌由这两种高危型 HPV 导致,用人乳头瘤病毒制备的 HPV 疫苗可有效预防宫颈癌的发生。

### 五、移植免疫

医学上应用自体或异体的正常细胞、组织或器官,置换病变的或功能缺损的细胞、组织或器官,以维持和重建机体的生理功能,这种治疗方法分别称为细胞移植、组织移植或器官移植。在移植术中,被转移的器官、组织或细胞称为移植物,提供移植物的个体称为供体,接受移植物的个体称为受体。移植术后,受者免疫系统与供者移植物相互作用可发生免疫应答,并产生移植排斥反应,因此在移植前供体与受体之间需要做严格的 HLA 配型。根据移植物的来源及其遗传背景不同,可将移植分为自体移植、同系移植、同种异体移植、异种移植 4 类。

1.**同种异体移植排斥反应机制** 同种不同个体间器官或组织细胞移植后,由于供、受者之间的主要组织相容性复合体抗原(MHC 抗原)不同,移植物可刺激受者的免疫系统产生免疫应答,导致排斥反应,称为同种异体移植排斥反应。其发生与否及强弱,取决于供、受者间 MHC 抗原的差异程度,受者的免疫状态,移植物种类以及对排斥反应的防治措施是否得当等因素。MHC 抗原(最强为 HLA,特别是 HLA-DR)、次要组织相容性抗原、ABO 血型抗原、组织特异性抗原等通过直接或间接识别的方式引发固有免疫应答,导致移植物炎症反应及相应组织损伤,随后发生细胞免疫和 / 或体液免疫的适应性免疫应答(细胞免疫是导致移植物组织细胞损伤的主要机制),最终排斥移植物。

2.**移植排斥反应的类型** 移植排斥反应包括宿主抗移植物反应(host versus graft reaction, HVGR)和移植物抗宿主反应(graft versus-host reaction, GVHR)两大类。前者见于一般器官移植,后者主要发生在骨髓、胸腺、脾或新生儿接受大量输血等其他免疫细胞的移植。其中 HVGR 临床上根据其作用机制和产生时间又分为超急性排斥反应(几分钟至几小时或 20h 左右发生)、急性排斥反应(数天或 2 周内发生)和慢性排斥反应(数周、数月甚至数年发生)3 种类型。而急性 GVHR 一般以 Th1 细胞反应为主,慢性 GVHR 一般以 Th2 细胞反应为主。GVHR 一旦发生,一般均难以逆转,不仅导致移植失败,而且还能给受者造成严重后果。此外,骨髓移植中供、受者间遗传背景的差异可同时导致 GVHR 和 HVGR。

3.**移植排斥反应的防治原则** 主要有对供者的选择和移植物预处理(清除过路细胞)、对受试者的处理(使用化学类、中草药类和生物类免疫抑制剂)及移植后的免疫监测。

## 第二节 免疫学应用

免疫学应用是将免疫学的基本理论、基本原理应用到预防疾病、诊断疾病、治疗疾病以及解释免疫性疾病发生机制的过程之中。

## 一、免疫预防

固有免疫应答在维持正常机体的生理平衡和内环境稳定中发挥着一定的作用,而适应性免疫应答更是在正常机体抵御抗原性异物入侵时起关键性作用(图 9-5)。根据机体获得免疫分子的方式不同分为主(自)动免疫和被动免疫。其中将机体自然感染病原体等抗原性异物后建立的特异性免疫的方式称为自然主动免疫;而人工主动免疫(artificial active immunity)是指给机体接种疫苗、类毒素等抗原类生物制品,使机体获得特异性免疫的方式。胎儿或新生儿经胎盘或乳汁从母体获得抗体而产生特异性免疫的方式称为自然被动免疫;若给机体直接注射各种抗血清或免疫球蛋白制剂使机体获得免疫力的方法则称为人工被动免疫(artificial passive immunity)。用人工方法使机体获得特异性免疫,达到预防疾病的目的的方法称为免疫预防。

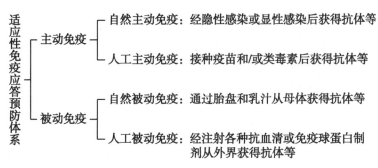

图 9-5　适应性免疫应答预防体系组成图

"糖丸爷爷"
顾方舟

### (一)人工主动免疫

人工主动免疫是指用疫苗接种机体,使机体主动产生适应性免疫应答,从而预防或治疗疾病的措施。

疫苗是接种后能使机体对特定的疾病产生免疫力的生物制剂类的统称。疫苗的基本要求包括安全、有效和实用。种类包括灭活疫苗、减毒活疫苗、类毒素、亚单位疫苗、组合疫苗、DNA 疫苗和重组载体疫苗。佐剂是与抗原合用时能增强抗原免疫效应、改变免疫应答类型的物质。在应用人工主动免疫时注意选择合适的接种对象,接种的剂量、次数和间隔时间、途径等随使用疫苗种类不同而不同,同时须按生物制品使用规定进行;注意观察机体接种后反应,以便及时处理。

### (二)人工被动免疫

**1.抗毒素**　用类毒素免疫马,取其血清浓缩、纯化而成,主要用于治疗和紧急预防某些细菌外毒素所致的疾病。

**2.丙种球蛋白**　从正常人血浆或健康产妇胎盘血中提取制成,前者称为正常人丙种球蛋白,含 IgG 和 IgM;后者称为胎盘丙种球蛋白,主要含 IgG。丙种球蛋白可用于感染性疾病的紧急预防或早期治疗,可达到防病、减轻症状和缩短病程的效果。

**3.人特异性免疫球蛋白**　由恢复期病人血清或经疫苗高度免疫的人血清提制而成,因含有高效价的特异性抗体,免疫效果好,且超敏反应发生率低。

### (三)计划免疫

计划免疫是通过接种疫苗、类毒素等制剂以达到预防、控制并消灭传染病的目的。2007 年 12 月我国发布《扩大国家免疫规划实施方案》中明确将甲型肝炎、流脑等 15 种可通过接种疫苗有效预防的传染病纳入国家免疫规划。计划免疫接种程序见表 9-1。

表 9-1 我国计划免疫接种程序表

| 疫苗名称 | 接种时间 | 预防传染病 |
|---|---|---|
| 卡介苗 | 出生后 24h 内 | 结核病 |
| 乙肝疫苗 | 出生后 24h 内、1 月龄、6 月龄 | 乙型病毒性肝炎 |
| 脊髓灰质炎疫苗 | 2 月龄、3 月龄、4 月龄、4 周岁 | 脊髓灰质炎 |
| 百白破混合疫苗 | 3 月龄、4 月龄、5 月龄、18~24 月龄 | 百日咳、白喉、破伤风 |
| 吸附百白破联合疫苗 | 6 周岁 | 白喉、破伤风 |
| 麻风疫苗 | 8 月龄 | 麻疹、风疹 |
| 麻腮风联合减毒活疫苗 | 18~24 月龄 | 麻疹、流行性腮腺炎、风疹 |
| 流行性乙型脑炎灭活疫苗 | 8 月龄、2 周岁 | 流行性乙型脑炎 |
| 流脑 A 群多糖菌苗 | 6~18 月龄（第 1、2 次间隔 3 个月） | 流行性脑脊髓膜炎 |
| 流脑 A、C 群多糖菌苗 | 3 周岁、6 周岁 | 流行性脑脊髓膜炎 |
| 甲型肝炎疫苗 | 18 月龄 | 甲型肝炎 |
| 以上为儿童免疫规划疫苗，以下为重点人群接种的疫苗 | | |
| 双价肾综合征出血热纯化疫苗 | | 出血热 |
| 炭疽减毒活疫苗 | | 炭疽 |
| 钩端螺旋体活疫苗 | | 钩体病 |

**知识链接**

### 预防接种的注意事项

预防接种的注意事项：①预防接种时要严格按所用生物制品的使用说明书规定的接种剂量、时间、途径进行接种并注意有效期等；②应注意并及时处理接种后机体的局部（红肿、发热、头痛等）或全身反应（过敏性休克、接种后脑炎等）；③预防接种的禁忌证有免疫功能缺陷和高热、严重心血管疾病、急性传染病、恶性肿瘤、肝/肾疾病、活动性肺结核、活动性风湿病、甲状腺功能亢进、糖尿病、严重高血压等病人以及正在使用免疫抑制剂者、妊娠期及月经期妇女等均不宜接种疫苗。

## 二、免疫诊断

免疫学检测技术被广泛应用于免疫相关疾病的诊断、疗效评价及发病机制研究等方面。

（一）抗原、抗体的检测

抗原与相应抗体在体外相遇可发生特异性结合，在外界条件的影响下呈现某种可见的反应现象，借此可用已知抗原（或抗体）检测未知抗体（或抗原）。根据抗原的物理性状及同时参加反应的其他物质的不同，可出现凝集、沉淀、补体结合等各种不同的反应。由于抗体主要存在于血清中，在进行抗原-抗体反应时，一般采用血清进行试验，故体外的抗原-抗体反应又称为血清学反应。

抗原-抗体反应在体外出现可见反应受很多因素影响：抗原、抗体的比例，反应体系的电解质浓度、温度、pH 等。

**1.凝集反应** 颗粒性抗原与相应抗体结合，形成肉眼可见的凝集小块，称为凝集反应。常见的凝集反应有：

（1）**直接凝集反应**：天然的颗粒性抗原如细菌、红细胞等其表面的抗原与相应抗体直接结合所呈现的凝集反应，称直接凝集反应。常用的方法有玻片法和试管法等。玻片法为定性试验，方法简便、快速，常用已知抗体测未知抗原，用于菌种鉴定、分型及人红细胞 ABO 血型测定等。试管法为半定量试验，常通过倍比稀释血清，用已知抗原测其中的未知抗体效价，以帮助临床诊断，如诊断伤寒的肥达试验等。

（2）**间接凝集反应**：将可溶性抗原或抗体吸附于与免疫无关的微球载体（红细胞、乳胶等）上，形成致敏载体（免疫微球），与相应的抗体或抗原混合出现的凝集反应，称为间接凝集反应。此种方法常用于已知抗原测未知抗体，主要用于传染病和原发性肝癌的早期诊断。

**2. 沉淀反应** 可溶性抗原与相应抗体结合，形成的肉眼可见的沉淀物或者用仪器可见的沉淀现象，称为沉淀反应。

（1）**单向琼脂扩散**：将特异性抗体均匀混合于 50℃ 左右的液态琼脂中，浇板后待其冷凝成固体，在板上打孔并加入抗原，使之向四周自由扩散，与琼脂中的抗体结合成免疫复合物，在抗原、抗体比例合适处形成沉淀圈，称为单向琼脂扩散。若将加入抗原后的琼脂板置于电场中，由于抗原带负电荷，可使抗原向正极定向扩散，与琼脂中的抗体结合而形成锥形沉淀峰，形似火箭，故称火箭电泳。两种常用于检测血清中免疫球蛋白和补体成分等。

（2）**双向琼脂扩散**：将抗原和抗体分别加入不同小孔，使两者在琼脂上扩散，若两者对应且比例合适，则在抗原和抗体两孔之间形成白色沉淀线，本法常用于抗原或抗体的定性检测、组成和两种抗原相关性分析。

（3）**免疫比浊法**：当抗原与抗体在特殊稀释系统中反应而且比例合适时，形成的可溶性免疫复合物在稀释系统中的促聚剂（聚乙二醇等）的作用下，自液相析出，形成微粒，使反应液出现浊度。当抗体浓度固定时，形成的免疫复合物的量随着检样中抗原量的增加而增加，反应液的浊度也随之增加。通过测定反应液的浊度与一系列标准品对照，即可计算出检样中抗原的含量。

**3. 补体结合试验** 在补体参与下，以绵羊红细胞和溶血素作为指示系统，观察待检系统中有无抗原 - 抗体反应的一种血清学试验。临床上可用于检测某些病毒、立克次体和螺旋体感染者血清抗体。

**4. 免疫标记技术** 将已知抗体或抗原标记上易显示的物质（示踪物），通过检测示踪物，反映有无抗原 - 抗体反应，从而间接测出微量的抗原或抗体。常用的示踪物有酶、荧光素、放射性核素等，以提高检测的敏感性，这种抗原或抗体上标记示踪物进行的特异性反应称为免疫标记技术。

（1）**免疫荧光技术**：以荧光素（异硫氰酸荧光素、罗丹明等）标记抗体或抗抗体，以检测标本中抗原或抗体的方法。可用于检测多种抗原或抗体，如病毒、细菌、抗核抗体等，还可利用单克隆抗体鉴定淋巴细胞的亚类，用流式细胞仪自动检测淋巴细胞。

（2）**免疫酶标记技术**：以酶标记的抗原或抗体作为主要试剂，将抗原 - 抗体反应的特异性和酶催化底物反应的高效性结合起来的一种免疫检测技术。目前常用的是酶联免疫吸附试验（enzyme linked immunosorbent assay，ELISA），应用固相载体，使结合的示踪物以特异性结合的方式吸附于聚苯乙烯板上，以检测抗体或可溶性抗原。

ER 9-9

ELISA 的原理和实践

（3）**放射免疫测定**：最敏感的免疫标记技术，精确度高，易规格化和自动化，可测定多种激素、维生素、药物、IgE 等，但放射性核素有一定的危害性。本法常用的放射性核素有 $^{125}I$ 和 $^{131}I$。

**（二）免疫细胞功能的检测**

免疫细胞检测法是指用体外试验对机体的各种参与免疫应答的细胞进行鉴定、计数和功能测定，以了解机体的免疫状况。

（三）细胞因子的检测

**1. 免疫学检测法**　根据抗原抗体反应原理，采用细胞因子的特异性抗体检测相应的细胞因子。检测方法根据待检标本及检测要求可采用 ELISA 法。

**2. 分子生物学检测法**　通过检测细胞因子特异的 mRNA 转录水平来反映细胞中细胞因子表达情况。

**3. 生物活性法**　根据细胞因子所具有特殊的生物活性设计的检测方法。

## 三、免疫治疗

免疫治疗（immunotherapy）是应用生物制剂或药物来改变机体的免疫功能状态，以达到治疗疾病的目的所采取的措施，包括分子治疗、细胞治疗等。

（一）免疫增强疗法和免疫抑制疗法

**1. 免疫增强疗法**　主要用于治疗感染、肿瘤、免疫缺陷等免疫功能低下的疾病。

**2. 免疫抑制疗法**　主要用于治疗超敏反应、自身免疫病、移植排斥、炎症等。

（二）特异性免疫治疗和非特异性免疫治疗

**1. 特异性免疫治疗**　常见的有利用抗原可诱导机体启动特异性免疫应答并产生免疫应答产物如抗体或效应淋巴细胞的特性，在一定条件下对机体进行免疫，使机体对特定的抗原刺激产生特异性免疫应答或免疫耐受，以达到治疗疾病的目的，其特点是见效比较慢，但维持时间长。也可以直接向机体输入特异性免疫应答的产物，如抗体或效应淋巴细胞，使机体立即获得针对某一抗原的免疫应答或免疫耐受，其特点是收效快，但维持时间短。

**2. 非特异性免疫治疗**　应用范围比较广，包括非特异性免疫增强剂或免疫抑制剂的应用等。其特点是作用没有特异性，对机体免疫功能可广泛增强或抑制，容易导致不良反应。

（三）主动免疫治疗和被动免疫治疗

**1. 主动免疫治疗**　对免疫应答健全的机体输入具有抗原性的疫苗或免疫佐剂，激活或增强机体的免疫应答，使机体自身产生抵抗疾病的能力。

**2. 被动免疫治疗**　又称为过继免疫治疗，是将对疾病有免疫力的供者的免疫应答产物转移给其他个体，或者自体细胞体外经过处理后回输自身，以发挥治疗疾病的作用。

（陶　涛）

## 思考题

1. 以青霉素过敏为例，说明Ⅰ型超敏反应的发生机制和防治原则。
2. 简述 AID 的基本特征和 IDD 的共同特征。
3. 简述自身免疫损伤的机制。
4. 简述肿瘤免疫逃逸的机制。
5. 试比较人工主动免疫和人工被动免疫的主要特点。

ER 9-10

练习题

# 第三篇

# 病理解剖

人类探索和揭示身体疾病的本质经历了一个漫长的过程。我国秦汉时期问世的《黄帝内经》，已有疾病发生后的征象和死后解剖的记述；隋唐时期巢元方所著的《诸病源候论》，对有关疾病的病因和症状进行了详细的探讨；南宋的宋慈著有《洗冤录》，对人的尸体剖验以及中毒、器械伤、烧伤、冻死等病变做了细致的描述。到了近代，在18世纪的中叶，意大利的莫尔加尼根据数百例尸体剖检材料，发现疾病和器官病变有关；19世纪中叶，德国的魏尔啸进一步证实了细胞的结构改变和功能障碍是一切疾病的基础。随着科学的发展和技术的进步，人们不仅从细胞和亚细胞水平，而且已深入到分子水平去揭示疾病的起因和发生机制。

病理解剖这一篇属于病理解剖学内容，它主要研究疾病时机体器官和组织的形态学变化，通过对病变器官或组织的肉眼观察（大体病理）及显微镜下观察（组织病理），结合分子病理技术等新方法，揭示疾病的发生、发展规律。主要包括细胞和组织的适应、损伤与修复，局部血液循环障碍，炎症和肿瘤等内容。了解及熟悉病理解剖知识，有利于在临床工作中更好地理解与判断疾病症状、体征与疾病发生、发展变化的关系，有利于透过表象发现事物的本质特征，及时、准确地去解决问题。例如，细菌感染后常致炎症发生，若我们不知炎症的局部表现与机体的全身反应，不了解炎症的类型与病理变化，不熟悉炎症的原因与介质，那么就无法及时、有效地诊治炎症。

临床工作的核心是质量，以优质护理要求为例，体现在娴熟地护理操作和准确、及时地病情观察、判断及分析。这一切均以能否准确地开展病情的观察、判断与分析为基础，而要提高这一临床实践能力，必须要有充分的病理解剖基础知识的储备。俗话说得好，只有理解了的东西，才能更深刻地感觉它；知道得多，思考得多，观察到的东西才可能会多。知识不仅能使人们更深刻地把握已知事物，而且能使人们更深刻、更丰富地感知未知的事物。细菌学鼻祖巴斯德曾说，在观察的领域中，机遇只偏爱那些有准备的头脑。

可见，在社区一线临床与基础岗位工作的卫生技术人员必须熟悉人体器官组织的病理变化与疾病的症状、体征间的相互关系，树立辩证唯物主义的整体观和系统论，科学分析及判断疾病所致病人的身心变化，才能保证临床诊疗质量。

# 第十章 | 细胞和组织的适应、损伤与修复

教学课件

思维导图

> **学习目标**
>
> 1. 掌握：变性、细胞水肿、脂肪变性、再生、肉芽组织、化生的概念，肉芽组织的形态特点、功能和结局，创伤一、二期愈合的不同点。
> 2. 熟悉：坏死的结局、常见变性的病理变化。
> 3. 了解：细胞、组织的适应类型。
> 4. 学会：依据常见适应、变性、坏死的病理变化推测病人临床表现的医学思维方法。
> 5. 具备镜下识别常见变性、坏死病理变化特点的能力。

在生命活动过程中，机体不断地受到内、外环境变化的刺激。机体通过自身的反应和调节机制对刺激做出应答反应，以保证细胞、组织和器官乃至整个机体得以存活。如致病因素的危害程度轻微，作用缓慢，持续时间短暂，细胞可通过自身调节获得适应而不发生损害；如致病因素强烈和/或自身调节能力降低，轻则出现可逆性损伤——细胞变性，表现为某些物质在细胞内外异常积聚；重则导致不可逆性损伤——细胞死亡，表现为细胞结构破坏和功能丧失，发生坏死或凋亡。损伤造成组织缺损后，机体修复缺损处结构和功能的过程称为修复。

## 第一节　细胞和组织的适应

适应（adaptation）指细胞和组织对于内、外环境中各种有害因子的刺激而产生的非损伤性应答反应，即细胞和组织通过改变其自身的代谢功能和/或形态结构，以保证细胞在新环境下得以继续存活的过程。在形态上常表现为萎缩、肥大、增生和化生，涉及细胞数目、体积、分化等改变。适应性反应是在各种刺激作用下细胞调整其生长和分化的结果。在病因去除后，大多数适应细胞可逐渐恢复正常。

## 一、萎缩

由于实质细胞体积变小和/或数目减少，使已发育正常的细胞、组织或器官体积缩小称为萎缩（atrophy）。常由于血液及营养物质供应不足、神经或内分泌刺激减少等引起。组织器官的未发育或发育不全，如侏儒症、先天性器官发育不全等，不属于萎缩。萎缩时细胞的合成代谢降低，能量需求减少，原有功能常降低。

萎缩可分为生理性萎缩和病理性萎缩。生理性萎缩是生理状态下出现的萎缩，常与年龄有关，如青春期后的胸腺萎缩，围绝经期后的子宫和卵巢萎缩。大部分生理性萎缩时，细胞数量减少是细胞凋亡的结果。病理性萎缩根据其发生原因可分为：

**1. 营养不良性萎缩**　可分为全身性和局部性，前者见于长期营养不良、慢性消耗性疾病及晚期恶性肿瘤病人，由于蛋白质等营养物质摄入不足或过度消耗导致的萎缩；后者主要由局部缺血

引起氧和营养物质供应不足所致，如脑动脉粥样硬化使其管腔狭窄，脑组织供血不足，出现脑萎缩（文末彩图 10-1）。

**2. 失用性萎缩** 因组织器官长期不运动导致组织细胞的功能代谢降低引起。如长期卧床病人的下肢肌肉萎缩，四肢骨折后长期石膏固定引起的患肢肌肉萎缩。随着肢体重新正常活动，相应骨骼肌细胞会恢复正常大小和功能。

**3. 去神经性萎缩** 因失去神经支配后的器官和组织功能代谢异常所致。如脊髓灰质炎病人的脊髓前角运动神经元损伤，可引起所支配的下肢肌肉明显萎缩。其机制是神经对肌肉的运动调节丧失，活动减少和骨骼肌分解代谢加速。

**4. 压迫性萎缩** 组织器官长期受到压迫所导致的萎缩。如尿路梗阻引起的肾盂积水可压迫肾实质造成萎缩。其机制是受压组织和细胞长期慢性缺血、缺氧。

**5. 内分泌性萎缩** 由于内分泌腺功能下降引起的靶器官萎缩，如垂体功能低下引起的肾上腺、甲状腺、性腺等器官的萎缩。下丘脑 - 腺垂体缺血坏死等，引起促肾上腺皮质激素释放减少，导致肾上腺皮质萎缩。

**6. 老化和损伤性萎缩** 老化是心肌细胞和神经细胞萎缩的常见原因。此外，病毒或细菌引起的慢性炎症损伤，也是细胞、组织或器官萎缩的常见原因，如慢性胃炎时引起胃黏膜萎缩。

一种萎缩可由多种原因引起，如骨折后肌肉萎缩，可能是失用性、营养不良性或去神经性等多种因素共同作用的结果。心、脑的老年性萎缩则兼有生理性和病理性萎缩性质。

萎缩的病理变化：肉眼见萎缩的器官体积缩小，重量减轻，色泽变深，包膜皱缩，表面血管迂曲（如心脏萎缩时的冠状动脉迂曲）。光学显微镜镜下可见实质细胞的体积明显缩小，数量也可较正常组织明显减少，胞质内可见棕褐色的脂褐素颗粒（未被消化的细胞器残片）。当脂褐素明显增多时，整个器官可呈棕褐色，故又称褐色萎缩（brown atrophy）。

萎缩一般是可复性的。对轻度的萎缩，及早去除病因可恢复正常，但如果病因持续作用，萎缩的细胞会逐渐缩小、消失。

## 二、肥大

细胞、组织或器官体积的增大称为肥大（hypertrophy）。细胞肥大的物质基础是胞质内细胞器数量增多、蛋白质合成增加和 DNA 含量增加。可伴有细胞数量的增多。

根据性质不同，肥大可以分为生理性肥大和病理性肥大两种类型。根据原因又分为代偿性肥大及内分泌性肥大。

**1. 生理性肥大** 是在生理情况下为了满足组织、器官的生理需要和代谢增强而产生的肥大，如体力劳动者和运动员发达的骨骼肌（代偿性肥大），妊娠期的子宫肥大，哺乳期的乳腺肥大等（内分泌性肥大）。

**2. 病理性肥大** 由各种病理因素引起。如高血压时左心室的压力负荷增加引起的心肌肥大，一侧肾切除后对侧肾的肥大，这些肥大是因组织、器官的功能负荷长期代偿性增强所致（代偿性肥大）；垂体生长激素腺瘤引起生长激素分泌增多，导致肢端肥大，这种肥大是因某种激素分泌过多作用于效应器官所致（内分泌性肥大）。

肥大的细胞体积增大，细胞核增大、深染，肥大组织和器官体积均增大。肥大的细胞功能往往增强。但这种功能增强是有限度的，超过一定的极限，便会出现失代偿，如高血压时左心室发生向心性肥大，心肌细胞变粗呈代偿性肥大，心肌收缩力增强，心功能增强；但如果血压持续升高，左心室会逐渐出现离心性肥大，心肌收缩力下降，心功能也降低。某些病理情况下，在实质细胞萎缩的同时，间质细胞增生，以维持组织、器官的原有体积，甚至体积增大，此时称为假性肥大。

## 三、增生

组织、器官的实质细胞数量增多称为增生(hyperplasia)。常导致组织或器官的体积增大和功能活跃。增生是某些原因刺激细胞有丝分裂能力增强以及生长因子与受体过度表达的结果,也与细胞凋亡被抑制有关。常常和肥大伴随发生。

增生根据性质可分为生理性增生和病理性增生。根据原因又分为代偿性增生及内分泌性增生。

**1. 生理性增生** 为适应生理需要而发生的增生。常见于青春期和哺乳期女性的乳腺上皮增生,妊娠期子宫平滑肌的增生,月经周期子宫内膜的增生(内分泌性增生)。高海拔地区机体骨髓红细胞前体细胞、外周血红细胞增生(代偿性增生)。

**2. 病理性增生** 在致病因素刺激下产生的增生。

**(1)内分泌性增生**:由于内分泌异常而引起靶细胞的增生。如雌激素过多引起的子宫内膜增生,肾癌分泌过多的促红细胞生成素而引起的骨髓内原始红细胞增生,肝硬化时雌激素灭活障碍引起男性乳房发育。

**(2)代偿性增生**:组织、器官因功能负荷增加而产生的增生。如一侧肾切除后,对侧肾发生的增生;皮肤慢性炎症时皮肤被覆细胞的增生。

增生时细胞数量增多,细胞和细胞核形态正常或略大。大部分病理性增生通常会因病因去除而停止。在组织的更新和修复时,增生的细胞分化成熟,对机体是有益的。但如果细胞增生时失去机体的精密调控而无限制地增生则导致肿瘤发生。

## 四、化生

由一种已分化成熟的细胞或组织取代另一种分化成熟的细胞或组织的过程,称为化生(metaplasia)。通常只出现在分裂、增殖能力较活跃的细胞类型中。化生并非分化成熟细胞的直接转变,而是由具有分裂、增殖能力的储备细胞或干细胞向另一组织发生转型性分化的结果,本质上是环境因素引起细胞某些基因活化或受抑制而重新程序化表达的产物,是组织、细胞成分分化和生长调节改变的形态学表现。化生通常在同源细胞间进行,上皮组织之间如柱状上皮化生成为鳞状上皮,间叶组织之间如结缔组织化生为骨组织,偶尔也会异源性分化。上皮组织化生是可逆的,当原因消除后可以恢复正常结构。但间叶组织化生常常是不可逆的。常见的化生类型有:

**1. 上皮组织化生**

**(1)鳞状上皮化生**:常见于气管和支气管黏膜,慢性支气管炎时该处黏膜长期受到化学性或炎症性损伤会出现增生,在增生中原有的假复层纤毛柱状上皮可转化为对外环境刺激的抵抗能力较强的鳞状上皮。慢性宫颈炎时,宫颈柱状上皮亦可被鳞状上皮取代,而出现鳞状上皮化生。胰腺、肾盂、膀胱、肝和胆发生结石或机体维生素 A 缺乏时,被覆的柱状上皮、立方上皮或变移上皮都可化生为鳞状上皮。

**(2)柱状上皮化生**:常发生于慢性萎缩性胃炎。由于慢性炎症的刺激可使部分胃黏膜的未分化细胞增生转化为含有大量杯状细胞、潘氏细胞(或称帕内特细胞,Paneth cell)的肠型黏膜上皮,称为肠上皮化生(简称肠化);若胃窦、胃体部腺体被幽门腺取代,则称为假幽门腺化生。慢性反流性食管炎时,食管下段鳞状上皮也可化生为胃型或肠型柱状上皮,称巴雷特(Barrett)食管(文末彩图 10-2)。

**2. 间叶组织化生** 结缔组织或肌肉损伤,可使幼稚成纤维细胞分化形成成骨细胞或成软骨细胞,称为骨化生或软骨化生,多见于骨化性肌炎,也见于某些肿瘤组织。

**3. 上皮-间质转化** 上皮细胞通过特定程序转化为间质细胞表型的生物学过程,与胚胎发育、组织重建、慢性炎症、肿瘤生长/转移和纤维化疾病有重要关系,是目前恶性肿瘤转移机制的研究热点之一。

化生虽然是机体对不良刺激产生的适应改变,具有一定的保护作用,但同时也丧失了其原有组织的功能,也会对机体产生不利的影响。如支气管上皮发生鳞状上皮化生后,对慢性刺激有较强的抵抗能力,但丧失了纤毛结构,导致自净功能下降,也是肺鳞癌发生的组织学基础。胃黏膜的肠上皮化生也与胃腺癌的发生有一定的相关性,巴雷特食管是食管癌的癌前病变,就这个意义而言,某些化生属于与多步骤肿瘤细胞演进相关的癌前病变。

## 第二节 细胞和组织的损伤

当内、外环境的刺激因素达到一定限度,超过机体的适应能力后,可引起受损细胞和细胞间质发生物质代谢、组织化学、超微结构乃至光镜和肉眼可见的异常变化,称为损伤(injury)。组织细胞会出现形态结构、功能和代谢的异常变化。组织细胞受损伤的程度与刺激因素的强度、性质和持续时间等因素有关。轻者表现为可逆性损伤,去除病因后可恢复正常;重者则发生不可逆的形态结构改变,细胞生命活动终止即死亡。

凡是引起疾病发生的原因,常常可导致组织细胞受损伤。引起损伤的常见原因有生物性因素(感染)、物理性因素、化学性因素、营养性因素、免疫性因素、社会心理因素、神经内分泌因素和遗传性缺陷等。

### 一、可逆性损伤

细胞可逆性损伤的形态学变化称为变性(degeneration),是指由于物质代谢障碍,在细胞内或细胞间质中出现异常物质或原有正常物质数量异常增多的现象。造成增多的原因是这些正常或异常物质的产生过多或产生速度过快,组织细胞缺乏相应的代谢、清除或转运利用机制,而使其积聚在细胞内或细胞间质中。变性是一种可逆性病变,及时消除病因后大多可以恢复正常,严重的细胞变性则发展为坏死。变性的细胞、组织功能往往降低。常见的变性有以下7种类型:

(一)细胞水肿

细胞内钠、水异常增多称为细胞水肿(cellular swelling),又称水样变性(hydropic degeneration),是一种最常见的变性,好发于心、肝、肾等线粒体丰富器官的实质细胞。

**1.原因** 缺氧、高热、感染、中毒及电离辐射等可损伤细胞线粒体,致 ATP 生成减少,细胞膜钠钾泵功能异常,造成细胞内 $Na^+$ 积聚,吸引大量水分子进入细胞,形成细胞水肿;随后,细胞内代谢物蓄积使渗透压负荷增大,进一步加重细胞水肿。

**2.病理变化** 肉眼观:病变的器官体积增大,重量增加,包膜紧张,边缘外翻,颜色变淡,失去正常光泽,如开水烫过一样。光镜下观:细胞体积增大,早期胞质内出现许多红染的细小颗粒状物质(颗粒变性,轻度水肿)(文末彩图 10-3),电子显微镜观察红染的颗粒状物质为肿胀的内质网和线粒体。随着细胞内水分的进一步增多,胞质逐渐变得疏松、淡染、空泡状(空泡变性,中度水肿),严重者细胞胞质异常疏松、透亮,胞体膨胀呈圆形,似气球,称为气球样变(重度水肿)。

**3.结局** 细胞水肿常导致细胞功能降低。较为严重的细胞水肿可使细胞功能明显下降。如高热引起肾小管上皮细胞水肿可出现蛋白尿、血尿;病毒性感染引起心肌细胞水肿可致心肌收缩力下降。细胞水肿是一种可逆性损伤,轻度细胞水肿在消除病因后可恢复正常。严重的细胞水肿进一步发展为溶解性坏死。

(二)脂肪变性

非脂肪细胞内出现脂滴沉积或脂滴明显增多的现象,称为脂肪变性(fatty degeneration)。简称脂肪变,常发生于肝,其次为心脏和肾等。

**1.原因** 缺氧、感染、中毒、酗酒及糖尿病等造成脂肪在体内的氧化、利用或转运异常,引起细胞脂肪变性。①进入肝的脂肪过多:摄入过多高脂类食物、饥饿状态及糖尿病病人脂肪分解增多,超出肝脏利用和合成脂蛋白的能力，造成脂肪沉积于肝细胞内；②脂肪酸氧化障碍：缺氧、中毒、感染可使线粒体功能受损，造成脂肪酸氧化受阻；③脂蛋白合成障碍：当食物中缺乏蛋氨酸、胆碱时会造成载脂蛋白合成减少，脂肪输出受阻而蓄积于肝细胞内。

**2. 病理变化** 轻度脂肪变性，肉眼观病变器官可无明显变化。随病变的加重，脂肪变性的器官体积增大，重量增加，包膜紧张，颜色变黄，切面触之有油腻感。光镜下观：脂肪变性的细胞体积增大，胞质中出现大小不等的圆形脂滴。大的脂滴可充满整个细胞并将细胞核挤压到一侧。在石蜡切片中，脂滴被制片中有机溶剂溶解，脂滴呈大小不等的空泡状（文末彩图10-4）。在冷冻切片中，脂质性染料苏丹Ⅲ可使脂滴染成橘红色，若用锇酸染色则将其染成黑色。

肝脏是脂肪代谢的重要场所，肝脂肪变性最为常见。轻度肝脂肪变性常无明显形态改变及功能异常。脂肪变性肝细胞的分布与病因有关，慢性肝淤血时，小叶中央区缺氧严重，首先发生脂肪变性。严重中毒时，脂肪变性常累及全部肝细胞。显著弥漫性肝脂肪变性称为脂肪肝，严重的肝脂肪变性可进展为肝坏死或肝硬化。心肌脂肪变性时，常累及左心室内膜下和乳头肌部位，脂肪变性的心肌呈黄色，与正常的红色心肌相间排列，形成黄、红色斑纹，状似虎皮斑纹，故称虎斑心。肾小管上皮细胞也可以发生脂肪变性，光镜下脂滴主要位于肾近曲小管细胞基底部，为过量重吸收原尿中的脂蛋白所致。

**3. 影响及结局** 脂肪变性也是可逆性病变。轻、中度脂肪变性在病因消除后可恢复正常，重度脂肪变性可导致功能障碍。如严重的肝脂肪变性，大量沉积的脂肪可使肝细胞逐渐坏死、破裂，纤维组织增生，进而发展为肝硬化。

### （三）玻璃样变性

玻璃样变性指细胞内或细胞间质出现半透明、均质红染的毛玻璃样物质，又称透明变性（hyaline degeneration）。常见于结缔组织、血管壁和细胞内。玻璃样变性是一组在形态上物理性状相同，但其化学成分、发生机制不同的病变。

**1. 结缔组织玻璃样变性** 常见于瘢痕组织、动脉粥样硬化的纤维斑块和纤维化的肾小球。外观呈灰白色、半透明，质地坚韧，无弹性。镜下观：血管和纤维细胞明显减少，胶原纤维肿胀、增粗、融合，形成条索状或片状的均质红染结构。

**2. 细小动脉壁玻璃样变性** 常见于缓进型高血压和糖尿病病人肾、脑、脾等处的细小动脉。由于细小动脉持续痉挛，使动脉内皮细胞发生缺氧损伤而通透性增加，血浆蛋白渗入内膜，代谢物沉积于内膜，形成均质红染的无结构物质，造成细小动脉管壁增厚、管腔狭窄甚至闭塞，管壁弹性下降、变脆，易破裂出血（文末彩图10-5）。

**3. 细胞内玻璃样变性** 细胞质内出现均匀红染的圆形小体。如肾脏疾病时出现大量蛋白尿，肾近曲小管上皮细胞重吸收蛋白并在其胞质内形成玻璃样小滴；慢性炎症时，浆细胞粗面内质网中蓄积的免疫球蛋白形成拉塞尔（Russell）小体；酒精性肝炎时，肝细胞胞质内中间丝前角蛋白变性形成马洛里（Mallory）小体等。

### （四）淀粉样变性

细胞间质内淀粉样蛋白质和糖胺聚糖复合物蓄积，因具有淀粉染色特征，故称淀粉样变性（amyloidosis）。淀粉样物质常沉积于细胞间质、小血管基膜下或沿网状纤维支架分布。具有淀粉样呈色反应：HE染色为淡红色均质状物，刚果红染色为橘红色，遇碘为棕褐色，再加稀硫酸呈蓝色。

淀粉样变性可分为局部性和全身性。局部性淀粉样变性多发生于皮肤、结膜、舌、喉和肺等处，也可见于阿尔茨海默病的脑组织及一些肿瘤的间质内。全身性淀粉样变性多见于老年人和结核病等慢性炎症及某些肿瘤的间质内。

### （五）黏液样变性

细胞间质内糖胺聚糖和蛋白质的蓄积，称为黏液样变性（mucoid degeneration），常见于间叶性肿瘤、动脉粥样硬化斑块、风湿病病灶和营养不良的骨髓和脂肪组织等。镜下见灰蓝色黏液基质中,有散在多突起的星芒状纤维细胞。在甲状腺功能减退时,透明质酸酶活性受抑制,含有透明质酸的黏液样物质及水分在皮肤及皮下积聚,形成特征性的黏液性水肿。

### (六)病理性色素沉着

正常人体内有许多种内源性色素,如含铁血黄素、脂褐素、黑色素、胆红素等,也会有外源性色素如炭末、煤尘、文身色素等进入体内。在病理情况下,各种有色物质(色素)增多并蓄积于细胞内外,称为病理性色素沉着(pathologic pigmentation)。

**1. 含铁血黄素** 是由巨噬细胞吞噬、降解红细胞中血红蛋白产生的铁蛋白微粒聚集而形成的棕褐色颗粒。镜下观呈金黄色或褐色颗粒,可被普鲁士蓝染成蓝色。常见于组织的陈旧性出血病灶中和大量溶血病人的脾、骨髓等处。左心衰竭时,肺泡腔内漏出的红细胞被巨噬细胞吞噬后,含铁血黄素沉积在巨噬细胞胞质中,称为心衰细胞。

**2. 胆红素** 是巨噬细胞吞噬衰老的红细胞形成的棕黄色或黄绿色颗粒。它是血红蛋白衍生物,不含铁,是正常胆汁的主要色素。在胆道梗阻或某些肝疾病时,血中胆红素过多,可将皮肤黏膜黄染,称为黄疸。

**3. 脂褐素** 是细胞自噬溶酶体内未被消化的细胞器碎片残体形成的黄褐色细颗粒。其成分是磷脂和蛋白质的混合物。由于自由基脂质过氧化损伤,老年人和慢性消耗性疾病病人萎缩的心肌细胞的细胞核两端出现大量黄褐色的脂褐素,故有消耗性色素之称。当多数细胞含有脂褐素时,常伴有明显的器官萎缩。

**4. 黑色素** 是黑色素细胞内的黑褐色颗粒。由酪氨酸氧化经左旋多巴聚合而产生。存在于正常人的皮肤、毛发、虹膜、眼脉络膜中。局部黑色素增多见于色素痣或黑色素瘤。肾上腺皮质功能低下的艾迪生(Addison)病病人,出现黑色素异常增多,沉积在全身皮肤、黏膜等处。

### (七)病理性钙化

在骨和牙齿以外的组织内有固态钙盐沉积称为病理性钙化(pathologic calcification)。肉眼观呈白色石灰样颗粒状和团块状。其主要成分是磷酸钙、碳酸钙及少量铁、镁或其他矿物质。镜下观呈蓝色颗粒和片块状。根据发生原因不同,病理性钙化可分为两种类型。

**1. 营养不良性钙化**(dystrophic calcification) 钙盐主要沉积在变性、坏死组织或异物中,见于结核病、瘢痕组织、血栓、动脉粥样硬化斑块、死亡的寄生虫虫体等,可能与局部碱性磷酸酶增多有关。病人体内钙、磷代谢正常。

**2. 转移性钙化**(metastatic calcification) 由于全身钙、磷代谢紊乱导致血钙升高,钙盐沉积于肾小管、肺泡和胃黏膜等正常组织所致。常见于甲状旁腺功能亢进、慢性肾衰竭、维生素 D 摄入过多及某些肿瘤等疾病,常发生在血管及肾、肺和胃的间质组织。

## 二、不可逆性损伤

不可逆性损伤即细胞死亡,是涉及所有细胞的最重要的病理性或生理性变化,主要分为坏死和凋亡两大类型。坏死是细胞病理性死亡的主要形式,凋亡主要见于细胞的生理性死亡,但也可见于某些病理过程,两者具有不同的发生机制和形态学特点。

### (一)坏死

活体内局部细胞、组织的死亡并出现形态改变称为坏死(necrosis)。细胞坏死后代谢停止,功能丧失,并出现自溶等一系列的形态改变。坏死可因致病因素较强直接导致,但大多数由可逆性损伤发展而来。

**1. 坏死细胞的变化** 由于坏死细胞内蛋白质变性或被其自身的溶酶体酶消化,可使其出现形态学改变。细胞坏死几小时后在光镜下就可以见到这些改变。

(1)细胞核的变化:细胞核的变化是细胞坏死的主要形态学标志。①核固缩。细胞核内染色质浓缩、皱缩，染色加深，核体积缩小。②核碎裂。核膜破裂，染色质崩解为小碎片，分散于细胞质中。③核溶解。在 DNA 水解酶和蛋白酶的作用下，染色质的 DNA 及核蛋白被分解，失去对碱性染料的亲和力，染色变淡，仅可见到核的轮廓（文末彩图 10-6）。

核固缩、核碎裂、核溶解的发生不一定是循序渐进的过程，不同病变及不同类型的细胞死亡时，核的变化也有所区别。

**(2)细胞质的变化**：由于胞质中嗜碱性核糖体减少或消失、变性蛋白质增多、糖原颗粒减少等原因，使坏死细胞的胞质嗜酸性增强，使胞质红染。线粒体、内质网肿胀形成空泡，溶酶体释放酸性水解酶溶解细胞成分等，是细胞质的超微结构变化。进一步发展可致细胞膜破裂，整个细胞完全溶解、消失。

**(3)间质的变化**：间质细胞对于损伤的耐受性强于实质细胞，故间质细胞出现损伤迟于实质细胞。细胞坏死后，在多种水解酶的作用下，基质崩解，胶原纤维肿胀、断裂、崩解或液化。

最终坏死细胞和崩解的间质融合成一片红染、模糊、无结构的颗粒状物质。由于坏死时细胞膜通透性增加，细胞内具有组织特异性的乳酸脱氢酶、琥珀酸脱氢酶、肌酸激酶、谷草转氨酶、谷丙转氨酶等释放入血，造成血清中相应酶的水平增高。可作为临床诊断某些细胞坏死的参考指标。此种改变要早于超微结构的变化至少几小时，其有助于细胞损伤的早期诊断。

坏死组织又称为失活组织，其特点是颜色苍白、混浊，无光泽；失去弹性，切割时回缩不良；没有血液供应，切割时无新鲜血液流出；无正常的感觉及活动功能。

**2. 坏死的类型** 由于酶的分解作用或蛋白质变性的强弱表现不同，坏死组织会出现不同的形态学变化。依据坏死的原因和坏死灶的形态特点不同，可分为 4 种类型。

**(1)凝固性坏死**（coagulative necrosis）：由于坏死组织含蛋白质丰富，溶酶体水解作用弱，水分脱失，蛋白凝固，形成灰黄色、干燥、坚实的凝固体，称为凝固性坏死，最为常见。多见于心、脾、肾等器官的缺血性坏死（梗死）。肉眼观：坏死灶呈灰黄或灰白色、干燥，与正常组织之间分界清楚，坏死灶周围有明显的暗红色充血、出血带。镜下观：坏死组织为红染无结构的颗粒状物质，细胞细微结构消失，但坏死早期原有组织轮廓尚存。

干酪样坏死是一种特殊类型的凝固性坏死，主要见于结核病。坏死组织分解彻底，呈淡黄色，质软细腻，状似奶酪，故名干酪样坏死。镜下观：成片无结构的红染颗粒状物质，组织的轮廓及细胞细微结构均消失。

**(2)液化性坏死**（liquefactive necrosis）：由于坏死组织中含蛋白质少或含水、磷脂较多，或坏死组织自身释放大量水解酶，坏死组织容易液化溶解呈液态，称为液化性坏死。主要见于脑组织坏死、急性胰腺炎时周围脂肪组织坏死、化脓性炎症等。脑组织含磷脂较多而蛋白质含量少，发生坏死时脑组织液化变软，故又称脑软化。化脓性炎症时，由于浸润的中性粒细胞释放出大量蛋白水解酶，可使坏死组织溶解液化形成脓液。急性胰腺炎时，大量胰酶外溢，引起胰腺周围的脂肪组织分解、液化。

**(3)纤维素样坏死**（fibrinoid necrosis）：间质结缔组织或小血管壁的胶原纤维肿胀、断裂、崩解为强嗜酸性的颗粒状、小片状或细丝状，类似纤维素的无结构物质，称为纤维素样坏死。常见于风湿病、系统性红斑狼疮、急进性高血压等。其发生机制与抗原 - 抗体复合物引起的胶原纤维肿胀、崩解，结缔组织免疫球蛋白沉积或血浆纤维蛋白渗出变性有关。

**(4)坏疽**（gangrene）：较大范围的组织坏死继发腐败菌感染时，称为坏疽。坏死组织经腐败菌分解产生硫化氢，与红细胞血红蛋白中的铁结合，形成硫化亚铁，使坏死组织呈黑褐色，常有恶臭。多发生于四肢或与外界相通内脏。根据发生原因及形态特点的不同，坏疽分为 3 种类型。

1）干性坏疽：好发于四肢末端，多见于四肢动脉粥样硬化、血栓闭塞性脉管炎、冻伤等疾病。由于动脉受阻而静脉回流正常，使坏死组织含水分少，加之体表水分蒸发，使病变部位干燥、皱缩，呈黑褐色，与正常组织分界清楚。由于坏死组织干燥、含水分少，不利于腐败菌生长、繁殖，故病变进展较缓慢,全身感染中毒症状较轻(文末彩图10-7)。

2)湿性坏疽:好发于与外界相通的内脏器官,如肺、肠、子宫等处。因动脉、静脉均受阻,局部组织淤血、肿胀明显,呈暗绿或污黑色,常有恶臭味,与正常组织分界不清。局部水分较多,利于腐败菌繁殖,病变进展较快,全身中毒症状严重,对机体危害较大。

3)气性坏疽:常见于深达肌肉的开放性创伤合并厌氧菌(如产气荚膜梭菌)感染时,细菌分解坏死组织产生大量气体,使坏死组织明显肿胀,呈蜂窝状,触之有捻发感。病人病情发展迅速,中毒症状明显,可发生脓毒症休克,甚至死亡。

**3.坏死的结局**

(1)**溶解吸收**:较小的坏死组织可被坏死细胞或浸润的中性粒细胞释放的水解酶分解、液化,然后经淋巴管、血管吸收,坏死组织残片由巨噬细胞吞噬清除。坏死液化范围较大时,可形成囊腔。坏死组织溶解后,可引起周围组织急性炎症反应。

(2)**分离排出**:较大范围的坏死组织难以被完全吸收时,其周围出现充血、出血、中性粒细胞浸润等炎症反应,将坏死组织边缘分解、液化,与正常组织分离、排出。发生在皮肤、黏膜的坏死组织会脱落,在局部留下缺损,浅者称为糜烂,深者称为溃疡(ulcer);组织深部的坏死,坏死组织被排出时形成开口于皮肤或黏膜表面的盲管称为窦道(sinus);若连接两个内脏器官或从内脏器官通向体表,形成有两个或两个以上开口的通道性缺损,称为瘘管(fistula);肺、肾等内脏器官的坏死物通过自然腔道(如支气管、输尿管)排出,在局部留下的空腔,称为空洞(cavity)。

(3)**机化或包裹**:较大范围的坏死组织不能被吸收或脱落、排出时,由肉芽组织长入并逐渐取代,最后成熟形成纤维瘢痕的过程,称为机化(organization)。如坏死灶较大不能完全机化时,周围肉芽组织增生形成纤维组织将其包绕(部分机化),使病变局限,称为包裹(encapsulation)。机化和包裹的肉芽组织最终都会形成纤维瘢痕。

(4)**钙化**:在某些陈旧的坏死组织中,由于局部代谢障碍导致钙盐沉积,称为钙化。

**4.坏死的影响** 坏死对机体的影响与坏死的部位、程度,组织的再生能力及器官的代偿能力有关。心、脑等重要器官的坏死或肠壁坏死穿孔常造成严重后果。程度严重的肝坏死(急性重型肝炎)可致病人死亡。肝、表皮再生能力强,坏死后容易修复。神经细胞、心肌细胞无再生能力,坏死后组织的结构、功能无法恢复。肾、肺储备、代偿能力较强,轻度坏死常对机体无明显影响。

**(二)凋亡**

凋亡(apoptosis)是指活体内单个细胞发生由基因调控的主动而有序的死亡过程,又称细胞程序性死亡(programmed cell death,PCD)。它是由体内外因素触发细胞内预存的死亡程序而导致的细胞主动性死亡方式,与传统概念上的坏死不同(表10-1)。

表10-1 凋亡与坏死的区别

| | 凋亡 | 坏死 |
|---|---|---|
| 本质 | 基因调控的细胞程序性死亡(自杀性) | 致病因素导致的被动性死亡(他杀性) |
| 病灶范围 | 多为散在的单个细胞 | 常为多个细胞 |
| 形态特征 | 细胞固缩,染色质边集,细胞膜完整,形成凋亡小体 | 细胞肿胀,核固缩、碎裂或溶解,细胞膜溶解、破裂,自溶 |
| 生化特征 | 耗能的主动过程 | 不耗能的被动过程 |
| 周围反应 | 不引起周围组织炎症反应和修复 | 引起周围组织炎症反应和修复再生 |

在形态学上凋亡表现为单个细胞固缩,水分减少,细胞核的染色质浓缩、聚集,最终裂解、消失,胞质浓缩,嗜酸性增强,细胞膜内陷或胞质生出芽突并脱落,形成含核碎片和细胞器成分的圆形或椭圆形的红染小体,称为凋亡小体。凋亡小体是细胞凋亡的重要形态学标志,可被巨噬细胞和

相邻其他实质细胞吞噬降解。凋亡细胞因其胞膜完整,阻止了其与其他细胞分子间的识别,故周围无炎症反应,也不引发周围细胞的增生和修复。

细胞凋亡是主要生命活动之一,具有许多重要的生理学意义。正常的生命活动离不开凋亡,如胚胎时期的指/趾的形成、衰老和变异细胞的清除等。细胞凋亡也与许多疾病的发生、发展密切相关,如胚胎发育过程中某些细胞的凋亡异常可导致器官畸形;某些针对自身抗原的免疫活性细胞如不能及时凋亡则可发生自身免疫病;基因变异细胞不能及时凋亡则导致肿瘤形成等。

## 第三节　损伤的修复

损伤造成机体部分细胞和组织丧失后修补、恢复的过程,称为修复(repair)。修复是靠细胞的再生来完成的。修复后可完全或部分恢复原有组织的结构和功能。

### 一、再生

组织细胞损伤后,由周围同种细胞分裂、增生来修复损伤部位的结构和功能的过程,称再生(regeneration)。

#### (一)再生的类型

**1. 生理性再生**　指在生理情况下,机体有些细胞不断衰老、死亡后,由同类细胞不断增生补充,以维持原有组织的结构和功能的过程。如皮肤表层细胞角化脱落后由基底细胞不断增生、分化予以补充;周期性脱落的子宫内膜,会由基底部细胞增生进行修复;消化道黏膜上皮每 1~2d 更新一次;红细胞寿命平均 120d,需要骨髓不断输出新生的红细胞进行补充。

**2. 病理性再生**　指在病理状态下,对细胞、组织的缺损进行修复的再生。包括完全性再生和不完全性再生两种。完全性再生指由与损伤的细胞形态和功能完全相同的细胞增生修复的过程。修复后可以恢复原有组织的结构和功能;不完全性再生是指组织损伤较严重或缺损大,由肉芽组织再生进行修复,不能完全恢复原有组织的结构和功能,最终形成瘢痕,故也称纤维性修复或瘢痕性修复。

#### (二)各种细胞的再生能力

在长期生命活动的过程中,人体各种组织细胞不断进化而具有不同的再生能力。一般而言,低等动物比高等动物的组织再生能力强;幼稚组织比高分化组织再生能力强;平时易受损伤或需要不断更新的细胞再生能力较强。根据再生能力强弱,可将人体细胞分为 3 类。

**1. 不稳定细胞**　即再生能力强的短寿命细胞。生理状态下这类细胞就不断地分裂、增殖进行更新,包括被覆上皮细胞(表皮、黏膜)、淋巴造血细胞及间皮等。这些细胞的再生能力相当强,其构成的组织超过 1.5% 的细胞处于分裂期。

**2. 稳定细胞**　即有潜在再生能力的长寿命细胞。这类细胞在生理状态下处于静止期,一旦受到损伤或刺激则迅速进入增殖期,表现出较强的再生能力,包括肝、胰、内分泌等各种腺样器官的实质细胞,肾小管的上皮细胞,成纤维细胞、血管内皮细胞、骨细胞、神经细胞的轴突(神经纤维)等。虽然平滑肌细胞、软骨细胞也属于稳定细胞,但再生能力很弱。

**3. 永久细胞**　即再生能力极弱或无再生能力的细胞。人体的中枢神经细胞及外周的神经节细胞没有再生能力,一旦受到损伤将由神经胶质细胞及其纤维修复而形成胶质瘢痕,神经细胞则永久性缺失。心肌细胞和骨骼肌细胞的再生能力极弱,损伤后由肉芽组织修复形成瘢痕。

#### (三)各种组织的再生过程

**1. 被覆上皮的再生**　鳞状上皮损伤后,损伤边缘的基底细胞迅速分裂、增殖,向缺损中心迁移,先以单层上皮的形式沿缺损表面延伸,完全覆盖后再进一步分化形成复层上皮修复缺损。胃肠黏膜上皮缺损后也以同样方式修复,由胃腺颈部正常细胞分裂、增生并逐渐覆盖缺损。新生的上皮细胞最初为立方形,以后增高为柱状上皮细胞。腺体上皮损伤后,由残留的上皮分裂、补充。若腺体的基底膜完整,可完全恢复原有的结构;若基底膜被破坏,则难以完全再生或仅能形成上皮细胞团。如病毒性肝炎时,如果肝细胞损伤程度轻,网状纤维支架完整,可通过肝细胞再生恢复正常肝小叶结构;如果肝细胞坏死较广泛,网状纤维支架发生塌陷,网状纤维转化成胶原纤维,或者纤维组织增生,再生的肝细胞则形成结节状肝细胞团(假小叶)。

**2. 血管的再生** 毛细血管主要以出芽的方式进行再生。血管内皮细胞分裂、增生并先在局部突起形成幼芽,然后进一步增生并向前延伸形成实心细胞条索,在血流冲击下逐渐出现管腔,形成新生的毛细血管,继而彼此相互吻合成毛细血管网。为适应功能需要,可进一步改建为小动脉或小静脉。较大血管断裂后需要手术连接吻合后才能愈合,内皮细胞可完全再生覆盖断裂处,内皮下离断的平滑肌层由肉芽组织增生进行纤维性修复,最终形成环状瘢痕。

**3. 纤维组织的再生** 组织损伤后,处于静止状态的纤维细胞或未分化的间叶细胞分化为成纤维细胞(又称纤维母细胞)。幼稚的成纤维细胞胞体大,两端常有突起,胞质略嗜碱性。成纤维细胞分裂、增生并合成、分泌胶原蛋白进行填补、修复;当完成填补后,成纤维细胞停止分裂逐渐成熟为长梭形、胞质很少的纤维细胞。

**4. 肌组织的再生** 肌组织再生能力很弱。横纹肌损伤不太重并且肌膜未破坏,肌原纤维仅部分坏死,残存的肌细胞分裂、分化成肌原纤维则可恢复;若肌纤维断裂完全,则只能靠纤维瘢痕修复。平滑肌有一定的分裂再生能力。小动脉再生时就有平滑肌的再生;而肠壁或大血管断裂吻合时,断开的平滑肌需要纤维瘢痕连接。心肌细胞损伤后是瘢痕修复。

**5. 神经组织的再生** 神经细胞坏死后不能再生,由神经胶质细胞及其纤维增生进行修复,最终形成胶质瘢痕。但外周神经纤维断离后,如果其胞体还存活,则可以再生修复。首先,断离处近端和远端的一部分髓鞘及轴突崩解吸收,再由两端的神经鞘细胞增生将断端连接,轴突向远端逐渐生长,穿过神经鞘细胞,最后到达末梢,同时神经鞘细胞产生髓磷脂将再生的轴突(神经纤维)包绕形成髓鞘,完成再生过程。若断端有软组织嵌入、断端相距太远(超过 2.5cm)或远端被切除,再生的轴突不能到达远端,则与增生的纤维组织混合在一起呈小球状,成为创伤性神经瘤。

**6. 软骨组织和骨组织的再生** 软骨再生能力弱,由软骨膜增生并逐渐变为成软骨细胞,形成软骨基质,继而变为静止的软骨细胞。软骨组织缺损严重时由纤维组织参与修补。骨组织再生能力强,骨折可完全修复。

## 二、纤维性修复

纤维性修复是指当组织损伤后,不能完全再生、修复时,通过肉芽组织增生来填补组织缺损,而后肉芽组织逐渐成熟转化为以胶原纤维为主的瘢痕组织,完成修复的过程,又称瘢痕修复。

### (一)肉芽组织

**1. 肉芽组织的组成及形态特点** 肉芽组织(granulation tissue)是由新生薄壁的毛细血管、增生的成纤维细胞及炎症细胞组成的幼稚结缔组织。肉眼观:呈鲜红色,颗粒状,柔软湿润,触之易出血,形似鲜嫩的肉芽。肉芽组织中无神经末梢,故痛觉不明显。镜下观:大量新生的毛细血管,与创面垂直生长,并在近创缘处形成弓状吻合。毛细血管间可见大量新生的成纤维细胞。新生毛细血管内皮细胞间隙较大,基底膜不完整,通透性较高,故在新生毛细血管周围常伴有大量渗出液及炎症细胞浸润。炎症细胞常以巨噬细胞为主,也可见不等量的中性粒细胞和淋巴细胞。巨噬细胞和中性粒细胞能吞噬细菌及组织碎片,还能释放出各种蛋白水解酶,分解、液化坏死组织、纤维蛋白(文末彩图10-8)。

如果局部存在感染或异物,长出的肉芽组织呈苍白色、水肿明显、表面颗粒不均匀且覆盖脓性渗出物,触之出血少,这种肉芽组织称为不良肉芽组织,因生长缓慢,抗感染能力低,不利于伤口愈合,应及时手术清除。

**2. 肉芽组织的功能** 肉芽组织在组织损伤修复过程中起着重要作用：①抗感染、保护创面；②填补伤口及其他组织缺损，或连接断裂组织；③机化或包裹坏死组织、血凝块、炎性渗出物及其他异物。

**3. 肉芽组织的结局** 在组织损伤后2~3d内肉芽组织即可形成，自周边向中心生长，逐渐填补伤口缺损或机化异物。1~2周后，肉芽组织按其生长的先后顺序逐渐成熟。表现为间质的水分逐渐吸收减少；炎症细胞减少并消退；毛细血管大部分管腔闭合、退化、消失，少数根据功能需要改建为小动脉和小静脉；成纤维细胞产生胶原纤维和逐渐转变为纤维细胞，随后胶原纤维发生玻璃样变性。最后肉芽组织成熟转变为由大量玻璃样变性的胶原纤维和少量纤维细胞组成的瘢痕组织。

**（二）瘢痕组织**

**1. 瘢痕组织的形态** 瘢痕（scar）组织是指由肉芽组织改建成熟形成的纤维结缔组织。外观颜色呈苍白或灰白色，半透明，质地坚韧，缺乏弹性。镜下见大量平行或交错排列、均质红染（玻璃样变性）的胶原纤维，少量血管和纤维细胞。

**2. 瘢痕组织的作用及影响** 瘢痕组织对机体有利的作用：能长期地填补缺损并连接断端组织，可使组织器官保持其完整性；含有大量胶原纤维，有较强的抗拉力，可使组织器官保持其坚固性。瘢痕组织对机体的不利影响有：

（1）**瘢痕挛缩**：肌成纤维细胞的收缩作用，使瘢痕发生挛缩，如瘢痕在关节附近可引起关节变形，活动受限；胃肠道的瘢痕可导致管腔狭窄。

（2）**瘢痕膨出**：瘢痕弹性较差，如长期承受较大的压力，可造成局部膨出。如腹壁的切口疝，心肌梗死愈合后形成心室壁瘤。

（3）**瘢痕性粘连**：特别是在器官之间或器官与体腔壁之间发生的纤维性粘连，常会影响器官功能；器官内广泛纤维化最终会导致器官硬化。如胸膜炎时炎性渗出物机化后可造成胸腔粘连，硅肺引起的肺纤维化。

（4）**肥大性瘢痕**：瘢痕增生过度。肥大瘢痕突出皮肤表面并向周围不规则扩延，称为瘢痕疙瘩，常发生于有瘢痕体质的人。

## 三、创伤愈合

创伤愈合（healing of wound）是指机体遭受外力作用后，皮肤、软组织等出现断离或缺损进行修复的过程。主要包括上皮组织再生、肉芽组织增生和瘢痕形成。

**（一）创伤愈合的基本过程**

最轻度的创伤仅限于皮肤表皮层，可通过上皮再生愈合。创伤严重者可造成皮肤和皮下组织断裂，甚至可有肌肉、肌腱、神经的断裂及骨折。下面以皮肤软组织损伤为例，叙述创伤愈合过程。

**1. 伤口的早期炎症反应** 创伤发生后局部有不同程度的组织坏死和血管破裂，数小时内伤口即可出现充血、水肿、炎症细胞浸润等急性炎症反应，表现为局部红肿。伤口渗出物和血液的纤维蛋白原凝结成块，干燥后形成痂皮，起到临时填充缺口和保护伤口的作用。

**2. 伤口收缩** 伤口形成2~3d后，伤口边缘的皮肤及皮下组织向伤口中心移动，使伤口缩小，直到14d左右停止。伤口收缩认为是由伤口边缘新生的肌成纤维细胞的牵拉引起的，目的是缩小创面、有利愈合。

**3. 表皮及其他组织再生** 伤口形成24h内，伤口边缘的基底细胞即开始增生，并向伤口中心延伸，形成单层上皮覆盖于肉芽组织表面。当这些细胞彼此相遇时，出现接触抑制停止延伸，并进一步增生、分化成为鳞状上皮。如果肉芽组织受到异物或感染等刺激过度生长，高出皮肤表面，会妨碍组织表皮再生，临床上须将其切除，然后表皮再生覆盖。若伤口过大（直径超过20cm时），则再生表皮很难将伤口完全覆盖，往往需要植皮。

皮肤附属器（毛囊、汗腺及皮脂腺）完全损伤后，不能完全再生，常常通过纤维性修复，形成瘢痕。肌腱断裂后，也是纤维性修复，但通过功能锻炼可使胶原纤维不断改建，按照肌腱纤维方向排列可达到完全再生。

**4. 肉芽组织增生和瘢痕形成** 伤口形成第 3 天，伤口底部及边缘开始长出肉芽组织以填平伤口缺损。肉芽组织中没有神经，故无感觉。第 5~6 天后成纤维细胞开始合成胶原纤维，其后 1 周胶原纤维形成最为活跃，以后逐渐减慢。随着胶原纤维越来越多，瘢痕逐渐形成，在伤后约 1 个月瘢痕可以完全形成。可能由于局部张力的作用，瘢痕中的胶原纤维最终与皮肤表面平行。

## （二）创伤愈合的类型

根据伤口缺损大小及有无感染，创伤愈合可分为 2 种类型（文末彩图 10-9）。

**1. 一期愈合**（primary healing） 见于组织缺损少、创缘整齐、对合严密、无感染或异物的伤口，如无菌手术切口。此类伤口缺损少，伤口处有少量的血凝块，只有轻微炎症反应，24~48h 表皮即可再生覆盖。第 3 天左右从伤口边缘长出肉芽组织填充，1 周左右胶原纤维形成。此时切口达到临床愈合标准，可拆线。1 个月后伤口表皮结构正常，随着胶原纤维增加，抗拉力强度增加，数月后伤口完全愈合形成线状瘢痕。

**2. 二期愈合**（secondary healing） 见于组织缺损较大、创缘不整齐、无法对合整齐、伴有感染或异物的伤口。此类伤口由于坏死组织多或感染，引起局部组织变性、坏死，炎症反应明显。因此首先要控制感染，清除坏死组织，再生才能开始。随着伤口收缩，从伤口底部及边缘长出多量肉芽组织填充缺损，填满后表皮再生覆盖。因组织缺损大，愈合需要的时间较长，形成瘢痕较大。

## （三）影响创伤愈合的因素

创伤愈合的方式与时间、愈合后形成瘢痕的大小与组织的再生能力、损伤的程度以及有无感染、坏死、异物等因素有关。除此以外，影响再生修复的因素还包括全身因素和局部因素。

**1. 全身因素**

（1）**年龄因素**：儿童和青少年代谢旺盛，组织再生能力强，创伤愈合快；老年人则相反，愈合慢。老年人常常因血管硬化导致组织供血不足，也是妨碍愈合的原因。

（2）**营养状况**：蛋白质和维生素是组织再生中必不可少的物质。蛋白质缺乏尤其是含硫氨基酸缺乏时，会导致肉芽组织和胶原纤维形成不足，使伤口愈合迟缓。维生素 C 对胶原纤维合成过程中的脯氨酸及赖氨酸羟化有重要作用，如果维生素 C 缺乏，前胶原分子难以形成，使胶原纤维的形成障碍。钙和磷在骨折愈合中也起着重要作用。微量元素锌在创伤愈合中也起重要作用，手术后伤口愈合延缓的病人，皮肤中锌含量大多比愈合良好的低，因此补锌可促进伤口愈合，其机制可能与锌是细胞内一些氧化酶的成分有关。

（3）**药物影响**：大量使用肾上腺皮质激素会对炎症反应产生抑制作用，不利于伤口愈合。

（4）**某些疾病的影响**：糖尿病、尿毒症、肝硬化以及某些免疫缺陷病等均可使创伤愈合延缓。

**2. 局部因素**

（1）**感染与异物**：感染会使损伤加重。感染后细菌产生的毒素和酶会妨碍创伤愈合过程；感染时形成的大量渗出物易使伤口裂开、感染扩散；异物（如缝线、纱布、弹片等）和坏死组织对局部组织产生炎症反应，妨碍修复。因此，对于有感染或异物的伤口，必须先清创、控制感染。

（2）**局部血液循环**：局部动脉血液供应不足或静脉回流障碍均可导致氧气和营养物质供应不足，影响肉芽组织生长速度，也不利于坏死物质的吸收和感染的控制。动脉粥样硬化、静脉曲张、伤口包扎过紧或缝合过紧等均不利于伤口愈合。

（3）**神经支配**：正常的神经支配对组织再生有一定支持、营养作用。例如麻风病引起的小腿经久不愈的溃疡，就是由于胫、腓神经受累所致。自主神经损伤使局部血液供应发生变化，对再生的影响更为明显。

（4）**电离辐射**：能破坏细胞、损伤小血管、抑制组织再生，因此影响创伤愈合。

## 四、骨折愈合

骨折（fracture）分为外伤性骨折和病理性骨折。骨折的愈合效果、病程的长短与病人年龄，骨折的部位、程度及类型等因素有关。骨组织的再生能力很强，大多数的单纯性外伤性骨折经过准确复位、固定后，一般几个月即可愈合，恢复其正常的结构和功能。

### （一）骨折愈合过程

根据病程的发展，骨折愈合过程可分为 4 个阶段（文末彩图 10-10）。

1. **血肿形成** 骨折发生后，骨及其周围血管断裂，造成出血，在局部形成血肿。数小时血肿内的血液凝固，局部常还会出现红、肿等炎症反应。骨折早期可有骨髓腔和骨皮质的坏死，较小坏死灶可被破骨细胞吸收，较大坏死灶可形成游离死骨片。

2. **纤维性骨痂形成** 骨折后 2~3d，由成纤维细胞和新生的毛细血管形成的肉芽组织长入血肿，即血肿机化。肉芽组织进一步成熟纤维化，形成纤维性骨痂。肉眼及 X 线可见骨折局部呈梭形肿胀。约 1 周，增生的肉芽组织及纤维组织可进一步分化，形成透明软骨。这种骨痂并不牢固，不能承受外力。这一过程需要 2~3 周。

3. **骨性骨痂形成** 纤维性骨痂形成后，由成纤维细胞逐渐分化为成骨细胞和成软骨细胞。成骨细胞分泌胶原和基质形成骨样组织，以后出现钙盐沉积，形成编织骨。成软骨细胞通过软骨化骨过程也可以形成骨组织，转变为骨性骨痂。骨性骨痂的形成可将骨折的断端牢固地连接起来。但骨性骨痂属于编织骨，结构不致密，骨小梁排列紊乱，达不到正常功能需要。这一过程需要 4~8 周。

4. **骨痂改建** 骨性骨痂可以承受外力的作用。为了适应骨力学的需要进行功能锻炼，在破骨细胞和成骨细胞的共同协调作用下，骨痂原来的编织骨进一步改建为成熟板层骨并恢复骨髓腔和骨小梁的正常结构。这一过程常需要数月，甚至数年的时间。

### （二）影响骨折愈合的因素

骨折愈合过程中除了年龄、营养、感染等因素外，还应注意 3 点。

1. **及时、正确地复位** 外伤性骨折由于肌肉收缩，常常发生错位或其他组织、异物嵌入，可使愈合延迟或畸形愈合。及时、正确地复位是骨折完全愈合的必要条件。

2. **及时、牢靠地固定** 骨折断端复位后，肌肉的活动会使其错位，因此复位后及时、牢靠地固定（如打石膏、使用小夹板或骨髓钢针固定）更加重要。骨折固定时注意一般要固定到骨性骨痂形成后，固定过紧会影响局部血液循环，引起组织水肿或坏死。

3. **早期进行功能锻炼，保持良好的血液供应** 骨折后长期固定及卧床，虽然有利于局部愈合，但长期卧床会影响血液循环而造成愈合延迟，局部长期固定也会导致周围肌肉的失用性萎缩、关节强直等不良后果。病人局部和全身的早期活动，可改善血供，促进骨折的愈合及骨痂改建。因此，在不影响局部固定的情况下，应尽早进行功能锻炼。

（王利霞）

**思考题**

1. 简述坏死的结局。
2. 肉芽组织的组成、功能和结局有哪些？
3. 一期愈合和二期愈合有何区别？
4. 影响创伤愈合的因素有哪些？

ER 10-3

练习题

# 第十一章 ｜ 局部血液循环障碍

ER 11-1
教学课件

ER 11-2
思维导图

> **学习目标**
>
> 　1. 掌握：淤血、血栓形成、血栓、栓塞和梗死的概念；淤血的原因、病理变化；血栓形成的条件、栓子的运行途径；梗死的类型。
> 　2. 熟悉：充血的原因、病理变化和后果，淤血的结局，血栓和栓塞的类型，血栓、栓塞和梗死的结局及对机体的影响。
> 　3. 了解：出血的原因、病理变化和后果，血栓的形成过程。
> 　4. 学会：应用局部血液循环障碍的病理知识来分析、解释相关的临床问题。
> 　5. 具备：运用血液循环障碍的病理学知识对病人进行健康教育和初步护理评估的能力。

　　正常的血液循环是保持机体新陈代谢和功能活动的基本条件。在神经、体液调节下，血液循环与机体内、外环境的改变相适应。当血容量、血液凝固性、心血管壁完整性及通透性、血管内外渗透压等因素的波动超出机体的生理调节范围时，即可能发生血液循环障碍，继而引起相应器官、组织的代谢紊乱、功能失调和形态结构改变。血液循环障碍可分为全身和局部两大类，两者既有区别又有联系。全身血液循环障碍见于心力衰竭、休克等。本章着重介绍局部血液循环障碍，包括：①局部血容量异常，如充血、淤血；②血液成分逸出血管外，如出血；③局部血液性状和血管内容物异常及其后果，如血栓形成、栓塞、梗死等。

## 第一节　充　血

> **案例导入**
>
> 　　病人，女性，40 岁，风湿病史 10 年，胸闷、心慌 1 年，咳嗽、气促 2 周。近期症状加重，呼吸困难，咳粉红色泡沫样痰。临床体格检查：T 37℃，P 102 次 /min，R 30 次 /min，BP 138/90mmHg。影像学检查示二尖瓣狭窄，双侧肺纹理增粗，心影大。
>
> 　请思考：
> 　1. 病人生命体征是否正常？
> 　2. 病人近期症状加重的原因及机制是什么？

　　充血和淤血都是局部血管内血液含量的增多，但二者发生部位、原因、病理变化和对机体的影响不同。

## 一、充血

　　充血（hyperemia）是指因动脉输入血量增多而引起的器官或局部组织血管内血液含量增多，也称为动脉性充血(arterial hyperemia)，这是一主动过程，表现为局部组织、器官内小动脉与毛细血管扩张，血液输入量增加。

ER 11-3

充血

**（一）原因及分类**

凡能引起细动脉扩张的原因，都可导致局部器官或组织充血。如血管舒张神经兴奋性增高、血管收缩神经兴奋性降低或血管活性物质（如组胺、激肽类）增多等。充血可分为生理性充血和病理性充血。

**1.生理性充血** 为适应组织、器官生理需要或者满足生理性代谢增强而发生的充血，如进食后胃肠道黏膜充血、运动时骨骼肌充血及妊娠时子宫充血等。

**2.病理性充血** 根据病因分3类。

（1）**炎症性充血**：炎症早期，致炎因子刺激引起轴突反射及炎症介质释放和作用，使局部细动脉扩张而发生的充血。

（2）**侧支性充血**：由于局部组织缺血、缺氧，中间代谢产物堆积，刺激血管运动神经，导致缺血组织周围的动脉吻合支扩张、充血。这种充血常具有代偿意义，可改善局部组织血供。

（3）**减压后充血**：局部组织或器官长期受压，当压力突然解除时，细动脉发生反射性扩张而引起的充血。如绷带包扎肢体过紧或腹腔内巨大肿瘤长期压迫腹腔内器官，若突然解开绷带或摘除肿瘤，因局部压力迅速解除，受压组织、器官内的细动脉反射性扩张而发生充血，严重时可能造成脑缺血，导致晕厥。

---

**知识链接**

### 大量腹水时应少量分次抽放

肝硬化腹水常导致病人腹胀、腹痛，临床常采用抽放腹水的办法减轻病人痛苦。但若操作不当反而会造成病情加重，引起严重后果。大量腹水的长期压迫，造成腹腔内脏器官的细动脉张力降低，如果一次快速抽放大量腹水，会导致腹内压突然降低，引起受压器官的细动脉反射性扩张、充血，过多血液快速流入腹腔内器官而造成脑缺血和晕厥。所以，临床对于大量腹水病人应少量分次抽放。

---

**（二）病理变化**

充血的组织、器官内的小动脉和毛细血管扩张，含血量增多，致使局部组织、器官轻度肿胀，组织颜色呈淡红或鲜红色，局部温度升高。镜下观察可见细动脉及毛细血管扩张、充血。

**（三）影响与结局**

多数情况下，充血是短暂的血管反应，局部组织、细胞可获得更多氧气和营养，代谢加快，抵抗力增强，一般对机体有利。当原因消除后，局部血量即恢复正常。但在高血压或动脉粥样硬化等疾病基础上，血管壁弹性降低，情绪激动等原因可能造成脑血管充血破裂，引起严重后果。

## 二、淤血

ER 11-4

淤血

淤血(congestion)是指器官或局部组织静脉血回流受阻，血液淤积于小静脉和毛细血管内，也称为静脉性充血(venous hyperemia)，这是一个被动过程。

**（一）原因**

**1.静脉受压** 静脉受压后管腔发生狭窄或闭塞，静脉血回流受阻，导致器官或组织淤血。如妊娠后期，增大的子宫压迫髂总静脉，引起下肢淤血、水肿。

**2.静脉腔阻塞** 常见于静脉血栓形成或栓塞，导致静脉管腔阻塞，引起局部淤血。如侵入静脉内的肿瘤细胞形成瘤栓，可导致局部淤血。

**3. 心力衰竭**　心力衰竭时，心排血量减少，导致心腔内血液瘀滞，压力增加，静脉回流受阻，造成淤血。一般左心衰竭导致肺淤血，右心衰竭导致体循环脏器淤血。

### （二）病理变化

肉眼观：发生淤血的组织、器官体积肿胀，包膜紧张，重量增加，颜色呈暗红或紫红色，局部组织因血液淤滞，血流缓慢，体表温度降低。淤血发生在体表时，由于淤积的血液中氧合血红蛋白减少，还原血红蛋白增多，局部呈青紫色，称为发绀（cyanosis）。

镜下观：淤血的组织内细静脉和毛细血管扩张，管腔内充满血液，有大量红细胞聚集。

### （三）后果

淤血对机体的影响取决于淤血的程度、发生速度、持续时间、侧支循环建立的状况及淤血器官的组织特性等。短时间的淤血，当原因去除后，淤血即可缓解，影响不大。长时间的淤血又称慢性淤血，可引起以下后果：

**1. 淤血性水肿**　瘀血可导致毛细血管内流体静力压升高，毛细血管壁通透性增加，血管内液体漏出并潴留在组织或浆膜腔内，引起水肿、浆膜腔积液，如胸腔积液、腹水等。

**2. 淤血性出血**　严重淤血缺氧使毛细血管壁通透性进一步增高时，红细胞也可漏出到血管外，形成淤血性出血。

**3. 组织细胞萎缩、变性、坏死**　严重淤血导致局部组织缺氧，营养供给不足及中间代谢产物堆积和刺激，可引起实质细胞发生萎缩、变性甚至坏死。

**4. 淤血性硬化**　长期慢性淤血缺氧，可致间质纤维组织增生，并出现网状纤维胶原化，器官逐渐变硬，称淤血性硬化。常见于肺、肝等器官。

### （四）重要脏器淤血

**1. 肺淤血**　常由左心衰竭引起。左心衰竭时，左心腔内压力升高，阻碍静脉回流，造成肺淤血。肉眼观：肺体积增大，重量增加，颜色暗红，切面有暗红色泡沫状血性液体流出。镜下观：肺泡壁增厚，肺小静脉及肺泡壁毛细血管高度扩张、充血，部分肺泡腔内可见水肿液、红细胞、巨噬细胞。当肺泡腔内的红细胞被巨噬细胞吞噬后，红细胞崩解并释放出棕黄色、颗粒状的含铁血黄素，这种胞质内含有含铁血黄素颗粒的巨噬细胞称为心力衰竭细胞（heart failure cell），简称心衰细胞（文末彩图 11-1）。长期慢性肺淤血，可有肺间质纤维组织增生及网状纤维胶原化，使肺质地变硬，肉眼观呈棕褐色，称肺褐色硬化（brown induration of lung）。

**2. 肝淤血**　多由右心衰竭引起。右心衰竭时，肝静脉血液不能充分回流，淤积在肝小叶内循环的静脉端。肉眼观：肝体积增大，被膜紧张，颜色暗红。慢性肝淤血时，肝小叶中央因淤血呈红色，小叶周边肝细胞因脂肪变性呈黄色，肝切面呈红黄相间的槟榔样的条纹，故称槟榔肝（nutmeg liver）（文末彩图 11-2）。镜下观：肝小叶中央静脉高度扩张、淤血，肝细胞发生变性、萎缩甚至消失，小叶周边部肝细胞可发生脂肪变性（文末彩图 11-3）。长期慢性肝淤血，由于结缔组织增生，肝变硬，形成淤血性肝硬化（congestive cirrhosis）。

## 第二节　出　血

案例导入

病人，男性，72 岁，既往高血压病史 15 年，血压最高达 200/120mmHg，未持续进行规律降压治疗。今日与他人争吵后，突然出现头痛、恶心、呕吐，伴随右侧肢体无力、失语和大小便失禁。

出血（hemorrhage）是指血液逸出心、血管腔。

## 一、出血的原因和类型

根据血液逸出的机制，可分为破裂性出血和漏出性出血。

### （一）破裂性出血

由心脏或血管破裂所致，一般出血量较大，主要原因有：

**1. 动脉和心脏破裂** 常见原因可分3类。①血管机械性损伤，如刀割伤、刺伤、弹伤等。②血管壁周围病变侵蚀，如恶性肿瘤、结核性空洞、溃疡等侵及周围血管。③心脏、血管病变，如主动脉瘤、心室壁瘤、动脉粥样硬化斑块破裂等。

**2. 静脉破裂** 除创伤外，主要见于疾病性静脉破裂，如肝硬化晚期食管静脉丛、直肠静脉丛曲张破裂。

**3. 毛细血管破裂** 多发生于局部软组织损伤时。

### （二）漏出性出血

由于毛细血管和毛细血管后静脉通透性增高，血液通过扩大的内皮细胞间隙和受损的基底膜漏出血管外，一般出血量较小，常见原因有：

**1. 血管壁损害** 各种因素导致血管内皮细胞损伤和基底膜完整性被破坏，血管壁通透性增高。常见原因有3方面。①缺氧、感染及中毒等，如流行性出血热等。②维生素C缺乏，毛细血管壁内皮细胞连接处的基质和血管外的胶原形成不足。③免疫复合物沉着于血管壁导致变态反应性血管炎，如过敏性紫癜。

**2. 凝血因子缺乏** 凝血因子异常时，影响毛细血管完整性。①先天凝血因子缺乏：如先天性凝血因子Ⅷ和Ⅸ缺乏而导致的血友病。②凝血因子合成减少：如肝炎、肝硬化、肝癌等肝脏严重疾病时，凝血因子合成场所被破坏，导致其合成障碍。③凝血因子消耗增多：发生弥散性血管内凝血（disseminated intravascular coagulation，DIC）时凝血因子消耗过多，造成凝血障碍和严重出血。

**3. 血小板减少或功能障碍** 发生血小板数量或功能异常时，毛细血管壁完整性遭到破坏。当血小板计数小于$5 \times 10^9$/L时，即有出血倾向。①血小板生成减少：如再生障碍性贫血、白血病等。②血小板消耗增多：如原发性或继发性血小板减少性紫癜、DIC等。③血小板破坏增多：如脾功能亢进、细菌毒素、部分药物等对血小板的破坏。

## 二、出血的病理变化

### （一）内出血

内出血是指血液逸出心血管后聚积于体腔或组织内。血液积聚于体腔内称为积血，如胸腔积血、腹腔积血和心包积血；组织内局限性的大量出血称为血肿，如皮下血肿、腹膜后血肿等；少量的出血积聚在皮肤、黏膜和浆膜下，在局部形成直径1~2mm的较小的出血点称为瘀点，形成直径3~5mm的出血灶称为紫癜，形成直径1~2cm的出血灶称为瘀斑。

### （二）外出血

外出血是指血液直接流出体外或经自然腔道流出体外。鼻黏膜出血排出体外称为鼻出血；呼吸道出血经口排出体外称为咯血；消化道出血经口排出体外称为呕血；消化道出血经肛门排出体外称为便血；泌尿道出血随尿液排出体外称为尿血。

### 三、出血的后果及结局

出血对机体的影响取决于出血的类型、出血量、出血速度和出血部位。缓慢、少量的出血，一般可自行止血。少量内出血，可吸收消除。较大的血肿吸收不完全则可机化或纤维包裹。

局部组织或器官的出血，可导致相应的功能障碍；慢性反复出血可引起缺铁性贫血；破裂性出血若出血过程迅速，在短时间内丧失循环血量的 20%~25% 时，可发生失血性休克；发生在重要器官的出血，即使出血量不多，亦可引起严重的后果，如心脏破裂导致心包积血，病人可因心脏压塞而猝死，脑干出血会因压迫呼吸、循环中枢而危及生命。

## 第三节　血栓形成

**案例导入**

病人，男性，28 岁，因脾破裂行手术治疗。术后卧床休息，一般情况良好。术后第 7 天，出现右小腿腓肠肌轻度肿胀，有压痛。医生考虑为小腿静脉有血栓形成，嘱其安静卧床，暂缓活动。当天下午，病人下床去厕所时，突感左侧胸痛，体温不高。次日胸痛加重，听诊闻及明显胸膜摩擦音。胸部 X 线检查示左肺下叶有范围不大的三角形阴影。

请思考：
1. 病人的诊断有哪些？
2. 左肺可能的病理变化及发生机制是什么？

血栓形成（thrombosis）是指在活体的心、血管内，血液发生凝固或血液中某些有形成分凝集，形成固体质块的过程。所形成的固体质块称为血栓（thrombus）。

生理状态下，血液不发生凝固、凝集，主要是由于血液中的凝血系统和抗凝血系统处于动态平衡。若在某些促凝血因素的作用下，二者的动态平衡被打破，启动外源性或内源性凝血途径，就会引发血栓形成。

### 一、血栓形成的原因、条件及机制

#### （一）心血管内膜损伤

心血管内膜的内皮细胞具有抗凝和促凝双重作用。生理状态下，完整的内皮细胞主要起到抑制血小板黏附和抗凝作用，对保持血液流体状态具有重要意义。

心血管内膜损伤时，则引起局部凝血，这是血栓形成的最重要和最常见原因。心血管内膜损伤可从多方面激活凝血系统。首先，损伤的内皮细胞释放组织因子，启动外源性凝血途径。其次，内膜损伤后，暴露出的胶原纤维能激活凝血因子Ⅻ，启动内源性凝血途径。再次，暴露的胶原纤维表面粗糙不平，有利于血小板黏附，黏附的血小板被激活，释放 $Ca^+$、腺苷二磷酸（ADP）和血栓素 A2 等促凝物质，促使血小板相互聚集。这些反应导致整个凝血系统被激活，血小板与纤维蛋白交织在一起，引起血液凝固。

内皮细胞的
抗凝作用

#### （二）血流状态的改变

生理状态下，血流一般呈规律的分层状态，红细胞和白细胞主要位于轴流，其外层是血小板，血浆构成最外围的边流。血浆将血液中有形成分和内皮细胞隔开，是血液抗凝的重要基础。

当血流减慢或产生漩涡时，可导致血流的轴流和边流紊乱，血小板进入边流，增加与内膜接触、黏附的机会。被激活的凝血因子不易被冲走或稀释，在局部易达到凝血所需的浓度，有利于血栓形成。

### （三）血液凝固性增高

血液凝固性增高是指血液中的血小板和凝血因子增加，或血液黏滞性增高，或纤维蛋白溶解系统的活性降低，血液处于高凝状态。临床上有遗传性高凝状态和获得性高凝状态两种情况。

**1. 遗传性高凝状态**　最常见于凝血因子Ⅴ的基因突变。突变基因编码的凝血因子Ⅴ能抵抗激活的蛋白C对它的降解，处于易激活状态，从而使血液处于高凝状态。据统计，复发性深静脉血栓形成的病人中，凝血因子Ⅴ的基因突变率高达60%。

**2. 获得性高凝状态**　如广泛转移的晚期恶性肿瘤，释放促凝血因子，血液处于高凝状态；DIC时，诱发因素促进组织因子释放或凝血因子激活，导致全身微循环内广泛形成微血栓；严重创伤、大面积烧伤、大手术后或产后大出血时，血液浓缩，大量凝血物质入血，血液中补充幼稚血小板，更易于形成血栓。此外，血小板增多或黏性增加还见于妊娠高血压、高脂血症、动脉粥样硬化、吸烟和肥胖症等。

上述血栓形成条件往往是同时存在的，而又以其中某一因素为主。例如手术后下肢深静脉血栓形成，与手术后凝血因子和血小板的数量增多使血液凝固性增加有关，同时也与术后长时间卧床使下肢静脉内血流速度减慢，静脉瓣引起涡流等多种因素有关。

---

**知识链接**

#### 预防静脉血栓形成的护理

临床上静脉输液时，为了防止因血管内皮细胞损伤引起血栓形成，应避免在同一部位反复多次进行静脉穿刺或使用留置针，输液应尽可能选择上肢细静脉。对长期卧床的病人，应尽量避免在下肢近端使用留置针，且留置时间不能过长。预防静脉血栓形成的关键是避免引起血流缓慢的各种因素：①要尽量避免长期卧床、不运动下肢。②手术后在不影响伤口愈合的前提下，应帮助和鼓励病人尽早离床活动，病情不允许的，要经常施以下肢按摩或理疗。③长期操作电脑者和长时间乘飞机、火车等时要穿宽松的衣服和鞋袜，做些适当的活动以促进血液循环。

---

## 二、血栓形成的过程及血栓的形态

### （一）形成过程

血栓形成都是从血小板黏附、聚集开始的。基本过程为血小板黏附于心、血管内膜损伤后裸露的胶原表面，黏附的血小板释放出ADP和血栓素A2等，使更多的血小板黏附、聚集，形成血小板堆，但此时血小板的黏附是不牢固的，可被血流冲散，同时伴随的内、外源性凝血途径启动，激活纤维蛋白原，血小板与纤维蛋白交织在一起，牢固连接于内膜表面，形成不可逆的血小板血栓，这是静脉血栓的起点。不断生成的凝血酶、ADP和血栓素A2协同作用，使更多血小板不断被激活、黏附于血小板血栓上，血小板血栓不断增大，由于血小板血栓的阻碍，其下游形成漩涡，形成新的血小板小堆，如此反复，血小板黏集形成不规则的珊瑚状突起，称为血小板小梁。血小板小梁间有纤维蛋白网网罗大量血细胞进行填充，形成静脉血栓体部。最后局部血流停止、血液凝固，形成静脉血栓尾部（文末彩图11-4）。

血栓形成过程

### （二）类型和形态

**1. 白色血栓**（white thrombus）　多发生于血流较快的心瓣膜、心腔、动脉内或静脉血栓的起始部。肉眼观：血栓呈灰白色，质硬，与内膜黏着紧密不易脱落。镜下观：由血小板及少量纤维蛋白构成。急性风湿性心内膜炎时，瓣膜闭锁缘上的白色疣状赘生物即为白色血栓。

**2. 混合血栓**（mixed thrombus）　多发生在血流缓慢、易出现漩涡的静脉内，常见于静脉血栓的体部、动脉瘤、心室壁瘤内的附壁血栓及左心房内的球状血栓。肉眼观：血栓粗糙、干燥、呈圆柱状，与心壁和血管壁粘连，呈灰白和红褐色相间的层状结构，又称层状血栓。镜下观：由淡红色珊瑚状排列的血小板小梁、小梁周边黏附的白细胞及小梁之间纤维蛋白网构成，网眼内充满红细胞（文末彩图 11-5）。

**3. 红色血栓**（red thrombus）　主要见于静脉延续性血栓的尾部。肉眼观：血栓呈暗红色，新鲜时湿润，有一定的弹性，与血管壁无粘连；陈旧的红色血栓由于水分被吸收，变得干燥、失去弹性、质脆易碎，易脱落造成栓塞。镜下观：纤维蛋白网眼中充满大量红细胞及少量均匀分布的白细胞。

**4. 透明血栓**（hyaline thrombus）　主要见于 DIC 时微循环内，肉眼不可见，只能在显微镜下观察到，又称微血栓。镜下由均匀红染的纤维蛋白构成，又称为纤维蛋白性血栓或纤维素性血栓。

## 三、血栓的结局

### （一）溶解、吸收及软化、脱落

新鲜血栓内的纤维蛋白溶解酶及白细胞崩解后释放的蛋白溶解酶将血栓进行溶解。血栓能否完全被溶解、吸收取决于血栓的大小及新旧程度，小的新鲜的血栓可完全被溶解、吸收而不留痕迹；较大的血栓不能完全溶解，发生部分溶解导致血栓软化，在血流的冲击下形成碎片状或整体脱落而成为血栓栓子，随血流运行并堵塞远处组织、器官的血管，引起血栓栓塞。

### （二）机化、再通

**1. 机化**　血栓体积较大，若不能被完全溶解、吸收，存在较长时间，则由血管壁向血栓内长入新生的肉芽组织并逐渐取代血栓，此过程称为血栓机化。自血栓形成后 1~2d 即开始机化，较大的血栓约 2 周便可完全机化。机化后的血栓与血管壁紧密粘连，不易脱落。

**2. 再通**　在机化过程中，血栓内水分被逐渐吸收，血栓因干燥收缩或部分溶解，从而在血栓内部或血栓与血管壁之间出现裂隙，新生的内皮细胞被覆于裂隙表面，形成新的血管腔，使已经阻塞的上下游血流部分相通，此过程称为再通（recanalization）（文末彩图 11-6）。

### （三）钙化

如果血栓未被溶解、吸收或机化，可发生钙盐沉积，称为钙化。静脉与动脉内的血栓钙化分别称为静脉石与动脉石。

### 四、血栓对机体的影响

血栓形成对机体有一定积极意义,主要表现为止血和防止细菌扩散。如胃溃疡、肺结核空洞壁血管破裂出血时血栓形成,避免了大出血的可能性。但血栓的形成也给机体造成很多不利的影响。

**1. 阻塞血管**　血栓阻塞血管,可引起局部组织或器官缺血缺氧,导致实质细胞萎缩、变性甚至坏死。如脑动脉血栓形成可引起脑梗死,冠状动脉血栓形成可引起心肌梗死。静脉血栓形成阻塞管腔,若侧支循环得以建立,则局部血液循环状态得到改善,不会引起严重后果;如果侧支循环未建立,可引起局部组织、器官淤血、水肿和出血等。

**2. 栓塞**　血栓的整体或部分脱落成为血栓栓子,随血流运行,引起血栓栓塞。若栓子内含有细菌,可引起败血性梗死或脓肿。

**3. 心瓣膜变形**　风湿性心内膜炎和感染性心内膜炎时,心瓣膜上反复形成的血栓机化后,导致瓣膜增厚、变硬、缩短、卷曲,瓣膜间粘连等,引起瓣膜口关闭不全或狭窄。

**4. 广泛出血和休克**　严重创伤、大面积烧伤及严重感染等多种因素可导致DIC,微循环内广泛微血栓形成,在此过程中消耗了大量的血小板和凝血因子,继发纤维蛋白溶解系统功能亢进,导致血液处于低凝状态而引起全身广泛出血和休克,后果严重。

## 第四节　栓　塞

栓塞(embolism)是指在循环血液中出现不溶于血液的异常物质,随血流运行阻塞血管腔的现象。能够引起栓塞的物质称栓子(embolus)。栓子可以是固体、液体或气体。最常见的栓子是血栓栓子,此外还有脂滴、气体、细菌团块、癌细胞和羊水等。

### 一、栓子运行途径

栓子运行的途径一般与血流方向一致(文末彩图11-7),最终阻塞在口径与其相当的血管。栓子来源不同,其随血流运行的途径不同。

栓子运行途径

**1. 来自右心和体循环静脉系统的栓子**　沿血流方向常阻塞肺动脉主干或其分支,形成肺栓塞。但某些体积小而富于弹性的栓子(如脂滴),有可能通过肺泡壁毛细血管进入体循环系统,引起动脉小分支栓塞。

**2. 来自左心和体循环动脉系统的栓子**　沿体循环途径运行,阻塞各器官动脉分支,引起栓塞。常见于脑、脾、肾、下肢等处。

**3. 来自门静脉系统的栓子**　肠系膜静脉或脾静脉的栓子沿着门静脉入肝后,可引起门静脉分支的栓塞。

**4. 交叉性栓塞**(crossed embolism)　偶见于先天性房间隔或室间隔缺损,来自右心或体循环静脉系统的栓子,在右心压力升高的情况下,经缺损处到达左心,再进入体循环动脉系统引起栓塞。

**5. 逆行性栓塞**(retrograde embolism)　罕见情况下,当胸、腹压骤然增高,如咳嗽、深呼吸时,来自下腔静脉内的栓子逆正常血流方向运行到达肝、肾或髂静脉等下腔静脉所属分支,引起栓塞。

### 二、栓塞的类型及其对机体的影响

#### (一)血栓栓塞

血栓栓塞(thromboembolism)是指由血栓整体或部分脱落造成的栓塞,是最常见的栓塞类型,占99%以上。

**1. 肺动脉栓塞**　造成肺动脉栓塞的血栓栓子95%以上来自下肢深静脉,尤其是以腘静脉、股静脉和髂静脉常见。肺动脉栓塞的后果，取决于栓子的大小和数量。少量中、小血栓栓子阻塞肺动脉的少数小分支，一般不产生严重后果；但在肺有严重淤血时，侧支循环不能充分发挥作用，则可能引起肺梗死；若栓子小且数目多，广泛栓塞肺动脉小分支，可引起急性右心衰竭而猝死；较大血栓栓塞肺动脉主干或大分支时，或长的静脉血栓两端分别栓塞左、右肺动脉（骑跨性栓塞）时（文末彩图11-8），后果严重，病人表现为突然出现呼吸困难、发绀、休克等症状，甚至因急性呼吸、循环衰竭而死亡。

**2. 体循环动脉栓塞**　栓子多来自左心及动脉系统的附壁血栓。栓塞多见于脾、肾、脑、心及下肢。体循环动脉栓塞的后果取决于栓塞的部位、局部侧支循环情况及组织对缺血的耐受性。若栓塞动脉分支小，又能建立足够的侧支循环，可无严重后果；若栓塞动脉大分支，侧支循环建立不足，局部则可发生梗死；若栓塞发生在心、脑等重要器官的动脉分支，可能导致严重后果，甚至危及生命。

### （二）脂肪栓塞

循环血液中出现的脂滴阻塞于小血管，称为脂肪栓塞（fatty embolism）。多见于长骨骨折、脂肪组织严重挫伤或烧伤时，脂肪细胞破裂并释放出大量脂滴，脂滴通过破裂的静脉进入血流，引起脂肪栓塞。

脂肪栓塞的部位常见于肺、脑和肾等器官，其后果因脂滴的多少而异。少量脂滴可由巨噬细胞吞噬或被血中的脂酶分解清除，对机体无影响。若大量脂滴（9~20g）短期内进入肺循环，使75%的肺循环面积受阻时，可引起窒息和急性右心衰竭而死亡。直径小于20μm的脂滴通过肺泡壁毛细血管，然后经肺静脉和左心到达体循环动脉分支，引起全身多个器官栓塞，最常见栓塞于脑的血管，引起脑水肿和血管周围点状出血。

### （三）气体栓塞

气体栓塞（gas embolism）是指大量气体迅速进入血流，或溶解于血液中的气体迅速游离出来，阻塞血管或心腔的现象。前者为空气栓塞，后者为氮气栓塞。

**1. 空气栓塞**（air embolism）　是指静脉损伤破裂，外界空气从破裂口进入循环血液引起的栓塞。如头颈部及胸壁、肺部创伤或手术伤，静脉、正压静脉输液，人工气胸或气腹和肺部手术误伤静脉，空气可因吸气时静脉腔内负压而被吸引，由损伤静脉破口进入静脉。分娩或流产时，由于子宫强烈收缩，也可将空气挤入破裂的子宫壁静脉窦内，发生空气栓塞。

空气栓塞的后果取决于空气进入的速度和气体量。一般少量空气入血，可溶于血液，不会发生空气栓塞。大量空气（100ml以上）短时间内进入静脉，随血流到达右心，在心腔内随着心脏的搏动，空气与血液搅拌形成大量泡沫状血，充满整个心腔，导致静脉回流障碍与右心室射血障碍，引起严重的循环功能障碍。病人可出现呼吸困难、发绀，重者发生猝死。进入右心的部分气泡可进入肺动脉，引起肺小动脉的栓塞，较小的气泡还可通过肺泡壁毛细血管回流到左心，进而引起体循环栓塞。

**2. 氮气栓塞**（nitrogen embolism）　又称减压病（decompression sickness）、沉箱病（caisson disease）或潜水减压病（diving decompression sickness），是指人体从高压环境急速进入常压或低压环境过程中，气体的溶解度降低，原来溶解于血液、组织液和脂肪组织中的氧气、二氧化碳和氮气迅速游离形成气泡，氧气和二氧化碳可再溶于体液，但是氮气溶解迟缓，在血液和组织内形成很多微气泡或融合成大气泡，引起氮气栓塞。常见于飞行员由地面快速升入高空或潜水员由深水潜出水面过快时。

氮气栓塞部位不同，病人临床表现也不同。栓塞位于皮下时，引起皮下气肿；位于肌肉、肌腱、韧带内，引起关节和肌肉疼痛；位于局部血管内，引起局部组织缺血和坏死，常见于股骨头、胫骨和髂骨的无菌性坏死；发生全身性特别是四肢、肠道等末梢血管阻塞时，可引起痉挛性疼痛；若短期内大量气泡形成，阻塞大量血管，尤其是阻塞冠状动脉时，可引起严重血液循环障碍甚至猝死。

### （四）羊水栓塞

羊水进入母体血液循环造成的栓塞称为羊水栓塞（amniotic fluid embolism），是分娩过程中严重的并发症，死亡率大于80%。分娩过程中，当羊膜破裂、胎头阻塞产道、子宫强烈收缩、子宫内压增高时，可将羊水挤压入破裂的子宫壁静脉窦内，羊水沿着体循环静脉系统回流到达右心，再进入肺，栓塞于肺动脉分支及肺泡壁毛细血管。少量羊水成分也可通过肺循环，引起体循环器官的小动脉栓塞。

羊水栓塞的诊断依据是在显微镜下观察到肺小动脉和肺泡壁毛细血管内有羊水成分，如角化的鳞状上皮、胎毛、胎脂、胎粪和黏液等，也可在母体静脉血涂片中找到羊水成分。羊水栓塞除可导致器官的血液循环阻塞外，其临床表现还可能与羊水成分引起过敏性休克和激活凝血过程引起DIC等有关。羊水栓塞的产妇表现为突发呼吸困难、发绀、休克，甚至死亡。

### （五）其他栓塞

含大量细菌的血栓或细菌团，侵入血管或淋巴管内，不仅阻塞管腔引起细菌栓塞，而且能引起炎症的扩散。恶性肿瘤细胞如侵入血管内，可随血流运行至其他部位，形成瘤栓，并生长、繁殖形成转移瘤。寄生虫及其虫卵可引起寄生虫栓塞，多见于寄生在门静脉的血吸虫及其虫卵栓塞于肝内门静脉小分支。还有真菌团块或其他异物偶可引起栓塞。

# 第五节　梗　死

**案例导入**

女童，6岁，在游乐场蹦床玩耍时忽然感到腹痛，当天腹痛进行性加剧，出冷汗，遂急诊入院。初步诊断为肠扭转，予急诊手术。术中见肠扭转，部分肠管呈暗红色，表面无光泽，可见纤维素样物附着。

**请思考**：该女童病变肠管有什么病理变化特点？

由于血管阻塞、血流停滞而导致局部组织或器官缺氧而发生的坏死，称为梗死（infarct）。梗死主要是由动脉阻塞引起的组织缺血性坏死，静脉阻塞使局部血流停滞，也可导致梗死。

## 一、梗死的原因和条件

任何引起血管管腔阻塞，导致血流供应阻断且不能建立有效侧支循环的，均可引起梗死。

### （一）原因

**1. 血栓形成**　动脉血栓形成是引起梗死最常见的原因。临床上冠状动脉、脑动脉粥样硬化合并血栓形成时，引起心肌梗死和脑梗死。静脉血栓形成一般只引起淤血、水肿，但肠系膜静脉血栓形成可引起所属静脉对应的肠段的梗死。

**2. 动脉栓塞**　常见于动脉血栓栓塞，也可为空气栓塞、脂肪栓塞等。常引起肾、脾、脑梗死。

**3. 血管受压闭塞**　肿瘤压迫邻近血管，肠套叠、肠扭转、嵌顿性疝导致肠系膜动静脉受压，卵巢囊肿蒂扭转及睾丸扭转等，导致器官血流供应中断，引起相应供血部位梗死。

**4. 动脉痉挛**　在血管原有病变基础上，若再发生持续性痉挛，可导致血流供应中断引起梗死。如冠状动脉、脑动脉粥样硬化，在情绪激动、过度劳累等诱因的作用下，引发持续性痉挛，导致血流阻断，引起心肌梗死或脑梗死。

### （二）梗死形成的条件

动脉血流被阻断是否引起梗死，还与下列因素有关：

**1. 侧支循环情况** 例如，肝、前臂等具有双重血液供应，肠有着丰富的吻合支，在一般情况下，当某一支动脉阻塞后，有另一血管通路维持血供，不会引起梗死。但有些器官，如脾、肾、脑等，动脉吻合支少，一旦动脉血流中断，不易建立有效的侧支循环，容易发生梗死。

**2. 局部组织对缺氧的耐受性** 机体不同部位的组织细胞对缺氧的耐受性不同。神经细胞的耐受性最低，一般缺氧 3~4min 即可导致梗死，其次是心肌细胞，20~30min 就会梗死，所以临床上脑梗死、心肌梗死最为常见。纤维结缔组织和骨骼肌对缺氧的耐受性较强，一般不易发生梗死。

## 二、梗死的病理变化及类型

### （一）形态特征

**1. 梗死灶的形状** 取决于该器官的血管分布。大多数器官如脾、肾、肺等，因血管分布走形呈锥体形，故发生梗死时，梗死灶形态表现为与血管供血区一致的锥体形，切面呈扇形或三角形，其尖端为血管阻塞处，指向脏器的门部，如指向脾门、肾门、肺门等，底部靠近器官的表面（文末彩图 11-9）。心脏的供血血管冠状动脉的分支走形呈不规则形，故心肌梗死时，梗死灶形态表现为与血管供血区一致的不规则形，呈地图状。肠系膜血管分支呈扇形走形对应某一段肠管，所以肠梗死时，梗死灶呈与血管供血区一致的节段状。

**2. 梗死灶的质地** 取决于坏死的类型。多数实质性器官如心、脾、肾的梗死为凝固性坏死，质地较坚实。脑梗死灶为液化性坏死，质地较软。

**3. 梗死灶的颜色** 取决于梗死灶含血量的多少。若含血量少，呈灰白或灰黄色，称为贫血性梗死（anemic infarct）或白色梗死（white infarct）；含血量多时呈暗红色，称为出血性梗死（hemorrhagic infarct）或红色梗死（red infarct）。

### （二）类型

**1. 贫血性梗死** 多发生于组织致密、侧支循环不丰富的实质器官，如心、肾、脾、脑，由于动脉血流阻断导致。梗死早期，梗死灶与正常组织交界处因炎症反应常见一充血出血带（文末彩图 11-10），而后转变成黄褐色。晚期病灶表面下陷，质地变实，发生机化，形成瘢痕。贫血性梗死灶多呈凝固性坏死，但脑梗死呈液化性坏死，形成软化灶、囊腔，晚期被增生的胶质细胞和胶质纤维代替，形成胶质瘢痕。

肾梗死

**2. 出血性梗死** 严重淤血是出血性梗死发生的先决条件。常发生于组织疏松，有双重动脉血液供应或吻合支丰富的器官，如肺和肠。

（1）**肺梗死**：梗死灶常位于肺下叶外周部，尤以肋膈角处多见。肉眼观：梗死灶呈锥形，切面为楔形，其尖端指向肺门或血管堵塞处，底边位于胸膜面，早期梗死灶呈暗红色，质较实，略向表面隆起（文末彩图 11-11），后期随着机化发生，梗死灶转为灰白色，因瘢痕收缩而表面局部下陷。镜下观：梗死灶内充满红细胞，肺泡壁结构不清，周围未坏死的肺组织多有弥漫性淤血、水肿、出血现象。

（2）**肠梗死**：常见于肠扭转、肠套叠、肠绞窄性疝或肠系膜静脉栓塞、血栓形成时，多发生于小肠。肉眼观：梗死的肠壁因弥漫性出血而呈紫红或紫黑色，肠壁增厚，质地脆弱，易破裂；肠腔内充满混浊的暗红色液体（文末彩图 11-12），浆膜面可有纤维蛋白性渗出物。镜下观：肠壁各层组织坏死及弥漫性出血。

由上述可见，贫血性梗死和出血性梗死具有明显区别（表 11-1）。

**3. 败血性梗死** 败血性梗死（septic infarct）因梗死区有细菌感染，由含细菌的栓子阻塞血管所致，常继发于感染性心内膜炎。梗死区内大量中性粒细胞渗出，化脓性细菌感染时可形成脓肿。

表 11-1　贫血性梗死与出血性梗死的区别

| | 贫血性梗死 | 出血性梗死 |
|---|---|---|
| 含血量 | 梗死灶内含血量少 | 梗死区内伴有弥漫性出血,含血量多 |
| 形成条件 | 动脉阻塞、组织致密、侧支循环不丰富 | 严重淤血、组织结构疏松 |
| 好发部位 | 心、肾、脾、脑等 | 肺、肠等 |
| 颜色 | 灰白或灰黄色 | 暗红、紫红或紫黑色 |
| 质地 | 多为凝固性坏死(较坚实),脑梗死为液化性坏死(软) | 较湿润(较软) |
| 与周围界限 | 有充血出血带,界限清楚 | 无明显充血出血带,分界不清 |

## 三、梗死对机体的影响及结局

梗死对机体的影响取决于梗死灶的大小、部位及有无细菌感染等因素。重要组织、器官的大面积梗死可引起其功能出现严重障碍,甚至导致死亡。例如大面积心肌梗死可导致心力衰竭或死亡;大面积脑梗死可导致瘫痪或死亡。发生在肾、脾、肺的小范围梗死,一般对机体的影响不大,仅引起局部症状。如肾梗死可出现腰痛和血尿,肺梗死可出现胸痛和咯血等。肠梗死除引起剧烈腹痛、血便外,还可导致腹膜炎,若治疗不及时,后果严重。肺、肠梗死若继发腐败菌感染,可发生坏疽而产生严重后果。败血性梗死若为化脓菌感染所致,形成脓肿,也可造成严重后果。

小梗死灶可被肉芽组织完全取代机化。大的梗死灶不能完全机化时,则被肉芽组织包裹,发生钙化。

（李建民）

**思考题**

1. 病人,男性,60 岁,6 年前曾诊断为脑动脉粥样硬化,4d 前早晨醒来自觉头晕并伴随右侧上、下肢不能自如活动,且病情逐渐加重,至次日上午,右侧上、下肢麻痹。

**请思考**:病人可能的诊断是什么?并分析病人发病过程。

2. 病人,女性,33 岁,曾有风湿性心脏病伴亚急性细菌性心内膜炎病史多年,现因发热、胸闷、气促住院治疗。3d 前病人起床下地时,突感头晕,当即卧床,2d 后发现右侧上、下肢麻痹。

**请思考**:病人上、下肢麻痹的原因是什么?并分析该病人疾病的发展过程。

ER 11-11

练习题

# 第十二章 | 炎 症

教学课件　　　思维导图

**学习目标**

1. 掌握：炎症的概念、基本病理变化；炎症的病理学类型和病理变化特点；肉芽肿性炎的概念和类型；菌血症、毒血症、败血症、脓毒血症的概念。

2. 熟悉：炎症的局部表现和全身反应；炎症的血管反应、液体渗出及白细胞渗出等过程。

3. 了解：发生炎症的原因和炎症介质的概念；各类炎症介质的基本功能；炎症的结局。

4. 学会：识别不同类型的炎症；分析不同类型炎症的病理变化特点；描述炎症的局部表现和全身反应。

5. 具备：辨认炎症反应的能力，以及分析炎症的类型、判断炎症预后的临床思维能力。

机体细胞和组织在受到内、外环境的各种损伤因子刺激后，会产生各种各样的损伤性改变，同时机体的局部和全身也产生一系列复杂的反应，以局限和消除损伤因子，清除局部坏死组织，并通过实质细胞和间质细胞的再生来修复损伤，这种机体损伤和抗损伤的反应过程就形成了炎症。炎症是人类疾病中最常见的一种病理改变过程，是机体最重要的保护性反应。如果没有炎症反应，人类将不能长期在充满致病因子的自然环境中生存。但是，在一定情况下，炎症对机体也可以引起不同程度的危害。

炎症（inflammation）是具有血管系统的活体组织对各种损伤因子的刺激所发生的以防御反应为主的基本病理过程。并非所有活体动物都能发生炎症反应，单细胞和多细胞生物对局部损伤发生的反应，例如吞噬损伤因子，通过细胞或细胞器肥大以应对有害刺激物等，这些反应均不能称为炎症。只有当生物进化到具有血管时，才能发生以血管反应为中心环节，同时又保留了上述吞噬和清除功能的复杂而完善的炎症反应。

炎症过程中，一方面致炎因子可直接或间接损伤机体的组织、细胞；另一方面通过一系列血管反应，导致血管内的血浆成分渗出、白细胞渗出和激活，在损伤局部稀释、中和、局限和杀灭损伤因子，清除、吸收坏死组织。同时，机体发生修复反应。因此，炎症过程是包含了损伤、抗损伤和修复三位一体的复杂过程。

## 第一节　炎症的原因及炎症介质

### 一、炎症的原因

引起炎症的因素有很多，凡是能引起组织和细胞损伤的因素都可以导致炎症的发生。这些因素统称为致炎因子（inflammation agent），根据其性质可以分为以下几类：

**1. 生物性因子**　如细菌、病毒、立克次体、支原体、真菌、寄生虫等，生物性因子是引起炎症最常见、最重要的原因。由生物性病原体引起的炎症又称为感染（infection）。不同的病原体导致炎症的机制各不相同，如细菌产生的内毒素、外毒素或分泌的酶可激发炎症；病毒在被感染的细胞内复制导致细胞死亡引发炎症；寄生虫和结核分枝杆菌通过诱发异常的免疫反应而损伤组织。部分病原体经一定传播途径，可在相应易感人群中引起同类炎症性疾病，称为传染病。

**2. 物理性因子**　高温（烫伤）、低温（冻伤）、放射线、紫外线、机械性创伤等。

**3. 化学性因子**　包括外源性和内源性化学物质。外源性化学物质如强酸、强碱、强氧化剂和一些重金属，以及芥子气等。内源性化学物质如病理情况下堆积在体内的代谢产物如尿酸、尿素等。

**4. 变态反应**　当机体免疫反应状态异常时，可引起不适当或过度的免疫反应，造成组织和细胞损伤而引起炎症，如肾小球肾炎、过敏性鼻炎、系统性红斑狼疮等。

**5. 组织坏死**　坏死组织既是异物又是有害物质，是潜在的致炎因子，例如在缺氧或低氧等引起的组织坏死或脏器梗死中，新鲜梗死灶边缘出现的充血出血带和炎症细胞浸润都是炎症的表现。

**6. 异物**　手术缝线、石棉、滑石粉或物质碎片等残留在体内可导致炎症。

致炎因子作用于机体是否会引起炎症，以及炎症反应的性质与严重程度不仅与致炎因子有关，还与机体的抵抗力、免疫力、耐受性、组织特异性等有关。如果机体的抵抗力强，而感染的病原少，也可不发病。因此，通过提高机体的免疫力，增强防御疾病的能力，可预防某些炎症性疾病的发生。

---

## 二、炎症介质

参与并介导炎症反应的化学因子称为炎症介质（inflammatory mediator），又称化学介质。炎症介质部分来自细胞，部分来自血浆。炎症介质的主要作用是使血管扩张、血管壁通透性增加；吸引白细胞到达炎症部位并吞噬微生物及坏死组织；引起炎症局部反应和全身反应，例如有的炎症介质可引起发热、疼痛和组织损伤等。

炎症介质

**（一）来源于细胞的炎症介质**

**1. 血管活性胺**　包括组胺（histamine）和 5- 羟色胺（5-hydroxytryptamine，5-HT）。组胺主要存在于肥大细胞和嗜碱性粒细胞的颗粒中，也存在于血小板内。5-HT 主要存在于血小板和肠嗜铬细胞。血管活性胺的主要作用是使细动脉扩张和细静脉通透性增加。

**2. 花生四烯酸代谢产物**　花生四烯酸（arachidonic acid，AA）是正常情况下存在于细胞膜磷脂内的二十碳不饱和脂肪酸。在致炎因子的作用下，AA 通过环氧合酶或脂氧合酶途径分别生成前列腺素（prostaglandin，PG）、白三烯（leukotriene，LT）和脂氧素（lipoxin，LX）。

前列腺素的主要作用是促使微血管扩张，增加血管壁的通透性，对中性粒细胞有微弱的趋化作用，前列腺素还可以引起发热和疼痛。白三烯对中性粒细胞、巨噬细胞、嗜酸性粒细胞等有趋化作用，能促进白细胞与血管内皮细胞的黏附，以及氧自由基的产生和溶酶体酶的释放。脂质素是白细胞的拮抗剂，具有抑制中性粒细胞的趋化反应及黏附血管内皮细胞的作用，与炎症的消散有关。

**3. 白细胞产物**　中性粒细胞和单核细胞被致炎因子激活后，能释放氧自由基和溶酶体酶，促进炎症反应和破坏组织，成为炎症介质。氧自由基的少量释放可增强和放大炎症反应，其大量释放可灭活 $\alpha_1$-抗胰蛋白酶，使蛋白酶活性增高，导致组织损伤。溶酶体酶可以杀伤和降解吞噬的微生物，也可引起组织损伤。

**4. 细胞因子**　主要由激活的淋巴细胞和单核巨噬细胞产生，是一种能够调节细胞功能的小分子多肽。白介素-1（interleukin-1，IL-1）和肿瘤坏死因子（tumor necrosis factor，TNF）是介导炎症反应的两个重要细胞因子，可以促进内皮黏附分子的表达以及其他细胞因子的分泌，促进肝合成各种急性期蛋白，促进骨髓向末梢血液循环释放中性粒细胞，并可引起病人发热、嗜睡及心率加快等。

**5. 一氧化氮**（NO）　主要由内皮细胞、巨噬细胞和一些特定的神经细胞在一氧化氮合酶（NOS）的作用下生成。炎症时，NO 产生增多，过多的 NO 对细胞和组织会产生有害作用，参与炎症过程。其主要是作用于血管平滑肌，使血管扩张，还可抑制血小板黏着和聚集，抑制肥大细胞引起的炎症反应，调节、控制白细胞向炎症病灶集中。细胞内高浓度 NO 可限制细菌、寄生虫生存和病毒复制。

**6. 血小板活化因子**（platelet activating factor，PAF）　由嗜碱性粒细胞、血小板、中性粒细胞、单核巨噬细胞和血管内皮细胞产生。其作用包括激活血小板，增加血管通透性以及引起支气管收缩等。

**7. 神经肽**　神经受刺激后释放的神经肽 P 物质可传导疼痛，引起血管扩张和血管通透性增加，并具有调节血压和刺激免疫细胞、内分泌细胞分泌的作用。

**（二）来源于血浆的炎症介质**

**1. 激肽系统**　激肽系统激活的最终产物是缓激肽（bradykinin），缓激肽可引起细动脉扩张、血管壁通透性增加、支气管平滑肌收缩以及致痛作用。

**2. 补体系统**　补体在血浆中以非激活的形式存在，由 20 多种血浆蛋白组成。补体是抵抗病原微生物的重要因子，具有使血管通透性增加、促进化学趋化作用和调理作用。激活的补体中 C3a 和 C5a 是最重要的炎症介质，具有扩张血管，增加血管通透性，增强对中性粒细胞和单核细胞的趋化作用以及杀伤细菌等生物学功能。

**3. 凝血系统和纤维蛋白溶解系统**　主要由凝血酶、活化的凝血因子、纤维蛋白溶解酶及纤维蛋白降解产物发挥炎症介质的作用。可激活激肽系统和补体系统，增加血管壁通透性和对白细胞的趋化作用。

主要炎症介质的作用见表 12-1。

表 12-1　主要炎症介质的作用

| 作用 | 炎症介质 |
| --- | --- |
| 血管扩张 | 前列腺素、NO、组胺 |
| 增加血管通透性 | 组胺和 5-羟色胺、C3a 和 C5a、缓激肽、白三烯 C4（LTC4）、白三烯 D4（LTD4）、白三烯 E4（LTE4）、PAF、P 物质 |
| 趋化作用、白细胞渗出和激活 | TNF、IL-1、化学趋化因子、C3a、C5a、白三烯 B4（LTB4） |
| 发热 | IL-1、TNF、前列腺素 |
| 疼痛 | 前列腺素、缓激肽、P 物质 |
| 组织损伤 | 白细胞溶酶体酶、活性氧、NO |

# 第二节　炎症的病理变化

**案例导入**

病人，男性，32 岁。晚上 8 时出现上腹部不适，伴有恶心、呕吐。凌晨出现右下腹持续性疼痛，且阵发性加剧，送到医院就诊。

体格检查：体温 38.9℃，心率 90 次/min，两肺听诊正常，右下腹麦氏点处有明显压痛和反跳痛。实验室检查：白细胞总数 $15 \times 10^9$/L，中性粒细胞比例 87%。

诊断为急性阑尾炎，行急诊手术。病理检查：阑尾增粗，阑尾表面充血，并有灰黄色脓性渗出物；阑尾腔内有脓液。组织学检查阑尾各层血管充血、水肿，大量中性粒细胞弥漫浸润，局部黏膜上皮坏死脱落，腔内充满脓细胞，浆膜面见大量纤维素附着。

**请思考：** 中性粒细胞是如何到达病人阑尾组织中的？

任何类型的炎症性疾病，虽然发生的病因、受累部位等不同，但是其局部的病理变化均包括变质、渗出和增生。炎症的早期一般以变质和渗出为主，晚期以增生为主。在炎症性疾病的某一阶段常以某种病变为主，有时也可相互转换，如结核病通常表现为增生性炎，但也可以转化为变质性炎或渗出性炎。一般情况下变质属于损伤过程，而渗出和增生属于抗损伤和修复过程。

## 一、变质

炎症过程中局部组织、细胞发生的变性和坏死称为变质（alteration）。变质可以由致病因子直接作用引起，也可以由血液循环障碍及炎症反应产物的间接作用引起。变质多发生在实质细胞，也可发生于间质细胞。变质的组织不仅有结构的改变，同时伴有代谢和功能障碍。

炎症组织中实质细胞的变性和坏死包括细胞水肿、脂肪变性、凝固性坏死或液化性坏死等。如急性重型病毒性肝炎，肝细胞坏死严重而广泛，仅在小叶周边残留少许变性的肝细胞。间质细胞发生的变性和坏死，如黏液样变性、玻璃样变性、纤维蛋白样坏死等。变质反应的轻重不但取决于致病因子的性质和强度，还取决于机体的反应情况。

## 二、渗出

炎症局部组织血管内的液体、纤维素等蛋白质和白细胞成分通过血管壁进入到组织间隙、体腔、体表或黏膜表面的过程称渗出（exudation）。渗出的液体和细胞成分称为渗出物或渗出液（exudate）。渗出过程是在炎症局部出现血流动力学改变及血管壁通透性增高的基础上发生的，是构成炎症防御性反应最重要的环节。炎症渗出全过程包括血流动力学改变、液体渗出（血管壁通透性增高）和白细胞渗出及吞噬3部分。

### （一）血流动力学改变

急性炎症时，机体在致炎因子的作用下，局部微循环很快发生血流动力学变化，表现为微循环的血流量和血管口径的改变（文末彩图12-1）。血管反应是炎症的中心环节，为液体的渗出和白细胞的游出创造了有利条件。

**1. 细动脉短暂收缩** 由神经调节和化学介质引起，损伤发生后立即出现细动脉短暂收缩，仅持续几秒钟。

**2. 血管扩张和血流加快** 首先出现细动脉扩张，然后毛细血管扩张，血流加快，血流量增多，局部发红、发热、代谢增强，可持续数分钟至数小时不等。血管扩张的发生与神经因素和体液因素有关，特别是炎症介质（组胺、NO、缓激肽和前列腺素等）对血管扩张的发生起到重要作用。

**3. 血流速度减慢** 血管通透性增高导致血浆渗出，小血管内红细胞浓集，血液黏稠度增加，血流阻力增大，血流速度减慢甚至血流淤滞。血流速度减慢或停滞有利于白细胞靠近血管壁，黏附于血管内皮细胞表面并渗出到血管外。

### （二）血管壁通透性变化和液体渗出

**1. 血管壁通透性增高** 是导致炎症局部液体和蛋白质渗出血管的重要原因。在炎症过程中，以下机制可引起血管壁通透性增高（文末彩图12-2）。

（1）**内皮细胞收缩**：某些炎症介质作用于内皮细胞受体，或某些细胞因子和缺氧引起内皮细胞骨架结构重组，使内皮细胞收缩。

（2）**内皮细胞损伤**：严重烧伤或细菌感染可直接损伤内皮细胞，使之坏死脱落，通透性显著增加；白细胞黏附于内皮细胞，使其自身激活，释放出活性氧代谢产物和蛋白水解酶，也可引起内皮细胞损伤和脱落。

（3）**穿胞作用增强**：内皮细胞胞质中有许多穿胞通道，受炎症介质的作用开放活跃，也使血管壁的通透性增强。

（4）**新生毛细血管壁的高通透性**：在炎症修复过程中，再生内皮细胞连接不健全，新生的毛细血管壁通透性增高。

**2. 液体渗出**　炎症时血管内的液体成分通过血管壁渗出到血管外的过程，称为液体渗出。渗出液积聚在组织间隙，称为炎性水肿，也可潴留于浆膜腔，如胸腔、腹腔、心包腔或关节腔，称为炎性积液。炎性水肿常在急性炎症中表现突出，引起炎性水肿的因素包括血管壁通透性增高、微循环内流体静力压升高和组织渗透压升高。当血管壁受损严重时，分子较大的球蛋白甚至纤维蛋白原也可渗出，在坏死组织释放的组织因子的作用下，形成纤维素。

局部组织水肿不但可由渗出液引起，也可由漏出液引起。漏出液（transudate）是单纯的由血流动力学因素所形成的。漏出液常由静脉血流受阻、血液循环障碍如右心衰竭所致。渗出液和漏出液都可引起组织水肿和浆膜腔积液，如腹水，如果是渗出液可考虑腹膜炎；如果是漏出液，肝硬化腹水最常见，再参考病人其他临床表现，可以明确诊断。区别渗出液与漏出液，有助于疾病的诊断、鉴别诊断和正确治疗。渗出液与漏出液的鉴别见表12-2。

表12-2　渗出液与漏出液的鉴别

| | 渗出液 | 漏出液 |
|---|---|---|
| 原因 | 炎症 | 非炎症 |
| 蛋白量 | ≥30g/L | <30g/L |
| 细胞数 | 通常>500×10⁶/L | 通常<100×10⁶/L |
| 比重 | ≥1.018（多数>1.020） | <1.018 |
| 外观 | 混浊 | 清亮 |
| 凝固性 | 易自凝 | 不自凝 |

渗出液在炎症中具有重要的防御意义。①渗出液可以稀释毒素，减轻组织损伤；②渗出液中含有抗体和补体，可抑制和杀灭病原微生物；③为局部浸润的白细胞带来氧和营养物质及带走代谢产物；④渗出物中的纤维素形成网状结构，可阻止细菌的扩散并利于白细胞吞噬，炎症后期纤维素网还可成为修复的支架，并有利于成纤维细胞产生胶原；⑤渗出液中的白细胞吞噬和杀灭病原微生物，清除坏死组织；⑥渗出物中的病原微生物和毒素随淋巴液被携带至局部淋巴结，可刺激机体发生体液和细胞免疫反应。

过多的渗出液也可给机体带来危害。如严重的喉头水肿可引起窒息；心包腔和胸腔内大量积液可压迫心、肺，影响其功能；若渗出的纤维素过多，又不能被完全溶解和吸收时，则易发生机化引起组织粘连，导致不良后果。

**（三）白细胞渗出和局部作用**

白细胞通过血管壁游出到血管外的过程称为白细胞渗出，是炎症反应最重要的特征。进入炎症组织内的白细胞称为炎症细胞。炎症细胞聚集在炎症局部组织间隙内，称为炎症细胞浸润。白细胞渗出是一种主动、复杂的连续过程，包括白细胞边集与滚动、白细胞黏附、白细胞游出和趋化作用等几个阶段，才能到达炎症灶并发挥作用。

**1. 白细胞渗出**

（1）**白细胞边集与滚动**：血管内正常血流的中心部是由血细胞成分组成的轴流，周边是血浆，构成边流。在炎症过程中，随着血管通透性增高和液体渗出，轴流增宽，体积较大、移动较慢的白细胞，逐渐被体积较小而移动较快的红细胞推离血管的中心部，到达血管的边缘部，称为白细胞边集。白细胞到达血管的边缘后，与内皮细胞表面的黏附分子不断地发生结合与分离，使白细胞沿着内皮细胞表面缓慢滚动，称为白细胞滚动。

（2）**白细胞黏附**：滚动的白细胞最后附着停留在血管壁的某些部位并黏附于内皮细胞表面的现象称为白细胞黏附或白细胞附壁。白细胞的黏附过程是由白细胞表面的黏附分子（整合素）与内皮细胞表达的黏附分子（整合素配体）介导的。白细胞黏附也是白细胞从血管中游出的前提。

（3）**白细胞游出**：白细胞穿过血管壁进入邻近组织间隙的过程称为白细胞游出。黏附于内皮细胞表面的白细胞沿着内皮细胞表面缓慢移动，在内皮细胞连接处伸出伪足，以阿米巴样运动方式逐渐穿过内皮细胞间隙，到达内皮细胞和基底膜之间，然后穿过基底膜到达血管外。一个白细胞常需要 2~12min 才能完全通过血管壁。

（4）**趋化作用**：白细胞游出血管后，受某些化学刺激物的吸引，沿组织间隙向着炎症灶定向移动，称为趋化作用（chemotaxis）（文末彩图 12-3）。能够吸引白细胞定向移动的化学物质称为趋化因子。趋化因子可以是外源性的，如细菌产物；也可以是内源性的，包括补体成分、白三烯和细胞因子等。

各种白细胞都以同样的方式游出，其特征有：①不同白细胞的游走能力不同，中性粒细胞游走能力最强，游出最快，而淋巴细胞最弱。②炎症的不同阶段游出的白细胞也不同，一般急性炎症早期，中性粒细胞先游出，24~48h 后由单核细胞取代；除了中性粒细胞游走快以外，还和中性粒细胞的寿命短，而单核细胞在组织内存活时间长有关。③致炎因子不同，所游出的白细胞种类也不同，葡萄球菌和链球菌感染，以中性粒细胞浸润为主；病毒感染则以淋巴细胞浸润为主；有些过敏反应或寄生虫感染，则以嗜酸性粒细胞浸润为主。

白细胞渗出与趋化作用

**2. 白细胞在局部的作用** 白细胞聚集到组织损伤部位后，通过多种受体来识别感染的微生物和坏死组织，然后被激活。白细胞的激活可以由趋化因子引起，也可由病原体、坏死细胞产物和抗原 - 抗体复合物引起。激活的白细胞在炎症局部发挥着吞噬作用和免疫作用，还可以引起组织损伤。

（1）**吞噬作用**：白细胞游出并抵达炎症灶，进行吞噬异物、杀灭病原体和分解组织碎片的过程，称为吞噬作用（phagocytosis）。具有吞噬功能的细胞主要为中性粒细胞和巨噬细胞。

吞噬过程大致分为 3 个阶段。①识别和黏着：吞噬细胞依靠其表面的 Fc 和 C3b 受体，识别被抗体和补体等调理素包被的病原体，经抗体或补体与相应受体结合，病原体或异物等就黏着在吞噬细胞的表面。②吞入：病原体等黏附在吞噬细胞表面后，吞噬细胞伸出伪足，随着伪足的延伸和相互融合，形成由吞噬细胞的胞膜包围吞噬物的泡状小体，称为吞噬体（phagosome）。然后，吞噬体与初级溶酶体结合，形成吞噬溶酶体（phagolysosome）。③杀伤与降解：吞噬细胞杀灭被吞入的微生物可通过依赖氧和不依赖氧的杀灭降解机制。依赖氧的机制主要是通过活性氧和活性氮杀伤微生物，但微生物主要是被具有活性氧的代谢产物杀灭。微生物被杀死后，在吞噬溶酶体内被酸性水解酶降解。

白细胞吞噬过程

（2）**免疫作用**：发挥免疫作用的细胞主要是单核细胞、淋巴细胞和浆细胞。抗原进入机体后，巨噬细胞将其吞噬处理，再把抗原提呈给 T 和 B 淋巴细胞，免疫活化的淋巴细胞产生淋巴因子或抗体，发挥杀伤病原微生物的作用。

（3）**组织损伤作用**：在白细胞趋化、激活和吞噬过程中，可向细胞外间质释放溶酶体酶、活性氧自由基等产物，损伤正常细胞和组织，加重原始致炎因子的损伤作用。另外，坏死、崩解的白细胞也可释放大量的毒性物质，引起组织的损伤。例如，肾小球肾炎、哮喘、移植排斥反应等都属于白细胞介导的组织损伤。

**3. 常见炎症细胞的种类和功能** 炎症细胞包括中性粒细胞、单核巨噬细胞、嗜酸性粒细胞、淋巴细胞和浆细胞、嗜碱性粒细胞和肥大细胞。

（1）**中性粒细胞**：又称小吞噬细胞，是机体清除和杀灭病原微生物的主要炎症细胞。胞质内含有丰富的中性颗粒，核呈分叶状，具有活跃的运动能力和较强的吞噬作用，主要吞噬细菌、坏死组织碎片及抗原 - 抗体复合物。中性颗粒内含有髓过氧化物酶、溶菌酶、碱性磷酸酶、酸性水解酶。

中性粒细胞的寿命较短，仅有 3~4d，完成吞噬作用后很快死亡，死亡崩解后释放各种蛋白酶，使坏死组织液化，有利于坏死组织的吸收或排出体外。其常见于炎症早期、急性炎症和化脓性炎症。

（2）**单核细胞及巨噬细胞**：又称为大吞噬细胞，细胞体积大，胞质丰富，核呈肾形或椭圆形，含丰富的溶酶体。巨噬细胞由血液中的单核细胞渗入组织间隙后演变而来，也可来源于结缔组织中的组织细胞。巨噬细胞有较强的吞噬能力，可吞噬较大的异物和病原体（结核分枝杆菌、伤寒沙门菌）、组织崩解的碎片甚至整个细胞，如发生伤寒时巨噬细胞可吞噬淋巴细胞和红细胞，演化为伤寒细胞。巨噬细胞在不同的条件下可以演变为各种各样的形态，如吞噬结核分枝杆菌的巨噬细胞可演变为上皮样细胞、朗汉斯巨细胞；吞噬脂质的巨噬细胞可演变为泡沫细胞；异物周围出现的异物多核巨细胞（异物巨细胞）也是由巨噬细胞演变而来的。此种细胞多出现在急性炎症后期、慢性炎症及非化脓性炎症、病毒性感染、原虫感染等时。

（3）**嗜酸性粒细胞**：细胞核也呈分叶状，胞质内含有许多较大的嗜酸性颗粒，颗粒中有多种酶（蛋白酶、过氧化物酶）。其运动能力较弱，具有一定的吞噬能力，能吞噬抗原 - 抗体复合物。嗜酸性粒细胞主要见于某些变态反应性疾病和寄生虫感染。

（4）**淋巴细胞和浆细胞**：淋巴细胞体积最小，核呈圆形、浓染，胞质较少，游走能力较弱，无趋化性，也无吞噬能力。淋巴细胞分为 T 淋巴细胞和 B 淋巴细胞，T 淋巴细胞参与细胞免疫，可释放多种淋巴因子，如巨噬细胞趋化因子、转移因子、淋巴毒素等。B 淋巴细胞在抗原的刺激下转化为浆细胞。浆细胞呈卵圆形，核呈圆形，位于细胞的一侧，染色质呈车辐状排列，胞质丰富、略嗜碱性，无趋化性和吞噬能力，可产生、释放各种免疫球蛋白，参与体液免疫。淋巴细胞和浆细胞多见于慢性炎症、病毒性感染等。

（5）**嗜碱性粒细胞和肥大细胞**：嗜碱性粒细胞来源于血液，肥大细胞存在于结缔组织和血管周围。这两种细胞在形态与功能方面有许多相似之处，细胞内含有嗜碱性颗粒，颗粒内均含有肝素和组胺。肥大细胞胞质内还含有 5- 羟色胺。当受到炎症刺激时，细胞脱颗粒，释放组胺、5- 羟色胺，引起炎症反应。多见于变态反应性炎症。

---

**知识链接**

### 肿瘤相关中性粒细胞

肿瘤相关中性粒细胞（tumor-associated neutrophils，TANs）是指在肿瘤微环境中趋化因子的作用下，被招募到肿瘤组织中的中性粒细胞，在肿瘤的发生、发展和转移过程中发挥重要作用。由于中性粒细胞的可塑性和异质性，TANs 表现出抗肿瘤和促肿瘤两种活性。具有抗肿瘤活性的 TANs 命名为 N1 型，具有促肿瘤活性的 TANs 命名为 N2 型，并发现 N1 和 N2 两种表型存在相互转换的可能，进一步研究 TANs 的作用机制可能使其成为肿瘤治疗的靶点。

## 三、增生

在致炎因子的作用下，炎症局部的实质细胞和间质细胞可发生增生（proliferation）。增生的实质细胞如黏膜上皮细胞、腺上皮细胞，增生的间质细胞包括巨噬细胞、成纤维细胞、血管内皮细胞。一般情况下在炎症的后期和慢性炎症，以增生改变为主，如慢性活动性肝炎、宫颈息肉。也有少数炎症在早期就以增生改变为主，如弥漫性毛细血管内增生性肾小球肾炎，病人在急性期就出现肾小球毛细血管内皮细胞和系膜细胞明显增生。

炎性增生的本质是一种防御反应，具有限制炎症扩散和修复损伤组织的功能，如增生的巨噬细胞可吞噬病原体。成纤维细胞和毛细血管内皮细胞增生可形成肉芽组织，修复炎症所引起的损伤。

炎症局部组织的变质、渗出和增生3种基本病理变化是相互联系的，在一定条件下也可以相互转化。由于炎症反应是一个复杂的病理过程，因此，临床上需要根据炎症的发展变化进行具体分析，促进抗损伤反应，减少损伤因素，使炎症早日治愈。

## 第三节　炎症的临床表现

**案例导入**

　　病人，女性，20岁，在一次篮球比赛中右踝关节急性扭伤。受伤的踝关节明显红肿，局部皮肤发热。病人自觉疼痛难忍，行走受限。

　　**请思考**：病人扭伤的踝关节为什么出现红、肿、局部发热、疼痛和行走受限？

### 一、炎症的局部表现

炎症的局部表现以体表炎症时最为显著，常表现为红、肿、热、痛和功能障碍。

1. **红**　炎症局部发红是由于炎症介质引发血管扩张、充血所致。

2. **肿**　炎症局部组织肿胀，是由于血管通透性增高，血浆和白细胞渗出所致，特别是炎性水肿。另外在某些慢性炎症中，局部组织和细胞增生也可以引起局部肿胀。

3. **热**　炎症局部组织的温度可高于周围组织的温度，主要由于充血，血流增多及血流速度加快，局部组织分解代谢增强，产热增多所致。

4. **痛**　炎症局部组织疼痛是由于炎性渗出水肿压迫，炎症介质作用及损伤局部氢离子、钾离子集聚刺激神经末梢所致。

5. **功能障碍**　炎症灶内实质细胞变性、坏死，代谢功能异常、炎性渗出物造成的机械性阻塞、压迫和疼痛，都可能引起相应器官的功能障碍。

### 二、炎症的全身反应

如果炎症局部的病变比较严重，尤其是生物性因子引起的炎症，病人通常会有明显的全身反应。炎症的全身反应有发热、外周血白细胞数目改变、心率加快、血压升高、寒战、厌食、单核巨噬细胞系统增生和实质器官的病变等。

1. **发热**　发热是炎症病人常见的临床表现，由外源性和内源性致热原刺激引起。细菌毒素、病毒、寄生虫等外源性致热原，可刺激白细胞产生内源性致热原，例如白细胞介素-1（IL-1）和肿瘤坏死因子（TNF）。内源性致热原作用于下丘脑体温调节中枢而引起发热。

炎症时一定程度的发热，可使机体代谢加强，有利于抗体形成和促进吞噬细胞的吞噬作用。但持续高热，使机体分解代谢明显增强，消耗明显增加，同时影响中枢神经系统的功能，可给机体带来不良后果，甚至危及病人生命。

2. **外周血白细胞变化**　大多数炎症病人可出现末梢血白细胞计数增多，白细胞计数增多是机体防御功能的一种表现。急性炎症，特别是细菌感染所引起的炎症，白细胞数量明显增多，可高达$(15\sim20)\times10^9/L$，若高达$(40\sim100)\times10^9/L$，则称为类白血病反应。末梢血白细胞计数增加主要是由于IL-1和TNF促进了白细胞从骨髓储存库释放，而且相对不成熟的杆状核中性粒细胞所占比例增加，此种现象称之为核左移。由于病原的不同，白细胞增多的数量和类型也不同，多数细菌感染以中性粒细胞增多为主；过敏性炎症和寄生虫感染以嗜酸性粒细胞增多为主；一些病毒性感染选择性地引起单核巨噬细胞或淋巴细胞比例增加，如单核细胞增多症、腮腺炎、风疹等。但多数病毒、立克次体和原虫感染，其至极少数细菌（如伤寒沙门菌）感染则引起末梢血白细胞计数减少。

**3. 单核巨噬细胞系统增生**　病人临床表现为淋巴结、肝、脾大。单核巨噬细胞系统包括结缔组织内的巨噬细胞、脾及淋巴内的巨噬细胞、血液内的单核细胞、肝内的库普弗细胞（Kupffer cell）、肺内的尘细胞，神经系统内的小胶质细胞等。炎症时巨噬细胞增生，吞噬能力增强；单核巨噬细胞还是抗原提呈细胞，可刺激 T、B 淋巴细胞增生，使机体的免疫防御能力提高。

**4. 实质器官的病变**　炎症时由于病原微生物的毒素及其他因素的影响，实质器官的实质细胞可发生变性、坏死。如伤寒，由于伤寒沙门菌内毒素的作用，心肌细胞可发生较重的细胞水肿，重症病例可并发中毒性心肌炎。

## 第四节　炎症的类型

炎症的分类方法多种多样，可按其发生的部位、病变的程度、基本病变性质、病程的长短进行分类。根据炎症发生的部位可分为脑炎、肝炎、胃炎、肠炎等；根据病变的程度分为轻度炎症、中度炎症、重度炎症。根据炎症局部的基本病变特点分为变质性炎、渗出性炎和增生性炎；根据病程长短分为超急性、急性、亚急性和慢性炎症等。本节主要介绍急性炎症和慢性炎症的类型。

### 一、急性炎症类型

急性炎症的特点是发病急，持续时间短，一般不超过 1 个月，局部组织一般以渗出性病变为主。急性炎症病灶内常有大量渗出物，根据渗出物成分的不同，可分为浆液性炎、纤维蛋白性炎、化脓性炎和出血性炎。

#### （一）浆液性炎

以浆液渗出为主的炎症，称为浆液性炎（serous inflammation）。渗出物的主要成分为血浆，含 3%~5% 的小分子蛋白质，主要为白蛋白，同时混有少量中性粒细胞和纤维素。高温、强酸、强碱、细菌毒素及蛇毒等均可引起浆液性炎。浆液性炎好发于皮肤、黏膜、浆膜、滑膜和疏松结缔组织等，可引起炎性水肿、炎性积液和皮肤水疱，如皮肤Ⅱ度烧伤形成大小不等的水疱，关节的浆液性炎引起关节腔积液。在疏松结缔组织发生的浆液性炎，局部可出现明显的水肿。黏膜的浆液性炎又称浆液卡他性炎，卡他是指渗出物沿着黏膜表面顺势下流，常见于感冒初期鼻腔内流出大量浆液性分泌物。

浆液性炎去除病因或经正确治疗后，渗出物可完全被吸收，多数病人病变愈合良好，但是浆液性渗出物过多可影响器官的功能，如心包腔和胸腔大量积液可影响心、肺的功能。

#### （二）纤维蛋白性炎

纤维蛋白性炎（fibrinous inflammation）以纤维蛋白原渗出为主，继而形成纤维蛋白（纤维素）的炎症。在 HE 染色中，纤维素呈红染、相互交织的网状、条状或颗粒状，常混有中性粒细胞和坏死的细胞碎片。大量纤维蛋白原的渗出说明毛细血管和小静脉血管壁损伤较重。纤维蛋白性炎多由某些细菌毒素（如白喉棒状杆菌、痢疾志贺菌和肺炎链球菌的毒素）或各种内、外源性毒性物质（如尿素、汞）引起。纤维蛋白性炎好发于黏膜、浆膜和肺组织。

**1. 黏膜的纤维蛋白性炎**　发生于黏膜的纤维蛋白性炎（白喉、细菌性痢疾），渗出的纤维素以及中性粒细胞、坏死脱落的黏膜上皮细胞和病原菌等共同组成灰白色的膜状物，称为假膜，覆盖于黏膜表面，因此，又称假膜性炎。白喉可引起咽喉和气管黏膜的纤维蛋白性炎及假膜形成，在咽喉部的假膜与深部组织附着牢固，不易脱落，称为固膜性炎；而在气管、支气管的假膜与其下组织结合疏松，易脱落，称为浮膜性炎，可引起窒息，造成严重后果。

**2. 浆膜的纤维蛋白性炎**　常见于胸腔和心包腔，如结核病或风湿性心脏病引起的心包炎。发生在心包的纤维蛋白性炎，由于心脏不停地跳动、牵拉，使渗出于心包脏、壁两层表面的纤维素形成绒毛状外观，称绒毛心（文末彩图12-4）。

**3. 肺的纤维蛋白性炎**　常见于大叶性肺炎，大叶性肺炎灰色肝样变期的病变特点就是肺泡腔内有大量的纤维素和大量的中性粒细胞（文末彩图12-5）。

纤维蛋白性炎一般呈急性过程，渗出的纤维素可以被中性粒细胞释放的蛋白溶解酶溶解吸收。若渗出的纤维素较多，而中性粒细胞过少，或组织内抗胰蛋白酶过多可致纤维素吸收不良，肉芽组织长入发生机化、粘连，严重影响器官功能，给机体带来不利影响。

### （三）化脓性炎

化脓性炎（purulent inflammation）是以炎症局部有大量中性粒细胞渗出为主，并伴有不同程度的组织坏死和脓液形成。化脓性炎多由化脓菌（如葡萄球菌、链球菌、大肠杆菌、脑膜炎球菌）感染引起，也可由组织坏死继发感染引起。炎症区域的中性粒细胞崩解后释放蛋白溶解酶，将炎症灶内的坏死组织溶解、液化的过程称化脓。所形成的脓性渗出物称为脓液，脓液内含有大量变性、坏死和少量存活的中性粒细胞，以及病原微生物、坏死组织碎片和少量浆液。脓液中变性、坏死的中性粒细胞称脓细胞。脓液的性状随感染的病原菌不同而有差异，由葡萄球菌引起的感染脓液较浓稠，而链球菌引起的感染脓液较为稀薄。

根据化脓性炎发生的原因和部位不同，可将其分为3种类型。

**1. 脓肿**（abscess）　是组织和器官内的局限性化脓性炎症，主要特点是炎症灶中的组织发生溶解、坏死，形成充满脓液的腔，即脓腔（文末彩图12-6）。脓肿可发生于皮下和肺、肝、肾、脑等内脏，主要由金黄色葡萄球菌引起。此菌产生毒素使局部组织坏死，继而出现大量中性粒细胞浸润，之后中性粒细胞崩解释放出蛋白溶解酶，将坏死组织溶解，形成灰黄色或黄绿色的混浊脓液。金黄色葡萄球菌可产生血浆凝固酶，使纤维蛋白原转变为纤维素，阻止病原菌的蔓延，病变因而较局限。金黄色葡萄球菌具有层粘连蛋白受体，使其易通过血管壁而在远处部位产生迁徙性脓肿。

---

> **知识链接**
>
> ### 疖和痈
>
> 疖是毛囊、皮脂腺及附近组织的脓肿。疖中心部软化后，脓液可穿破皮肤排出。多发生于颈部和肩背部毛囊与皮脂腺较丰富的部位。
>
> 痈是多个疖的融集，在皮下脂肪和筋膜组织中形成许多相互沟通的脓腔，皮肤表面可有多个开口，切开排脓，有利于脓肿愈合。

---

小脓肿经适当治疗可逐渐被吸收而消散，较大的脓肿由于脓液过多，不易被完全吸收，常须穿刺吸脓或切开排脓。脓腔局部常由肉芽组织修复，最后形成瘢痕。

**2. 蜂窝织炎**（phlegmonous inflammation）　是指疏松结缔组织的弥漫性化脓性炎，常发生于皮下组织、肌肉和阑尾等疏松结缔组织处（文末彩图12-7）。蜂窝织炎主要由溶血性链球菌引起，此菌能分泌透明质酸酶，可溶解结缔组织基质中的透明质酸，分泌的链激酶能溶解纤维素，因此，细菌易通过组织间隙和淋巴管扩散。炎症灶组织明显水肿，大量中性粒细胞弥漫性浸润，与周围组织分界不清。单纯性蜂窝织炎一般不发生明显坏死和溶解。严重病例病变发展快，局部淋巴结常肿大，病人全身中毒症状明显。

**3. 表面化脓和积脓**　表面化脓是指发生于黏膜或浆膜表面的化脓性炎。黏膜的化脓性炎又称为脓性卡他性炎，中性粒细胞向黏膜表面渗出，深部组织中性粒细胞浸润不明显，如化脓性尿道炎和化脓性支气管炎，渗出的脓液沿尿道、支气管排出体外。当化脓性炎发生于浆膜、胆囊和输卵管时，脓液蓄积在浆膜腔、胆囊和输卵管腔内，称为积脓（empyema）。化脓性脑膜炎可在蛛网膜下腔积脓。

### （四）出血性炎

急性炎症的病理类型及其特点

由于血管壁损伤严重，使血管壁的通透性增高，大量红细胞漏出，称为出血性炎（hemorrhagic inflammation）。常见于某些传染病，如流行性出血热、钩端螺旋体病、炭疽、鼠疫等。出血性炎常与其他类型炎症并存，如浆液性出血性炎、纤维素性出血性炎、化脓性出血性炎等。

## 二、慢性炎症类型

慢性炎症主要是因为致炎因子持续存在而不断损伤组织，可发生在急性炎症之后，也可隐匿地逐渐发生。病人临床症状不明显，病程可持续数月至数年，病理变化以增生为主，变质和渗出改变不明显。根据慢性炎症的形态学特点，将其分为两大类：一般慢性炎症（又称非特异性慢性炎）和肉芽肿性炎（又称特异性慢性炎）两类。

### （一）一般慢性炎症的病理变化特点

一般慢性炎症主要病变是组织、细胞增生和慢性炎症细胞浸润。增生的细胞主要是成纤维细胞、血管内皮细胞、组织细胞，也可伴有实质细胞、被覆上皮细胞和腺上皮细胞的增生。炎症灶内浸润的炎症细胞主要是单核巨噬细胞、淋巴细胞和浆细胞。炎症细胞的产物可引起组织破坏。

慢性炎症的纤维结缔组织增生常伴有瘢痕形成，可造成管道性脏器的狭窄，如慢性局限性肠炎可导致肠腔狭窄。发生于黏膜的慢性炎症，由于黏膜上皮、腺上皮增生，形成突出于黏膜表面、根部有蒂的浅红色或苍白色肿物，称为炎性息肉（inflammatory polyp），例如鼻息肉、宫颈息肉、肠息肉等。息肉可通过手术切除，如黏膜炎症继续存在，息肉可复发。若慢性炎症出现多种细胞成分的增生，形成边界较清楚的肿块，X线检查和病理肉眼观察，外形很像肿瘤，称炎性假瘤（inflammatory pseudotumor），如肺炎性假瘤，临床应注意与肺癌相鉴别。

### （二）肉芽肿性炎

肉芽肿性炎（granulomatous inflammation）是一种特殊的慢性炎症，局部炎症中以大量巨噬细胞及其演变的细胞增生形成境界清楚的结节状病灶（肉芽肿）。肉芽肿直径一般为0.5~2mm。不同致病因子引起的肉芽肿往往形态不同，常可根据肉芽肿的形态特点做出病因诊断，例如根据典型的结核结节可诊断结核病。如果肉芽肿形态不典型，确定病因还需要辅助特殊检查，如抗酸染色、细菌培养、血清学检查等。一般将肉芽肿分为两类。

**1. 感染性肉芽肿**　常由结核分枝杆菌、伤寒沙门菌、麻风分枝杆菌、梅毒螺旋体和寄生虫等生物性病原体感染引起，或与感染有关的免疫反应能形成特色结构的结节状病灶。其中以结核性肉芽肿（结核结节）最常见（文末彩图12-8）。典型的结核肉芽肿中心为干酪样坏死，周围为放射状排列的上皮样细胞，其间散在分布数量不等的朗汉斯巨细胞，外周有大量淋巴细胞浸润及成纤维细胞增生。其中上皮样细胞由巨噬细胞衍生而来，是结核性肉芽肿中最重要的成分。肉芽肿能包围病原微生物，限制其向周围扩散，有重要的防御作用。

**2. 异物肉芽肿**　外科缝线、滑石粉、石棉纤维等异物存在组织中，可引起异物肉芽肿，以异物巨细胞增生为主要特点。

## 第五节　炎症转归

致炎因子的性质、机体抵抗力及反应性的差异，以及治疗措施是否及时、合理等因素，均可影响炎症的经过与结局。大多数急性炎症可以痊愈，少数迁延为慢性炎症，极少数蔓延、扩散到全身。

## 一、痊愈

多数炎症性疾病，通过机体的抗损伤反应和适当治疗，使病因消除，炎性渗出物及坏死组织被炎症区内蛋白溶解酶溶解消化，通过血管和淋巴管吸收或经体内自然腔道或体表排出体外，炎症消散。周围组织、细胞开始再生进行修复。如炎症局部组织损伤范围较小，通过周围健在的细胞再生修复，完全恢复原来组织的结构和功能，称为完全痊愈。如果炎症灶坏死范围广泛，坏死组织由新生的肉芽组织修复或包裹，称为不完全痊愈。

## 二、迁延不愈

当机体的防御能力低下时，或因治疗与护理不合理，使致炎因子长期存在，炎症迁延不愈，并可由急性炎症转为慢性炎症，病人病情可时轻时重，如急性病毒性肝炎可转为慢性病毒性肝炎等。当机体抵抗力增强，病原体逐渐被消灭后，慢性炎症也可逐渐痊愈；但当机体抵抗力降低时，慢性炎症也可呈急性发作，如慢性阑尾炎的急性发作等。

## 三、蔓延扩散

在机体的抵抗力低，或病原微生物数量多、毒力强的情况下，病原微生物不断繁殖、生长，向周围组织蔓延，或经淋巴管、血管向全身组织和器官扩散。

**1.局部蔓延**　炎症局部的病原微生物可沿组织间隙或自然腔道向周围组织和器官扩散。如肾结核向下蔓延，可引起输尿管、膀胱等部位的结核，甚至蔓延到对侧输尿管和肾实质。

**2.淋巴管扩散**　炎症灶内病原微生物侵入淋巴管内，随淋巴液引流到局部淋巴结，引起局部淋巴结炎，如原发性肺结核，原发灶的结核分枝杆菌可经淋巴管扩散到支气管肺门淋巴结，引起淋巴结结核。

**3.血行扩散**　炎症灶内的病原微生物侵入血管随血流扩散，或毒素吸收入血，可引起菌血症、毒血症、败血症和脓毒血症。

(1)**菌血症**：细菌由局部病灶入血，但病人无全身中毒症状，从血液中可查到细菌。常发生在炎症的早期阶段，肝、脾和骨髓的吞噬细胞可组成一道防线，以清除细菌。

(2)**毒血症**：细菌的毒性产物或毒素被吸收入血。病人临床上出现高热和寒战等中毒症状，同时伴有心、肝、肾等实质细胞的变性或坏死。血培养查不到病原菌。

(3)**败血症**：毒性强的细菌由局部病灶入血后，大量繁殖并产生毒素，引起病人全身中毒症状和病理变化。除有毒血症的临床表现外，还常出现皮肤和黏膜的多发性出血斑点，以及肝、脾、淋巴结肿大等。从血液中可培养出细菌。

(4)**脓毒血症**：化脓菌引起的败血症可进一步发展为脓毒血症。病人全身多处组织器官中出现多发性栓塞性脓肿或转移性脓肿。

（李晓蕾）

> **思考题**

1.病人炎症局部的临床表现有哪些？其病理学基础是什么？

2.白细胞渗出是炎症反应最重要的特征，白细胞是如何到达炎症局部的？白细胞到达炎症局部后发挥哪些作用？

3.化脓性炎症分为哪些类型？并比较这几种类型的异同。

4.什么是肉芽肿性炎？举出3种其病变性质属于肉芽肿性炎的疾病。

ER 12-7

练习题

# 第十三章 | 肿 瘤

ER 13-1　教学课件

ER 13-2　思维导图

**学习目标**

1. 掌握：肿瘤、癌、肉瘤、癌前病变和原位癌的概念，肿瘤的异型性的概念及表现，肿瘤的生长方式和转移途径，良、恶性肿瘤的区别。

2. 熟悉：常见肿瘤的形态学特点和生物学行为。

3. 了解：恶性肿瘤的分级与分期，良、恶性肿瘤对机体的影响，肿瘤的命名与分类原则，癌和肉瘤的区别，肿瘤的病因和发病学。

4. 学会：观察常见肿瘤的肉眼形态特征及组织病变特点。

5. 具备：运用本章所学知识初步鉴别肿瘤性增生和炎性增生的能力。

肿瘤（tumor, neoplasm）是常见病、多发病，不同国家和地区的肿瘤流行情况有一定差别。全国死亡率最高的五大恶性肿瘤分别是肺癌、胃癌、肝癌、食管癌、结直肠癌。恶性肿瘤是我国居民死亡的主要原因之一。

ER 13-3

部分国家男性的肺癌死亡率和吸烟率

## 第一节 肿瘤的概述

### 一、肿瘤的概念

肿瘤是机体在各种致瘤因素作用下，细胞生长调控异常，导致局部的细胞异常增殖而形成的新生物，常表现为局部肿块。

肿瘤细胞的异常增殖具有以下特点：①分化不成熟，形态、代谢和功能均有异常。②生长具有相对自主性（autonomy），不受机体控制，生长迅速，即使致瘤因素被去除，仍能继续生长。③与机体不协调，而且有害无益。

### 二、肿瘤的形态

#### （一）肿瘤的肉眼形态

1. **形状**　肿瘤的形态多种多样，与其组织来源、发生部位、生长方式和良恶性密切相关。发生在实质器官和深部组织的良性肿瘤常呈结节状、分叶状或囊状等；发生在皮肤或黏膜表面的肿瘤常呈乳头状、息肉状、绒毛状、菜花状；恶性肿瘤多呈浸润性；皮肤或黏膜表面的肿瘤组织如坏死脱落可形成溃疡（文末彩图 13-1）。

2. **大小和数目**　肿瘤的大小不一，常单发，也可多发，如神经纤维瘤病的病人，身上可长几十个甚至数百个神经纤维瘤。小者甚至只有在显微镜下才能被发现，如原位癌（carcinoma in situ）；大者可重达数十千克。恶性肿瘤大多生长迅速，短期内即可带来不良后果，故体积一般不会很大。

3. **颜色和质地**　肿瘤的颜色和质地与其起源组织、细胞产物、继发改变等相关。如血管瘤常呈红色,质软;脂肪瘤常呈黄色,质软且有油腻感;恶性黑色素瘤细胞产生黑色素,所以肿瘤呈黑色;瘤组织发生坏死时变软,有钙质沉着(钙化)或骨质形成(骨化)时则变硬。

（二）肿瘤的镜下组织结构

肿瘤的组织成分包括实质（parenchyma）和间质（stroma）两部分。肿瘤的实质即肿瘤细胞的总称,是肿瘤的主要特异性成分,反映了肿瘤的起源、命名、性质、分类和良恶性。各种肿瘤的间质都是相似的,由纤维结缔组织和血管组成,没有特殊性,对实质起着支撑和营养的作用。

# 第二节　肿瘤的异型性

肿瘤组织无论在细胞形态还是组织结构上,都与其起源的正常组织有不同程度的差异,这种差异称为肿瘤的异型性（atypia）。肿瘤组织的成熟程度（即分化程度,在此指肿瘤的实质细胞与其来源的正常细胞和组织在形态和功能上的相似程度）决定肿瘤组织的异型性的大小。异型性小者,表示它和起源组织相似程度高,分化程度高,恶性程度低;异型性大者,表示它和起源组织相似程度低,分化程度低,恶性程度高。因此异型性的大小是诊断肿瘤,确定其良恶性的主要组织学依据。如异型性非常明显称为间变（anaplasia）,具有间变特征的肿瘤称为间变性肿瘤（anaplastic tumor）,为高度恶性肿瘤。

## 一、肿瘤组织结构的异型性

肿瘤组织结构的异型性是指肿瘤的实质和间质在空间排列方式上与正常组织的差异。良性肿瘤的细胞异型性不明显,其异型性主要表现在组织结构上,而恶性肿瘤的结构异型性和细胞异型性均很明显。如纤维瘤的瘤细胞和正常纤维细胞很相似,但是呈编织状,与正常纤维组织排列不同;胃腺癌细胞排列成大小不等、形状不规则的腺体或腺样结构,细胞极性紊乱、层数增多（文末彩图 13-2）。

## 二、肿瘤细胞的异型性

恶性肿瘤不仅有结构异型性,瘤细胞的异型性也相对明显,可有多种表现（文末彩图 13-3）。

**1. 细胞的多形性**　各个瘤细胞的形态和大小不一,可出现瘤巨细胞。

**2. 细胞核的多形性**　细胞核的体积增大,细胞核与细胞质体积的比值（核质比）增高[正常上皮细胞为 1:(4~6),恶性肿瘤细胞可接近 1:1],可出现巨核、双核、多核或奇异形核;核内 DNA 常增多,核染色深,染色质常呈分布不均的粗颗粒状,堆积在核膜下,使核膜显得增厚;核仁明显,体积增大,数目增多。

**3. 核分裂象增多**　恶性肿瘤的核分裂象增多,特别是当出现不对称性、多极性及顿挫性等病理性核分裂象时,对于诊断恶性肿瘤具有重要的意义。

**4. 细胞质的改变**　由于瘤细胞的胞质内核蛋白体增多,细胞质嗜碱性增强,并可因为瘤细胞产生的异常分泌物或代谢产物（如激素、黏液、糖原、脂质、角质和色素等）而具有不同特点。

# 第三节　肿瘤的生长与扩散

案例导入

病人,女性,50 岁,洗澡时发现左侧乳房近腋窝处有一个鸡蛋大小的肿块,不能推动,且同侧腋窝淋巴结肿大。经乳腺钼靶 X 线检查见到从肿块边缘发出的放射状线影。手术切除见灰白色肿块，与周围正常乳腺组织境界不清。镜下观察瘤细胞形态各异，形成实性细胞巢，可见病理性核分裂象。摘除淋巴结所见同肿瘤组织。

**请思考**：该病人的病理诊断及诊断依据是什么？

## 一、肿瘤的生长方式

### （一）肿瘤的生长方式

**1. 膨胀性生长**（expansive growth）　多数实质器官的良性肿瘤呈膨胀性生长，其生长速度缓慢，随着肿瘤体积增大，推挤周围正常组织，常呈结节状，与周围组织界限清楚，位于皮下者触诊时可以推动，便于手术摘除，不易复发。这种生长方式的肿瘤对局部器官、组织的影响主要为挤压或阻塞，一般不明显破坏器官的结构和功能。

**2. 外生性生长**（exophytic growth）　生长在体表、体腔（如胸腔、腹腔）或者自然腔道（如泌尿道、消化道）表面的上皮组织来源的肿瘤，常向表面生长，形成突起的乳头状、息肉状、蕈状或菜花状的肿物，这种生长方式称为外生性生长。良性肿瘤和恶性肿瘤均可呈外生性生长，但恶性肿瘤在外生性生长的同时伴基底部侵袭性生长。

**3. 侵袭性生长**（invasive growth）　多数恶性肿瘤呈侵袭性生长。肿瘤组织如树根入土般迅速生长，侵入并破坏周围组织，没有完整被膜（或原有被膜已破坏），与周围正常组织无明显界限，触诊时活动度小，手术时通常需要扩大切除肿瘤，术后易复发。

### （二）肿瘤的生长速度

肿瘤以肿瘤细胞持续不断分裂、增殖为基础生长，瘤细胞生成大于丢失。恶性肿瘤的生长速度一般较快，特别是分化越低的肿瘤，生长越快。良性肿瘤的生长速度一般较慢，如良性肿瘤短期内迅速增大，则预示有恶变的可能。

### （三）肿瘤的演进和异质性

恶性肿瘤在生长过程中，其生长速度加快，浸润周围组织和转移等侵袭性增加的现象称为肿瘤的演进（progression）。肿瘤的演进与它获得越来越大的异质性（heterogeneity）有关。恶性肿瘤是由恶变的细胞单克隆性增殖形成的肿瘤细胞群，经过多次分裂、繁殖产生的子代细胞，可出现不同程度的基因改变或其他大分子的改变，形成在生长速度、侵袭能力、对生长信号的反应以及对放疗、化疗敏感性等方面均有所不同的肿瘤细胞亚群，即具有各自特性的亚克隆，这种现象称为肿瘤的异质性。在肿瘤的演进过程中，具有生长优势和较强侵袭力的细胞压倒了没有生长优势和侵袭力弱的细胞。

## 二、肿瘤的扩散

恶性肿瘤可通过多种途径扩散到其他部位继续生长。肿瘤扩散是恶性肿瘤最重要的生物学特征之一。

### （一）直接蔓延

瘤细胞沿着组织间隙、淋巴管、血管或神经束，侵入并破坏邻近正常器官、组织连续生长，称为直接蔓延（direct extension）。例如晚期乳腺癌直接蔓延可穿过胸肌、胸腔至肺部。

### （二）转移

恶性肿瘤细胞从原发部位侵入淋巴管、血管或体腔，迁徙到其他部位继续生长，形成与原发瘤同样类型的肿瘤，这个过程称为转移（metastasis）。所形成的肿瘤称为转移瘤或继发瘤。良性肿瘤不转移，只有恶性肿瘤才可能发生转移。常见的转移途径有以下几种：

**1. 淋巴转移**　瘤细胞侵入淋巴管后，随淋巴液到达局部淋巴结（文末彩图13-4）。瘤细胞到达局部淋巴结后，先聚集于边缘窦，而后累及整个淋巴结，使淋巴结肿大，质地变硬，切面常呈灰白色。例如乳腺外上象限发生的乳腺癌首先到达同侧腋窝淋巴结，可随着淋巴循环转移至下一站的其他淋巴结（锁骨上、颈部淋巴结），最后可经胸导管进入血流再继发血行转移。

2. **血行转移**　瘤细胞侵入血管后可随血流到达远处的器官并继续生长，形成转移瘤（文末彩图13-5）。由于动脉内压力高且管壁较厚，故瘤细胞多经小静脉入血，少数也可经淋巴管入血。血行转移的运行途径与栓子运行途径相同，即侵入体循环静脉的肿瘤细胞经右心转移到肺；侵入肺静脉的肿瘤细胞经左心沿主动脉血流到达全身各器官；侵入门静脉系统的肿瘤细胞转移到肝脏。血行转移虽可见于许多器官，但最常见的是肺，其次是肝。故临床上判断有无血行转移，以确定病人的临床分期和治疗方案时，应做肺部的X线检查及肝的超声等影像学探查。转移瘤常为多个散在于器官表面、边界清楚的结节（文末彩图13-6）。位于器官表面的转移瘤结节中央出血、坏死而下陷，可形成癌脐。

3. **种植转移**　发生于体腔内器官的恶性肿瘤侵及器官表面时，瘤细胞可以脱落，像播种一样种植在体腔其他器官的表面，形成多个的转移瘤，这种转移方式称为种植转移。种植转移常见于腹腔器官的恶性肿瘤。如胃的印戒细胞癌破坏胃壁侵及浆膜后，可种植到大网膜、腹膜、腹腔器官甚至盆腔器官如子宫、卵巢等处。转移至卵巢者，可见双侧卵巢增大，镜下可见印戒细胞癌呈弥漫性浸润。此外，手术也可能造成种植转移，应竭力避免。

### 三、恶性肿瘤的分级与分期

肿瘤的分级和分期是临床制订治疗方案和判断病人预后的重要指标，通常分级、分期越高的病人，其生存率（临床通常用5年生存率、10年生存率来统计肿瘤对治疗的反应和恶性行为）越低。

#### （一）分级

分级是根据恶性肿瘤的分化程度、异型性、核分裂象的数目等来确定恶性程度的级别。目前一般采用三级分级法，即Ⅰ级为分化良好（高分化），属低度恶性；Ⅱ级为分化中等（中分化），属中度恶性；Ⅲ级为分化低（低分化），属高度恶性。

ER 13-4

乳腺癌TNM
分期

#### （二）分期

分期是恶性肿瘤的生长范围和播散程度。国际上广泛采用TNM分期法：$T_1 \sim T_4$表示原发肿瘤的大小及范围（Tis代表原位癌）；$N_0 \sim N_3$表示区域淋巴结受累情况；$M_0 \sim M_1$表示有无远处转移（文末彩图13-7）。

## 第四节　肿瘤对机体的影响

### 一、良性肿瘤对机体的影响

良性肿瘤生长缓慢，不浸润，不转移，一般对机体的影响相对较小，主要表现为局部压迫和阻塞症状。如颅内的良性肿瘤可压迫脑组织引起颅内压增高和相应的神经系统症状；消化道平滑肌瘤，可引起肠梗阻或肠套叠。此外，内分泌腺的良性肿瘤则常因能引起激素分泌过多而产生影响，如胰岛细胞瘤分泌过多的胰岛素，可引起阵发性血糖过低；垂体前叶的垂体腺瘤可引起巨人症或肢端肥大症等。

### 二、恶性肿瘤对机体的影响

1. **压迫、阻塞和破坏周围组织**　恶性肿瘤除了对其周围组织器官产生压迫和阻塞作用外，如食管癌可引起进行性吞咽困难，还因恶性肿瘤生长较快且呈侵袭性生长，破坏周围组织器官的结构和功能，如骨肉瘤可破坏正常骨质导致病理性骨折，肺癌可压迫并浸润周围肺组织（文末彩图13-8）。

**2.并发症** 恶性肿瘤如侵及血管可引起出血；恶性肿瘤生长迅速，常因缺血缺氧而发生坏死并继发感染；肿瘤累及神经，可引起顽固性疼痛；肿瘤产物或合并感染可引起发热。

**3.恶病质** 恶性肿瘤晚期病人常发生恶病质，表现为极度消瘦、无力、贫血、厌食和全身衰竭的状态。恶病质的发生机制可能主要是肿瘤组织本身生长迅速，消耗机体大量的营养物质，病人缺乏食欲，进食减少、出血、感染、发热，肿瘤组织坏死所产生的毒性产物等可引起机体的代谢紊乱。

**4.副肿瘤综合征** 有些肿瘤病人的症状和体征不能用原发肿瘤或转移瘤直接来解释，而是由肿瘤的产物或者异常免疫反应等原因间接引起，称为副肿瘤综合征，包括皮肤、肌肉、神经、造血、骨关节、内分泌、消化和泌尿等系统的异常。异位内分泌综合征属于副肿瘤综合征，主要指一些由非内分泌腺肿瘤产生和分泌的激素或激素类物质，即异位激素，所引起的内分泌紊乱的症状。如肺燕麦细胞癌会引起抗利尿激素分泌失调。认识此种综合征的意义在于它可能是一些隐匿肿瘤的早期表现，可由此及时发现早期肿瘤。不要误认为这些系统的改变是由肿瘤转移所致，如肿瘤治疗有效，这些综合征可减轻或消失，因此有十分重要的临床意义。

## 三、良性肿瘤与恶性肿瘤的区别

良性肿瘤和恶性肿瘤在生物学特点、对机体的影响上是明显不同的。区别良性肿瘤与恶性肿瘤，对于正确的诊断、治疗和评估预后具有非常重要的意义。良性肿瘤与恶性肿瘤的区别见表13-1。

判断良、恶性肿瘤要根据实际情况综合多方面依据，才能得出正确结论。如血管瘤虽然是良性肿瘤，但是无包膜，且呈侵袭性生长；基底细胞癌虽然是恶性肿瘤，但是生长缓慢、术后不易复发且很少发生转移。此外，良性肿瘤与恶性肿瘤间有时并无绝对界限，有些肿瘤的组织形态和生物学行为可以介乎两者之间，称为交界性肿瘤（borderline tumor），如卵巢交界性浆液性乳头囊腺瘤。

表13-1 良性肿瘤与恶性肿瘤的区别

| | 良性肿瘤 | 恶性肿瘤 |
| --- | --- | --- |
| 分化程度 | 分化好，异型性小 | 分化不好，异型性大 |
| 核分裂象 | 无或稀少，不见病理性核分裂象 | 多见，并可见病理性核分裂象 |
| 生长速度 | 缓慢 | 较快 |
| 生长方式 | 膨胀性或外生性生长 | 浸润性或外生性生长伴浸润性生长 |
| 继发改变 | 少见 | 常发生出血、坏死、溃疡形成等 |
| 转移 | 不转移 | 常有转移 |
| 复发 | 不复发或很少复发 | 易复发 |
| 对机体影响 | 较小，主要为局部压迫或阻塞作用。如发生在重要器官也可引起严重后果 | 较大，破坏原发部位和转移部位的组织；坏死、出血合并感染；恶病质 |

## 第五节 肿瘤的命名与分类

人体几乎任何组织都可发生肿瘤，复杂多样，因此对肿瘤进行科学的命名和分类，不仅是病理诊断的重要内容，也是规范肿瘤防治及研究工作的先决条件。

## 一、肿瘤的命名

### （一）肿瘤命名的一般原则

一般根据肿瘤的组织起源或者细胞类型以及生物学行为结合生长部位来命名。

**1.良性肿瘤的命名** 良性肿瘤一般称为瘤，其命名方式为"生长部位＋起源组织名称＋瘤"，如乳腺腺瘤、皮肤纤维瘤、子宫平滑肌瘤等。有时还结合肿瘤的形态学特点命名，如卵巢乳头状囊腺瘤。

**2.恶性肿瘤的命名**

（1）来源于上皮组织的恶性肿瘤统称为癌（carcinoma），其命名方式为"生长部位＋上皮组织名称＋癌"，如胃腺癌、食管鳞状细胞癌等。有的癌不止由一种上皮组织分化而来，如肺腺鳞癌。有时还结合肿瘤的形态学特点命名，如黏液性卵巢乳头囊腺癌。

（2）来源于间叶组织（包括纤维结缔组织、脂肪、肌肉、脉管、骨、软骨组织等）的恶性肿瘤统称为肉瘤（sarcoma），其命名方式为"生长部位＋间叶组织名称＋肉瘤"，如皮肤纤维肉瘤、小腿横纹肌肉瘤等。

同时具有癌和肉瘤两种成分的恶性肿瘤，称为癌肉瘤（carcinosarcoma）。恶性肿瘤包括癌和肉瘤，但一般人所说的癌症（cancer），习惯上常泛指所有恶性肿瘤。

### （二）肿瘤命名的特殊情况

有些肿瘤的命名由来已久，不按上述原则命名。

**1. 以"母细胞"命名** 来源于幼稚组织及神经组织的肿瘤称为母细胞瘤，多数是恶性，如神经母细胞瘤、髓母细胞瘤、肾母细胞瘤等；少数为良性，如脂肪母细胞瘤、血管母细胞瘤等。

**2. 以"病"或"瘤病"命名** 如白血病脂肪瘤病、神经纤维瘤病，"瘤病"表示多发性肿瘤等。

**3. 在良性肿瘤名称前冠以"恶性"二字** 有些恶性肿瘤成分复杂或由于习惯沿袭，则在肿瘤的名称前加"恶性"二字，如恶性脑膜瘤、恶性黑色素瘤等。

**4. 以瘤命名的恶性肿瘤** 如淋巴瘤、内胚窦瘤、无性细胞瘤、精原细胞瘤等。

**5. 以人名命名的恶性肿瘤** 如霍奇金淋巴瘤（Hodgkin lymphoma）、尤因肉瘤（Ewing sarcoma）等。

**6. 以肿瘤形态来命名** 如肺燕麦细胞癌、骨巨细胞瘤等。

**7. 畸胎瘤** 胚胎性肿瘤，根据分化程度可分为成熟（良性）和未成熟（恶性）畸胎瘤两种。

## 二、肿瘤的分类

肿瘤的分类主要依据其组织发生及生物学行为，详见表 13-2。

表 13-2　常见肿瘤的分类

| 组织来源 | 良性肿瘤 | 恶性肿瘤 | 组织来源 | 良性肿瘤 | 恶性肿瘤 |
|---|---|---|---|---|---|
| 1. 上皮组织 | | | 3. 淋巴造血组织 | | |
| 鳞状细胞 | 鳞状细胞乳头状瘤 | 鳞状细胞癌 | 淋巴细胞 | | 淋巴瘤 |
| 基底细胞 | | 基底细胞癌 | 造血细胞 | | 白血病、多发性骨髓瘤 |
| 移行细胞（尿路上皮） | 移行细胞乳头状瘤 | 移行细胞癌 | 4. 神经组织 | | |
| | | | 神经鞘细胞 | 神经鞘瘤 | 恶性神经鞘瘤 |
| 腺上皮细胞 | 腺瘤 | 腺癌 | 胶质细胞 | 胶质细胞瘤（Ⅰ、Ⅱ级） | 胶质细胞瘤（Ⅲ、Ⅳ级） |
| 2. 间叶组织 | | | 神经细胞 | 节细胞神经瘤 | 神经母细胞瘤 |
| 纤维组织 | 纤维瘤 | 纤维肉瘤 | 脑膜组织 | 脑膜瘤 | 恶性脑膜瘤 |
| 脂肪组织 | 脂肪瘤 | 脂肪肉瘤 | 5. 其他肿瘤 | | |
| 平滑肌组织 | 平滑肌瘤 | 平滑肌肉瘤 | 胎盘滋养细胞 | 葡萄胎 | 侵蚀性葡萄胎、绒毛膜上皮癌 |
| 横纹肌组织 | 横纹肌瘤 | 横纹肌肉瘤 | 生殖细胞 | | 精原细胞瘤、无性细胞瘤、胚胎性癌 |
| 血管组织 | 血管瘤 | 血管肉瘤 | | | |
| 淋巴管组织 | 淋巴管瘤 | 淋巴管肉瘤 | 性索组织 | 支持-间质细胞瘤 | 恶性支持-间质细胞瘤 |
| 骨组织 | 骨瘤 | 骨肉瘤 | | | |
| 软骨组织 | 软骨瘤 | 软骨肉瘤 | 3 个胚层组织 | 畸胎瘤 | 恶性畸胎瘤 |
| 滑膜组织 | 滑膜瘤 | 滑膜肉瘤 | | | |
| 间皮 | 间皮瘤 | 恶性间皮瘤 | 黑色素细胞 | 黑色素细胞痣 | 恶性黑色素瘤 |

## 三、癌与肉瘤的区别

癌和肉瘤分别是来源于上皮组织和间叶组织的恶性肿瘤，正确掌握如何区分两者的病理变化和临床特点有助于临床的诊断和治疗。癌和肉瘤的鉴别见表13-3。

表13-3　癌和肉瘤的鉴别

| | 癌 | 肉瘤 |
| --- | --- | --- |
| 组织来源 | 上皮组织 | 间叶组织 |
| 发病率 | 较常见，约为肉瘤的9倍，多见于40岁以上成人 | 较少见，大多见于青少年 |
| 大体特点 | 质较硬、色灰白、较干燥 | 质软、色灰红、湿润、呈鱼肉状 |
| 组织学特点 | 多形成癌巢，实质与间质分界清楚，纤维组织常有增生 | 肉瘤细胞多弥漫分布，实质与间质分界不清，间质内血管丰富，纤维组织少 |
| 网状纤维 | 癌巢被网状纤维包绕，但癌细胞间多无网状纤维 | 肉瘤细胞间多有网状纤维 |
| 转移途径 | 多经淋巴转移 | 多经血行转移 |

# 第六节　癌前疾病（或病变）、异型增生和原位癌

肿瘤的发生是一个逐渐演变的过程，上皮组织从正常细胞发展到恶性肿瘤常经过：异型增生→原位癌→浸润癌。

## 一、癌前疾病（或病变）

某些疾病（或病变）虽然本身不是恶性肿瘤，但是具有发展为恶性肿瘤的潜能，其存在增加了病人发生相关恶性肿瘤的风险。这些疾病或病变称为癌前疾病（precancerous disease）或癌前病变（precancerous lesion）。癌前疾病（或病变）分为遗传性和获得性两大类。遗传性肿瘤综合征病人的某些基因和染色体异常，会增加其患肿瘤的风险。获得性疾病（或病变）可能与某些炎症或生活习惯相关。虽然并非所有癌前疾病（或病变）都必然转变为癌，但是早期发现与及时治愈癌前疾病（或病变），对肿瘤的防治具有非常重要的意义。常见的癌前疾病（或病变）有以下几种：

1. **黏膜白斑**　常发生在口腔、食管、宫颈及外阴等处黏膜。因肉眼观上呈白色斑块，故称白斑。主要病理变化是黏膜的鳞状上皮过度增生和过度角化，并出现一定的异型性。如长期不愈就有可能转变为鳞状细胞癌。

2. **慢性萎缩性胃炎伴肠上皮化生及胃溃疡**　慢性萎缩性胃炎伴肠上皮化生与胃癌的发生有一定关系，如久治不愈可发生癌变。慢性胃溃疡时溃疡边缘的黏膜因受刺激而不断增生，其癌变率大约为1%。

3. **慢性溃疡性结肠炎**　这种结肠的炎性病变，在反复溃疡和黏膜增生的基础上可发生结肠腺癌。

4. **结肠、直肠的腺瘤**　较为常见，可以单发或多发，有管状腺瘤、绒毛状腺瘤等。绒毛状腺瘤更易癌变。尤其多发性病人常有家族史，发生癌变的机会更大。

5. **皮肤慢性溃疡**　经久不愈的皮肤溃疡和瘘管，由于长期慢性刺激，表皮鳞状上皮增生和不典型增生，可发生癌变。

6. **乳腺纤维囊性病**　常见于40岁左右的妇女，由内分泌失调引起，主要表现为乳腺导管囊性扩张及乳腺小叶导管上皮细胞的增生、大汗腺化生，伴有导管上皮不典型增生者较易发生癌变。

7. **慢性宫颈炎伴宫颈上皮内瘤变**　在慢性宫颈炎的基础上伴发宫颈上皮内瘤变，少数病例可变为宫颈鳞状细胞癌。

## 二、异型增生和原位癌

以前常用不典型增生（atypical hyperplasia）来描述上皮细胞增生且呈现异型性，但是这种病变不仅见于肿瘤性病变，还可见于炎症等刺激造成的反应性不典型增生，所以近年来学术界更倾向于使用异型增生（dysplasia）来描述肿瘤性的不典型增生。表现为细胞排列较乱，极性消失。增生的细胞形态、大小不一，核大而浓染，核质比增大，核分裂可增多，但多呈正常核分裂象。根据其异型增生的程度和/或累及范围可分为轻、中、重3级。轻度异型增生只累及上皮层的下1/3；中度的异型增生累及上皮层的下2/3；重度异型增生累及上皮层的2/3以上，但未累及上皮全层；如累及上皮全层，但未突破基底膜向下浸润，称为原位癌（文末彩图13-9）。异型增生的上皮并非总是进展为癌。在病因消除后，某些未累及上皮全层的异型增生可能会逆转。原位癌是一种早期癌，如能被早期发现，经恰当治疗，可防止其突破基底膜向下浸润，发展为浸润癌，从而提高治愈率。

目前，多采用上皮内瘤变这一术语来描述上皮从异型增生到原位癌这一连续过程，且多采用两级分类法。如胃肠道黏膜的低级别上皮内瘤变（轻度异型增生和中度异型增生）、高级别上皮内瘤变（重度异型增生和原位癌）。引入此概念是因为重度异型增生和原位癌在病理诊断上难以截然分开，且临床治疗原则也是基本一致。

# 第七节　肿瘤的病因学和发病学

## 一、肿瘤的病因学

关于肿瘤的病因，多年来进行了广泛的研究，至今尚未完全阐明。随着分子生物学的迅速发展，肿瘤从本质上说是基因病，主要诱因是外界致瘤因素和机体内在因素两方面。

### （一）外界致瘤因素

**1. 化学致瘤因素**　目前已确认1 000多种化学物质有致瘤作用，可分为直接致瘤因素和间接致瘤因素。

**（1）直接致瘤因素**：较少见，这类化学物质不需要在体内代谢转化即可致瘤，一般作用较弱，致瘤时间较长。

1）烷化剂与酰化剂：环磷酰胺、亚硝基脲等抗肿瘤药，可在使用相当长时间以后诱发第二种恶性肿瘤，通常是粒细胞白血病。类风湿性关节炎等非肿瘤病人，应用此类药物后发生恶性肿瘤的概率有所增加。因此这类药物应谨慎使用。

2）其他直接致瘤物：镍、铬、镉、铍等金属元素也有致瘤的作用，如炼镍、炼铬的工人肺癌发病率明显增高。一些有机物、非金属也可致瘤，如苯可诱发白血病；砷可致皮肤癌等。

**（2）间接致瘤因素**：较多见，这类化学物质需要在体内代谢活化才可致瘤。

1）多环芳烃类化合物：存在于煤焦油、内燃机废气、石油、沥青烟雾、烟草烟雾、烟熏和烧烤的鱼肉食品中，以3,4-苯并芘、1,2,5,6-双苯并蒽、3-甲基胆蒽等作用特别强。小剂量3,4-苯并芘涂抹皮肤可诱发皮肤癌，皮下注射可引起纤维肉瘤。近年来肺癌的发生率日益增加，与吸烟和工业城市严重的大气污染有密切关系。某些地区胃癌的发病率较高可能和烟熏、烧烤的鱼肉食品中含多环芳烃有一定关系。

2）芳香胺类与氨基偶氮染料：如印染厂、橡胶厂工人长期接触乙苯胺、联苯胺、4-氨基联苯等芳香胺类物质，与膀胱癌发生率较高有关。食品工业中曾使用过的奶油黄和猩红属氨基偶氮染料，可引起肝细胞性肝癌。

3）亚硝胺类：亚硝胺类物质致癌谱广、致癌性强，且可通过胎盘传给子代。其前体亚硝酸盐可作为肉、鱼类食品的保存剂与着色剂进入人体；也可由细菌分解硝酸盐产生。我国河南林县的流行病学调查表明，该地食管癌发病率很高与腌制的蔬菜中亚硝酸盐高含量有关。

4）真菌毒素：在高温潮湿地区，黄曲霉菌广泛存在于霉变食品中，尤以霉变的玉米、花生及谷类含量最多。其中黄曲霉毒素 B1 的致癌性最强，据估计其致癌强度比二甲基亚硝胺大 75 倍，比奶油黄大 900 倍，可诱发肝细胞性肝癌。

**2. 物理致瘤因素** 已证实的物理性致瘤因素主要是电离辐射（X 射线、γ 射线和粒子辐射）和紫外线。如影像科医护人员长期接触 X 射线而又无必要的防护措施时，常可发生手部放射性皮炎以致皮肤癌。在出生前后接受过 X 线照射的儿童急性白血病的发生率增高。紫外线长期过度照射可引起皮肤的基底细胞癌、鳞状细胞癌和恶性黑色素瘤。照射后色素不增加的有色人种和白种人尤其易发生。

**3. 生物性致瘤因素**

（1）**病毒**：致瘤病毒中 1/3 为 DNA 病毒，2/3 为 RNA 病毒。乙型肝炎病毒（HBV）与肝细胞癌的发生关系密切。人乳头瘤病毒（HPV）与人类上皮组织起源肿瘤（宫颈和肛门生殖器区域的鳞状细胞癌）密切相关。EB（Epstein-Barr）病毒（EBV）与伯基特（Burkitt）淋巴瘤、鼻咽癌及多种淋巴瘤有关。人类 T 细胞白血病 / 淋巴瘤病毒 I（HTLV-1）与主要流行于日本和加勒比海地区的成人 T 细胞白血病 / 淋巴瘤（ATLL）相关。

（2）**细菌**：幽门螺杆菌（HP）感染与胃癌的发生有密切关系。

（3）**寄生虫**：日本血吸虫病与结肠癌的发生有关，华支睾吸虫病与肝癌的发生有关，埃及血吸虫病与膀胱癌的发生有关。

**（二）内在致瘤因素**

**1. 遗传因素** 只有少数肿瘤表现为直接遗传。大多数肿瘤的发生，遗传因素的作用表现在对致瘤因素的敏感性和倾向性。

（1）**呈常染色体显性遗传的肿瘤**：结肠多发性腺瘤性息肉本身不是恶性肿瘤，但恶变率极高，常发展为多发性结肠腺癌，还有视网膜母细胞瘤、肾母细胞瘤和神经母细胞瘤等这些癌前疾病和肿瘤都属单基因遗传，以常染色体显性遗传的规律出现，与此类病人的抑癌基因的失活有关。

（2）**呈常染色体隐性遗传的肿瘤**：如着色性干皮病病人经紫外线照射后常患皮肤鳞状细胞癌、基底细胞癌或黑色素瘤；毛细血管扩张性共济失调症病人较易发生急性白血病和淋巴瘤。这些肿瘤病人常伴有某种遗传缺陷，如染色体缺陷、免疫缺陷等。

（3）**遗传因素与环境因素在肿瘤发生中起协同作用的肿瘤**：如乳腺癌、食管癌、胃癌、肝癌、肠癌、鼻咽癌、黑色素瘤等，虽然有家族史和遗传倾向，但是环境因素的作用更为重要。

**2. 免疫因素** 机体免疫状态对肿瘤的发生、发展、疗效和预后起着十分重要的作用，免疫功能低下者更易患肿瘤。如幼儿（免疫功能不成熟）和老年人（免疫功能衰退）的肿瘤发病率高于其他年龄段；免疫缺陷（艾滋病）或大量使用免疫抑制剂者，其癌症患病率明显增高；在癌间质中发现大量淋巴细胞浸润者的预后通常较好。

**3. 种族因素** 某些肿瘤的发生有明显的种族差异。如我国广东省、广西壮族自治区、四川省、福建省及台湾地区鼻咽癌较其他地区发病率高，移居海外的华裔其发病率也高于当地人；乳腺癌在欧美国家发病率相对较高；日本、冰岛等国的胃癌更多见。这可能受不同的地理环境、生活及饮食习惯、遗传等诸多因素的影响。

**4. 性别和年龄因素** 生殖器官肿瘤、甲状腺肿瘤、乳腺肿瘤和胆囊癌等病女性的发病率高于男性，而食管癌、胃癌、肠癌、肝癌、鼻咽癌和肺癌等病男性更为高发。除了激素影响外，主要还与其职业、环境等因素导致较多接触致瘤因素相关。

年龄对肿瘤的发生也有一定影响。如神经母细胞瘤、肾母细胞瘤、髓母细胞瘤等好发于儿童；骨肉瘤、横纹肌肉瘤好发于青年；而大部分癌以老年人更为常见。

**5. 激素因素**　某些肿瘤的发生、发展与病人机体内分泌功能紊乱有一定关系。如雌激素过多与乳腺癌、子宫内膜癌相关；垂体前叶激素可促进肿瘤的发生和转移；肾上腺皮质激素可抑制某些造血系统肿瘤的生长与扩散。

## 二、肿瘤的发病机制

肿瘤的发病机制是人类一直热衷于探索的极其复杂的问题。近年来在研究肿瘤发生的分子学方面取得了一定进展，现公认的观点包括原癌基因的激活、抑癌基因的灭活或丢失、凋亡、调节基因和 DNA 修复基因功能紊乱等。

**1. 原癌基因的激活**　原癌基因在正常状态下不表达或表达水平较低，无致癌性。在致癌因素的作用下，细胞内的原癌基因可被激活，成为有致癌活性的癌基因。原癌基因的激活主要是通过基因位点突变（可促进细胞持续增殖）、基因扩增（如乳腺癌中 *HER2* 基因的扩增）、染色体转位（可致原癌基因的结构、功能或表达异常）等方式。

**2. 抑癌基因的灭活或丢失**　抑癌基因是正常细胞内存在的一大类可抑制细胞生长，促进细胞分化并有潜在抑制癌变作用的基因群（如 *RB*、*p53* 和 *p16* 等）。在某些致癌因素的作用下，抑癌基因也可发生突变、缺失或失活，其抑癌功能丧失，而致细胞分化不成熟、失控性增殖，形成肿瘤。

**3. 凋亡调节基因功能紊乱**　细胞凋亡受复杂的分子机制调控，通过促凋亡基因和抗凋亡基因的复杂相互作用实现，凋亡调节基因功能紊乱，调节途径发生障碍，可导致凋亡抵抗，进而促使肿瘤形成。

**4. DNA 修复基因功能障碍**　DNA 修复基因功能障碍时，可致 DNA 损伤不能得以正确、有效地修复，并可能作用于肿瘤的发生。

综上所述，致瘤因子引起原癌基因激活、抑癌基因的灭活或丢失、凋亡调节基因和 DNA 修复基因功能紊乱，使细胞出现多克隆性增殖，随着基因损伤而发展为单克隆性增殖，进而演进，获得了浸润和转移的能力（文末彩图 13-10）。

# 第八节　常见肿瘤举例

## 一、上皮组织肿瘤

起源于上皮组织（包括被覆上皮与腺上皮）的肿瘤最为常见，其中恶性上皮组织肿瘤（癌）对人类的危害最大。

### （一）上皮组织良性肿瘤

**1. 乳头状瘤**（papilloma）　由鳞状上皮、变移上皮等被覆上皮起源。肉眼观：向表面呈外生性生长，形成许多手指状或乳头状突起，也可呈菜花状或绒毛状。肿瘤的根部常有蒂与正常组织相连。镜下观：乳头的轴心由血管和结缔组织等间质构成，其表面覆盖增生的肿瘤细胞构成肿瘤实质（文末彩图 13-11）。发生在膀胱、外阴及阴茎等处的乳头状瘤常与 HPV 感染相关，较易复发，且易恶变而形成乳头状癌。

**2. 腺瘤**（adenoma）　由腺上皮发生的良性肿瘤，发生于腺体内时呈膨胀性生长，与周围正常组织分界清楚，常有完整包膜，多见于甲状腺、卵巢、乳腺、涎腺等处。发生于皮肤、黏膜时，多呈外生性生长，无包膜，如肠息肉状腺瘤。根据腺瘤的组成成分或形态特点，又可将其分为纤维腺瘤、囊腺瘤、多形性腺瘤和息肉状腺瘤等类型。

（1）**纤维腺瘤**（fibroadenoma）：腺上皮细胞和大量纤维结缔组织增生。常发生于女性乳腺，即乳腺纤维腺瘤。

（2）**囊腺瘤**（cystadenoma）：腺瘤组织中的腺体分泌物潴留，腺腔逐渐扩大并互相融合成单房或多房的大小不等的囊腔，常发生于卵巢，偶见于甲状腺及胰腺，如卵巢浆液性、黏液性囊腺瘤（文末彩图13-12）。可伴有腺上皮向囊腔内呈乳头状增生为浆液性乳头状囊腺瘤，较易发生恶变，转化为浆液性囊腺癌。

（3）**多形性腺瘤**（pleomorphic adenoma）：由腺组织、黏液样及软骨样组织等多种成分混合组成，常见于涎腺，过去称之为混合瘤。本瘤虽生长缓慢，但切除后较易复发。

（4）**息肉状腺瘤**（polypous adenoma）：常见于胃肠道黏膜，呈息肉状，有蒂与黏膜相连，其中表面呈乳头状或绒毛状者恶变率较高。

### （二）上皮组织恶性肿瘤

由上皮发生的恶性肿瘤称为癌，多见于老年人，是人类最常见的一类恶性肿瘤。癌的常见类型有以下几种：

**1. 鳞状细胞癌**（squamous cell carcinoma）　简称鳞癌，常发生在身体原有鳞状上皮覆盖的部位，如皮肤、口腔、唇、宫颈、阴道、食管、喉、阴茎等处。有些部位如支气管、胆囊及肾盂等处不由鳞状上皮覆盖，但可通过鳞状上皮化生而发生鳞状细胞癌。肉眼观：常呈菜花状，癌组织表面易坏死、脱落形成溃疡，且同时向周围呈侵袭性生长。镜下观：分化好的鳞状细胞癌，在癌巢的中央可出现层状的角化物，称为角化珠（keratin pearl）或癌珠（文末彩图13-13）。细胞异型性小，细胞间还可见到细胞间桥。分化较差的鳞状细胞癌无角化珠形成，甚至也无细胞间桥，瘤细胞呈明显的异型性并可见病理性核分裂象。居于上述两者之间的为中分化鳞状细胞癌。

**2. 基底细胞癌**（basal cell carcinoma）　由基底细胞发生，多见于老年人面部如眼睑、脸颊及鼻翼等处。癌巢主要由浓染的基底细胞样的癌细胞构成，本癌生长缓慢，表面常形成溃疡，并可浸润、破坏局部深层组织，但很少发生转移，对放射治疗很敏感，临床上呈低度恶性。

**3. 尿路上皮癌**（urothelial carcinoma）　来自膀胱或肾盂等处的变移上皮，常呈多发性乳头状。镜下观：癌细胞似变移上皮，呈多层（6层以上）排列，异型性明显。临床上表现为无痛性肉眼血尿。

**4. 腺癌**（adenocarcinoma）　由腺上皮发生的恶性肿瘤，常见于胃肠、胆囊、子宫体等。癌细胞形成大小不等、形状不一、排列不规则的腺样或乳头状结构。当腺癌伴有大量乳头状结构时称为乳头状腺癌；腺腔高度扩张呈囊状的腺癌称为囊腺癌；伴乳头性生长的囊腺癌称为乳头状囊腺癌。有的癌细胞能分泌黏液，起初黏液聚集在癌细胞内，将核挤向一侧，使该细胞呈印戒状，故称之为印戒细胞（signet-ring cell）。而后腺腔内堆积黏液，并可由于腺体的崩解而形成黏液池，印戒状癌细胞漂浮其中，以印戒细胞为主要成分的癌称为印戒细胞癌（signet-ring cell carcinoma）（文末彩图13-14）。

ER 13-5

胃腺癌

## 二、间叶组织肿瘤

### （一）间叶组织良性肿瘤

**1. 纤维瘤**（fibroma）　常见于四肢及躯干的皮下等处。肉眼观：呈结节状，与周围组织分界明显，多有包膜。切面呈灰白色，质地硬且较韧，可见编织状条纹。镜下观：可见胶原纤维呈束状、编织状，纤维间含有细长的纤维细胞（文末彩图13-15）。常生长缓慢，手术摘除后不易复发。

**2. 脂肪瘤**（lipoma）　常见于背、肩、颈及四肢近端的皮下组织。外观常为分叶状，有包膜，质地柔软，切面色淡黄，似正常的脂肪组织。镜下结构与正常脂肪组织的主要区别在于有无包膜。脂肪瘤病人一般无明显症状，很少恶变，手术切除后不易复发。

**3. 脉管瘤**　可分为血管瘤（hemangioma）及淋巴管瘤（lymphangioma）两类。血管瘤可以生在任何部位，以皮肤最为常见。多发生于儿童，先天性常见，一般随身体的发育而长大，成年后即停止发展，甚至可以自然消退。淋巴管瘤由增生的淋巴管构成，内含淋巴液。淋巴管可呈囊性扩大并互相融合，内含大量淋巴液，称为囊状水瘤，此瘤多见于小儿。

**4. 平滑肌瘤**（leiomyoma） 多见于子宫，其次为胃肠道。肉眼观呈结节状，边界清楚，但无真性包膜。镜下观：瘤组织由形态比较一致的梭形平滑肌细胞构成，核呈长杆状，两端钝圆，细胞呈编织状、束状，同一束内的细胞核有时排列成栅状，核分裂象罕见。

**5. 骨瘤**（osteoma） 本瘤好发于头面骨及颌骨，形成局部隆起。镜下见主要由成熟的骨质组成，但失去正常骨质的结构和排列方向。可引起相应部位压迫症状。

**6. 软骨瘤**（chondroma） 发生在软骨膜者，称外生性软骨瘤；发生于手足短骨和四肢长骨等骨干的骨髓腔内者称为内生性软骨瘤。肉眼观：切面呈淡蓝色或银白色，半透明，可有钙化或囊性变，内含黏液。镜下观：瘤组织由成熟的透明软骨组成，呈不规则分叶状，每一小叶由疏松的纤维血管间质包绕。

**（二）间叶组织恶性肿瘤**

**1. 纤维肉瘤**（fibrosarcoma） 是肉瘤中较常见的一种，其发生部位以四肢皮下组织为多见，呈结节状或不规则状，可有假包膜。质韧，切面呈灰白色鱼肉状。分化好的纤维肉瘤细胞多呈梭形，异型性小，与纤维瘤有些相似；分化差的纤维肉瘤则有明显的异型性。分化好者生长较慢，转移及复发较少见；分化差者生长快，易发生转移和复发（文末彩图 13-16）。

**2. 脂肪肉瘤**（liposarcoma） 多发生于大腿及腹膜后的软组织深部，多见于 40 岁以上成人，极少见于青少年。肉眼观：大多数肿瘤呈结节状或分叶状，表面常有一层假包膜，可似脂肪瘤，亦可呈黏液性或均匀一致的鱼肉样。镜下观：瘤细胞形态多种多样，可见呈明显异型性和多形性的脂肪母细胞，胞质内可见多少和大小不等的脂滴空泡，也可见分化成熟的脂肪细胞，并常以某种细胞成分为主。当以分化差的小圆形脂肪母细胞为主（圆细胞脂肪肉瘤）或以多形性脂肪母细胞为主时（多形性脂肪肉瘤），高度恶性，易复发和转移。

**3. 横纹肌肉瘤**（rhabdomyosarcoma） 较常见而且恶性程度很高的肉瘤。肿瘤由不同分化阶段的横纹肌母细胞组成。生长迅速，易早期发生血行转移，如不及时诊断、治疗，预后极差。

**4. 平滑肌肉瘤**（leiomyosarcoma） 多为中老年人，较多见于子宫及胃肠道，偶可见于腹膜后、肠系膜、大网膜及皮下软组织等。位于浅表部位者，术后易复发；位于深部组织和腹膜后者常经血行转移至肝、肺、骨等处。瘤细胞呈轻重不等的异型性，核分裂象的多少对判断其恶性程度有重要意义。

**5. 血管肉瘤**（angiosarcoma） 起源于血管内皮细胞的高度恶性肿瘤，头面部、四肢和躯干的皮肤尤为多见，也可见于乳腺、肝、脾、骨等器官和深部软组织。肉眼观：肿瘤多呈隆起于皮表的大小不一、边界不清的丘疹或结节状，呈暗红或灰白色。肿瘤内部易有坏死出血。有扩张的血管时，切面可呈海绵状。镜下观：分化较好者，瘤组织内形成大小不一、形状不规则的血管腔，被覆血管腔的内皮细胞大多有不同程度的异型性，可见核分裂象；分化差的血管肉瘤，细胞常呈片团状增生，形成不典型、不明显的血管腔或仅呈裂隙状。瘤细胞异型性明显，核分裂象多见。血管肉瘤的复发率和转移率都较高，常在淋巴结及肝、肺、骨等处形成转移，预后很差。

**6. 骨肉瘤**（osteosarcoma） 骨肉瘤起源于成骨细胞，是最常见的骨原发性恶性肿瘤。多见于青少年，好发于四肢长骨的干骺端，如股骨下端、胫骨和肱骨上端等。骨肉瘤自骨内膜或骨外膜向四周呈侵袭性生长，溶解、破坏骨皮质后，掀起骨膜，刺激骨膜细胞产生反应性新生骨，在肿瘤上下端的骨皮质和掀起的骨膜间形成三角状隆起，构成 X 线检查所见的 Codman 三角；在骨膜和骨皮质间形成放射状的反应性新生骨，骨小梁与骨表面垂直，在 X 线片上呈日光放射状阴影。这是骨肉瘤在 X 线片上的特征性改变。骨肉瘤恶性度很高，生长快，浸润能力强，易经血行转移至肺，预后差。

**7. 软骨肉瘤**（chondrosarcoma） 软骨肉瘤起源于软骨细胞，也是较为常见的骨恶性肿瘤。中年以上高发，多发生在盆骨，也可见于股骨、胫骨和肩胛骨等处。软骨肉瘤较骨肉瘤生长缓慢，转移也相对较晚。

## 三、其他肿瘤

畸胎瘤

1. **畸胎瘤**（teratoma）　畸胎瘤是来源于有多向分化潜能的生殖细胞的肿瘤,往往含有 3 个胚层的多种多样的组织成分,排列结构错乱,犹如一个畸形的胎儿。常发生于卵巢和睾丸。根据其组织分化成熟程度不同,又可分为良性畸胎瘤和恶性畸胎瘤两类:

（1）**良性畸胎瘤**:多为单房性,囊性,内壁为颗粒体,粗糙不平,常有结节状隆起。可见到骨、软骨等,囊腔内有皮脂、毛发,甚至可见牙齿。镜下除见皮肤组织及皮肤附件外,还可见到腺体、气管、肠黏膜、骨、软骨、脑、平滑肌、甲状腺等组织。各种组织基本上分化成熟,也称成熟畸胎瘤。良性畸胎瘤预后好。

（2）**恶性畸胎瘤**:多为实体性,在睾丸比卵巢多见。主要由分化不成熟的胚胎样组织组成,常见分化不良的神经外胚层成分,也称不成熟畸胎瘤。本瘤常发生转移,可转移至盆腔及远处器官。

2. **肾母细胞瘤**（nephroblastoma）　亦称 Wilms 瘤,是儿童肾脏最常见的肿瘤,起源于后肾胚基组织。常表现为单个实性肿物,体积较大,质软,切面呈灰白或灰红色的鱼肉状,边界清楚,可有假包膜形成。肿瘤成分多样,瘤细胞呈巢团状排列,除形成幼稚的肾小球或肾小管样结构外,间质中可见疏松的黏液样组织,有时也可见到横纹肌、软骨、骨或脂肪组织。

3. **白血病**（leukemia）　起源于骨髓造血干细胞的恶性肿瘤,在我国儿童和青少年恶性肿瘤中居首位。白血病细胞浸润和取代正常骨髓组织,并大量入外周血液,使外周血中白细胞数量显著增加（有时也可正常或减少）,故称为白血病。白血病的病理变化主要有两方面:①白血病细胞可随血流浸润和破坏淋巴结、肝、脾和脑等其他组织和器官,而致相应的原发性或继发性病变。②肿瘤性增生的白血病细胞,抑制正常血细胞的生长、分化和免疫功能,而导致病人贫血、易感染和有出血倾向等继发性病变。

---

### 知识链接

#### 遗传性肿瘤综合征

遗传因素在某些肿瘤的发生中起重要作用,这种作用在遗传性肿瘤综合征上表现最明显。由于遗传性原因导致的染色体和基因异常,特别是常染色体及其上的基因,而使患某些肿瘤的机会大大增加,病理学上称之为遗传性肿瘤综合征。分为常染色体显性遗传的遗传性肿瘤综合征（如家族性视网膜母细胞瘤）、常染色体隐性遗传的遗传性肿瘤综合征（如着色性干皮病）和一些可能与多因素遗传有关的有家族聚集倾向的肿瘤（如乳腺癌、胃肠癌等）。

（马　莹）

---

### 思考题

1. 简述恶性肿瘤对机体的影响。

2. 试述高分化鳞癌的结构特点。

3. 何谓癌前病变?请列举 5 种癌前病变或癌前疾病,并说明应如何正确对待癌前病变。

练习题

# 第四篇

# 病理生理

　　19世纪中叶，当人们采用临床观察和尸体解剖等方法研究疾病，仍然不能揭开人类疾病之谜时，动物实验就应运而生。人们在动物身上复制了疾病的模型，试图阐明疾病发生的原因、条件和发病过程中机体功能及代谢方面的变化，以揭示疾病发生、发展及转归的基本规律，明晰疾病的本质特征。伴随着生物学、生理学、生物化学、免疫学及相关学科的发展，经过一个多世纪的研究，现在人们已愈来愈清楚地认识到，无论什么疾病，在机体的组织器官或细胞发生形态学变化之前或之后，都会出现非特异性或特异性的功能变化和代谢紊乱。即病理生理学变化，病理生理学主要从功能和代谢变化方面研究疾病发生发展的规律。病理生理篇包括缺氧，应激，发热，水、电解质紊乱，酸碱平衡紊乱、休克和弥散性血管内凝血等内容。熟悉这些变化及其特征，是我们从事社区一线临床与基础工作的基本前提。设想一下，在临床工作中，首诊遇到一位发热待查的病人，如果不了解什么是发热，有哪些发热的类型，发热的可能原因与机制如何，发热对人体有何影响，如何有效处理发热等，则诊疗与护理都无从下手。

　　因此了解或熟悉常见病理生理知识，将有助于深入理解疾病的本质，也有利于在临床诊疗与护理工作中，透过现象找根源，以区分疾病发生时所出现的各种变化（症状和体征）的性质是不利于机体的功能障碍，亦或是机体应对致病原因及其损伤所出现或发展起来的代偿适应性反应。此外，也有助于同学们理解临床工作中实验室检查报告的生理、生化指标变化的意义，及时发现疾病动态变化的特征及规律。

# 第十四章 ｜ 水、电解质代谢平衡及紊乱

## 学习目标

1. 掌握：低渗性脱水、高渗性脱水、等渗性脱水、水中毒、水肿、高钾血症、低钾血症的概念和水肿的发生机制。

2. 熟悉：低渗性脱水、高渗性脱水、等渗性脱水、水中毒、水肿、高钾血症和低钾血症对机体的影响。

3. 了解：脱水、水中毒、水肿和钾代谢紊乱的防治原则。

4. 学会：根据脱水、水肿、钾代谢紊乱的机制分析引起水肿的病因，同时学会分析其发生、发展过程中病人将会出现的症状和体征。

5. 具备：根据血浆电解质以及渗透压情况分析水、电解质紊乱类型的能力。

　　水是机体的重要组成成分，正常的成年男性，体液可以占体重的 60%，随着年龄、性别和胖瘦的不同其占比有所不同，人体的新陈代谢是在体液环境中进行的。体液是由水和溶解于其中的电解质、低分子有机化合物及蛋白质等组成的水溶液，其存在于组织细胞内外。分布于细胞内的体液称为细胞内液（intracellular fluid，ICF），约占体重的 40%，其容量和成分与细胞的代谢和生理功能密切相关。分布于细胞周围的是组织间液（interstitial fluid），约占体重的 15%，其与血浆（约占体重的 5%）共同构成细胞外液（extracellular fluid，ECF），约占体重的 20%。细胞外液形成人体的内环境，是沟通组织、细胞之间以及机体与外界的媒介。

　　水、电解质代谢平衡是维持机体内环境稳定的重要因素。许多疾病、医源性因素和内、外环境因素的变化均可导致水、电解质代谢紊乱，破坏机体内环境的相对稳定，如不及时纠正，会引起一系列功能、代谢障碍，甚至危及生命。

## 第一节　脱水和水中毒

### 案例导入

　　学校运动会一般在 5 月中旬进行，气温已升到 30℃左右，尤其是接近中午时分，气温一般高于 30℃，作为班委成员应该为参加长跑的运动员准备一些用品。

请思考：

1. 从本节所学脱水知识的角度考虑班委应该为运动员准备什么物品？

2. 如果长跑运动员在长跑过程中晕倒，分析致其晕倒的因素，在校医来前我们应该怎样帮助他？

# 一、脱水

脱水（dehydration）是指因体液总量明显减少（其减少的量超过体重的2%），不能及时补充，而出现一系列功能、代谢障碍变化的病理过程。根据脱水时血浆渗透压的高低，可将其分为高渗性脱水、低渗性脱水和等渗性脱水3种类型。

## （一）高渗性脱水

高渗性脱水（hypertonic dehydration）的主要特征是失水多于失钠，导致血清钠浓度>150mmol/L，血浆渗透浓度>310mmol/L（临床常用血浆渗透浓度来反映血浆渗透压的高低），又称低容量性高钠血症。

### 1. 原因和机制

（1）**饮水不足**：常见于上消化道梗阻、昏迷、精神神经性疾病等不能自主饮水的病人及婴幼儿，也可见于水源断绝等意外事件。这些病人一方面水摄入量不足，另一方面又从皮肤、呼吸道、消化道和肾脏丢失占体重2%以上的水分，且失水多于失钠，使血钠浓度和血浆渗透压均升高。

（2）**失水过多**：常经皮肤、呼吸道、消化道和肾脏丢失水分。

1）经皮肤、呼吸道丢失：见于高热、大汗和过度通气等病人。因为体温每升高1.5℃，每日经皮肤蒸发的水量约增加500ml，大汗淋漓时每小时可丢失水分约800ml，深快呼吸时，经肺丢失的水分可比正常高出超过5倍。这些均可使水分大量丢失。

2）经消化道丢失：严重呕吐、腹泻时虽然丢失的是等渗体液，但如不给予任何处理，会因为皮肤、呼吸道的不感蒸发，导致失水多于失钠。婴幼儿水样腹泻，粪便中钠浓度在60mmol/L以下，亦可导致失水大于失钠。

3）经肾丢失：如中枢性尿崩症病人，因下丘脑、垂体病变引起抗利尿激素（antidiuretic hormone，ADH）合成和释放不足，肾脏排出大量低渗尿液而致失水过多。肾性尿崩症病人，因肾小管上皮细胞受损，对ADH反应性降低或缺乏，也可排出大量低渗尿液。此外，还可见于各种原因引起的渗透性利尿，如糖尿病病人因高血糖，为昏迷病人鼻饲高蛋白饮食，反复静脉输注甘露醇或高渗葡萄糖溶液，均可因小管液渗透压增高而引起渗透性利尿，以致肾排水大于排钠。

### 2. 对机体的影响

失水大于失钠，血钠浓度升高，细胞外液渗透压增高，可引起细胞内液中水分外移，以致细胞内液减少是本型脱水的各种症状和体征出现的根源。本型脱水的病人可以出现：

（1）**口渴**：细胞外液渗透压升高，使下丘脑视上核和室旁核的渗透压感受器兴奋，引起口渴感，出现主动饮水。此外，唾液腺细胞脱水，唾液分泌减少，口腔和咽喉部黏膜干燥，也可引起口干。口干、口渴均可促使病人主动饮水，从而使血浆渗透压和容量趋向恢复。

（2）**少尿**（尿崩症病人除外）：细胞外液渗透压升高，通过刺激下丘脑渗透压感受器使抗利尿激素（antidiuretic hormone，ADH）合成和释放增多，促进肾重吸收水增多，出现少尿，并有利于血容量恢复和血浆渗透压回降。

（3）**细胞内水分向细胞外转移**：当细胞外液渗透压升高时，细胞内水分向体液渗透压相对较高的细胞外转移，从而引起细胞内液减少，即细胞脱水。

通过上述代偿，使细胞外液暂时可得到一定的补充，故高渗性脱水病人早期较少发生外周循环障碍。但晚期或重度高渗性脱水病人，因血容量明显减少（失水量超过体重的10%），可出现静脉塌陷、直立性低血压以及直立性眩晕等外周循环障碍症状。

（4）**脱水热**：由于汗腺细胞脱水，皮肤排汗减少，使机体散热功能受到影响，从而导致体温升高，称之为脱水热，多见于婴幼儿。

（5）**中枢神经系统功能障碍**：细胞外液渗透压增高使脑细胞脱水，由此可引起一系列中枢神经系统功能障碍的症状，如烦躁、谵妄、肌肉抽搐、嗜睡、昏迷，甚至死亡。脑细胞脱水，脑体积缩小，颅骨与脑皮质之间的血管张力增大，可导致静脉破裂，出现脑出血和蛛网膜下腔出血。

（6）**尿钠含量变化**：早期或轻度脱水，因血容量减少不明显，醛固酮分泌变化不明显，故对尿钠排出影响较小，另外，由于肾小管重吸收水增加，可导致尿钠浓度增高。晚期或重度脱水病人，因血容量明显减少，醛固酮分泌增多，远曲小管和集合管重吸收钠、水增加，使尿钠浓度降低，这也可提示病人脱水比较严重。

## （二）低渗性脱水

低渗性脱水（hypotonic dehydration）的主要特征是失钠多于失水，出现血清钠浓度<130mmol/L，血浆渗透浓度<280mmol/L，又称低容量性低钠血症。

**1. 原因和机制** 低渗性脱水病人如果无肾功能异常，多见于医源性因素所致。

（1）**大量消化液的丢失**：严重呕吐、腹泻、肠瘘、胃肠减压等引起大量消化液（一般为等渗液）的丢失，如只补充水分或输注5%葡萄糖溶液，可致细胞外液低渗，这是临床上引起低渗性脱水的最常见的原因。

（2）**经皮肤丢失汗液，只补充水分**：①大量出汗后，汗液虽为低渗液，但大汗也可伴有明显的钠丢失（每小时可丢失钠30~40mmol/L），如只补水而忽视了补钠，可造成细胞外液低渗；②大面积烧伤时，大量血浆由创面渗出，水、钠均会丢失，如果只补充水分也可造成细胞外液低渗。

（3）**经肾失钠**：①长期、连续使用排钠利尿药，如呋塞米，利尿药能抑制髓袢升支对钠的重吸收；②肾上腺皮质功能不全（如艾迪生病），导致醛固酮分泌不足，肾重吸收钠减少；③肾小管性酸中毒时，由于集合管分泌 $H^+$ 功能障碍，$H^+$-$Na^+$ 交换减少，$Na^+$ 排出增多；④肾实质性病变，使髓袢升支功能受损，髓间质的结构被破坏，导致钠重吸收减少。

**2. 对机体的影响** 失钠大于失水导致血钠浓度降低，细胞外液渗透压降低，细胞外液水分移向细胞内，使细胞外液减少是本型脱水病变的关键。低渗性脱水对机体的影响有：

（1）**ADH 合成和释放减少**：脱水早期，由于细胞外液低渗，抑制下丘脑渗透压感受器，使 ADH 合成和释放减少，肾排水增多，出现多尿（晚期或重度脱水时，由于血浆容量明显减少，对容量感受器刺激减少，而引起 ADH 释放增多；同时，由于外周循环障碍，肾血流量减少，可引起少尿甚至无尿）。这种变化的目的是维持细胞外液的渗透压，却可导致细胞外液量进一步减少。此外，因细胞外液低渗，下丘脑渗透压感受器受抑制，此期病人口渴感不明显。

（2）**醛固酮分泌增多**：细胞外液低渗及容量的减少，可激活肾素-血管紧张素-醛固酮系统，使醛固酮分泌增多。醛固酮可促进肾小管和集合管重吸收钠、水增多，以提高细胞外液渗透压和细胞外液容量，并使尿钠减少（肾性失钠者除外）。

（3）**细胞外液水分向细胞内液转移**：由于细胞外液低渗，细胞外液水分向渗透压相对较高的细胞内液转移，以提高细胞外液渗透压，但又使细胞外液量进一步减少。由于血浆容量减少，血液浓缩，血浆蛋白浓度相对增高，使血浆胶体渗透压升高，从而使组织间液的水分向血管内转移。加之毛细血管流体静压降低，也有利于组织间液进入血管，从而部分代偿血容量减少。因此，发生低渗性脱水时组织间液的减少比血浆容量减少更明显。病人可出现明显的脱水征，如眼窝凹陷，婴幼儿囟门内陷，皮肤弹性差和面容憔悴等。

（4）**外周循环障碍**：由于体液丢失集中在细胞外液，故病人早期即可发生外周循环障碍，表现为动脉血压下降，直立性低血压等，严重时可发生低血容量性休克。

（5）**中枢神经系统功能紊乱**：低渗性脱水严重的病人由于细胞内液明显增多，可发生脑细胞水肿，引起脑疝和中枢神经系统功能紊乱。

## （三）等渗性脱水

等渗性脱水（isotonic dehydration）的主要特征是钠与水按其在血浆中的浓度成比例丢失，血钠浓度、血浆渗透压均在正常范围。此型脱水是临床上常易发生的一种类型。

**1. 原因**　临床上任何等渗性体液的丢失在短期内均可引起等渗性脱水,或丢失体液的渗透压略高于或低于正常,但通过机体的调节,血清钠浓度和血浆渗透压仍维持在正常范围,亦属此型脱水。

(1)**大量消化液丢失**:如严重呕吐、腹泻、肠梗阻、胃肠引流等。

(2)**大量血浆丢失**:常见于大面积烧伤早期,大量血浆从创面渗出丢失。

(3)大量抽放胸腔积液、腹水。

**2. 对机体的影响**　等渗性脱水的主要特点是细胞外液等渗性减少。由于细胞外液减少,机体通过容量感受器使 ADH 和醛固酮分泌增多,肾重吸收水、钠加强,使细胞外液容量得到部分补充,但尿量减少,尿内 $Na^+$、$Cl^-$ 减少。若细胞外液容量仍明显减少,则可出现组织脱水和外周循环障碍等低渗性脱水症状。若等渗性脱水未被及时处理,则随着皮肤、呼吸道不感蒸发,使细胞外液渗透压升高,引起细胞内水分向细胞外液转移,致使细胞内液减少,病人出现口渴、体温升高、中枢神经系统功能障碍等高渗性脱水的临床症状。故等渗性脱水的病人,如未得到及时处理,可转变为高渗性脱水。如处理不当,只给补水,而忽视了补钠,则可转变为低渗性脱水。因此,判断病人属于哪种类型的脱水,要根据脱水原因,水、钠补充情况,血钠浓度以及病人的临床表现等进行综合分析。

### (四)脱水的防治原则

1. 积极治疗引起脱水的原发病。

**2. 补液原则**

(1)**高渗性脱水**:因失水多于失钠,以补水为主。不能口服者可静脉滴注 5%~10% 葡萄糖溶液,同时也要适量补充生理盐水。

(2)**低渗性脱水**:因失钠多于失水,以补盐为主。如病人出现休克,应及时抢救。

(3)**等渗性脱水**:因丢失等渗液,以补低渗液为宜,先补生理盐水,再补 5%~10% 葡萄糖溶液。这不仅因为葡萄糖可供给能量,而且还可以补充不感蒸发失去的水分。3 种类型脱水的病因、机制和对机体影响的比较见表 14-1。

表 14-1　3 种类型脱水的比较

| 项目 | 高渗性脱水 | 低渗性脱水 | 等渗性脱水 |
|---|---|---|---|
| 脱水特征 | 失水 > 失钠 | 失水 < 失钠 | 等渗性体液大量丢失 |
| 血清钠浓度 /( mmol·L⁻¹) | > 150 | < 130 | 130~150 |
| 血浆渗透浓度 /( mmol·L⁻¹) | > 310 | < 280 | 280~310 |
| 主要失液部分 | 细胞内液 | 细胞外液(组织液) | 细胞内、外液 |
| 口渴 | 明显 | 早期无,重度脱水有 | 有 |
| 脱水征 | 早期不明显 | 明显 | 明显 |
| 外周循环衰竭 | 轻症无 | 早期可发生 | 早期不明显 |
| 血压 | 轻者正常,重症者降低 | 易降低 | 易降低 |
| 尿量 | 减少 | 正常或略多,重症者减少 | 减少 |
| 尿氯化物量 | 轻者正常,重症者减少 | 极少或无 | 减少 |
| 治疗原则 | 以补水为主,适量补钠 | 补水、补钠,但以补钠为主 | 补低渗液 |

## 二、水中毒

由于水分摄入过多超过肾脏排水能力,从而导致水在体内潴留,引起细胞内、外液增多,渗透压降低,并出现一系列相应的症状和 / 或体征,称为水中毒(water intoxication)。

（一）原因和机制

**1. ADH 的合成和释放增多**　　ADH 增多常见于以下情况：

（1）肺癌、严重肺炎、肺结核等可异位合成、分泌 ADH 样物质。

（2）中枢神经系统疾病（如肿瘤、外伤、感染和蛛网膜下腔出血）、某些药物（如吗啡）能刺激 ADH 的合成和释放。

（3）各种应激，如大手术、创伤及强烈的精神刺激，由于副交感神经系统兴奋性降低，解除了其对 ADH 分泌的抑制，ADH 增多使肾排水减少，水在体内大量潴留产生水中毒。

**2. 肾脏排水减少**　　见于急性肾损伤、慢性肾衰竭引起的少尿，慢性充血性心力衰竭及肝硬化腹水合并肾血流量不足的病人。由于肾血流量减少，使肾排水减少，此时如果过多、过快地静脉输液或大量饮水，可引起水中毒。

3. 给严重低渗性脱水病人输入过多水分，可引起水中毒。

（二）对机体的影响

细胞内、外液容量均增多，渗透压降低是水中毒的主要特征。由此可导致机体功能的异常变化。

1. 由于细胞外液水分增多，致使血液稀释，表现为红细胞计数、血红蛋白浓度的降低等。

2. 由于细胞内液容量大于细胞外液，潴留的大部分水（约 2/3）积聚在细胞内，因此轻度水中毒病人可无明显的皮下水肿，严重病例可见身体低垂部位首先水肿。

3. 脑细胞水肿是水中毒对机体最大的危害。当发生脑细胞水肿时，病人颅内压增高，可出现头痛、恶心、呕吐及各种神经精神症状。严重者可因发生脑疝而危及生命。

（三）防治原则

1. 积极治疗原发病，消除引起水中毒的直接原因。

2. 对轻症水中毒病人，应暂停给水，即可自行恢复。

3. 对于重症急性水中毒病人，除严格限制摄水量外，还须输注高渗液或利尿药，以促进体内水分的排出和减轻脑细胞水肿。

# 第二节　水　肿

过多的体液在组织间隙或体腔内积聚称为水肿（edema）。临床上习惯把过多体液在体腔内积聚称为积液（hydrops），如胸腔积液、心包积液和腹水（腹腔积液）。水肿不是独立的疾病，而是多种疾病在其发生、发展过程中的一个重要的病理过程。细胞水肿不属于水肿范畴，又称细胞水化。

根据水肿波及的范围，可分为全身性水肿和局部性水肿。根据其发生的部位，分为脑水肿、肺水肿、皮下水肿等；根据其发生原因分为肾性水肿、心源性水肿、肝性水肿、营养不良性水肿、过敏性水肿、淋巴性水肿、炎性水肿等。

## 一、水肿的发生机制

生理情况下，组织间液的量保持相对恒定，这种恒定有赖于血管内外体液的交换平衡和机体内外液体的交换平衡。水肿的发生就是由于一种或两种体液平衡失调而引起。

**1. 血管内外体液交换失平衡**　　组织间液与血管内液体交换在正常情况下保持着动态平衡（文末彩图 14-1）。这种动态平衡依赖于以下因素：

（1）驱使液体滤出毛细血管的力量是平均有效流体静压：即毛细血管流体静压（平均 20mmHg）与组织间隙的流体静压（-10mmHg）的差值。

（2）促使液体回吸收入毛细血管的力量是有效胶体渗透压：即血浆胶体渗透压（25mmHg）与组织间液的胶体渗透压（15mmHg）的差值。

（3）**淋巴回流**：上述这两种力量之差称为平均有效滤过压（20mmHg），可见正常情况下组织液的生成大于回流，这部分过多的组织液由毛细淋巴管运走，再进入血液循环。

当上述平衡失调并造成组织液生成超过淋巴回流的代偿时，就会发生水肿。引起组织液生成过多的因素有：

（1）**毛细血管流体静压增高**：毛细血管流体静压增高，体液从毛细血管内滤出增多，当滤出液量超过了淋巴回流的代偿限度，就会发生水肿。

毛细血管流体静压增高，主要见于静脉压升高或血容量增多两种情况。例如，静脉血栓形成或静脉受肿瘤压迫，可直接引起相应部位静脉压增高。心力衰竭和肝硬化时，由于血液回流受阻，分别使全身静脉压和门静脉压升高，而造成心源性水肿和腹水。其次，动脉扩张、充血也可引起毛细血管流体静压增高，这是炎性水肿发生的原因。

（2）**血浆胶体渗透压降低**：血浆胶体渗透压的高低取决于血浆白蛋白的含量。白蛋白含量降低，血浆胶体渗透压相应下降，组织液生成大于回流，引起水肿。由血浆白蛋白降低而产生的水肿，称低蛋白血症性水肿。引起血浆白蛋白降低的主要原因有：①摄入不足，见于营养不良、禁食及胃肠道消化功能降低；②合成减少，见于严重肝硬化等，因肝细胞功能障碍，白蛋白合成减少；③丢失过多，见于肾病综合征等，因大量蛋白从尿中排出使血浆白蛋白降低；④分解代谢增强，见于慢性消耗性疾病如慢性感染、恶性肿瘤等。

（3）**微血管壁通透性增加**：正常毛细血管仅允许少量蛋白质滤出。在病理情况下，如感染、创伤、烧伤、冻伤、放射损伤、化学损伤、昆虫咬伤、某些变态反应（荨麻疹、药物过敏等）、缺氧以及酸中毒等，均可通过直接损伤或间接损伤（各种致炎因子的间接作用）使毛细血管壁通透性增高，血浆蛋白滤出增多，造成血浆胶体渗透压下降，组织间液胶体渗透压增高，组织液生成多于回流，引起水肿。这类水肿液的特点是蛋白含量较高。

（4）**淋巴回流受阻**：正常情况下组织液的生成大于回流，这部分剩余组织液由毛细淋巴管运回血液循环。当淋巴管阻塞使淋巴回流障碍时，剩余组织液增多，发生水肿。淋巴回流受阻的常见原因有：①淋巴管受肿瘤，瘢痕的压迫；②淋巴管被丝虫成虫或肿瘤细胞所阻塞；③恶性肿瘤时，进行广泛淋巴结清扫术（如乳腺癌根治术，清扫腋窝淋巴结），均可引起相应部位的水肿。这类水肿液的特点是蛋白含量比漏出液略高。

**2. 体内外液体交换失平衡**　生理状态下体内外液体的动态平衡主要是在神经内分泌的调节下，通过肾脏排泄功能来实现的。肾脏又通过肾小球的滤过和肾小管的重吸收二者之间的动态平衡（肾小球 - 肾小管平衡）来实现的。当某些因素导致肾小球 - 肾小管平衡失调，便可导致钠、水潴留，从而引起水肿，所以肾小球 - 肾小管平衡失调是机体钠、水潴留的基本机制，主要有以下几种（文末彩图 14-2）：

（1）**肾小球滤过率降低**：引起肾小球滤过率降低的常见原因有 2 种。①广泛的肾小球病变，如急性肾小球肾炎时，肾小球因内皮细胞肿胀和炎性渗出物的堆积，导致肾小球滤过率降低；慢性肾小球肾炎时，因肾单位被破坏，使肾小球滤过面积减少。②有效循环血量明显减少，如充血性心力衰竭、肾病综合征等使有效循环血量减少，肾血流量下降，并通过交感 - 肾上腺髓质系统和肾素 - 血管紧张素系统的兴奋，引起入球小动脉收缩，造成肾血流量进一步减少，肾小球滤过率降低。

当肾小球滤过率降低时，由于肾小球 - 肾小管平衡的调节作用，肾小管对钠、水的重吸收也会相应减少，一般不会引起钠、水潴留。只有当肾小球滤过率减少，而不伴有肾小管重吸收相应减少（即肾小球 - 肾小管平衡失调）时，才会出现钠、水潴留，发生水肿。

（2）**肾小管重吸收钠、水增多**：在生理情况下，通过肾小球滤过的钠、水总量，99% 以上被肾小管重吸收，其中 65%~70% 由近曲小管主动重吸收，远曲小管和集合管对钠、水的重吸收主要受激素的调节，最后只有 0.5%~1% 以尿液的形式排出体外。因此，不论肾小球滤过率有无降低，只要肾小管和集合管对钠、水重吸收增多，均能引起肾小球 - 肾小管平衡失调。这是全身性水肿时钠、水潴留的重要发病环节。常见的使肾小管和集合管对钠、水重吸收功能增多的因素有：

1）滤过分数升高：肾小球滤过率与每分钟肾血浆流量之比称滤过分数，正常值约为 19%。在生理情况下，肾小管周围毛细血管内胶体渗透压和流体静压的高低决定了近曲小管的重吸收功能。当心力衰竭、肾病综合征等引起有效循环血量减少、肾缺血时，肾血管收缩，且出球小动脉的收缩比入球小动脉更为明显，肾小球滤过压升高，肾小球滤过率相对增加，故滤过分数增高。此时出球小动脉内的血液因钠、水滤出而相对浓缩，使肾小管周围的毛细血管内胶体渗透压升高，而流体静压降低，两者均可促使近曲小管对钠、水的重吸收增加，引起钠、水潴留。

2）醛固酮、抗利尿激素分泌增多：醛固酮、ADH 在调节远曲小管和集合管对钠、水重吸收方面具有重要作用。在某些病理过程中，由于醛固酮、ADH 增多，从而引起钠、水潴留。如充血性心力衰竭、肝硬化腹水时，均可使有效循环血量减少，肾入球小动脉压力降低，刺激入球小动脉壁牵张感受器，使球旁细胞分泌肾素增多。同时，有效循环血量减少，肾小球滤过率下降，使流经致密斑的钠量减少，也可使肾素分泌增多。由于肾素分泌增多，进而激活肾素 - 血管紧张素 - 醛固酮系统，使醛固酮分泌增加，引起钠潴留。血钠浓度增高，使血浆渗透压升高，以及上述的有效循环血量减少，均可促进 ADH 的释放增多，造成水在体内潴留。此外，肝功能不全时，肝脏对醛固酮和 ADH 的灭活能力降低，使其在体内增加，发生钠、水潴留。

3）肾血流的重分布：在某些病理情况下，如有效循环血量减少时，由于交感神经兴奋，肾素分泌增多，引起肾小动脉收缩，基于肾皮质和髓旁肾单位的特点，致使皮质肾单位的血流量明显减少，髓旁肾单位血流量明显增多，因髓旁肾单位对钠、水的重吸收作用较强，故可造成体内钠、水潴留。

4）心房钠尿肽分泌减少：心房钠尿肽具有提高肾小球滤过率，抑制肾小管重吸收钠的作用。当有效循环血量明显减少时，心房钠尿肽分泌减少，近曲小管对钠、水的重吸收增强，可促进水肿的发生。

以上是导致水肿发生的几个基本因素，但水肿是一个复杂的病理过程，由单一因素引起的水肿并不多见，临床上常见的水肿往往是以某一因素为主，伴有多个因素综合作用的结果。

> **知识链接**
>
> ## 皮质肾单位和髓旁肾单位的区别
>
> 肾单位有皮质肾单位（约占肾单位总数的 85%）和髓旁肾单位（约占 15%）。
>
> 皮质肾单位：髓袢较短，重吸收钠、水能力弱；肾素含量多；入球小动脉的口径比出球小动脉粗，交感神经分布密度大；血供丰富（占肾总血量的 90% 以上）。
>
> 髓旁肾单位：髓袢较长，重吸收钠、水能力较强；肾素含量少；入球小动脉口径比出球小动脉细，而出球小动脉的交感神经末梢密度大；血供较少（占肾总血量的 5%~6%）。

## 二、水肿的特点

**1.水肿液的性状** 水肿液含血浆的全部晶体成分，根据蛋白含量的不同分为漏出液和渗出液。

**2.水肿的皮肤特点** 皮下水肿是全身或躯体局部水肿的重要体征。当皮下组织有过多的液体积聚时，皮肤肿胀、弹性差、皱纹变浅，若用手指按压时有凹陷，称为凹陷性水肿，又称为显性水肿。实际上，全身性水肿病人在出现凹陷性水肿之前已有组织液的增多，并可达原体重的 10% 以上称为隐性水肿。出现隐性水肿是因为分布在组织间隙中的胶体网状物对液体有强大的吸附能力和膨胀性，只有当液体的积聚超过胶体网状物的吸附能力时，用手指按压该部位皮肤，游离的液体从按压点向周围散开,形成凹陷,数秒钟后凹陷自然平复。

**3.全身性水肿的分布特点** 最常见的全身性水肿是心源性水肿、肾性水肿和肝性水肿,水肿出现的部位各不相同。心源性水肿首先出现在低垂部位;肾性水肿先出现在眼睑或面部;肝性水肿则以腹水为多见,这些特点主要与下列因素有关:

(1)**重力效应**:毛细血管流体静压受重力影响,距心脏水平面垂直距离越远的部位,外周静脉压与毛细血管流体静压越高。因此,右心衰竭时体静脉回流障碍,首先表现为下垂部位的流体静压增高与水肿。

(2)**组织结构特点**:一般来说,组织结构疏松、皮肤伸展度大的部位容易容纳水肿液。组织结构致密的部位如手指和足趾,皮肤较厚而伸展度小不易发生水肿。因此,肾性水肿由于不受重力的影响首先发生在组织疏松的眼睑部。

(3)**局部血流动力学因素参与水肿的形成**:以肝性水肿的发生为例,肝硬化时由于肝内广泛的结缔组织增生与收缩,以及再生肝细胞结节的压迫,肝静脉回流受阻,进而使肝静脉压和毛细血管流体静压增高,成为肝硬化时易伴发腹水的原因。

## 三、水肿对机体的影响

除炎性水肿具有稀释毒素、运送抗体等抗损伤作用外,其他水肿对机体都有不同程度的不利影响。其影响的大小取决于水肿的部位、程度、发生速度及持续时间。

**1.细胞营养障碍** 过多的液体在组织间隙中积聚,使细胞与毛细血管间的距离增大,增加了营养物质在细胞间弥散的距离。受坚实的包膜限制的器官和组织,急速发生重度水肿时,压迫微血管使含营养物质的血液减少,可致细胞发生严重的营养障碍。

**2.水肿对器官组织功能活动的影响** 水肿对器官组织功能的影响,取决于水肿发生的速度及程度。急速发展的重度水肿因来不及适应及代偿,可能引起比慢性水肿更严重的功能障碍。若为生命活动的重要器官发生水肿,则可造成更为严重的后果,如脑水肿引起颅内压增高,甚至脑疝致死;喉头水肿可引起气道阻塞,严重者窒息死亡。

# 第三节 钾代谢紊乱

**案例导入**

病人因血压高,长期服用磺胺类利尿药,近期发现自己周身无力、腹胀、食欲缺乏等不适。
**请思考**:病人的不适症状可能与哪些因素有关?

钾是维持生命活动所必需的电解质之一。正常成人含钾总量50~55mmol/kg,其中90%存在于细胞内,其浓度为140~160mmol/L,7.6%存在于骨骼和肌肉内,该部分钾相对稳定,1.4%存在于细胞外液,浓度为3.5~5.5mmol/L,跨细胞液约占1%。钾代谢紊乱主要是指细胞外液中钾离子浓度的异常变化,通常根据血钾浓度的高低分为低钾血症和高钾血症。

## 一、低钾血症

血清钾浓度低于3.5mmol/L称为低钾血症(hypokalemia)。通常情况下,血钾浓度能反映体内总钾含量,但异常情况下,两者之间并不一定呈平行关系,而且低钾血症病人的体内钾总量也不一定减少,但多数情况下,低钾血症病人常伴有缺钾。

（一）原因和发生机制

**1.钾摄入不足**　常见于手术后禁食或其他各种原因引起的进食减少，或长期输液未注意补钾。因钾的来源缺乏，而肾脏每天仍继续排钾，致使血钾降低。

**2.钾丢失过多**　主要从消化道和肾脏丢失。

（1）经消化道失钾：消化液含钾丰富，其浓度高于血浆，故消化液的大量丢失是引起低钾血症的常见原因。频繁呕吐、严重腹泻、胃肠减压、胆瘘、肠瘘等均可使钾大量丢失。消化道失钾引起血钾降低的机制为：①钾随消化液大量丢失；②消化液大量丧失导致血容量减少，引起醛固酮分泌增多，促使肾排 $K^+$ 增加；③剧烈呕吐引起代谢性碱中毒。

（2）经肾失钾

1）利尿药的使用不当，如噻嗪类或髓袢利尿药的大量使用，可致肾排钾增多。

2）某些肾脏疾病：①急性肾损伤多尿期，因渗透性利尿，使肾排 $K^+$ 增多；②Ⅰ型肾小管性酸中毒（又称远端肾小管性酸中毒），主要由于集合管泌 $H^+$ 障碍，导致 $K^+$-$Na^+$ 交换增加，肾排 $K^+$ 增多；③Ⅱ型肾小管性酸中毒（又称近端肾小管性酸中毒），因近曲小管对 $HCO_3^-$ 重吸收障碍，使远曲小管内负离子（$HCO_3^-$）增多，导致肾排 $K^+$ 增多。

3）肾上腺皮质激素过多：见于原发性或继发性醛固酮增多症，及长期大量使用肾上腺皮质激素的病人，其机制是肾上腺皮质激素可促进肾排 $K^+$ 增多。

4）镁缺乏：可因肾小管上皮细胞的钠钾 ATP 酶失活，引起髓袢升支对钾重吸收障碍，肾排 $K^+$ 增加。

（3）经皮肤失钾：汗液含钾不多（0~10mmol/L），一般出汗不会引起低钾血症。但大量出汗而未及时补钾，可造成钾的丢失。

**3.钾的跨细胞分布异常**　指细胞外的钾进入细胞内过多，引起低钾血症，但体内钾总量并不减少。

（1）碱中毒：碱中毒时细胞外液 $H^+$ 浓度降低，细胞内 $H^+$ 向细胞外转移，而细胞外 $K^+$ 向细胞内转移，结果造成细胞外液低钾；同时因肾小管上皮细胞内 $H^+$ 浓度降低，$K^+$ 浓度增高，导致 $H^+$-$Na^+$ 交换减弱，$Na^+$-$K^+$ 交换增强，肾排 $H^+$ 减少，排 $K^+$ 增多。

（2）胰岛素使用过量：糖尿病病人大剂量应用胰岛素可引起低钾血症。其机制为胰岛素促进肌肉、肝脏等组织细胞合成糖原，$K^+$ 随葡萄糖进入细胞增多，同时，胰岛素又能激活细胞膜钠钾 ATP 酶活性，细胞摄 $K^+$ 增加。

（3）低钾周期性麻痹：属家族性疾病，表现为一过性的肢体瘫痪。发作时细胞外的钾突然进入细胞内，使血钾降低。

（二）对机体的影响

低钾血症对机体的影响通常与血钾降低的速度、程度和持续的时间有关，并有明显的个体差异。

**1.对神经-肌肉的影响**　神经-肌肉症状是低钾血症病人的突出表现。血钾浓度低于 3mmol/L 时，病人可出现肌肉松弛、无力。低于 2.5mmol/L 时，病人可出现下肢肌肉弛缓性麻痹、瘫痪，严重时可累及躯干和上肢，但引起呼吸肌麻痹而发生呼吸衰竭者少见。胃肠道平滑肌也受到影响，病人表现为肠蠕动减弱、肠鸣音减少或消失，腹胀、食欲减低和便秘等症状，严重时可出现麻痹性肠梗阻。

低钾血症引起上述症状的主要机制是当细胞外液钾浓度急剧降低时，细胞内外钾浓度比值（即 $[K^+]_i/[K^+]_e$ 值）增大，细胞内钾外流增多，使静息膜电位（Em）负值增大，与阈电位（Et）的距离加大，细胞处于超极化阻滞状态（文末彩图 14-3），致使除极障碍，兴奋性降低，严重时兴奋性可消失。慢性低钾血症时，因细胞外液钾浓度下降缓慢，细胞内钾外逸的补充使细胞内 $K^+$ 也减少，$[K^+]_i/[K^+]_e$ 比值变化不大，故病人症状不明显。

**2. 对心脏的影响**　　低钾血症常引起心律失常,如房性或室性期前收缩、心动过速,严重时可出现心室颤动,同时心电图可出现相应的改变。

知识链接

### 心电图

　　心电图(ECG或者EKG)是利用心电图机从体表记录心脏每一心动周期所产生的电活动变化图形的技术。P波代表了心房的激动,由于房室结传导速度缓慢,形成了PR段,QRS波群代表了心室的除极,心室肌全部除极完成,复极尚未开始的一段时间为ST段,正常情况下处于等电位线上,心房复极波较低,一般隐藏于心室的除极波中,体表心电图不易辨认,T波代表心室的复极化,在QRS波主波向上的导联,T波应与QRS主波方向一致。

　　低钾血症对心肌细胞电生理特性的影响是引起心脏上述变化的主要机制,包括以下几个方面:

　　(1)**心肌兴奋性增高**:急性低钾血症时,心肌细胞膜对钾的通透性降低,细胞内钾外流减少,静息膜电位负值变小,与阈电位距离接近,心肌兴奋性增高。

　　(2)**心肌传导性降低**:因心肌静息膜电位负值变小,使动作电位0相去极化速度和幅度降低,兴奋扩布减慢,心肌传导性降低。

　　(3)**心肌自律性增高**:急性低钾血症时,心肌细胞膜对钾的通透性降低,$K^+$外流减慢,使$Na^+$内流相对加快,心肌4相自动去极化的速度增快,心肌自律性增高。

　　(4)**心肌收缩性增强**:急性低钾血症时,细胞膜对$Ca^{2+}$的通透性升高,$Ca^{2+}$内流加速,兴奋-收缩耦联增强,心肌收缩性加强。但严重慢性低钾血症时,因缺钾致心肌代谢障碍,引起心肌细胞变性、坏死和瘢痕形成,导致心肌收缩性减弱。

　　**3. 对酸碱平衡的影响**　　低钾血症常引起代谢性碱中毒,这类碱中毒的特点是发生碱中毒的同时出现反常性酸性尿,其机制为:①低钾血症时,细胞内$K^+$外流,细胞外$H^+$向细胞内转移增多,导致细胞外液呈碱性,从而引起病人出现代谢性碱中毒;②低钾血症时,因肾小管上皮细胞$K^+$-$Na^+$交换减弱,$H^+$-$Na^+$交换增强,结果肾排酸性尿,即反常性酸性尿。

### (三)防治原则

　　1. 积极治疗原发病,尽快去除病因。

　　2. 补钾最好口服,对严重缺钾不能口服的病人,才用静脉滴注,切忌直接静脉注射。静脉内给钾的条件是:①病人每天尿量必须在500ml以上;②严格掌握补钾的总量和输入液体中$K^+$浓度及补液的速度;③细胞内缺钾恢复较慢,常须补钾4~6d,才能达到平衡,故不可操之过急。

## 二、高钾血症

　　血清钾浓度超过5.5mmol/L称为高钾血症(hyperkalemia)。

### (一)原因和发生机制

　　**1. 肾排钾障碍**　　肾功能障碍引起钾排出减少,是高钾血症最常见的原因。

　　(1)**肾衰竭**:见于急性肾损伤、慢性肾衰竭引起的少尿或无尿,因肾排钾障碍,引起血钾升高。无尿病人在没有额外钾负荷的情况下,血清钾每天可以0.7mmol/L的速度增加。

　　(2)**利尿药使用不当**:长期大量使用螺内酯、氨苯蝶啶等可引起高钾血症。螺内酯有拮抗醛固酮的作用,使肾排钾减少,氨苯蝶啶可抑制远曲小管对$K^+$的排泄。

　　(3)**醛固酮分泌不足**:见于肾上腺皮质功能减退(艾迪生病)和双侧肾上腺切除后等疾病,由于醛固酮分泌不足,肾小管排钾减少,引起血钾升高。

**2. 钾摄入过多** 正常肾脏具有很强的排钾能力，即使钾摄入过多，一般也不会引起高钾血症，只有当静脉内补钾过多、过快，超过肾的排钾能力时才会引起。

**3. 钾的跨细胞分布异常** 指细胞内的 $K^+$ 在病因的作用下迅速转移至细胞外，当超过肾的排钾能力时，可引起血钾升高。此时体钾总量并不一定增加，相反有时会低于正常。钾的跨细胞分布异常可见于下列情况：

（1）**酸中毒**：酸中毒时一方面细胞内的 $K^+$ 与细胞外的 $H^+$ 交换加强，导致细胞内的钾外移增多；另一方面，酸中毒时肾小管上皮细胞排 $H^+$ 增多、排 $K^+$ 减少，导致血钾升高。

（2）**大量溶血和严重组织损伤**：大量血管内溶血、严重而广泛的肌肉组织损伤、淋巴瘤和白血病病人化疗或放疗后等，均可引起组织细胞内的钾被大量释出。

（3）**组织缺氧**：严重缺氧时，因 ATP 生成不足，细胞膜钠钾 ATP 酶活性降低，细胞内的 $K^+$ 大量逸出。

（4）**高钾周期性麻痹**：也是一种家族性疾病。发作时因细胞内的 $K^+$ 释出而致血钾升高，其临床表现与低钾周期性麻痹相似。

**（二）对机体的影响**

高钾血症对机体的影响主要取决于细胞外液钾的浓度，与细胞内的钾含量关系不大。主要影响心肌和骨骼肌。

**1. 对心脏的影响** 高钾血症对心脏的影响主要表现为病人心率减慢、心律失常（如传导阻滞）、心肌收缩力减弱，严重者可发生心室颤动和心搏骤停，心电图也可出现相应改变。高钾血症对心肌细胞电生理特性的影响是其引起心律失常的机制，包括：

（1）**兴奋性呈双相变化**：急性轻度高钾血症（血钾浓度 5.5~7.0mmol/L）时，细胞内外钾的浓度差减少，静息膜电位负值变小，与阈电位距离接近，心肌兴奋性增高。重度高钾血症（血钾浓度 >7.0mmol/L）时，由于静息膜电位负值过低，处于去极化阻滞状态，使心肌兴奋性降低甚至消失。

（2）**传导性降低**：高钾血症时，静息膜电位负值变小，与阈电位距离接近，使动作电位 0 相去极化减慢，心肌传导性降低。

（3）**自律性降低**：高钾血症时，心肌细胞对钾的通透性增高，$K^+$ 外流增加，使心肌 4 相自动去极化的速度减慢，心肌自律性降低。

（4）**心肌收缩性减弱**：高钾血症时，细胞外液 $K^+$ 浓度增高可抑制 $Ca^{2+}$ 内流，心肌收缩性减弱。

**2. 对神经-肌肉的影响** 轻度高钾血症（血钾浓度 5.5~7.0mmol/L）时，因 $[K^+]_i/[K^+]_e$ 比值变小，静息膜电位负值减小，与阈电位的距离缩短，肌细胞兴奋性增高。病人临床表现为手足感觉异常、肌肉刺痛/震颤、腹痛、腹泻等神经-肌肉兴奋性增高的症状。急性重度高钾血症（血钾浓度 >8mmol/L）时，由于静息膜电位负值过小，快钠通道失活，肌细胞兴奋性降低，病人出现肌肉软弱无力，甚至发生弛缓性麻痹等症状。

慢性高钾血症时，由于血钾浓度升高缓慢，细胞外过多的钾可代偿性地向细胞内转移，使细胞内外钾浓度均升高，$[K^+]_i/[K^+]_e$ 比值变化不明显，细胞兴奋性也无明显改变。

**3. 对酸碱平衡的影响** 高钾血症时，细胞外液增多的 $K^+$ 与细胞内的 $H^+$ 交换转移，结果病人发生代谢性酸中毒。此时，肾小管上皮细胞内 $K^+$ 增多，导致 $Na^+-K^+$ 交换增强，$H^+-Na^+$ 交换减弱，肾排 $H^+$ 减少，尿液呈碱性（即反常性碱性尿）。因此，高钾血症常引起代谢性酸中毒，这类酸中毒的特点是出现反常性碱性尿。

**（三）防治原则**

1. 积极治疗原发病，改善肾功能。

2. 对重度高钾血症病人，应立即采用降血钾措施，保护心脏。可采用以下方法：

（1）静脉注射高渗葡萄糖溶液加胰岛素或静脉注射碱性药物（如乳酸钠、碳酸氢钠），可促使 $K^+$

进入细胞内而降低血钾浓度。

（2）静脉注射葡萄糖酸钙、高渗钠溶液（如氯化钠），提高心肌的兴奋性、传导性、自律性和收缩性，拮抗 $K^+$ 对心脏的毒性作用。

（3）应用离子交换树脂，必要时使用腹膜或血液透析，加速 $K^+$ 从体内排出。

（宋维芳）

## 思考题

1. 一名病人因在高温环境下劳动而大量出汗、脱水入院。请思考该病人可能出现哪些类型的脱水？

2. 试分析可能发生心源性水肿的机制。

3. 请思考低钾血症和高钾血症最容易致病人死亡的原因，并说明理由。

练习题

# 第十五章 | 酸碱平衡及失调

教学课件

思维导图

### 学习目标

1. 掌握：酸碱的概念、酸碱平衡的调节机制、反映酸碱平衡的常用指标及意义、单纯型酸碱平衡紊乱的概念、代偿调节、血气参数的变化及其代偿调节。
2. 熟悉：单纯型酸碱平衡紊乱的病因、对机体的影响；鉴别单纯型酸碱平衡紊乱类型。
3. 了解：酸碱的概念、酸碱物质的来源、混合型酸碱平衡紊乱。
4. 学会：分析检测酸碱平衡紊乱的常用指标改变的临床意义。
5. 具备判断单纯型酸碱平衡紊乱的临床类型的能力。

机体要维持正常的生理功能和新陈代谢，需要适宜酸碱度的体液环境，用动脉血 pH 表示为 7.35~7.45，平均值是 7.40。人体在生命活动过程中，经常会摄入酸性或碱性物质，同时体内也不断生成大量的酸性或碱性代谢产物，但是机体可通过体液缓冲系统、细胞内外的离子交换、肺和肾 4 个方面的调节，将体液酸碱度维持在正常范围，这一过程称为酸碱平衡（acid-base balance）。

病理情况下，因酸碱负荷过度或机体对酸碱的调节障碍，导致体液酸碱度稳态被破坏，出现酸碱平衡紊乱（acid-base disturbance）。在出现酸碱平衡紊乱时，机体通过代偿性调节后，使其 pH 仍保持在正常范围，这种情况称之为代偿性酸碱平衡紊乱；反之，在机体的代偿性调节后，pH 仍超出正常范围，则为失代偿性酸碱平衡紊乱。

## 第一节 酸碱平衡及调节

### 案例导入

某肺源性心脏病病人，入院时呈昏睡状态，血气分析及电解质检测结果：pH 7.26，$PaCO_2$ 65.5mmHg，$HCO_3^-$ 37.8mmol/L，$Cl^-$ 92mmol/L，$Na^+$ 142mmol/L。

请思考：
1. 该病人患有何种酸碱平衡紊乱？
2. 病人昏睡的机制是什么？

## 一、酸碱来源

体液中的酸性和碱性物质主要是机体在物质代谢过程中产生的，此外少量来自膳食和药物。正常人在普通膳食条件下，体内碱的生成比酸的生成少得多。

### （一）酸的来源

酸是指能释放出 $H^+$ 的化学物质，人体的酸性物质主要通过体内代谢产生。

1. **挥发性酸** $H_2CO_3$ 能释出 $H^+$，也可解离成气体 $CO_2$ 由肺呼出，称为挥发性酸（volatile acid）。碳酸是体内唯一的挥发性酸。正常成年人安静状态下每日可产生 300~400L $CO_2$，是机体在代谢过程中产生最多的酸性物质，主要通过肺的呼吸排出，称为呼吸性调节。

2. **非挥发性酸**（involatile acid） 体内分解代谢过程中产生的丙酮酸、乳酸、乙酰乙酸、β 羟丁酸、硫酸、磷酸、尿酸等酸性产物却不能变成气体由肺呼出，只能通过肾随尿排出。一般情况下，非挥发性酸的主要来源是蛋白质的分解代谢，因此体内非挥发性酸的生成量与食物中蛋白质的摄入量呈正比。

### （二）碱的来源

碱是指能接受 $H^+$ 的化学物质，碱性物质主要来自食物，如蔬菜、瓜果，其中所含的有机酸盐，如苹果酸盐、柠檬酸盐、草酸盐，可与 $H^+$ 结合，而 $Na^+$ 或 $K^+$ 则与 $HCO_3^-$ 结合生成碱性物质。体内代谢也可产生碱性物质，如氨基酸脱氨基产生氨（$NH_3$），后者经肝代谢生成尿素。

## 二、酸碱平衡及其调节

机体不断生成和摄取酸、碱性物质，但是体液的 pH 却不发生明显变化，这是因为机体可通过体液的缓冲系统及调节作用，使血液 pH 维持在正常范围内（动脉血 pH 7.35~7.45）。机体对酸碱平衡的调节主要通过血液缓冲作用、肺的呼吸性调节、肾的调节作用，以及组织细胞的调节这 4 个方面共同维持酸碱平衡相对稳定。

### （一）血液缓冲系统的调节

血液的缓冲系统由弱酸及其相应的弱酸盐组成，通过接受 $H^+$ 或释放 $H^+$，将强酸或强碱转变为弱酸或弱碱，减轻 pH 变动的程度。血液缓冲作用反应迅速，但作用不持久。血液缓冲系统的组成主要有 4 种，见表 15-1。

表 15-1　血液各缓冲系统的构成与含量

| 缓冲系统 | 缓冲酸 | 缓冲碱 | 占全血缓冲系统 /% |
|---|---|---|---|
| 碳酸氢盐 | $H_2CO_3$ | $HCO_3^- + H^+$ | 53% |
| 磷酸盐 | $H_2PO_4$ | $HPO_4^{2-} + H^+$ | 5% |
| 血浆蛋白 | HPr | HPr | 7% |
| （氧合）血红蛋白 | $HHbO_2$/HHb | $Hb + H^+$/$HbO_2 + H^+$ | 35% |

其中碳酸氢盐缓冲系统在血液缓冲作用中最为重要。因其具有：①可以缓冲所有非挥发性酸，但不能缓冲挥发性酸（对挥发性酸的缓冲主要靠其他缓冲系统）；②量多（占血液缓冲区的 1/2 以上）、缓冲能力强；③为开放体系，易于调节（肾和肺对 $HCO_3^-$ 和 $H_2CO_3$ 的调节）。

### （二）肺在酸碱平衡中的调节作用

肺主要通过改变呼吸运动的频率和幅度来调节 $CO_2$ 的排出量，从而调节血浆 $H_2CO_3$ 浓度，维持血浆 $HCO_3^-$/$H_2CO_3$ 的正常比值。

呼吸运动受中枢和外周化学感受器的调节。当动脉血 $PaCO_2$ 升高或血浆 pH 降低时，可兴奋延髓呼吸中枢和位于主动脉体和颈动脉体的化学感受器，从而兴奋呼吸中枢，呼吸加深、加快，$CO_2$ 排出增多，体内 $H_2CO_3$ 含量减少；反之，当动脉血 $PaCO_2$ 降低或血浆 pH 增高时，抑制呼吸，呼吸变浅、变慢，$CO_2$ 排出减少，体内 $H_2CO_3$ 含量增多。这种调节作用发挥较快，数分钟内即可见明显效果，但仅对 $CO_2$ 有调节作用。当 $PaCO_2$ 由正常值 40mmHg 上升到 60mmHg 时，肺通气量可增加 10 倍。但 $PaCO_2$ 增高至 80mmHg 以上时，呼吸中枢反而受到抑制，产生二氧化碳麻醉。

### （三）肾脏在酸碱平衡中的调节作用

肾脏主要调节非挥发性酸，通过排酸保碱功能来调节血浆 $HCO_3^-$ 浓度，从而维持血浆 $HCO_3^-$/$H_2CO_3$ 的正常比值。这种调节作用发挥较慢，常在数小时之后起作用，3~5d 才达高峰，但效能高、作用持久。肾脏的排酸保碱功能主要通过以下几种方式：

**1. 近曲小管对 $NaHCO_3$ 的重吸收** 近曲小管上皮细胞内的 $CO_2$ 和 $H_2O$ 在碳酸酐酶（carbonic anhydrase，CA）的催化下生成 $H_2CO_3$，$H_2CO_3$ 又解离成 $HCO_3^-$ 和 $H^+$，$H^+$ 通过近曲小管上皮细胞膜上的 $Na^+-H^+$ 交换被分泌入管腔，同时把管腔中的 $Na^+$ 交换进细胞，进入细胞的 $Na^+$ 与 $HCO_3^-$ 一起回流入血，即起到排酸保碱的作用（图 15-1）。酸中毒时碳酸酐酶活性增高，肾排酸保碱的作用加强；碱中毒时碳酸酐酶活性受抑制，肾排酸保碱的作用减弱。肾小球滤液中 85%~90% 的 $NaHCO_3$ 被肾小管重吸收，其余的在远曲小管和集合管被重吸收，正常排尿情况下，丢失的 $NaHCO_3$ 不到 0.1%。

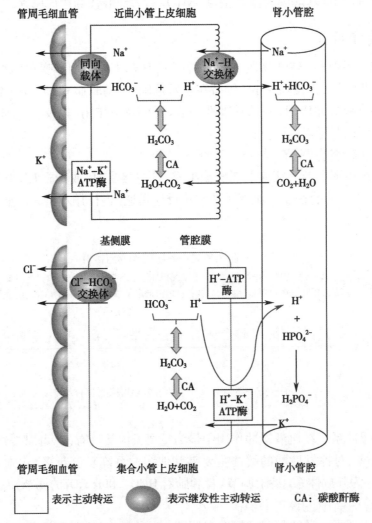

图 15-1　近曲小管和集合管分泌 $H^+$，重吸收 $HCO_3^-$ 过程示意图

**2. 远曲小管对 $NaHCO_3$ 的重吸收** 远曲小管和集合管的闰细胞（又称泌氢细胞）经与上述同样的过程生成 $H^+$ 和 $HCO_3^-$，$H^+$ 通过管腔膜侧 $H^+$-ATP 酶被分泌入管腔，而 $Na^+$ 通过 $Na^+$-$K^+$ 或 $Na^+$-$H^+$ 交换进入细胞，同时在基侧膜以 $Cl^-$-$HCO_3^-$ 交换的方式重吸收 $HCO_3^-$，使尿液酸化，这是肾脏排 $H^+$ 的一个重要方式，称为肾小管的远端酸化作用。

**3. $NH_4^+$ 的排出** 近曲小管上皮细胞是产 $NH_3$、排 $NH_4^+$ 的主要场所。细胞内谷

近曲小管和集合管分泌氢离子，重吸收碳酸氢根离子

氨酰胺在谷氨酰胺酶的水解作用下产生 $NH_3$，$NH_3$ 是脂溶性分子，能自由弥散入管腔，与管腔内 $H^+$ 结合生成 $NH_4^+$，$NH_4^+$ 是水溶性的，不易通过细胞膜返回细胞内，结果以氯化铵的形式随尿排出体外。酸中毒时，谷氨酰胺酶活性增高，肾脏产 $NH_3$、排 $NH_4^+$ 增多。

### （四）组织细胞对酸碱平衡的调节作用

组织细胞的调节作用主要通过细胞内外离子交换（如 $H^+$-$K^+$ 交换等）和细胞内缓冲完成的。酸中毒时，细胞外液过多的 $H^+$ 通过 $H^+$-$K^+$ 交换进入细胞内，被细胞内缓冲碱缓冲，而 $K^+$ 从细胞内逸出，导致高钾血症；碱中毒时，$H^+$ 由细胞内移出，$K^+$ 从细胞外移入，引起血钾降低。这种离子交换能缓冲细胞内外 $H^+$ 浓度的变动，但同时也影响血钾的浓度。严重慢性代谢性酸中毒时，沉积在骨骼中的磷酸钙和碳酸钙可释放入血，缓冲过量的 $H^+$，即骨骼的缓冲作用，这种缓冲并非生理性酸碱紊乱的调节，可能会引起骨质脱钙、骨骼软化等病理改变。

上述 4 个方面的调节因素共同维持机体的酸碱平衡，但在作用时间和强度上是有差别的。血液缓冲系统反应最为迅速，即刻作用，但缓冲作用不持久；肺的调节效能快而大，缓冲作用于 30min 时达到最高峰，但仅对 $H_2CO_3$ 有调节作用，不能缓冲非挥发性酸，因此调节范围有限；细胞内外离子交换 3~4h 发挥作用，能力虽强，但常导致血钾的异常；肾脏的调节比较缓慢，常需 12~24h 才发挥作用，3~5d 达到高峰，但调节能力强大且维持时间较长，对排出非挥发性酸有重要作用。

## 三、酸碱平衡常用检测指标及意义

### （一）动脉血 pH

酸碱平衡常用检测指标及其意义

因 $H^+$ 在血液中较少，因此用 [$H^+$] 的负对数 pH 来表示。正常人动脉血 pH 为 7.35~7.45，平均 7.40。凡 pH<7.35 为失代偿性酸中毒，pH>7.45 为失代偿性碱中毒。pH 是判断失代偿性酸碱紊乱的首要检测指标，但不能区分是代谢性还是呼吸性的酸碱紊乱，要明确是呼吸性还是代谢性因素所致的，还须检测血浆 $HCO_3^-$ 和 $H_2CO_3$ 的浓度。当动脉血 pH 在正常范围时，有 3 种可能：①酸碱平衡状态；②酸或碱中毒的代偿阶段（此时体内 [$HCO_3^-$] 和 [$H_2CO_3$] 的绝对值已经改变，但通过机体的代偿调节作用，其比例仍维持在 20:1，故 pH 正常）；③混合型酸碱平衡紊乱（如同时发生程度相近的酸、碱中毒，因 pH 的变化相反而被相互抵消）。

### （二）动脉血二氧化碳分压（$PaCO_2$）

$PaCO_2$ 是指血浆中以物理状态溶解的 $CO_2$ 分子产生的张力，是反映呼吸性酸碱平衡紊乱的重要指标。正常值为 33~46mmHg，平均为 40mmHg。动脉血 $PaCO_2$ 的高低直接反映肺通气量。当 $PaCO_2$<33mmHg 时，表明肺通气过度，$CO_2$ 呼出过多，见于呼吸性碱中毒或代偿后的代谢性酸中毒；当 $PaCO_2$>46mmHg 时，表明肺通气不足，体内有 $CO_2$ 滞留，见于呼吸性酸中毒或代偿后的代谢性碱中毒。

### （三）标准碳酸氢盐和实际碳酸氢盐

**1. 标准碳酸氢盐**　标准碳酸氢盐（standard bicarbonate，SB）是指全血标本在标准条件（温度 38℃、血红蛋白氧饱和度为 100%、$PaCO_2$ 40mmHg 气体平衡）下所测得的血浆 $HCO_3^-$ 的量。正常值为 22~27mmol/L，平均为 24mmol/L。由于测定标准碳酸氢盐时排除了呼吸因素的影响，所以 SB 是反映代谢性酸碱平衡紊乱的重要指标。代谢性酸中毒时 SB 降低，代谢性碱中毒时 SB 升高。但在呼吸性酸或碱中毒时，由于肾脏的代偿也可发生继发性增高或降低。

**2. 实际碳酸氢盐**　实际碳酸氢盐（actual bicarbonate，AB）是指隔绝空气的血标本，在被检者实际的 $PaCO_2$、体温和血氧饱和度的条件下测得的血浆 $HCO_3^-$ 浓度。

AB 受呼吸和代谢两方面因素的影响，因此 AB 与 SB 的差值反映了呼吸因素对酸碱平衡的影响。正常人 AB=SB。

当 AB>SB 时,表明体内有 $CO_2$ 潴留,可见于呼吸性酸中毒;反之 AB<SB,说明 $CO_2$ 排出过多,可见于呼吸性碱中毒。

### (四)缓冲碱

缓冲碱(buffer base, BB)是指血液中一切具有缓冲作用的负离子(如 $HCO_3^-$、$Hb^-$、$HbO_2^-$、$HPO_4^{2-}$、$Pr^-$ 等)的总和。正常值为 45~52mmol/L,平均值为 48mmol/L。BB 是反映代谢性酸碱平衡紊乱的指标,$PaCO_2$ 高低对其无明显影响。代谢性酸中毒时 BB 减少,而代谢性碱中毒时 BB 升高。

### (五)碱剩余

碱剩余(base excess, BE)是指在标准条件下,将 1L 血标本滴定至 pH 7.40 时所需的酸或碱的量。正常值范围是 −3~+3mmol/L。如须用酸滴定,说明受测血样碱过剩,用正值表示;如须用碱滴定,说明受测血样碱缺失,用负值表示。代谢性碱中毒时,BE 正值增加;代谢性酸中毒时,BE 负值增加。在呼吸性酸碱平衡紊乱时,由于肾的代偿作用,BE 也可增加或减少。

### (六)阴离子隙

阴离子隙(anion gap, AG)是指血浆中未测定的阴离子(UA)与未测定的阳离子(UC)的差值,即 AG = UA − UC。由于细胞外液阴、阳离子总量相等,从而维持正、负电荷的平衡。即 $Na^+ + UC = HCO_3^- + Cl^- + UA$。故 AG 可用血浆中常规测定的 $Na^+$、$Cl^-$ 和 $HCO_3^-$ 算出,即 AG = UA − UC = $Na^+$ − ($HCO_3^-$ + $Cl^-$) = 140 − (24 + 104) = 12mmol/L,波动范围是(12±2)mmol/L。未测定的阴离子包括各种有机酸,如丙酮酸、乳酸、乙酰乙酸、β 羟丁酸、硫酸、磷酸等非挥发性酸。AG 增大,多数是由于有机酸和无机酸的阴离子在体内蓄积所致。AG 是近年提出的评价酸碱平衡的重要指标。目前多以 AG>16mmol/L,作为判断是否有 AG 增高型代谢性酸中毒的界限。

## 第二节　单纯型酸碱平衡紊乱

病理情况下,由于器官功能障碍或细胞代谢障碍,酸碱负荷超过了机体的调节能力,机体就会发生酸碱平衡紊乱,即酸中毒和碱中毒。根据发生原因又可分为代谢性酸、碱中毒和呼吸性酸、碱中毒。在临床上遇到的酸碱平衡紊乱是单一失衡称为单纯型酸碱平衡紊乱(simple acid base disturbance);而如果体内同时存在两种或两种以上的酸碱平衡紊乱时,我们称之为混合型酸碱平衡紊乱(mixed acid-base disturbance)。单纯型酸碱平衡紊乱又分为:①代谢性酸中毒;②代谢性碱中毒;③呼吸性酸中毒;④呼吸性碱中毒。

# 一、代谢性酸中毒

代谢性酸中毒(metabolic acidosis)是指细胞外液非挥发性酸增多和/或 $HCO_3^-$ 丢失而引起的以血浆 $HCO_3^-$ 减少为特征,$PaCO_2$ 继发性下降的酸碱平衡紊乱。根据 AG 值的变化,将代谢性酸中毒分为两类:AG 增高型代谢性酸中毒和 AG 正常型代谢性酸中毒。

### (一)原因和机制

**1. AG 增高型代谢性酸中毒**　指除了含氯以外的任何非挥发性酸在血浆中浓度增大引起的酸中毒。

**(1)乳酸酸中毒**(lactic acidosis):见于休克、严重贫血、肺部疾病、心搏/呼吸骤停、心力衰竭等引起的缺氧或组织低灌注,缺氧使细胞内糖无氧酵解增强,乳酸生成增多,发生乳酸酸中毒。此外,严重的肝脏疾病导致乳酸利用障碍也可引起血浆乳酸过高。

**(2)酮症酸中毒**(ketoacidosis):见于糖尿病、严重肝病、饥饿和酒精中毒等情况。由于大量脂肪被迅速分解,结果导致酮体生成增加(酮体中的乙酰乙酸和 β 羟丁酸都是强酸性物质),当超过了外周组织的氧化能力和肾排出能力时,即可发生酮症酸中毒。

（3）**肾排酸减少**：见于严重肾衰竭病人，由于肾小球滤过率降低，体内非挥发性酸不能随尿排出，在体内积蓄；同时，受损的肾小管上皮细胞分泌 $H^+$ 和分泌 $NH_4^+$ 能力减退。

（4）**水杨酸中毒**：大量摄入水杨酸制剂（如阿司匹林），缓冲消耗 $HCO_3^-$，可引起酸中毒。

上述各原因均可引起体内非挥发性酸过多。这些非挥发性酸的 $H^+$ 被 $HCO_3^-$ 缓冲，使血浆 $[HCO_3^-]$ 降低，其酸根浓度升高，如乳酸根、β 羟丁酸根、乙酰乙酸根、$SO_4^{2-}$、$H_2PO_4^-$、水杨酸均属于未测定的阴离子，所以 AG 值增大，而血 $Cl^-$ 值正常，故又称为正常血氯性代谢性酸中毒。

**2. AG 正常型代谢性酸中毒** 又称高血氯性代谢性酸中毒，指各种原因引起 $HCO_3^-$ 浓度降低并伴有 $Cl^-$ 浓度代偿性升高，而 AG 无明显变化的一类代谢性酸中毒。

（1）**消化道丢失 $HCO_3^-$ 过多**：肠液、胰液和胆汁中的 $HCO_3^-$ 浓度均高于血浆，因此严重腹泻、小肠和胆道瘘管、肠吸引术等均可引起 $HCO_3^-$ 大量丢失和血 $Cl^-$ 代偿性升高。

（2）**尿液丢失 $HCO_3^-$ 过多**：见于肾小管性酸中毒及大量使用碳酸酐酶抑制剂（乙酰唑胺等），可使肾小管对 $HCO_3^-$ 重吸收减少或分泌 $H^+$ 障碍，引起 $HCO_3^-$ 从尿液中过多丢失。

（3）**含氯的酸性药物摄入过多**：过多服用含氯的盐类药物如氯化铵、盐酸精氨酸或盐酸赖氨酸，这些物质在体内易解离出 HCl。使血浆 $HCO_3^-$ 在被 $H^+$ 消耗的同时，血 $Cl^-$ 含量增加。

（4）**高钾血症**：当细胞外液 $K^+$ 增多时，$K^+$ 与细胞内 $H^+$ 交换，引起细胞外 $H^+$ 增加，导致代谢性酸中毒。

### （二）机体的代偿调节

**1. 血液缓冲作用** 代谢性酸中毒时，血液非挥发性酸增加，过多的 $H^+$ 立即与血浆 $HCO_3^-$ 及其他缓冲碱结合，使 $HCO_3^-$ 及其他缓冲碱不断被消耗。

**2. 肺的代偿调节作用** 血液 $H^+$ 浓度增加，刺激颈动脉体和主动脉体化学感受器，反射性引起呼吸中枢兴奋，呼吸加深、加快。深快呼吸的代偿意义是 $CO_2$ 排出增多，血液 $H_2CO_3$ 浓度继发性降低，使 $HCO_3^-/H_2CO_3$ 的比值接近正常，以维持血液 pH 在正常范围。由于 $PaCO_2$ 持续下降，可出现呼吸性碱中毒。呼吸的代偿反应非常迅速，通常数分钟后即可见深大呼吸。这是代谢性酸中毒病人的主要临床表现。

**3. 肾的代偿调节作用** 发生代谢性酸中毒时，肾小管上皮细胞中的碳酸酐酶和谷氨酰胺酶活性增强，肾排 $H^+$、泌 $NH_4^+$ 作用加强，重吸收 $HCO_3^-$ 增多，尿液呈酸性。但在高钾血症时，酸中毒病人的尿液反而呈碱性，称为反常性碱性尿。肾的代偿作用较慢，一般在酸中毒后数小时开始，3~5d 发挥最大效能。若由肾功能障碍引起的代谢性酸中毒，肾的代偿作用丧失。

**4. 细胞内外离子交换** $H^+$ 浓度升高 2~4h 后，约有 1/2 的 $H^+$ 通过 $H^+$-$K^+$ 交换的方式进入细胞内被细胞内缓冲系统（蛋白质、磷酸盐及血红蛋白）缓冲，$K^+$ 从细胞内交换至细胞外，易导致高钾血症。严重慢性代谢性酸中毒，经过上述各种代偿调节后，血浆 $H^+$ 浓度仍然很高，则骨骼会通过释放磷酸盐、钙酸盐发挥缓冲作用，导致骨骼的病理改变。

### （三）血气指标变化

由于血浆 $HCO_3^-$ 原发性降低，pH 下降（代偿阶段时 pH 正常），AB、SB、BB 值均降低，BE 负值增加；通过呼吸代偿，$PaCO_2$ 继发性下降，AB<SB。

### （四）对机体的影响

代谢性酸中毒主要引起心血管和中枢神经系统的功能障碍，慢性酸中毒还会引起骨骼发生病理性改变。

**1. 心血管系统功能障碍** 代谢性酸中毒引起心血管系统功能障碍主要表现在 3 个方面。

（1）**心律失常**：代谢性酸中毒时病人可出现心脏传导阻滞、心室颤动及心搏骤停等严重心律失常。其机制与酸中毒导致血钾升高密切相关。

（2）**心肌收缩力减弱**：轻度酸中毒时可刺激肾上腺髓质释放肾上腺素，对心脏有正性肌力作用。

但是酸中毒严重时，可阻断这一作用，并使心肌收缩力减弱，心输出量减少。尤其在 pH<7.20 时更为明显。酸中毒引起心肌收缩力减弱的机制可能是：① $H^+$ 可竞争性地抑制 $Ca^{2+}$ 与肌钙蛋白结合，抑制心肌细胞的兴奋收缩偶联；②影响 $Ca^{2+}$ 内流；③影响心肌细胞肌质网摄取、储存和释放 $Ca^{2+}$。

**（3）血管系统对儿茶酚胺的反应性降低**：酸中毒可降低血管对儿茶酚胺的反应性，外周血管尤其是毛细血管前括约肌最为明显，引起血管扩张、毛细血管网开放，血管容量不断扩大，回心血量减少，血压下降，引起低血压甚至休克。

**2. 中枢神经系统功能紊乱**　发生代谢性酸中毒时，会引起中枢神经系统的代谢障碍，主要表现为抑制，病人出现乏力、倦怠，严重者可出现意识障碍，表现为嗜睡、昏迷。其发生机制为：①酸中毒时谷氨酸脱羧酶活性增强，使抑制性神经递质 γ-氨基丁酸生成增多，加重中枢神经系统的抑制效应；②酸中毒时生物氧化酶类受抑制，氧化磷酸化过程减弱导致 ATP 生成减少，脑组织供能不足。

**3. 骨骼系统的病理改变**　慢性代谢性酸中毒时，由于骨骼不断释放钙盐缓冲 $H^+$，骨钙减少，因此影响儿童的生长发育，引起纤维性骨炎和佝偻病，成年人则可致骨软化症。

（五）防治原则

密切观察病人病情，防治原发病；注意纠正水、电解质紊乱，重点关注血钾和血钙的浓度；对严重酸中毒病人则须补充一定量的碱性药物，首选的碱性药物是碳酸氢钠溶液。

## 二、呼吸性酸中毒

呼吸性酸中毒（respiratory acidosis）是 $CO_2$ 排出障碍或吸入过多引起血浆 $H_2CO_3$（$PaCO_2$）浓度原发性增高，$HCO_3^-$ 浓度继发性增多。根据其病程分为急性呼吸性酸中毒和慢性呼吸性酸中毒（慢性呼吸性酸中毒一般指 $PaCO_2$ 高浓度潴留 24h 以上）。

（一）原因和机制

引起呼吸性酸中毒的原因是 $CO_2$ 排出障碍或 $CO_2$ 吸入过多。

**1. $CO_2$ 排出障碍**　见于各种原因如呼吸中枢受抑制、呼吸肌麻痹、慢性阻塞性肺疾病及胸廓病变等引起的通气功能障碍，$CO_2$ 排出受阻。另外，呼吸机使用不当，使 $CO_2$ 排出减少。

**2. $CO_2$ 吸入过多**　较少见，见于通风不良的环境如矿井、坑道作业，人群密集等因空气中 $CO_2$ 浓度过高，导致机体吸入过多，从而引起呼吸性酸中毒。

（二）机体的代偿调节

呼吸性酸中毒主要由肺通气功能障碍或吸入 $CO_2$ 过多引起，肺往往不能发挥代偿调节作用，血浆碳酸氢盐缓冲系统不能缓冲挥发性酸，血浆其他缓冲碱较少，缓冲 $H_2CO_3$ 有限，因此，主要靠细胞内外离子交换和肾代偿进行代偿调节。

**1. 细胞内外离子交换和细胞内缓冲**　是急性呼吸性酸中毒的主要代偿方式。

（1）**血浆 $HCO_3^-$ 的生成**：急性呼吸性酸中毒时，$CO_2$ 潴留使血浆 $H_2CO_3$ 升高，$H_2CO_3$ 解离为 $H^+$ 和 $HCO_3^-$。$H^+$ 与细胞内 $K^+$ 交换进入胞内被蛋白质缓冲，而 $K^+$ 出胞导致血钾增高，诱发高钾血症，$HCO_3^-$ 留在细胞外液，维持 $HCO_3^-$/$H_2CO_3$ 比值，起到一定的代偿作用。

（2）**红细胞内 $HCO_3^-$ 的生成**：血浆中急剧增加的 $CO_2$ 弥散入红细胞，在碳酸酐酶的催化下生成 $H_2CO_3$，然后解离为 $H^+$ 和 $HCO_3^-$。$H^+$ 被血红蛋白缓冲系统缓冲，$HCO_3^-$ 则与血浆中的 $Cl^-$ 交换，结果血浆 $HCO_3^-$ 增加，血 $Cl^-$ 降低。但是这种离子交换和缓冲十分有限，因为 $PaCO_2$ 每升高 10mmHg（1.3kpa），血浆 $HCO_3^-$ 仅增高 0.7~1.0mmol/L，难以维持 $HCO_3^-$/$H_2CO_3$ 的正常比值，故急性呼吸性酸中毒往往呈失代偿状态，pH 降低。

**2. 肾脏代偿**　是慢性呼吸性酸中毒的主要代偿方式，是可代偿的。其代偿机制也表现为 $PaCO_2$ 和 $H^+$ 持续升高，刺激谷氨酰胺酶活性增加，促进肾小管上皮细胞排 $H^+$ 和分泌 $NH_4^+$，让 $HCO_3^-$ 重吸收增加，$H^+$ 随尿排出增多，血浆 $HCO_3^-$ 增高，使 $HCO_3^-/H_2CO_3$ 比值接近 20:1。这个作用通常需 3~5d 完成，因此对急性呼吸性酸中毒来不及调节，而慢性呼吸性酸中毒可因肾脏调节处于代偿阶段。

长期呼吸性酸中毒时，糖的无氧酵解减弱，乳酸生成减少，具有一定的缓冲作用。

### （三）血气指标变化

由于 $PaCO_2$ 原发性升高，pH 降低（代偿阶段时 pH 正常）；$HCO_3^-$ 代偿性升高，AB、SB、BB 均升高，AB＞SB、BE 正值加大。

急性呼吸性酸中毒时，由于肾脏无法及时发挥代偿作用，反映代谢性因素的指标如 SB、BB、BE 等可正常，AB＞SB。

### （四）对机体的影响

呼吸性酸中毒时对机体的影响与代谢性酸中毒基本相同，会造成病人严重的心律失常、心肌收缩力减弱、血压下降及意识障碍等病理表现，但相比代谢性酸中毒更为严重。

**1. 中枢神经系统功能障碍** 严重急性呼吸性酸中毒（$PaCO_2$＞80mmHg）时可发生二氧化碳麻醉，病人早期表现为头痛、烦躁不安等，进一步发展可出现震颤、精神错乱、嗜睡、抽搐和昏迷等临床表现，称为肺性脑病。其机制为：① $CO_2$ 是脂溶性气体，极易通过血脑屏障形成 $H_2CO_3$，而 $HCO_3^-$ 为水溶性的，较难通过血脑屏障，结果使脑脊液的 $HCO_3^-/H_2CO_3$ 比值失衡，pH 明显下降，影响脑细胞的功能代谢。② $CO_2$ 可直接扩张脑血管，使脑血流量增加，颅内压增高，引起持续头痛，严重者可出现脑水肿。③高浓度的 $CO_2$ 对中枢神经系统有抑制效应。慢性呼吸性酸中毒时，由于肾脏的充分代偿，血液及脑脊液 pH 可相继恢复正常，临床症状往往不明显。

**2. 心血管功能改变** 呼吸性酸中毒病人常伴有缺氧。缺氧可使肺小动脉收缩，引起肺动脉高压。另外重度呼吸性酸中毒时，由于大量 $CO_2$ 潴留，可使外周血管扩张，病人出现面部潮红，球结膜充血，呈现醉酒样容貌。

### （五）防治原则

积极治疗原发病，改善肺通气功能，使潴留的 $CO_2$ 尽快排出；必要时应用呼吸兴奋药或呼吸机，但要避免人工过度通气导致呼吸性碱中毒；慎用碱性药物，因为呼吸性酸中毒时，由于肾脏的保碱代偿作用，$HCO_3^-$ 已经很高，特别是通气尚未改善前，错误地使用碱性药物可引起代谢性碱中毒。必要时，可应用不含钠的有机碱，但不宜过多、过快，否则会抑制呼吸中枢，使通气更少，导致病情加重。

## 三、代谢性碱中毒

代谢性碱中毒（metabolic alkalosis）的特征是细胞外液 $H^+$ 丢失或碱过多而引起的血浆 $HCO_3^-$ 浓度原发性增多，$H_2CO_3$ 浓度继发性升高。按照代谢性碱中毒的发病机制和对生理盐水治疗的效果，可分为盐水反应性碱中毒和盐水抵抗性碱中毒。

### （一）原因和机制

**1. 盐水反应性碱中毒**

**（1）消化液丢失 $H^+$ 过多**：常见于剧烈呕吐及胃肠减压、胃液引流，导致胃酸性液体（HCl）大量丢失，发生低氯性碱中毒。

**（2）肾丢失 $H^+$ 过多**：常见于长期大量使用髓袢利尿药（如呋塞米）和噻嗪类利尿药（如依他尼酸），这类利尿药主要抑制髓袢升支对 $Cl^-$、$Na^+$ 和 $H_2O$ 的重吸收，使远曲小管内 $Na^+$ 浓度增加，$Na^+-H^+$ 交换加强，$H^+$ 排出增多，引起低氯性碱中毒。

低氯影响肾排出 $HCO_3^-$ 的能力，给予等张或半张的盐水来扩充细胞外液，补充 $Cl^-$ 能促进过多的 $HCO_3^-$ 经肾排出使碱中毒得到纠正。

**2. 盐水抵抗性碱中毒**

（1）**肾上腺皮质激素过多**：见于大量使用盐皮质激素或原发性盐皮质激素分泌过多者。醛固酮能增加肾远曲小管和集合管对 $Na^+$ 的重吸收，促进 $K^+$ 和 $H^+$ 的排出，引起代谢性碱中毒和低钾血症。皮质醇也有盐皮质激素活性，因此库欣（Cushing）综合征病人也可发生代谢性碱中毒。

（2）**低钾血症**：细胞外液缺钾时，细胞内 $K^+$ 与细胞外 $H^+$ 交换转移，结果发生代谢性碱中毒。此时，肾小管上皮细胞内 $H^+$ 增多，导致 $Na^+$-$H^+$ 交换增强，肾排 $H^+$ 增多，尿液呈酸性，称为反常性酸性尿。

（3）**$HCO_3^-$ 摄入过量**：见于肾功能受损病人大量口服或静脉输入 $NaHCO_3$，或大量输入库存血，因为库存血常用柠檬酸盐抗凝，柠檬酸盐经代谢可产生 $HCO_3^-$。

（4）**肝功能衰竭**：肝功能失代偿时，血氨升高，尿素合成障碍也会导致代谢性碱中毒。

以上原因引起的代谢性碱中毒，单独用生理盐水治疗是不能纠正的。

**（二）机体的代偿调节**

**1. 血液缓冲作用**　当细胞外液 $H^+$ 浓度降低，$OH^-$ 浓度升高时，$OH^-$ 可被缓冲系统中的弱酸（$H_2CO_3$、$H_2PO_4^-$、$HHb$、$HHbO_2$ 等）缓冲，缓冲的结果为生成等量的 $HCO_3^-$ 和其他缓冲碱，因大多数缓冲系统组成成分中碱性成分远多于酸性成分（如 $HCO_3^-$/$H_2CO_3$ 为 20∶1），故 pH 很难维持正常。可见，血液对增多的碱性物质的缓冲非常有限。

**2. 肺的代偿调节**　呼吸代偿可在 24h 达最大效应。由于 pH 升高，呼吸中枢兴奋性降低，呼吸变浅、变慢，肺通气量减少，血浆 $PaCO_2$ 上升，以维持 $HCO_3^-$/$H_2CO_3$ 的值接近正常的 20∶1，使 pH 有所降低。但是这种代偿很有限，很少能达到完全代偿。因为当 $PaCO_2$ 上升超过 60mmHg（8kpa）或肺通气量减少引起 $PaO_2$ 下降低于 60mmHg（8kpa）时，可反射性地引起呼吸中枢兴奋。

**3. 肾脏的代偿调节作用**　碱中毒时，肾小管上皮细胞内的碳酸酐酶和谷氨酰胺酶的活性降低，使肾分泌 $H^+$、排 $NH_4^+$ 和 $HCO_3^-$ 的重吸收均减少，血液 $HCO_3^-$ 浓度降低，尿液呈碱性。但是由缺氧、缺钾或醛固酮增多等肾排 $H^+$ 增多引起的碱中毒，尿液呈现酸性。肾排酸保碱功能的减弱是代谢性碱中毒的重要代偿作用，但肾脏的调节作用较慢，因此对急性代谢性碱中毒的代偿有限。

**（三）血气指标变化**

由于血浆 $HCO_3^-$ 原发性升高，pH 升高（代偿阶段时 pH 正常），SB、AB、BB 均升高，AB＞SB，BE 正值增加，$PaCO_2$ 继发性升高。

**（四）对机体的影响**

轻度代谢性碱中毒病人大多无明显症状。严重代谢性碱中毒病人可出现以下变化：

**1. 中枢神经系统功能变化**　严重碱中毒病人可出现烦躁不安、精神错乱、谵妄，甚至昏迷等中枢神经系统功能紊乱的症状。其发生机制是：① pH 升高，谷氨酸脱羧酶活性降低，γ- 氨基丁酸转氨酶活性增强，使 γ- 氨基丁酸分解加强而生成减少，故对中枢神经系统的抑制减弱，出现兴奋症状；②血液 pH 升高使血红蛋白氧解离曲线左移，氧合血红蛋白释放氧减少，导致脑组织供氧不足。

**2. 对神经 - 肌肉的影响**　严重的急性碱中毒病人，其神经 - 肌肉的应激性增高，可出现面部和肢体肌肉的抽动、手足搐搦和惊厥等症状。这与血液 pH 升高引起血浆游离钙（$Ca^{2+}$）浓度降低有关。但伴有低钾血症时，这些症状可被低钾血症引起的症状掩盖，表现为肌无力或麻痹等。

**3. 低钾血症**　碱中毒时，细胞内 $H^+$ 与细胞外 $K^+$ 交换增加，造成细胞外低钾；同时，肾小管上皮细胞 $H^+$-$Na^+$ 交换减少，$Na^+$-$K^+$ 交换增多，大量 $K^+$ 随尿液流出，引起低钾血症。低钾血症严重时会导致病人心律失常。

**（五）防治原则**

积极治疗原发病，促进血浆中 $HCO_3^-$ 从尿液中排出。对轻度代谢性碱中毒病人，只须输入生理盐水或葡萄糖盐水即可恢复 $HCO_3^-$ 浓度；对低钾血症引起的代谢性碱中毒，则还须补充氯化钾。

对盐皮质激素过多的病人应尽量少用髓袢利尿药和噻嗪类利尿药，可给予碳酸酐酶抑制剂（如乙酰唑胺）治疗；对严重的代谢性碱中毒病人可酌量给予酸性药物（0.1mmol/L HCl）治疗。

## 四、呼吸性碱中毒

呼吸性碱中毒（respiratory alkalosis）是由于肺通气过度引起的 $PaCO_2$ 降低，pH 升高，血浆 $H_2CO_3$ 浓度原发性减少，$HCO_3^-$ 浓度继发性降低为特征。

### （一）原因和机制

各种原因引起肺通气过度，$CO_2$ 排出过多是呼吸性碱中毒的基本发生机制。

**1. 低氧血症**　如肺炎、肺水肿、初入高原及在通风不良的环境下工作，因氧的弥散障碍或吸入气氧分压低，使 $PaO_2$ 降低，反射性刺激呼吸运动增强，引起通气过度，$CO_2$ 排出过多。

**2. 呼吸中枢受到直接刺激**　见于精神性通气过度（如癔症发作）、颅脑损伤、脑炎、脑血管疾病、脑肿瘤、剧烈疼痛等均可刺激呼吸中枢引起病人过度通气。另外某些药物如水杨酸、氨也可兴奋呼吸中枢引起通气过度。革兰氏阴性杆菌引起的败血症也是造成过度通气的原因之一。

**3. 呼吸机使用不当**　因通气量过大而引起呼吸性碱中毒。

**4. 机体代谢旺盛**　如高热、甲状腺功能亢进时，体温过高，机体分解代谢亢进刺激呼吸中枢兴奋，引起过度通气。

### （二）机体的代偿

呼吸性碱中毒时肺的代偿作用极弱或不存在，机体主要通过以下途径代偿：

**1. 细胞内外离子交换和细胞内缓冲**　这是急性呼吸性碱中毒的主要代偿方式。急性呼吸性碱中毒大约在 10min 内，$H^+$ 从细胞内移出并与细胞外 $HCO_3^-$ 结合生成 $H_2CO_3$，细胞外的 $K^+$ 进入细胞内，引起血钾降低。此外，部分血浆 $HCO_3^-$ 进入红细胞与红细胞内 $Cl^-$ 交换，进入红细胞内的 $HCO_3^-$ 与 $H^+$ 结合，并进一步生成 $CO_2$，$CO_2$ 从红细胞弥散入血，形成 $H_2CO_3$，使血浆 $H_2CO_3$ 浓度又有所回升。但是这种缓冲作用是有限的。血浆 $PaCO_2$ 每下降 10mmHg（1.3kPa），血浆 $HCO_3^-$ 浓度降低 2mmol/L，所以难以维持 $HCO_3^-/H_2CO_3$ 的正常比值，所以急性呼吸性碱中毒往往呈失代偿状态。

**2. 肾脏代偿**　肾脏代偿调节是一个缓慢的过程，一般需 3~5d 才能达到最大效应，故它是慢性呼吸性碱中毒的主要代偿方式。慢性呼吸性碱中毒时，肾小管上皮细胞代偿性分泌 $H^+$ 和 $NH_4^+$ 减少，$HCO_3^-$ 重吸收减少而随尿排出增加，血浆 $HCO_3^-$ 浓度减低。一般 $PaCO_2$ 每下降 10mmHg（1.3kPa），血浆 $HCO_3^-$ 浓度降低 5mmol/L，能稳定 pH 在正常范围，因此慢性呼吸性碱中毒通常可代偿。

### （三）血气指标变化

由于 $PaCO_2$ 原发性降低，pH 升高（代偿阶段时 pH 正常）；$HCO_3^-$ 代偿性降低，AB、SB、BB 均降低，AB<SB，BE 负值增大。急性呼吸性碱中毒时，由于肾脏无法及时发挥代偿作用，反映代谢性因素的指标如 SB、BB、BE 等可正常。

### （四）对机体的影响

呼吸性碱中毒对中枢神经系统和神经-肌肉的影响与代谢性碱中毒相似，但病人更易出现窒息感、气促、眩晕、四肢和口周感觉异常、手足搐搦等症状。其中抽搐与低钙血症低 $Ca^{2+}$ 有关。神经系统功能障碍除与碱中毒对脑功能的损伤外，还与 $PaCO_2$ 降低引起脑血管收缩和脑血流量减少有关。呼吸性碱中毒时会因为细胞内外离子交换及肾脏排钾增加而发生低钾血症。

### （五）防治原则

积极治疗原发病，去除引起过度通气的原因。对急性呼吸性碱中毒病人可吸入含 5%$CO_2$ 的混合气体或用纸袋罩于病人口鼻使其再吸入呼出的气体以维持血浆 $H_2CO_3$ 浓度。对精神性通气过度病人可用镇静剂。由于低钙血症引起手足抽搐病人，可用 10% 葡萄糖酸钙溶液静脉缓慢注射。

各种单纯型酸碱平衡紊乱常用酸碱指标的变化及离子变化见表 15-2。

表 15-2　各种单纯型酸碱平衡紊乱血浆酸碱指标及离子变化

| 类型 | pH | PaCO₂ | AB | SB | BB | BE |
|---|---|---|---|---|---|---|
| 代谢性酸中毒 | ↓/(-) | ↓/(-) | ↓ | ↓ | ↓ | ↓ |
| 呼吸性酸中毒(急性) | ↓ | ↑ | ↑/(-) | ↑/(-) | (-) | (-) |
| 呼吸性酸中毒(慢性) | ↓/(-) | ↑ | ↑ | ↑ | ↑ | ↑ |
| 代谢性碱中毒 | ↑/(-) | ↑ | ↑ | ↑ | ↑ | ↑ |
| 呼吸性碱中毒(急性) | ↑ | ↓ | ↓/(-) | ↓/(-) | (-) | (-) |
| 呼吸性碱中毒(慢性) | ↑/(-) | ↓ | ↓ | ↓ | ↓ | ↓ |

注:↑升高,↓降低,(-)无变化。

# 第三节　混合型酸碱平衡紊乱

同一病人有两种或两种以上的单纯型酸碱平衡紊乱同时发生,称为混合型酸碱平衡紊乱。混合型酸碱平衡紊乱可分为双重性混合型酸碱平衡紊乱和三重性混合型酸碱平衡紊乱(表 15-3)。

表 15-3　临床常见混合型酸碱平衡紊乱类型

| 双重性混合型酸碱平衡紊乱 | 三重性混合型酸碱平衡紊乱 |
|---|---|
| 呼吸性酸中毒合并代谢性酸中毒 | 呼吸性酸中毒合并 AG 增高型代谢性酸中毒和代谢性碱中毒 |
| 代谢性碱中毒合并呼吸性碱中毒 | 呼吸性碱中毒合并 AG 增高型代谢性酸中毒和代谢性碱中毒 |
| 呼吸性酸中毒合并代谢性碱中毒 | |
| 代谢性酸中毒合并呼吸性碱中毒 | |
| 代谢性酸中毒合并代谢性碱中毒 | |

## 一、双重性混合型酸碱平衡紊乱

**1. 呼吸性酸中毒合并代谢性酸中毒**　常见于通气障碍引起呼吸性酸中毒,同时因持续缺氧而发生代谢性酸中毒。例如心搏和呼吸骤停,慢性阻塞性肺疾病并发心力衰竭或休克。其特点是 pH 降低,PaCO₂ 升高,HCO₃⁻、SB、AB 及 BB 降低,AB>SB,BE 负值增大。

**2. 代谢性碱中毒合并呼吸性碱中毒**　常见于高热或疼痛引起的过度通气,又伴有呕吐引起 H⁺ 丢失或利尿药使用不当导致 HCO₃⁻ 负荷过度的病人。其特点是 pH 升高,PaCO₂ 降低,HCO₃⁻、SB、AB 及 BB 升高,AB<SB,BE 正值增大。

**3. 呼吸性酸中毒合并代谢性碱中毒**　常见于慢性阻塞性肺疾病因通气障碍引起呼吸性酸中毒,又因呕吐或心力衰竭使用排钾利尿药,伴有 H⁺ 丢失或 HCO₃⁻ 负荷过度的病人。其特点是 pH 变化不大,也可在正常范围波动,PaCO₂ 升高,HCO₃⁻、SB、AB 及 BB 升高,BE 正值增大。

**4. 代谢性酸中毒合并呼吸性碱中毒**　常见于非挥发性酸增多合并通气过度。其特点是 pH 变化不大,也可在正常范围波动,HCO₃⁻ 和 PaCO₂ 均降低,SB、AB 及 BB 均降低,BE 负值增大。

**5. 代谢性酸中毒合并代谢性碱中毒**　常见于尿毒症或糖尿病病人因频繁呕吐丢失大量 H⁺ 和 Cl⁻;因严重胃肠炎致呕吐、腹泻伴有低钾血症和脱水的病人。其特点是 pH 和 HCO₃⁻ 在正常范围内,PaCO₂ 也常在正常范围。测量 AG 值对诊断 AG 增高型代谢性酸中毒合并代谢性碱中毒有重要意义。但 AG 正常型代谢性酸中毒合并代谢性碱中毒,则须结合病史全面分析。

## 二、三重性混合型酸碱平衡紊乱

**1. 呼吸性酸中毒合并 AG 增高型代谢性酸中毒和代谢性碱中毒**　其特点是 $PaCO_2$ 明显增高，AG > 16mmol/L，$HCO_3^-$ 升高，$Cl^-$ 明显降低。

**2. 呼吸性碱中毒合并 AG 增高型代谢性酸中毒和代谢性碱中毒**　其特点是 $PaCO_2$ 降低，AG > 16mmol/L，$HCO_3^-$ 可高可低，$Cl^-$ 低于正常值。

需要指出的是，无论是单纯型酸碱平衡紊乱还是混合型酸碱平衡紊乱，在临床上都不是一成不变的，随着疾病的发展、治疗措施的影响，原有的酸碱平衡紊乱可能被纠正，也可能转变或合并其他类型的酸碱平衡紊乱。因此，在诊断和治疗酸碱平衡紊乱时，一定要密切结合病人的病史，监测血 pH、$PaCO_2$ 及 $HCO_3^-$ 的动态变化，及时做出正确诊断和适当治疗。

---

### 知识链接

#### 体液酸碱平衡的生理意义

pH 保持在非常窄的范围内（7.35~7.45，平均 7.40）具有重要的生理意义。许多细胞外蛋白质如人体细胞的血浆蛋白和膜蛋白的三维构型对细胞外 pH 非常敏感。当体液的酸碱度超出 pH 范围之外，这些蛋白质就会发生变性（即它们的 3D 结构紊乱），导致酶和离子通道的功能丧失，影响机体的生理功能。胎儿的正常 pH 与成年人不同。在胎儿中，脐静脉血 pH 一般为 7.25~7.45，脐动脉血的 pH 一般为 7.18~7.38。胎儿体液的 pH 可能和高危妊娠、分娩事件密切相关。

（陈　千）

---

### 思考题

1. 代谢性酸中毒时机体是如何进行代偿调节的？
2. 幽门梗阻病人为什么易发生代谢性碱中毒？
3. 血钾、血氯浓度与酸碱平衡紊乱有何联系？为什么？

ER 15-5

练习题

# 第十六章 | 缺 氧

**学习目标**

1. 掌握：缺氧、发绀、肠源性发绀的概念；常用血氧指标的概念及其影响因素。
2. 熟悉：缺氧的类型、原因；各型缺氧的血氧指标变化特点及皮肤黏膜的颜色变化。
3. 了解：缺氧时机体功能和代谢变化，影响机体对缺氧耐受性的因素，氧疗的指征及方法。
4. 学会：分析常用血氧指标的影响因素。
5. 具备：依据病因、血氧指标变化及皮肤黏膜颜色改变，初步判断缺氧类型的能力。

## 第一节　缺氧概述

### 一、缺氧的概念

缺氧（hypoxia）是指由于各种原因引起组织、细胞氧供应减少或利用氧障碍，而发生功能、代谢及形态、结构异常变化的病理过程。缺氧是临床上很多疾病共有的病理过程，临床上常用血氧指标来评价机体的缺氧程度。

正常的空气成分主要是氮（约占78%）和氧（约占21%），氧是机体细胞进行新陈代谢，维持正常生命活动必不可少的物质。有氧呼吸是机体进行呼吸作用的主要形式，主要在细胞的线粒体中进行。表现为消耗氧，生成二氧化碳、水及腺苷三磷酸（ATP）。成年人静息状况下耗氧量约为0.25L/min，24h约为360L，剧烈活动后耗氧量将增加8~10倍，而体内储存的氧量仅约1.5L。所以，人一旦缺氧，数分钟内就会死亡。

### 二、常用血氧指标

**1. 血氧分压**（blood partial pressure of oxygen，$PO_2$）　指以物理状态溶解在血浆中的氧所产生的张力（又称氧张力）。正常动脉血氧分压（arterial partial pressure of oxygen，$PaO_2$）约为100mmHg（13.3kPa）。主要取决于：①吸入气体的氧分压；②肺的呼吸功能；③静脉血分流的情况。正常静脉血氧分压（partial pressure of oxygen in venous blood，$PvO_2$）约为40mmHg（5.32kPa），主要取决于组织摄取氧和利用氧的能力。

**2. 血氧容量**（blood oxygen capacity，$CO_{2max}$）　指在标准状态下（氧分压为150mmHg，二氧化碳分压为40mmHg，温度为38℃时），在体外100ml血液中的血红蛋白（Hb）被氧充分饱和时的最大携氧量。充分饱和时，1g Hb可结合1.34ml氧，100ml血液中Hb按15g计算，正常值为200ml/L。它反映血液携氧的能力。取决于Hb的数量及Hb与氧结合的能力。

**3. 血氧含量**（blood oxygen content，$CO_2$）　指100ml血液中的实际含氧量，包括Hb结合的氧和溶解于血液中的氧（当$PO_2$为100mmHg时，100ml血浆中呈物理溶解状态的氧约为0.3ml）。正常动脉血氧含量（$CaO_2$）约为190ml/L，静脉血氧含量（$CvO_2$）约为140ml/L。其大小取决于血氧分压和血氧容量。

动脉血的血氧含量与静脉血的血氧含量的差值（$CaO_2-CvO_2$），称为动脉 - 静脉血氧含量差（arterio-venous oxygen content difference，A-Vd $O_2$），简称动 - 静脉氧差，（约为 50ml/L，即 100ml 血液流经组织时有约 5ml 氧被组织利用。它反映组织消耗的氧量，其大小取决于组织内血流速度及组织对氧的利用能力。

机体组织的供氧量和耗氧量还与组织血流量相关，单位时间内流经某一体积组织的血量，称组织血流量，其单位为 ml/min。

$$组织的供氧量 = CaO_2 \times 组织血流量$$
$$组织的耗氧量 = (CaO_2 - CvO_2) \times 组织血流量$$

**4. 血红蛋白氧饱和度**　血红蛋白氧饱和度（oxygen saturation of hemoglobin，$SO_2$），是指血液中氧合血红蛋白占总血红蛋白的百分比。

$$SO_2 = (血氧含量 - 溶解氧量) / 血氧容量 \times 100\% \approx 血氧含量 / 血氧容量 \times 100\%$$

通常情况下，血液中的溶解氧量极少（仅 1.5%），可忽略不计，因此血红蛋白氧饱和度可视为血氧饱和度。

正常动脉血氧饱和度（$SaO_2$）约为 95%；静脉血氧饱和度（$SvO_2$）约为 75%。血氧饱和度的高低主要取决于氧分压的高低，两者的关系曲线即氧解离曲线（又称氧合血红蛋白解离曲线）。常常用 $P_{50}$（$SO_2$ 为 50% 时的氧分压）来反映 Hb 与氧的亲和力，正常为 26~27mmHg。当红细胞内 2,3- 二磷酸甘油酸（2,3-DPG）增多及体内血液酸中毒（pH 下降）、二氧化碳增多、温度增高时，氧解离曲线右移，$P_{50}$ 增加，表明 Hb 与氧的亲和力降低，容易解离；反之，当红细胞内 2,3- 二磷酸甘油酸（2,3-DPG）降低及体内血液碱中毒、二氧化碳减少、温度降低时，氧解离曲线左移，$P_{50}$ 减小，表明 Hb 与氧的亲和力增加，不易解离。

ER 16-3
氧解离曲线、$P_{50}$ 及其影响因素

氧解离曲线：表示血液 $PO_2$ 与血红蛋白氧饱和度关系的曲线，呈 S 形；上段相当于 $PO_2$ 100~60mmHg 的 $SO_2$，较平坦，$PO_2$ 变化对血红蛋白氧饱和度影响不大，肺内可结合的氧无明显减少；中段相当于 $PO_2$ 40~60mmHg 的 $SO_2$，较陡，血液流经组织时 $HbO_2$ 释放 $O_2$ 供机体需要；下段相当于 $PO_2$ 15~40mmHg 的 $SO_2$，最陡，$PO_2$ 稍降，$HbO_2$ 即大量释放 $O_2$，满足活动增强所需，代表 $O_2$ 的贮备。

## 第二节　缺氧的类型

氧从外界进入体内到最终被组织细胞利用，包括肺从外界摄取氧（外呼吸）、血液携带氧（与 Hb 结合）、循环运输氧（心血管系统）、组织细胞利用氧（内呼吸）4 个环节，其中任何一个环节发生异常，均可造成缺氧。根据缺氧的发生原因和血氧变化特点，通常将缺氧分为 4 种类型。

ER 16-4
缺氧的原因与类型

### 一、低张性缺氧

低张性缺氧（hypotonic hypoxia）是指由于各种因素使得动脉血氧分压降低，血氧含量减少，造成组织氧供不足。其特征是 $PaO_2$ 降低，使 $CaO_2$ 减少。氧分压又称氧张力，故名低张性缺氧，也称乏氧性缺氧（hypoxic hypoxia）。

#### （一）原因与机制

**1. 吸入气氧分压过低**　多见于海拔 3 000m 以上的高原、高空或通风不好的矿井、坑道。由于吸入气体中氧分压过低，使 $PaO_2$ 降低。又称大气性缺氧。

**2. 外呼吸功能障碍**　由于肺通气或肺换气功能障碍，使 $PaO_2$ 降低。又称呼吸性缺氧。常由呼吸道阻塞（异物、喉头水肿）、胸膜炎、肺水肿、肺炎、慢性支气管炎等引起。

**3. 静脉血掺杂（分流）入动脉血**　多见于某些先天性心脏病，如室间隔缺损或房间隔缺损伴有肺动脉狭窄或肺动脉高压时，右心的压力高于左心，未经氧合的静脉血由右心向左心分流，功能性分流增多，使 $PaO_2$ 降低。肺动静脉瘘时，肺动脉未经氧合的静脉血直接流入肺静脉，导致肺静脉及左心内 $PaO_2$ 降低。要注意此种缺氧虽然有循环异常，但是其缺氧并不是由组织灌流量减少（缺血或淤血）所导致，故不属于循环性缺氧。

### （二）血氧变化特点

低张性缺氧发生的关键是进入血液的氧减少或静脉血掺杂（动脉血被静脉血稀释），其血氧指标变化特点见表 16-1。

正常毛细血管中脱氧血红蛋白（HHb）平均浓度为 26g/L，低张性缺氧时，由于毛细血管中含氧量下降，HHb 浓度增加，当毛细血管中 HHb 平均浓度超过 50g/L 时，可使皮肤、黏膜呈青紫色，称发绀。

发绀是缺氧的表现，但缺氧的病人不一定都有发绀，例如 Hb 不足 50g/L 的严重贫血，其 HHb 浓度不可能超过 50g/L，所引起的血液性缺氧无发绀。另外，有发绀的病人也可无缺氧，如真性红细胞增多症的病人，由于 Hb 异常增多，使毛细血管内 HHb 含量很容易超过 50g/L，易出现发绀而无缺氧表现。

表 16-1　低张性缺氧的血氧指标变化特点

| 指标 | 变化 | 机制 |
|---|---|---|
| $PaO_2$ | 降低 | 进入血液的氧减少（外界空气氧分压降低、外呼吸功能障碍、静脉血掺杂） |
| $CO_{2max}$ | 正常/增加 | Hb 无数量和性质的变化/慢性缺氧 Hb 代偿性增多 |
| $SaO_2$ | 降低 | $PaO_2$ 降低 |
| $CaO_2$ | 降低 | 与 Hb 结合的 $O_2$ 减少 |
| $A\text{-}Vd\,O_2$ | 降低/正常 | 血液向组织弥散氧减少/慢性缺氧时组织用氧能力代偿性增加 |

## 二、血液性缺氧

血液性缺氧（hemic hypoxia）是指由于血红蛋白性质改变或数量减少，引起血液携带氧的能力下降而引起的缺氧。因动脉血氧含量降低而血氧分压正常，又称为等张性缺氧（isotonic hypoxia）。

### （一）原因与机制

**1. 贫血**　严重贫血时血红蛋白数量减少，血液携带氧量降低，导致细胞的氧供不足，又称为贫血性缺氧（anemic hypoxia）。常见于失血、营养不良或溶血性疾病。

**2. 一氧化碳（CO）中毒**　其机制有：

（1）阻止 Hb 与 $O_2$ 结合，CO 与 Hb 极易亲和形成碳氧血红蛋白（HbCO），却难以解离（CO 与 Hb 亲和力比 $O_2$ 大 210 倍，而 HbCO 的解离速度仅是 $HbO_2$ 的 1/3 600），使 Hb 失去携带氧的功能。这是 CO 中毒的主要机制。当吸入气体中含 0.1% 的 CO 时，血液中约 50% Hb 形成 HbCO。

（2）抑制 $HbO_2$ 释放 $O_2$：①当 CO 与 Hb 分子中的某个血红素结合后，将增加余下的 3 个血红素对 $O_2$ 的亲和力。②CO 还能抑制红细胞内糖酵解，使其产物 2,3-DPG 生成减少。两者均可使氧解离曲线左移，抑制 $HbO_2$ 释放 $O_2$。

> **知识链接**
>
> ### 煤气中毒
>
> 　　煤气是煤和其他含碳物质燃烧时所产生的一种不稳定混合性气体，主要含有一氧化碳、氢、甲烷、乙烯、丁烯、硫化氢等。其中以一氧化碳的含量最高，对人体的毒性最大，所以煤气中毒实际是一氧化碳中毒。
>
> 　　CO 是无色、无臭、无味气体，不易被察觉。如果密闭或通风差，可因燃烧不完全而使空气 CO 浓度大幅度增加（如煤炉取暖，燃气热水器安装、使用不当，停车后过久地开放汽车空调

等）。人们吸入后短期内就会发生急性一氧化碳中毒。一氧化碳中毒的基本机制是 CO 与血液中 Hb 结合形成 HbCO，阻碍 $O_2$ 与 Hb 结合而导致缺氧，病人主要临床表现是脑缺氧导致的头痛、眩晕、昏迷。皮肤黏膜呈樱桃红色。处理原则是打开门、窗通风，迅速将中毒病人转移到通风良好处，注意保暖，解开病人的衣领及腰带，保持呼吸顺畅；同时呼叫救护车，送到有高压氧舱设备的医院进行救治。

**3. 高铁血红蛋白血症**　如果正常 Hb 中的二价铁被氧化剂（亚硝酸盐、磺胺类、硝基苯化合物等）氧化成三价铁，即形成高铁血红蛋白，高铁血红蛋白中的三价铁离子因与羟基牢固结合（$HbFe^{3+}$-OH）而丧失携带氧的能力。正常人高铁血红蛋白占血红蛋白总量的 1%~2%。当血中含量达到 20%~50% 时，病人即可出现疲乏、头痛、呼吸困难、心动过速和昏迷等症状，可用还原剂如亚甲蓝解救。当血中 $HbFe^{3+}$-OH 增至 60%~70% 时，即可引起死亡。若食用大量腌渍的咸菜或不新鲜的蔬菜，肠道细菌可将其含有的硝酸盐还原为亚硝酸盐，亚硝酸盐可以使 Hb 中的二价铁氧化成三价铁，从而形成大量高铁血红蛋白。病人皮肤、黏膜呈现咖啡色或青石板色，类似发绀，称为肠源性发绀。

表 16-2　血液性缺氧的血氧指标变化特点

| 指标 | 变化 | 机制 |
| --- | --- | --- |
| $CO_{2max}$ | 降低 / 正常 | Hb 减少或与 $O_2$ 的结合能力降低 / CO 中毒，体外氧充分平衡后 |
| $CaO_2$ | 降低 | 与 Hb 结合的 $O_2$ 减少或结合能力降低 |
| $PaO_2$ | 正常 | 外界空气氧分压及外呼吸功能正常，氧摄入正常 |
| $SaO_2$ | 正常 | $PaO_2$ 正常 |
| A-Vd $O_2$ | 降低 | $HbO_2$ 总量不足，血液 - 组织间氧分压差减少，氧向组织弥散减少 |

**（二）血氧变化特点**

血液性缺氧发生的关键是血红蛋白数量减少（量）或与氧的结合能力降低（质），其血氧指标变化特点见表 16-2。

严重贫血病人面色苍白；一氧化碳中毒者血液中 HbCO 增多，皮肤、黏膜呈樱桃红色；高铁血红蛋白血症病人血液中高铁血红蛋白增多，皮肤、黏膜呈咖啡色或青石板色。

ER 16-5

一氧化碳中毒死者器官呈樱桃红色

# 三、循环性缺氧

循环性缺氧（circulatory hypoxia）是指由于组织血液灌流量减少使组织氧供不足所引起的缺氧，又称低动力性缺氧。根据组织血液灌流量减少的原因不同，可分为缺血性缺氧和淤血性缺氧。

**（一）原因与机制**

**1. 组织缺血**　由于动脉压过低、动脉狭窄或阻塞造成的组织血液灌流量不足，导致组织缺血、缺氧，称为缺血性缺氧。例如休克和心力衰竭病人因心输出量减少，动脉压过低，可造成全身组织供血不足，从而导致缺氧。冠状动脉粥样硬化可引起心肌缺血、缺氧。

**2. 组织淤血**　由于静脉受压、血栓形成或栓塞、慢性心衰等使静脉血回流受阻，血液淤积在毛细血管和小静脉，造成组织缺氧，称为淤血性缺氧。例如肠扭转、肠套叠、嵌顿性疝时压迫肠系膜静脉引起肠壁淤血、缺氧，甚至发生坏死。

**（二）血氧变化特点**

循环性缺氧发生的关键是组织血流量减少，其血氧指标变化特点见表 16-3。

循环性缺氧虽然动 - 静脉氧差增大，但因单位时间内流经组织的血流量减少，所以组织的供氧量减少，导致缺氧。

缺血性缺氧的病人，因组织的血流量不足，皮肤呈苍白色。淤血性缺氧的病人，血液淤滞在毛细血管床,造成氧被组织细胞摄取增多形成了大量的脱氧血红蛋白,皮肤、黏膜可出现发绀。

## 四、组织性缺氧

组织性缺氧(histogenous hypoxia)是指组织细胞生物氧化过程障碍,不能有效利用氧所引起的缺氧,又称氧利用障碍性缺氧(dysoxidative hypoxia)。

### (一)原因与机制

**1. 抑制细胞氧化磷酸化过程** 氰化物、硫化物、砷化物等引起的组织中毒主要通过抑制细胞氧化磷酸化过程,使细胞利用氧障碍而导致缺氧。以氰化物中毒最为典型。各种氰化物(如 HCN、KCN 等)可经呼吸道、消化道或皮肤进入体内,$CN^-$ 迅速与线粒体中氧化型细胞色素氧化酶上的 $Fe^{3+}$ 结合形成氰化高铁细胞色素氧化酶,使其不能还原和传递电子,导致呼吸链中断,组织细胞不能利用氧。

**2. 线粒体损伤** 细菌毒素、氧中毒、钙超载、大剂量放射线等可造成线粒体损伤,使细胞生物氧化障碍,造成缺氧。

**3. 维生素缺乏** 维生素 $B_1$(焦磷酸硫胺素)、维生素 $B_2$(核黄素)、维生素 PP、维生素 $B_3$、维生素 $B_5$ 等是合成内呼吸生物氧化过程所需呼吸酶的辅酶原料,严重缺乏可能导致呼吸酶合成减少,内呼吸不能正常进行,使细胞对氧的利用出现障碍。

### (二)血氧变化特点

组织性缺氧发生的关键是组织细胞生物氧化受抑制,细胞利用氧障碍。其血氧指标变化特点见表 16-4。

组织性缺氧时,$PaO_2$、$CaO_2$、$CO_{2max}$ 和 $SaO_2$ 均正常。由于细胞不能充分利用氧,静脉血氧含量增高,故 $PvO_2$、$C_vO_2$ 和 $S_vO_2$ 均高于正常,A-Vd $O_2$ 显著缩小。由于毛细血管中 $HbO_2$ 含量高于正常,皮肤、黏膜可呈鲜红色或玫瑰红色。

4 型缺氧可以单独出现,但临床上出现的大多是混合性缺氧。例如大出血导致病人休克时主要是循环性缺氧和血液性缺氧,若并发休克肺出现呼吸功能障碍可有低张性缺氧;内毒素损伤线粒体还可引起组织利用氧的障碍而发生组织性缺氧。各型缺氧的特点见表 16-5。

表 16-3 循环性缺氧的血氧指标变化特点

| 指标 | 变化 | 机制 |
|---|---|---|
| $PaO_2$ | 正常 | 外界空气氧分压及外呼吸功能正常,氧摄入正常 |
| $CO_{2max}$ | 正常 | Hb 无数量和性质的变化 |
| $CaO_2$ | 正常 | Hb 无数量和性质的变化 |
| $SaO_2$ | 正常 | $PaO_2$ 正常 |
| A-Vd $O_2$ | 增大 | 血流缓慢,细胞从单位容积血液中摄取 $O_2$ 增多,$PvO_2$ 降低明显;缺氧导致 $H^+$ 增多,氧解离曲线右移,Hb 释放氧增多 |

表 16-4 组织性缺氧的血氧指标变化特点

| 指标 | 变化 | 机制 |
|---|---|---|
| $PaO_2$ | 正常 | 外界空气氧分压及外呼吸功能正常,氧摄入正常 |
| $CO_{2max}$ | 正常 | Hb 无数量和性质的变化 |
| $CaO_2$ | 正常 | Hb 无数量和性质的变化 |
| $SaO_2$ | 正常 | $PaO_2$ 正常 |
| A-Vd $O_2$ | 减小 | 组织细胞用氧障碍,$PvO_2$ 高于正常 |

ER 16-6

各型缺氧的血氧变化特点

表 16-5 4种类型缺氧的血氧指标变化特点

| 类型 | $PaO_2$ | $SaO_2$ | $CO_{2max}$ | $CaO_2$ | A-Vd $O_2$ |
|---|---|---|---|---|---|
| 低张性缺氧 | ↓ | ↓ | N 或↑(代偿) | ↓ | ↓ 或 N(代偿) |
| 血液性缺氧 | N | N | ↓ 或 N | ↓ | ↓ |
| 循环性缺氧 | N | N | N | N | ↑ |
| 组织性缺氧 | N | N | N | N | ↓ |

↓降低;↑升高;N 正常。

# 第三节　缺氧时机体代谢与功能变化

缺氧对机体的影响取决于缺氧的原因、速度、程度、持续时间和机体的功能/代谢状态。轻度缺氧以激发机体的代偿反应为主；重度缺氧机体的代偿不全，以组织细胞的代谢功能障碍为主。机体在急性缺氧时以呼吸系统和循环系统的代偿反应为主，在慢性缺氧时以血液系统和组织细胞的代偿为主。

不同类型缺氧引起的机体变化，既有相同之处，又各具特点。下面主要以低张性缺氧为例，介绍缺氧对机体代谢和功能的影响。

## 一、呼吸系统变化

**1. 代偿性反应**　当 $PaO_2 < 60mmHg$（8kPa）时，可刺激颈动脉体和主动脉体化学感受器，反射性地引起呼吸加深、加快。这是发生急性缺氧时最重要的代偿反应。其主要意义是：①呼吸加深、加快，使肺泡通气量增加，提高 $PaO_2$；②胸廓运动增强使胸内负压增大，有利于静脉血回流，进而增加心输出量和肺部血流量，有利于氧的摄取和运输。血液性缺氧、循环性缺氧和组织性缺氧因 $PaO_2$ 正常，故病人呼吸一般无明显增强。

**2. 损伤性变化**

（1）**高原肺水肿**：当快速进入海拔 3 000m 以上的高原时，可发生急性缺氧，病人在 1~4d 内出现头痛、胸闷、咳嗽、咳大量白色或粉红色泡沫样痰、呼吸困难、发绀等症状，听诊肺部有湿啰音，称为高原肺水肿。其发生机制可能与以下因素有关：①缺氧使肺血管收缩，肺循环阻力增加，导致肺动脉高压；②缺氧使外周血管收缩，静脉回心血量和肺血流量增加，肺毛细血管楔压增加，引起肺水肿；③缺氧还可以损伤毛细血管内皮细胞，使肺泡壁毛细血管通透性增加，加重肺水肿；④缺氧导致肺毛细血管内广泛的纤维蛋白血栓形成，加重肺动脉高压，使肺循环障碍，肺血流分布不均。高原肺水肿一旦发生，将明显加重机体缺氧，不及时抢救，常致死亡；如能及时给氧或下撤至低处，肺水肿可很快缓解。

（2）**中枢性呼吸衰竭**：若严重缺氧（$PaO_2 < 30mmHg$），可直接抑制呼吸中枢，使肺泡通气量减少，呼吸节律和频率不规则，导致中枢性呼吸衰竭。

## 二、循环系统变化

**1. 代偿性反应**

（1）**心输出量变化**：缺氧的程度不同对心脏产生的影响也不同。急性轻度或中度缺氧时，心率加快，心肌收缩性增强，心输出量增加，对缺氧起到一定的代偿作用。其机制是轻、中度的缺氧，$PaO_2$ 降低可刺激颈动脉体化学感受器，使呼吸运动增强，肺扩张增大使肺牵张感受器受到刺激，反射性兴奋交感神经，引起心率加快，心肌收缩性增强；呼吸运动增强，胸廓运动幅度加大，还可促进静脉血回流，使静脉回心血量增加，心输出量增加。

（2）**血流重新分布**：缺氧可以刺激交感神经释放儿茶酚胺，引起血管平滑肌收缩；缺氧产生的乳酸、腺苷、前列环素（PGI2）等代谢产物则使缺血组织的血管扩张。由于不同组织血管的神经及受体分布不同，对缺氧的反应性也有差别。皮肤、腹腔内脏器官血管平滑肌 α 受体密度高，对儿茶酚胺反应强烈，出现明显收缩，血流减少；而心、脑血管扩张，血流增多。这种血流重新分布，有利于在缺氧情况下对心、脑等重要生命器官的供氧。

（3）**肺血管收缩**：肺泡中 $PO_2$ 降低时可引起肺小动脉收缩，使缺氧肺泡血流量减少，血流转向通气充分的肺泡，这有利于提高肺泡通气与血流的比值，提高动脉血氧分压。其机制目前认为可能与下列因素有关：①交感神经作用，缺氧引起的交感神经兴奋，释放儿茶酚胺引起肺血管收缩；②体液因素作用,缺氧可使肺泡巨噬细胞、血管内皮细胞、肥大细胞等释放白三烯(LT)、血栓素 $A_2$(TXA$_2$)、内皮素(ET)、血管紧张素Ⅱ(AngⅡ)等缩血管物质增多;③直接作用,缺氧使肺血管平滑肌细胞膜对 $Ca^{2+}$ 的通透性增高,$Ca^{2+}$ 内流增加,导致血管平滑肌收缩性增高,引起肺血管收缩。

**(4)毛细血管增生**:长期慢性缺氧可诱导细胞合成血管内皮生长因子(VEGF),促使组织内毛细血管增生。尤其是心、脑和骨骼肌的毛细血管增生更显著。毛细血管增生、血管密度增加使氧从血管向细胞弥散的距离缩短,有效增加了组织的供氧量。

**2. 损伤性变化**

**(1)心肌舒缩功能障碍**:严重缺氧时可以:①直接抑制心血管运动中枢;②心肌供氧不足,有氧氧化障碍,能量生成减少;③心肌细胞结构破坏(变性、坏死)。导致心率减慢,心肌舒缩功能障碍,心输出量降低等。

**(2)肺动脉高压**:长期慢性缺氧可使肺小动脉持续收缩,引起血管壁平滑肌细胞和成纤维细胞增生,胶原纤维和弹力纤维增多,使血管壁增厚,管腔狭窄,形成持久的肺动脉高压。

**(3)心律失常**:严重缺氧时,$PaO_2$ 降低可刺激颈动脉体感受器,引起迷走神经兴奋,导致窦性心动过缓、期前收缩,甚至心室颤动。

**(4)回心血量减少**:缺氧严重时,细胞有氧氧化障碍,乳酸、腺苷等扩血管物质生成增多,引起外周血管广泛扩张,使血液淤积在外周血管,回心血量减少,血压下降。严重缺氧还可以直接抑制呼吸中枢,使胸廓运动减弱,不利于血液回流。

## 三、中枢神经系统变化

虽然脑重量仅为体重的 2% 左右,但脑血流量约占心输出量的 15%,脑耗氧量占全身总耗氧量的 23%。脑所需能量主要来自葡萄糖有氧氧化,而脑内葡萄糖和氧的贮存很少,因此脑是对缺氧最为敏感的器官。缺氧可以直接损害中枢神经系统的功能。急性缺氧时病人可出现头痛、情绪激动,思维力、记忆力、判断力降低或丧失以及运动不协调,严重者可出现惊厥、昏迷,甚至死亡。慢性缺氧时病人表现为注意力不集中、易疲劳、嗜睡及精神抑郁等症状。

缺氧引起脑功能障碍的主要原因是脑水肿及脑细胞损伤。其机制是:①缺氧可直接扩张脑血管,脑血流量和脑毛细血管流体静压增加,组织液生成增多;②缺氧使无氧氧化增多,酸中毒,使毛细血管壁通透性增加,造成间质性脑水肿;③缺氧使 ATP 生成减少,细胞膜钠钾泵功能障碍,引起脑细胞水肿;④脑充血和脑水肿使颅内压增高,颅内压高又可压迫脑血管加重脑缺血、缺氧,形成恶性循环。

## 四、血液系统变化

**1. 代偿性反应**　缺氧时机体可以通过增多红细胞及氧解离曲线右移来进行代偿,增加氧的运输和释放。

**(1)红细胞增多**:急性缺氧时,由于交感神经兴奋,脾、肝等血管收缩,储存的血液进入体循环,使血液中红细胞数迅速增多(自体输血)。慢性缺氧时,$PaO_2$ 降低能刺激肾小球旁细胞生成并释放促红细胞生成素(EPO),使骨髓造血功能增强,红细胞增多。红细胞增多可增加血液携氧能力,从而增加组织的供氧量。

**(2)氧解离曲线右移**:缺氧时红细胞糖酵解增强,2,3-DPG 增加,使氧解离曲线右移,Hb 与氧的亲和力降低,可以释放更多氧供组织利用。

**2. 损伤性变化**　血液红细胞增多,使血液的黏滞度增加,血流阻力加大。同时也增加了心脏的后负荷,加重心肌损害。严重缺氧时糖酵解增强,2,3-DPG 生成过多,氧解离曲线右移加重,血红蛋白和氧的亲和力明显下降,使血液流过肺泡时血红蛋白结合的氧量减少,失去代偿意义。

## 五、组织细胞变化

**1.代偿性反应**　缺氧时,通过增强组织细胞利用氧的能力和增强无氧酵解过程,来保证生命活动所必需的能量。

(1)**细胞利用氧的能力增强**:慢性缺氧时,细胞内线粒体的数目和膜的表面积均增加,呼吸链中的酶含量增多,酶活性增高,使细胞利用氧的能力增强。

(2)**糖的无氧酵解增强**:缺氧时,ATP 生成减少,ATP/ADP 比值降低,可激活磷酸果糖激酶,此酶是糖酵解的限速酶,激活后使糖酵解过程增强,生成 ATP 增多,一定程度上可弥补能量的不足。

(3)**载氧蛋白增加**:载氧蛋白具有结合、储存和转运氧的功能,慢性缺氧时,肌红蛋白、脑红蛋白、胞红蛋白等载氧蛋白增加。如慢性缺氧时骨骼肌内肌红蛋白含量明显增多。肌红蛋白与氧的亲和力显著高于血红蛋白与氧的亲和力。当 $PO_2$ 为 10mmHg(1.33kPa)时,血红蛋白的氧饱和度约为 10%,肌红蛋白的氧饱和度可达 70%。因此,肌红蛋白可从血液中摄取更多的氧,增加体内氧的贮存。在 $PaO_2$ 进一步降低时,肌红蛋白可释放出氧供细胞利用。

(4)**低代谢状态**:缺氧可使细胞的耗能过程减弱,如糖、蛋白质合成减少,离子泵功能减弱等,使细胞处于低代谢状态,减少能量的消耗,有利于提高细胞对缺氧的耐受性,在缺氧状态下得以生存。

**2.损伤性变化**　严重缺氧时细胞的损伤主要表现为细胞膜、线粒体及溶酶体的改变。

(1)**细胞膜的损伤**:细胞膜是细胞缺氧最早发生损伤的部位。其机制是 ATP 生成障碍,使细胞离子泵功能障碍、膜通透性增加、膜流动性下降和膜受体功能障碍等异常改变,表现为钠离子、钙离子内流增加,钾离子外流增多,从而引起细胞内水、电解质紊乱,导致细胞损伤和功能障碍。

(2)**线粒体的损伤**:严重缺氧时,可抑制线粒体内脱氢酶的功能,使 ATP 生成减少,同时还可引起线粒体结构损伤,表现为线粒体肿胀、嵴断裂、外膜破裂、基质外溢和钙盐沉积。

(3)**溶酶体的损伤**:钙超载和酸中毒可激活磷脂酶,分解膜磷脂,使溶酶体膜肿胀甚至破裂,导致溶酶体内蛋白水解酶外溢引起细胞自溶或周围细胞损伤。

急性缺氧时的代偿方式以肺通气量及心输出量增加为主,这些代偿活动本身是耗能和耗氧的过程,因而这些代偿不能持久。慢性缺氧时的代偿方式以红细胞增多和组织利用氧的能力增强为主,由于这些代偿活动不增加能量和氧的消耗,是较为经济、持久的代偿方式。

## 第四节　影响机体对缺氧耐受性的因素

影响机体对缺氧耐受性的因素有年龄、营养、温度、气候、代谢和功能状态、心肺功能等。这些因素可归纳为机体的代谢耗氧率及机体的代偿能力两大方面。

### 一、机体的代谢耗氧率

机体的基础代谢率越高,耗氧量越大,对缺氧耐受时间就越短。机体在精神紧张、兴奋、高热、运动、寒冷刺激等状态下,代谢率提高,耗氧量增多,对缺氧的耐受性降低,缺氧程度加重。反之,机体在安静、体温降低、中枢神经系统受抑制等状态下,代谢率降低,耗氧量减少,对缺氧的耐受时间延长。这也是临床上低温麻醉、亚低温治疗(人工冬眠)等疗法的基本原理,为其原发病的治疗争取时间。

### 二、机体的代偿能力

在缺氧时,机体可以通过呼吸、循环和血液系统的代偿性反应来增加组织的供氧量,也可以通过提高组织细胞利用氧的能力来代偿。这些代偿性反应与机体的心、肺等功能状态有关，因而每个人对缺氧的耐受性并不相同。有心、肺疾病及血液病的病人对缺氧的代偿能力减弱，对缺氧耐受性明显降低；老年人的心肺功能下降，骨髓造血功能降低，以及细胞某些呼吸酶活性下降等原因，均导致对缺氧耐受性下降。

轻度的缺氧刺激可以动员机体的代偿能力，如慢性贫血的病人，机体可充分调动代偿能力，虽然血红蛋白含量很低但仍能维持正常生命活动。而急性失血者血红蛋白浓度减少到与慢性贫血者同等程度则往往出现严重的代谢和功能的障碍。

机体对缺氧的代偿能力可以通过锻炼来提高。如经常游泳或爬山可以提高心肺功能，从而增强机体对缺氧的耐受能力。要进入高原的健康人，若能逐渐增加运动量和海拔高度（阶梯式适应），比快速进入高原者能更好地适应高原的缺氧环境。

# 第五节　氧　疗

在治疗缺氧时首先要仔细观察，根据病人缺氧的临床表现如皮肤黏膜的颜色，呼吸系统、循环系统、中枢神经系统等改变以及血气变化来加以判断缺氧是否存在，并明确缺氧的原因和类型。及时去除造成机体缺氧的原因。治疗缺氧最有效的方法就是氧疗。应根据缺氧的类型特点合理进行氧疗。

## 一、氧疗的指征

吸氧是治疗缺氧最基本、最有效的方法。对各种原因引起的缺氧均有疗效，但因缺氧的类型不同，氧疗的治疗效果也有较大的差异。氧疗对低张性缺氧的效果最好。吸氧可提高肺泡内气体的氧分压，使 $PaO_2$、$CaO_2$、$SaO_2$ 增高，对组织的供氧量增多。

血液性缺氧和循环性缺氧 $PaO_2$、$SaO_2$ 正常，氧疗通过提高 $PaO_2$ 以增加血液中的溶解氧来改善对组织的供氧。组织性缺氧的供氧正常，氧疗效果不明显。

一氧化碳中毒病人，吸入 202.7~304kPa（2~3 个大气压）的纯氧可明显增加血液内溶解的氧，从而改善组织的缺氧状态。高压氧还有利于 $O_2$ 取代 HbCO 中的 CO，加速 CO 与 Hb 的解离，恢复 Hb 结合、运输氧的功能。

对于高铁血红蛋白血症的病人，应在吸氧的同时给予还原剂（维生素 C 和亚甲蓝）治疗。对氰化物中毒者，主要采用亚硝酸盐和硫代硫酸钠联合治疗，辅以吸氧治疗。

## 二、氧疗的方法及注意事项

**1. 氧疗的方法**　氧疗常采用 99% 氧气（纯氧）、5% 二氧化碳和纯氧的混合气体或高压氧舱给氧。有人主张在海平面氧疗时以吸入 40% 的氧为宜。根据病人病情需要可采用以下几种给氧方法：

（1）**非控制性氧疗**：对无通气功能障碍的病人常用鼻导管或面罩吸氧。利用病人自由呼吸，依据病情需要调整吸入气的氧浓度。

（2）**控制性氧疗**：即持续低浓度给氧，主要用于慢性阻塞性肺疾病病人，其表现既有缺氧又伴有二氧化碳潴留（Ⅱ型呼吸衰竭），呼吸中枢对二氧化碳敏感性降低，病人靠缺氧勉强维持呼吸，如无控制地吸入高浓度氧，低氧血症虽可暂时得到缓解，但肺通气量会进一步减低，加重二氧化碳潴留，引起二氧化碳麻醉甚至肺性脑病。应采用低浓度（30%）和低流量（1~2L/min）给氧的原则，使 $PaO_2$ 上升至 60mmHg 即可，以保持轻度缺氧兴奋呼吸中枢的作用。

（3）**高浓度氧疗**：吸入气氧浓度在 60% 以上。用于单纯缺氧而无二氧化碳潴留的病人。如急性呼吸窘迫综合征、心肺复苏后的生命支持阶段。

（4）**高压氧疗**：指在特殊的加压舱内，以超过 1atm（标准大气压）的压力给予纯氧吸入。适用于治疗脑梗死、脑外伤引发的脑水肿，颅内压增高及一氧化碳中毒等。（1atm＝101kPa）

（5）**机械通气给氧**：主要用于呼吸中枢抑制或呼吸肌麻痹的病人。

**2.氧疗的注意事项**

（1）**密切观察氧疗效果**：评价氧疗效果最准确的方法是进行动脉血气分析。其次是观察病人病情。如病人吸氧后由烦躁变为安静，血压转为正常，呼吸困难减轻或缓解，心率变慢，发绀消失，表明疗效良好；反之，则表明氧疗无效，病情恶化。

（2）**湿化吸入气体**：保持呼吸道通畅，并采用湿化瓶或超声雾化湿化吸入气体。避免干燥气体直接进入呼吸道，造成分泌物黏稠、干结及呼吸道纤毛受损。

（3）**对严重慢性肺疾病病人采用控制性吸氧**：防止因纠正低氧血症而出现呼吸抑制或衰竭。

（4）**防止吸收性肺不张和肺气压伤等**：呼吸道不全阻塞病人，呼吸空气时，肺泡内氧被吸收后，留下的 $N_2$ 可维持肺泡内压力使肺泡不致塌陷。吸入高浓度氧后，大部分 $N_2$ 被 $O_2$ 所取代，氧吸收的速度一旦超过进入肺泡的速度，该部分肺泡就可能塌陷，形成肺不张。加压辅助给氧时压力不宜过高，防止肺气压伤。

（5）**控制吸入气体中氧浓度**：一般为 30%~40%，不宜过高；高浓度给氧时间不宜过长，以免引起氧中毒。氧疗时应控制吸氧的浓度和时间，严防氧中毒的发生，一旦出现应立即控制吸氧。

---

**知识链接**

## 氧 中 毒

　　氧气虽在维持生命活动中不可缺少，但吸入氧气超过一定压力和时间后，组织细胞会发生功能、结构的异常变化并引起一系列临床表现，称为氧中毒（oxygen intoxication）。氧中毒常因吸入高压氧[50.7kPa（0.5 个大气压）以上]引起，但在常压下吸入气氧浓度超过 60%，时间超过 24h 亦可出现氧中毒。氧中毒分为肺型与脑型两型：吸入 1 个大气压左右的氧 8h 以后，病人出现胸骨后疼痛、咳嗽、呼吸困难、肺活量减少、$PaO_2$ 下降等症状，即为肺型氧中毒，又称慢性氧中毒。肺部有充血、水肿、肺不张、炎症细胞浸润等病变。吸入 202.7Pa（2 个大气压）以上的 $O_2$，在短时间内病人即可出现面部肌肉抽搐、幻视、幻听、恶心、呕吐、心悸等症状，严重者发生惊厥、昏迷，甚至死亡，即为脑型氧中毒，又称急性氧中毒。高压氧疗时，病人出现神经症状时，提示有氧中毒发生。

（毛宇飞）

---

**思考题**

1.缺氧时组织细胞有哪些代偿性变化？

2.低张性缺氧时机体最重要的代偿反应是什么？简述其发生的机制及意义。

3.何为煤气中毒？其缺氧的发生机制及类型是什么？病人皮肤、黏膜颜色有何变化？其动脉血氧分压、氧容量、氧含量、氧饱和度及动 - 静脉氧差等血氧指标有什么改变？为什么可以用高压氧治疗？

ER 16-7

练习题

# 第十七章 ｜ 应 激

教学课件　　思维导图

## 学习目标

1. 掌握：应激的概念、应激时神经内分泌反应及其意义；主要的应激性疾病及发生机制。
2. 熟悉：应激的基本过程；应激的急性期反应和细胞反应；应激时机体的代谢及功能变化。
3. 了解：常见的应激原；应激性损伤的防治原则。
4. 学会：应用应激的专业知识，解释应激性疾病的发病机制。
5. 具备：关爱病人、尊重病人的职业道德，严谨细致、精益求精的职业习惯。

## 案例导入

病人，男性，58 岁，因爬山时突遇大火，快速逃离致心慌、呼吸急促入院。体格检查：T 36.7℃，P 120 次 /min，R 30 次 /min，Bp 140/100mmHg。ECG 示窦性心动过速。病人入院后出现焦虑不安、不思饮食，近日出现上腹部疼痛，反酸、黑便。胃镜检查：胃溃疡。病人平素体弱，不常运动，无溃疡病史。

请思考：
1. 突遇大火时该病人为何反应敏捷、运动能力大大增强？
2. 事发后为何发生应激性心律失常和应激性溃疡？
3. 医护工作者应在哪些方面注意以避免病人出现新的医源性应激？

机体受到强烈刺激时除会出现与刺激因素直接相关的特异性反应外，还会出现一组与刺激因素的性质无直接关系的全身性非特异性反应，如心率加快、血压升高、呼吸加深 / 加快等。应激（stress）是指机体在受到强烈的内、外环境刺激时所出现的全身性非特异性适应反应，又称为应激反应（stress response）。引起应激反应的刺激因素称为应激原。

## 第一节　应激概述

### 一、应激分类与应激原

#### （一）应激分类

根据对机体的影响程度不同，应激可分为生理性应激和病理性应激。生理性应激是指应激原不十分强烈且作用时间较短的应激（如体育竞赛、饥饿、考试等）。此时机体动员非特异性适应系统发生防御适应反应，提高了机体的适应能力，既有利于调动机体的潜能又不对机体产生严重影响。生理性应激又称良性应激。病理性应激是指应激原强烈且作用时间持久的应激（如休克、大面积烧伤、剧烈的精神刺激等）。此时虽仍有一定的防御适应意义，但由于应激反应过于强烈和持久，机体不能承受过大的负荷而耗竭,内环境稳态严重失调,导致机体代谢障碍和组织损伤,甚至发生应激性疾病(stress disease)。病理性应激又称劣性应激。

（二）应激原

凡是能够引起应激反应的内、外环境刺激都可成为应激原。根据其来源和性质不同,包括:

**1. 外环境因素** 物理性因素,如电击、高热、寒冷、射线等;化学性因素,如强酸、强碱、农药、化学毒物等;生物性因素,如细菌、病毒等。

**2. 内环境因素** 如贫血、休克、缺氧、低血糖、器官功能衰竭、酸碱平衡紊乱等。

**3. 心理社会因素** 如职业竞争、工作及生活压力,失业、失恋、离婚、失去亲人等打击,恐惧、愤怒、悲伤等不良情绪反应。

## 二、应激反应过程

动物实验发现,采用不同性质的应激原处理动物,都可引起动物出现以一系列相同的神经内分泌变化为主要特征的反应。这些神经内分泌反应具有一定的适应代偿意义,并最终导致机体出现多方面的紊乱和损害,称为全身适应综合征。这是一个动态、连续的过程,分为3个时期。

（一）警觉期

警觉期在应激原作用于机体后立即出现,是机体防御机制的快速动员阶段。此期神经内分泌改变以交感 - 肾上腺髓质系统兴奋,去甲肾上腺素释放增多为主,并伴有糖皮质激素(GC)分泌增多,心率加快、心肌收缩力加强,血压上升。这些变化使机体处于最佳的"应战状态",以应对各种严重刺激,有利于机体进行格斗或逃避。

此期持续时间短。若应激原过于强烈,如严重缺氧、大量失血、大面积烧伤等,超过机体的承受能力,机体可在此期发生死亡。若应激原持续存在,但机体通过防御代偿度过此期,则进入抵抗期。

（二）抵抗期

进入抵抗期(也称适应期)后,以交感 - 肾上腺髓质系统兴奋为主的反应逐渐消退,肾上腺皮质激素分泌增多,血中的糖皮质激素进一步升高,机体代谢率增高,对损害性刺激的耐受力增强,抗损伤能力提高。但糖皮质激素升高可抑制免疫系统,使机体免疫功能降低。

此期持续时间较长,是应激的主要表现过程。此期如应激原继续强烈刺激,机体将进入衰竭期。

（三）衰竭期

进入衰竭期后,机体已不能承受长时间的高负荷、高代谢、高消耗的状态,能力贮备及防御机制耗竭。虽然糖皮质激素持续分泌,但糖皮质激素受体的数量和亲和力下降,内环境稳态紊乱,临床上机体出现一个或多个器官功能衰竭,甚至休克、死亡。

上述3个阶段并不一定都依次出现,临床上多数应激只出现第一、第二期变化,只有少数严重的应激才会发展到第三期。

## 三、应激反应机制

（一）应激的神经内分泌反应

神经内分泌反应是应激的基本反应,主要为蓝斑 - 交感 - 肾上腺髓质系统和下丘脑 - 垂体 - 肾上腺轴(HPA)的强烈兴奋,并伴有多种激素的变化。

**1. 蓝斑 - 交感 - 肾上腺髓质系统** 应激时,蓝斑 - 交感 - 肾上腺髓质系统神经元释放去甲肾上腺素,使中枢神经系统兴奋性提高,引起机体兴奋、警觉、紧张、焦虑等情绪反应,并使反应更加灵敏。

该系统兴奋的同时产生外周效应,表现为血浆中肾上腺素、去甲肾上腺素等儿茶酚胺浓度迅速升高,机体出现一系列代谢及功能变化。

（1）对心血管的影响：①儿茶酚胺使心率加快，心肌收缩力加强，心输出量增加，血压升高；②儿茶酚胺使外周小动脉、微动脉收缩。由于各器官内血管平滑肌受体分布密度不同，对儿茶酚胺反应的敏感程度也不同。儿茶酚胺增多时腹腔内脏血管收缩，脑血管口径无明显变化，而冠状血管、骨骼肌血管扩张，血液重新分布，从而保证了心、脑和骨骼肌的血液供应，这对于维持重要器官及骨骼肌在应对紧急情况时的活动需要，起到重要的支持作用。

（2）对呼吸的影响：儿茶酚胺能扩张支气管，增加肺泡通气量，满足应激时机体对氧的需求。

（3）对代谢的影响：儿茶酚胺使胰岛素分泌减少，使胰高血糖素分泌增多，促进糖原分解，血糖升高；同时儿茶酚胺使脂肪分解增多，血浆游离脂肪酸增加，这些变化均有利于向组织细胞提供更多的能量物质，以满足应激时机体对能量的需求。

（4）对其他激素的影响：儿茶酚胺还可促进其他激素分泌，如促肾上腺皮质激素、生长激素、甲状腺素、肾素及抗利尿激素分泌等，这样可以更广泛地动员机体应对各种刺激。

强烈或持久的交感 - 肾上腺髓质系统兴奋可对机体造成明显损害。如因内脏器官缺血造成胃黏膜糜烂、溃疡等；因外周小血管持续收缩引起血压升高；因儿茶酚胺升高使血小板数目增多、黏附性增强，诱发血栓形成；心率加快、心肌收缩力加强导致心肌相对缺血等。

**2. 下丘脑 - 垂体 - 肾上腺轴** 应激时，下丘脑 - 垂体 - 肾上腺轴（hypothalamic-pituitary-adrenal axis，HPA）系统兴奋，室旁核分泌促肾上腺皮质激素释放激素（CRH），产生中枢效应，机体主要有焦虑、抑郁、厌食等情绪反应及学习、记忆能力下降。

HPA 系统兴奋也可产生外周效应，表现为糖皮质激素（GC）分泌增多。其增多的重要防御代偿作用表现为：①促进蛋白质分解及糖异生作用，补充糖原贮备；同时还能抑制肌肉、脂肪等组织对葡萄糖的利用，并动员利用脂肪储备，提高血糖、血脂水平，保证重要器官的能量供应。②提高心肌及血管平滑肌对儿茶酚胺的反应性，发挥允许作用，升高血压。③诱导产生巨皮质素（脂调蛋白），抑制磷脂酶活性，减少膜磷脂分解，稳定细胞膜及溶酶体膜，防止溶酶体酶外漏，保护细胞。④抑制多种炎症介质的释放，诱导多种抗炎介质的产生，减轻炎症反应及组织损伤。

应激时 GC 持续增高也会对机体产生不利影响。如抑制免疫反应、影响生长发育、抑制下丘脑 - 垂体 - 性腺轴和甲状腺功能、引起行为改变（抑郁症、异食癖、自杀倾向）等。

**3. 其他激素** 应激时还会引起多种广泛的神经内分泌反应。分泌增多的激素有胰高血糖素、抗利尿激素、醛固酮、催乳素、内啡肽等；分泌减少的激素有胰岛素、甲状腺素、性激素等。生长激素在急性应激时分泌增多，在慢性应激时则分泌减少。

### （二）应激的急性期反应

烧伤、大手术、创伤等应激原可诱发机体产生以防御为主的非特异性快速反应，如体温升高、血糖升高、分解代谢增强、负氮平衡及血浆中的某些蛋白质浓度迅速升高等，称为急性期反应（acute phase reaction，APR）。这些浓度迅速升高的蛋白质被称为急性期蛋白（acute phase protein，APP）。

APP 主要由肝脏产生，正常血浆浓度较低，在应激时其浓度迅速升高。APP 种类繁多，生物学功能非常广泛，包括抑制蛋白酶活化、清除坏死组织、抑制自由基产生等，是应激时能迅速启动机体防御功能的物质。

### （三）应激的细胞反应

在应激原作用下，除神经内分泌反应及急性期血浆蛋白变化外，生物细胞亦可出现某些非特异性适应代偿反应。机体在高温环境下（热应激）或其他应激时表现的以基因表达变化为特征的防御适应反应，称为热休克反应（heat shock response，HSR）。细胞在热应激时新合成的或合成增多的一组蛋白质，称为热休克蛋白（heat shock protein，HSP）。

HSP 由多种蛋白质组成，根据分子量大小，可分为 HSP110、HSP90、HSP70、

应激期反应蛋白的基本构成

HSP60、小分子 HSP、HSP10、泛素等。HSP 被称为分子伴娘，主要在细胞内发挥作用，其生物学功能是帮助蛋白质进行正确的折叠、移位、复性、降解等，与细胞结构的维持、修复和更新有关。因此，HSP 可提高细胞的应激能力，如对热、内毒素、感染等的抵抗力，尤其是耐热力。

冷休克（冷刺激）引起的细胞应激反应，称为冷休克反应（cold shock response）。

---

**知识链接**

### 应激颗粒

细胞的一生常常会面临各种应激。当危险来临，细胞会暂停在胞质内，将未翻译的信使核糖核酸（mRNA）和部分蛋白"打包压缩"成一个个小颗粒保护起来。这些尺寸在 0.1~2.0μm 的球状小液滴被称为应激颗粒（SG），像太阳系的行星一样环绕在细胞核周围。待到危机解除，应激颗粒则会发生"解压缩"而功成身退，帮助细胞恢复正常运转。

作为细胞内一个重要的防御机制，应激颗粒的作用不容小觑。应激颗粒可以有效避免应激状态下蛋白质的错误翻译，组织、利用细胞中的各种信号分子和能量资源，使细胞更好地应对环境中的不良刺激，提高细胞存活率。

疾病蛋白在应激颗粒中聚集并产生蛋白沉淀是导致肌萎缩侧索硬化、阿尔茨海默病等多种神经退行性疾病的一个重要机制。

---

## 第二节　应激病理生理与疾病

### 一、应激时机体代谢变化

应激时机体代谢的变化特点是合成减少、分解增加、代谢率明显升高。大面积烧伤病人每天的能量消耗及代谢率与重体力劳动者相当。由于应激反应儿茶酚胺、糖皮质激素、胰高血糖素分泌增多，而胰岛素分泌减少，表现为糖原分解及糖异生增加，血糖升高若超过肾糖阈时则出现糖尿，称为应激性高血糖及应激性糖尿病。严重创伤或大面积烧伤时血糖及尿糖升高可持续数周，称为创伤性糖尿病。应激时脂肪分解增加，机体对脂肪的利用增加，严重创伤时机体所消耗的能量 75%~95% 来自脂肪分解，血液中游离脂肪酸和酮体增加。应激时蛋白质分解增加，血液氨基酸浓度升高，出现负氮平衡。

ER 17-4

应激时糖、脂肪、蛋白质代谢的变化及机制

### 二、应激时机体器官、系统功能变化

1. **中枢神经系统**　中枢神经系统是应激的调控中心，其与应激密切相关的结构包括大脑皮质、边缘系统、下丘脑、脑桥、蓝斑等。应激时蓝斑及投射区的去甲肾上腺素能神经元反应性增高，机体出现兴奋、紧张、焦虑、恐惧或愤怒等情绪反应。蓝斑还可使 HPA 兴奋，表现相应的功能变化。

2. **心血管系统**　心率加快、心肌收缩力加强、心输出量增加；皮肤及内脏血管收缩、总阻力升高、血压升高；冠状动脉、骨骼肌血管舒张，血液重新分布，保证心、脑、骨骼肌的血液供应。持续应激使心肌耗氧量增加、冠状动脉痉挛引起心肌损伤、心律失常及猝死。

3. **呼吸系统**　气管、支气管平滑肌舒张，呼吸加深、加快，肺泡通气量增加。

4. **消化系统**　胃肠道血管收缩，胃肠道缺血、缺氧，机体主要表现为食欲减退、厌食；糖皮质激素增多促进胃酸、胃蛋白酶原分泌，并使黏液分泌减少。严重者可发生胃肠道黏膜损伤，导致应激

性溃疡。少数人应激时食欲增加，可能与下丘脑分泌内啡肽增多有关。

**5. 免疫系统** 免疫功能先增强后抑制。急性应激时外周血白细胞增多、吞噬能力增强、补体活性增高等非特异性免疫功能增强，但是持续或过强应激状态，糖皮质激素增多，会抑制免疫系统的功能，导致免疫力下降。

**6. 血液系统** 急性应激时外周血中白细胞数量增多、核左移，血小板数量增多、黏附力增强，部分凝血因子浓度升高，骨髓增生活跃。机体表现出抗感染能力和凝血能力增强，红细胞沉降率增加，血液黏滞性高，易形成血栓。

慢性应激时单核吞噬细胞系统活性增加，红细胞破坏增加。病人可出现贫血，血清铁降低，类似缺铁性贫血，但骨髓铁含量正常甚至增加，补铁治疗无效。

**7. 泌尿生殖系统** 肾血管收缩，肾小球滤过率降低，醛固酮、抗利尿激素分泌增加，出现少尿等。这些变化类似休克早期的急性功能性肾损伤，应激缓解后可恢复正常。若持续应激，肾缺血严重可导致肾小管坏死，出现器质性肾衰竭。

应激时糖皮质激素分泌增多抑制下丘脑促性腺激素释放激素（GnRH）及腺垂体黄体生成素（LH）的分泌，机体表现为性欲减退、月经紊乱、哺乳期妇女停止泌乳等。

## 三、应激性疾病

ER 17-5

应激与疾病的关系

许多疾病的发生和发展过程都伴有应激反应。习惯上，将由应激所直接引起的疾病称为应激性疾病，如应激性溃疡等。以应激作为条件或诱因，在应激状态下加重或加速发生、发展的疾病称为应激相关性疾病。应激可由躯体因素引起，也可由社会、心理因素引起，而应激反应既可对躯体造成损害，也可导致精神心理障碍。

### （一）应激性溃疡

机体在大面积烧伤、严重创伤、休克、心肌梗死或遭受严重心理刺激等强烈应激时，出现的胃、十二指肠黏膜急性损伤称为应激性溃疡。应激性溃疡在机体受严重应激原刺激数小时内出现，发病率高达80%以上。胃黏膜可见糜烂、浅溃疡，病人出现疼痛、食欲减退等，严重者伴呕血及黑便。

应激性溃疡的发生机制与下列因素有关：①胃肠道黏膜缺血是应激性溃疡形成的最基本条件。应激时由于儿茶酚胺水平增高，胃肠道血管收缩使胃肠道黏膜缺血，其缺血程度与病变程度呈正相关。黏膜缺血使得上皮细胞能量不足，碳酸氢盐和黏液分泌减少，胃黏膜屏障遭到破坏，$H^+$ 逆向扩散，损伤胃黏膜。②糖皮质激素一方面抑制胃黏膜黏液的合成和分泌，使黏膜保护屏障功能降低，另一方面还能促进胃酸、胃蛋白酶的分泌，损伤胃黏膜。③缺氧、酸中毒时，血液对黏膜内 $H^+$ 的缓冲能力降低；十二指肠中的胆汁反流可损伤胃黏膜；前列腺素合成减少，对胃黏膜的保护作用减弱。

### （二）心血管疾病

**1. 高血压** 应激时引起血压升高的因素有：①交感 - 肾上腺髓质系统兴奋，儿茶酚胺增多，使心率加快、心肌收缩力加强，心输出量增加，外周小动脉收缩，外周阻力增加；②醛固酮、抗利尿激素分泌增多，导致钠、水潴留，循环血量增加；③ HPA 兴奋，糖皮质激素分泌增多，使小血管对儿茶酚胺敏感性增加等。

**2. 动脉粥样硬化及冠心病** 动脉粥样硬化发病的危险因素包括高脂血症、高血压、糖尿病等，尤其是高脂血症。应激时糖皮质激素增多，脂肪分解增加，血脂升高，加之血压升高，都可促进动脉粥样硬化及冠心病的发生。强烈或持续应激时心率加快、心肌收缩力加强使心肌耗氧量增加，加之血液黏滞性高、凝固性增强，冠状动脉血管破损处易形成血栓，可使心肌严重缺血，导致心肌梗死及猝死。

**3. 心律失常**　器质性心脏病病人（如冠心病）在受到某些强烈的刺激时，如噩耗、惊吓、愤怒等，可诱发心律失常，严重者诱发心室颤动，导致心源性猝死。其发生机制主要为交感 - 肾上腺髓质系统兴奋时，心肌细胞 $Ca^{2+}$ 内流增加，发生折返激动；心室颤动的阈值降低；心肌耗氧量增加、心肌缺血等。

### （三）免疫功能障碍

应激引起的免疫功能障碍主要是自身免疫病和免疫功能受抑制。

**1. 自身免疫病**　许多自身免疫病如类风湿关节炎、系统性红斑狼疮、支气管哮喘等，其发生常常有精神创伤史或明显的心理应激因素。严重的心理应激也可诱发这些疾病的急性发作，如愤怒、惊吓、恐惧等心理应激可诱发哮喘。

**2. 免疫抑制**　发生强烈、持续的应激时糖皮质激素分泌增多引起免疫功能受抑制，使机体抵抗力降低，成为许多疾病发生的条件，如呼吸、消化、泌尿系统的感染；传染病、恶性肿瘤、自身免疫病等。这就解释了为什么当遭受巨大精神创伤时（如亲人突然死亡、失业、失恋、离婚等）易患疾病。

### （四）心身疾病

近年来研究发现，长期的心理社会因素刺激还会引起或促进其他系统疾病的发生，如糖尿病、甲状腺功能亢进、肥胖症、神经性厌食、神经性呕吐、神经性皮炎、斑秃、过敏性皮炎、银屑病、荨麻疹、月经失调、性功能减退、过敏性鼻炎等。据统计，综合医院初诊病人约 1/3 所患为心身疾病。因此，将以心理社会因素为主要病因或诱因的一类躯体疾病称为心身疾病（psychosomatic disease），或称心理生理障碍（mental physiological disorder），并越来越受到广泛的重视。

### （五）心理、精神障碍

社会心理应激对认知功能具有明显的影响，应激在心理学上具有一定的积极意义。一定程度的应激能使机体保持唤起状态，提高中枢神经系统的反应，增强认知功能。如生活中遭遇突发事件时，由于紧急的情景刺激机体，引起机体情绪的高度应激化，在危急时刻独立地采取果断的决定，迅速做出反应。"急中生智"就是应激状态。而持续的劣性应激可损害认知功能。社会心理应激对情绪行为也有明显影响，可直接导致功能性精神障碍的发生，临床常见以下几种应激相关心理、精神障碍：

**1. 急性心因性反应**　指受到急剧而强烈的心理社会应激原作用后，在数分钟至数小时内所出现的功能性精神障碍。有两种表现：一种是伴有情感迟钝的精神运动性抑制，如不言不语、呆若木鸡，对周围事物无反应；另一种是伴有恐惧的精神运动性兴奋，如恐惧、大喊大叫、无目的乱跑、易激惹等。通常此种状态持续时间较短，数天即可缓解。

**2. 延迟性心因性反应**　指受到严重而剧烈的精神打击（如经历恐怖场面、残酷战争、凶杀、恶性交通事故等）所引起的延迟出现或长期存在的精神障碍，又称创伤后应激障碍。通常在遭受打击数周或数月后发病，表现为惊恐反应，如心慌、胆小、不与周围人接触，反复重现恶性场面、经常做噩梦等。多数可以恢复，少数病人病程较长，须进行心理治疗。

**3. 适应障碍**　指长期存在的心理应激或困难处境，加上病人本身心理脆弱及人格缺陷等因素而产生的以抑郁、焦虑、烦躁等情感障碍为主，伴有社会适应不良、学习及工作能力下降、与周围接触减少等表现的一类精神障碍。慢性应激（如长期焦虑）还可诱导抑郁症的发生，导致自杀倾向出现，应引起高度重视。

## 四、应激性疾病防治与护理

临床病人多数都处在一定的应激状态中，医护人员既要重视疾病本身，又要重视应激对机体的影响，恰当处理应激，防治应激相关疾病。

**1. 消除应激原**　明确应激原性质，尽量予以消除。如控制感染、清除有毒物质、提供安静适宜的环境、避免精神刺激、缓解压力等。

**2. 积极治疗应激性损伤** 及时、有效治疗伴有强烈应激反应的疾病，如烧伤、创伤、骨折、休克、严重感染等，预防或减轻应激性损伤。及早发现和诊断应激性疾病和应激相关疾病，并采取相应的治疗及护理措施，如应激性溃疡、应激性心律失常、自身免疫病等。

**3. 恰当的心理治疗及护理** 大多数应激都与心理、情绪有关。恰当的心理治疗及护理可消除或缓解病人的心理压力，增强病人战胜疾病的信心。对于应激性心理、精神障碍的病人除恰当的心理治疗外，还可配合使用抗焦虑药、抗抑郁药进行治疗。

**4. 避免新的应激刺激** 病人就诊过程中对医护人员的工作态度、处置方法以及针对病人病情的言谈举止都是极其关注和敏感的，有可能成为新的应激原，甚至导致医源性应激。所以，良好的医德医风、救死扶伤的责任感、温暖贴心的态度、专业的处置能力、通俗易懂的解释、科学的健康指导等都可避免对病人产生新的刺激，有利于疾病的康复。

（于 晶）

---

**思考题**

1. 应激时机体各系统功能有何变化？发生机制如何？
2. 与应激相关的心血管疾病有哪些？是如何发生的？
3. 应激有何意义？如何避免病人产生医源性应激？

ER 17-6
练习题

# 第十八章 │ 发 热

教学课件

思维导图

## 学习目标

1. 掌握：发热、外源性致热原、内源性致热原的概念；发热的原因、发热的分期和分型；发热时机体代谢与功能的变化。
2. 熟悉：发热时的体温调节机制和发热的意义。
3. 了解：发热的防治和护理。
4. 学会：运用发热的专业知识，正确解答发热病人及其家属的疑问，安抚其情绪。
5. 具备：理解发热病人恐惧、紧张、焦虑等情绪，并正确护理发热病人的能力。

## 案例导入

患儿，男性，4岁，因发热、咽痛 2d，伴抽搐 1h 入院。体格检查：T 41.3℃，P 152 次 /min，R 36 次 /min；面红，口唇干燥，咽部充血，双侧扁桃体肿大，听诊两肺呼吸音粗。实验室检查：WBC 17.3 × 10^9/L，N 82%。

请思考：

1. 该患儿发热的原因及机制是什么？

2. 对该患儿除药物治疗外，还应采取哪些护理措施？护理工作者应该以什么态度和专业知识面对家长的急躁和焦虑？

3. 对伴有抽搐的患儿，应在哪些方面注意观察？

人和哺乳动物具有完善的体温调节机制以保持体温的相对恒定，从而维持正常的生命活动。正常成人体温维持在 37℃左右，昼夜波动不超过 1℃。体温调节的高级中枢位于视前区下丘脑前部（preoptic anterior hypothalamus，POAH），而延髓、脊髓、边缘系统等部位也对体温信息有一定程度的整合功能，被认为是体温调节的次级中枢所在。另外，大脑皮质也参与体温的行为性体温调节。当体温超过正常值 0.5℃时，称为体温升高。

体温升高包括生理性体温升高和病理性体温升高。某些生理情况，如月经前期、剧烈运动和心理性应激所引起体温升高为生理性体温升高。病理性体温升高包括发热和过热。

发热（fever）是指在致热原作用下，体温调节中枢的调定点上移而引起的调节性体温升高。此时中枢体温调节功能正常，体温调节在高水平状态下进行，故发热为主动性的调节性体温升高。过热（hyperthermia）是由于体温调节障碍所引起的被动性体温升高。此时体温调定点并未发生改变，但由于体温调控障碍、散热障碍（皮肤鱼鳞病）或产热器官功能异常（甲状腺功能亢进）等原因，体温调节中枢不能将体温控制在与调定点相适应的水平上。

# 第一节　发热的原因与机制

## 一、发热的原因

发热主要是由发热激活物引起的。发热的机制目前主要通过调定点（set-point，SP）学说来解释。

### （一）发热激活物

发热激活物（pyrogenic activators）是指各种能激活内源性致热原细胞产生和释放内源性致热原（endogenous pyrogen，EP）的物质，故又称内源性致热原诱导物。包括外源性致热原和一些体内产物。实验把发热激活物给动物静脉注射或与人体白细胞体外共同培养，在动物血液或培养液中都可以检测到内源性致热原。

**1. 外源性致热原**　主要包括各种病原微生物、寄生虫及其代谢产物。由其引起的发热称为感染性发热。

**（1）细菌**

1）革兰氏阳性菌：主要有葡萄球菌、链球菌、白喉棒状杆菌、破伤风梭菌等。此类细菌感染是最常见的发热原因，致热原为全菌体及其释放的外毒素。

2）革兰氏阴性菌：常见的有埃希菌、伤寒沙门菌、淋球菌、脑膜炎球菌、志贺菌等。致热原包括全菌体、细胞壁中所含的肽聚糖和脂多糖（LPS）。脂多糖又称内毒素（endotoxin，ET），是最常见的外源性致热原，具有高耐热性，高水溶性，不易灭活和清除，发热效应极强等特点。其重度感染时若短期大量使用抗生素，细菌死亡、裂解时会释放大量内毒素而使症状加重。内毒素是临床上输血或输液过程中发生发热反应的主要致热性污染物。

3）分枝杆菌：典型菌群为结核分枝杆菌。其全菌体及细胞壁中所含的肽聚糖、多糖和蛋白质都具有致热作用。

**（2）病毒**：常见的有流行性感冒病毒、SARS（severe acute respiratory syndrome）冠状病毒、麻疹病毒、柯萨奇病毒等。病毒是以其全病毒体和其所含的血凝素致热。流行性感冒病毒尚含有一种毒素样物质，也可引起发热。流行性感冒和 SARS 等病症，最主要的症状之一就是发热。给动物静脉内注射病毒，在引起发热的同时循环血液中出现 EP，将白细胞与病毒在体外一起培育也可产生 EP。反复注射病毒也可致动物产生耐受性。

**（3）其他**：真菌、螺旋体、疟原虫、支原体、衣原体、立克次体等均可引起发热。此外，无致病性酵母菌也能引起发热。

SARS 冠状病毒

间日疟原虫

**2. 体内产物**　某些体内产物可刺激机体产生内源性致热原而致热，多为非生物性因素。这些非生物性因素引起的发热，称非感染性发热。

**（1）抗原 – 抗体复合物**：见于自身免疫病，如红斑狼疮。

**（2）类固醇**：典型代表为睾酮的代谢产物本胆烷醇酮。对某些原因不明的周期性发热病人检测到其血液中本胆烷醇酮浓度增高。将本胆烷醇酮肌内注射于人体时，可引起明显的发热反应。将其与人体白细胞一起培育，经几小时激活也能产生和释放 EP。

**（3）其他**：致炎刺激物、损伤和坏死组织、尿酸结晶、硅酸盐结晶等。

### （二）内源性致热原

产内源性致热原细胞在发热激活物的作用下，所产生和释放的能作用于体温调节中枢引起体温升高的物质称内源性致热原。内源性致热原是一组内源性、不耐热的小分子蛋白质。

产内源性致热原细胞主要有单核细胞、巨噬细胞，其他还包括内皮细胞、淋巴细胞和肿瘤细胞等。

**1. 内源性致热原的产生和释放**　内源性致热原的产生和释放是一个由复杂的细胞信息传递和基

因表达调控参与的过程,包括发热激活物直接或间接(与血液中某种物质结合形成复合体)作用于产内源性致热原细胞表面受体,使产内源性致热原细胞激活,从而启动细胞并产生和释放内源性致热原。

**2. 内源性致热原种类** 从 1948 年 Beeson 发现白细胞致热原以来,目前研究已证实具有致热作用的细胞因子包括:

(1)**白细胞介素 -1**(interleukin-1, IL-1):在发热激活物的作用下,IL-1 主要由单核细胞、巨噬细胞、内皮细胞等多种细胞合成和分泌。低浓度的 IL-1 主要发挥免疫调节作用;大量分泌或注射可以通过血液循环刺激肝脏产生急性期蛋白,并进入下丘脑引起发热。其致热反应可被解热镇痛药阻断。IL-1 对热敏感、易破坏,为实验动物反复注射 IL-1 不会耐受。

(2)**肿瘤坏死因子**(TNF):在发热激活物的作用下,TNF 主要由巨噬细胞、淋巴细胞产生,分 TNF-α 和 TNF-β 两种亚型,能杀伤和抑制肿瘤细胞。两者有相似的致热性,可引起明显的发热反应,发热反应可以被解热镇痛药布洛芬(环氧合酶抑制剂)所阻断。

(3)**干扰素**(IFN):主要由单核细胞和淋巴细胞产生,是一种具有抗病毒、抗肿瘤作用的糖蛋白。提纯和人工重组的 IFN 在人体内都有一定的致热反应,并有剂量依赖性。其所引起的发热反应可被解热镇痛药阻断。

(4)**白细胞介素 -6**(IL-6):能引起明显的发热反应,但作用弱于 IL-1 和 TNF,其致热反应能被解热镇痛药所阻断。

(5)**其他**:除以上因素外,白细胞介素 -2(IL-2)、白细胞介素 -8(IL-8)、巨噬细胞炎症蛋白 -1(MIP-1)、内皮素等也被认为与发热有关。

## 二、发热时的体温调节机制

体温调节中枢位于视前区下丘脑前部(POAH),该区有温度敏感神经元,主导体温正向调节,为正调节中枢;而中杏仁核(MAN)、腹中隔(VSA)和弓状核等则对发热时的体温产生负向调节,限制体温过度升高,为负调节中枢。体温调节中枢还涉及大脑皮质、脑干等中枢神经系统的其他多个部位。

### (一)致热原信息传入中枢

目前认为血液循环中的内源性致热原将信息传入下丘脑体温调节中枢的方式包括以下几种途径:

**1. 通过血脑屏障转运入脑** 研究发现血脑屏障的毛细血管床存在 IL-1、IL-6、TNF 的可饱和转运机制,推测其可将相应的 EP 特异性地转运入脑;另外,EP 也可能从脉络丛渗入或者通过易化扩散入脑,经脑脊液循环分布到 POAH。

**2. 通过终板血管器**(OVLT)**作用于体温调节中枢** 视隐窝上方有终板血管器,紧邻 POAH,其有孔毛细血管具有较高通透性,大分子 EP 可由此入脑。

**3. 通过迷走神经向体温调节中枢传递发热信号** 研究发现,细胞因子可刺激肝巨噬细胞周围的迷走神经将信息传入中枢。

### (二)体温调节中枢产生和释放介质

EP 将信息传入中枢后,刺激正调节中枢合成和释放正调节介质使体温调定点上移,负调节中枢合成和释放负调节介质对抗体温升高或使体温下降。

**1. 正调节介质**

(1)**前列腺素 E**(PGE):实验中将 PGE 注入猫、鼠、兔等动物脑室内可引起明显的发热反应;EP 诱导的发热期间,动物脑脊液中 PGE 水平也明显升高;阿司匹林、布洛芬等前列腺素 E 合成抑制剂都具有解热作用;将 PGE 直接注射入动物脑室内,可以引起明显发热。

(2)**$Na^+/Ca^{2+}$ 值**:实验显示,给多种动物脑室内灌注 $Na^+$ 使体温很快升高,灌注 $Ca^{2+}$ 则使体温很快下降;降钙剂脑室内灌注也引起体温升高。这些研究资料表明 $Na^+/Ca^{2+}$ 值改变在发热机制中可能担负着重要中介作用,EP 可能先引起体温调节中枢内 $Na^+/Ca^{2+}$ 值的升高,再通过其他环节促使调定点上移。

（3）**环磷酸腺苷**（cAMP）：将重要的发热介质外源性 cAMP 注入猫、兔、鼠等动物脑室或静脉内可迅速引起发热，潜伏期明显短于 EP 性发热。许多学者认为 cAMP 可能是更接近终末环节的发热介质。

（4）**促肾上腺皮质激素释放激素**（CRH）：CRH 是一种 41 肽的神经激素，CRH 神经元主要分布于室旁核和杏仁核。目前倾向于认为，CRH 可能是一种双向调节介质。

（5）**一氧化氮**（NO）：作为一种新型的神经递质，广泛分布于中枢神经系统。在大脑皮质、小脑、海马、下丘脑视上核、室旁核、OVLT 和 POAH 等部位均含有一氧化氮合酶。目前的一些研究提示，NO 与发热有关，其机制可能为通过作用于 POAH、OVLT 等部位，介导发热时的体温上升；通过刺激棕色脂肪组织的代谢活动导致产热增加；抑制发热时负调节介质的合成与释放。

**2. 负调节介质**　临床和实验研究均表明，发热时的体温升高很少超过 41℃，即使大大增加致热原的剂量也难超越此界限。发热时体温上升的幅度被限定在特定范围内的现象称为热限。现已证实，体内确实存在一些对抗体温升高或降低体温的物质，主要包括精氨酸加压素、黑素细胞刺激素及膜联蛋白 A1（annexin A1）等。

### （三）调定点上移，调节性体温升高

调定点理论认为体温调节类似于恒温器的调节，在体温调节中枢内有一个调定点，其正常值在 37℃ 左右。体温调节系统围绕着这个调定点来调控体温。正调节介质释放后，刺激正调节中枢的相应神经元，使调定点上移，此时调定点高于正常中心温度，体温调节中枢对产热和散热进行相应调控，使体温升高到和新调定点相适应的水平。体温上升时，负调节中枢也被激活，产生和释放负调节介质，刺激相应的神经元，限制调定点的上移和体温升高。

正、负调节相互作用的结果决定调定点上移和体温上升的水平。机体这种自我保护功能和自稳调节机制的存在，使得体温很少超过 41℃，从而避免了超高热引起脑细胞损伤。

发热的发病学示意图

随着发热激活物被控制和消失，EP 及中枢介质被清除和降解，调定点回归到正常水平，体温也随之下降到正常水平。

## 第二节　发热的分期和分型

### 一、发热分期

根据发热的临床经过，可将其分为 3 期，即体温上升期、高温持续期、体温下降期。

发热的分期及体温调定点变化

#### （一）体温上升期

在发热的起始阶段，正调节占优势，调定点上移，正常体温变成冷刺激，中枢对冷信息起反应，中枢指令机体减少散热，增加产热，产热大于散热，交感神经兴奋，皮肤血管收缩和血流减少，皮肤温度降低，立毛肌收缩，肌肉不自主活动，物质代谢增强，体温升高。

病人主要表现为发冷或畏寒，皮肤苍白，出现"鸡皮疙瘩"和寒战（骨骼肌不随意的节律性收缩，由于是屈肌和伸肌同时收缩，肢体不发生屈伸运动，但产热率较高，代谢可比正常增加 4~5 倍）。

此期应注意给病人保暖（增加衣被、脚部放热水袋、喝热水等），以缩短发冷和畏寒时间。同时密切观察病人体温变化。因体温上升期心率加快、心肌收缩力加强可增加心肌负荷，故原有心肌劳损或有心脏潜在病变的病人易诱发心力衰竭，因此病人应安静休息，避免劳累和情绪激动。因此期出现畏寒、寒战等临床表现，病人可产生恐惧、紧张不安等心理反应，应允许家属陪同，并耐心进行解释，做好精神安慰。

## （二）高温持续期（高峰期）

当体温上升到新调定点水平时，中枢指令效应器在新调定点水平以正常的方式进行产热和散热的平衡调节，使体温在与新调定点相适应的高水平上波动，而不再继续升高，这个阶段称为高温持续期，也称高峰期或稽留期。此期病人皮肤血管扩张，血流量增加，皮肤温度升高，水分蒸发增加。

病人表现为"鸡皮疙瘩"消失，皮肤潮红，病人不再感到寒冷，反而有灼热感。因皮肤温度的升高，水分蒸发加强，导致皮肤和口唇干燥。此期持续时间因病因不同而异，从几小时（如疟疾）、几天（如大叶性肺炎）到1周以上（如伤寒）。

此期应给病人退热、补水，一般采用物理降温，如温水擦浴、酒精擦浴、冰敷等，同时减少穿衣以达到降温效果。必要时须配合药物。持续高热可引起病人焦虑等身心不适，故应合理照顾病人需求，做好解释工作，多安慰、开导，消除病人的思想顾虑，稳定情绪。

## （三）体温下降期（退热期）

经历高温持续期后，当发热激活物、EP和发热介质被控制和清除时，体温调节中枢的调定点即回归到正常水平。由于体温仍高于调定点，高温变成热刺激，中枢对热信息起反应，效应器增加散热，减少产热，体温开始下降，逐渐恢复到与正常调定点相适应的水平。

病人皮肤血管进一步扩张，汗腺分泌增加，表现为皮肤温度降低，大量出汗，严重时可出现脱水。退热期持续几小时或一昼夜（骤退），甚至几天（渐退）。

此期应及时给病人补充水分和电解质，勤换衣物、被单等。因大量出汗会丧失较多体液，年老体弱或患有心血管疾病者易出现血压下降、脉搏细速、四肢湿冷等休克表现，易诱发心血管疾病。临床应注意观察，加强护理，尽量给病人提供舒适的条件。

# 二、发热分型

## （一）按体温升高程度分型

以口腔测量为准：

1. **低热型**　温度 37.3~38℃。

2. **中热型**　温度 38.1~39℃。

3. **高热型**　温度 39.1~41℃。

4. **极高热型**　温度超过 41℃。

## （二）按体温持续状况分型

1. **稽留热**　体温维持在 39℃以上，达数天到数周，昼夜波动不超过 1℃。见于大叶性肺炎、伤寒、斑疹伤寒高温持续期。

2. **弛张热**　每天体温高峰在 39℃以上，昼夜体温波动范围大于 2℃，但其最低温度仍高于正常体温。见于败血症、风湿热、化脓性炎症、川崎病等。

3. **间歇热**　发热时体温骤升到 39℃以上，持续数小时后又迅速降至正常水平，经过数小时到数周的无热期后又突然上升，如此高热期与无热期交替出现，体温波动幅度达数度。见于疟疾、肾盂肾炎等。

4. **波状热**　体温逐渐升高到 39℃以上，维持数天后又逐渐下降到正常水平，经数天后又逐渐上升，如此反复发生，体温曲线呈波浪形。见于布鲁氏菌病。

5. **回归热**　体温骤然上升到 39℃以上，持续数天后又迅速降至正常，高热期与无热期各持续数天，反复出现。见于回归热、周期热等。

6. **不规则热**　发热时体温波动范围、持续时间及体温曲线都无一定规律。可见于支气管肺炎、肺结核、风湿热等。

# 第三节　发热时机体病理生理

## 一、机体物质代谢变化

体温升高时物质代谢增加。一般认为，体温每升高 1℃，基础代谢率提高 13%，持续发热造成病人消耗增加，若摄入不足，会引起体重下降，维生素缺乏。

### （一）糖和脂肪

发热时，由于产热需要，机体对糖的需求增加，寒战期更甚，因而肝糖原和肌糖原分解增加，糖原储备减少，血糖升高，甚至出现尿糖；寒战时肌肉对氧的需求量大幅增加造成组织氧供相对不足，葡萄糖无氧酵解增强，组织内乳酸增加，严重者可出现轻度酸中毒。发热时脂肪组织分解增加且氧化不全，机体出现酮血症、酮尿和消瘦。长期消耗性疾病时发热，血糖不仅不升高，有时反而稍降低。

### （二）蛋白质

高热时蛋白质分解代谢为正常时的 2~3 倍，以保证机体能量供应、组织修复和急性期蛋白的合成。此时骨骼肌蛋白质大量分解，血浆蛋白也减少。因蛋白质分解增多，血中非蛋白氮含量升高，尿素排出增多。如病人食欲减退，蛋白质摄入量减少，可出现负氮平衡，长期发热可致低蛋白血症型营养不良。

### （三）水、电解质

在体温上升期，由于肾血流量减少，机体的尿量随之减少，$Na^+$ 和 $Cl^-$ 排出也减少。在高温持续期，皮肤和呼吸道水分蒸发增多，饮水不足可引起脱水，尿量常明显减少，出现少尿和尿色加深，$Na^+$ 和 $Cl^-$ 滞留于体内。在体温下降期，随着尿量增多和大量排汗，钠盐的排出又相应增多，大量出汗时若机体补水不足，容易引起虚脱，严重时可引起休克。因此要注意持久高热者的饮食情况，确定合理摄水量，尤其是在退热期，必须补足水分。

### （四）维生素

长期发热时，物质代谢增强，维生素消耗也随之增加，若摄取的维生素减少，病人常发生维生素缺乏，首先是 B 族维生素及维生素 C 的缺乏。因此对长期发热的病人，一定要及时补充维生素。

## 二、机体生理功能变化

### （一）循环系统功能改变

发热时心率加快，体温每上升 1℃，心率平均增加 18 次 /min，儿童可增加得更快。心率加快主要是血液温度升高刺激窦房结及交感 - 肾上腺髓质系统，使其活动增强所致。此外，代谢加强，耗氧量和 $CO_2$ 生成量增加也是影响因素之一。心率加快使心输出量增加，但心率增加到 150 次 /min 以上时，因心室舒张期过短，心输出量反而下降。因此，高热病人应注意休息、保持安静，减少体力活动和情绪激动，避免心率过快。对心肌劳损或心肌有潜在病灶的病人，心率加快和心肌收缩力加强会加重心肌负担，诱发心力衰竭，应特别关注。

在体温上升期，因外周血管收缩和心率加快，动脉血压可轻度升高；高温持续期和体温下降期，由于外周血管舒张，动脉血压轻度下降，高血压病人下降较为明显；如体温骤退，尤其是用解热镇痛药引起体温骤退时，可因大量出汗而导致虚脱，甚至出现休克和循环衰竭，应积极预防和处理。

### （二）呼吸功能改变

发热时，血液温度升高可刺激呼吸中枢并提高呼吸中枢对 $CO_2$ 的敏感性，加之代谢增强、$CO_2$ 生成增多，使呼吸加深、加快，以促进 $CO_2$ 排出和热量的散发。

### （三）消化功能改变

发热时由于交感神经兴奋、副交感神经抑制及水分蒸发过多，使消化液分泌减少，消化酶活性降低，机体出现食欲减退、口干、腹胀及便秘等。其中唾液分泌减少，除导致口干外，口腔自我清洁能力也下降，食物残渣易滞留口腔，易引起细菌繁殖，出现口臭。动物实验证明，IL-1 和 TNF 也能引起食欲减退。

### （四）中枢神经系统功能改变

发热使神经系统兴奋性增加，尤其是高热时，病人可出现烦躁、谵妄和幻觉。另外，高热时病人可有头痛。但有些病人高热期神经系统功能反而出现抑制，表现为淡漠或嗜睡，实验发现注射 IL-1 能诱导睡眠，故其抑制状态可能与 IL-1 的作用有关。

出生 6 个月至 4 岁的儿童，由于神经系统发育尚未成熟，高热时中枢神经系统会处于过度兴奋状态，产生强烈的放电，发生抽搐，称为高热惊厥。多见于病初体温骤升时，惊厥呈全身性，发作次数少，时间短，恢复快，无异常神经系统体征，预后良好，称单纯性高热惊厥；少数小于 6 个月或大于 6 岁的患儿，38.5℃以下就会惊厥，时间长达 15min 以上，全身性或局限性，且 24h 内重复发作，称为复杂性高热惊厥。惊厥时间过长，脑细胞会因缺氧而导致不可逆损伤，同时容易引起食物反流，并发窒息或吸入性肺炎。所以，对小儿发热要加强观察，特别是有复杂性高热惊厥史或家族史的患儿。

## 第四节　发热的临床意义

### 一、发热的生物学意义

发热是机体的反应，也是疾病的信号。适当发热可增强机体的防御功能，但过度发热对机体会产生伤害。

#### （一）提高机体抗感染能力

1. 激活白细胞吞噬活力，促进白细胞游走，有利于消灭局部细菌。

2. 促进干扰素的产生。

3. 有利于 T 淋巴细胞增殖和抗体产生。

#### （二）抑制和杀灭肿瘤细胞，对肿瘤有一定的抑制作用

发热时产生大量的内源性致热原（IL-1、TNF、IFN 等）具有一定的抑制和杀灭肿瘤细胞的作用。肿瘤细胞对热的耐受度较正常细胞差。如体温升高到 41℃左右时，正常细胞尚可耐受，而肿瘤细胞的生长却受到抑制并可被部分灭活。因此，目前肿瘤的综合治疗包括发热疗法，尤其是对那些放疗或化疗产生抵抗的肿瘤，发热疗法仍能发挥一定的作用。

#### （三）对机体的损伤

1. 高热时组织细胞呈高代谢状态，脏器负担加重，易诱发脏器功能衰竭，如心力衰竭。

2. 高热可直接导致细胞变性，引起组织器官及细胞损伤，如心、肝、肾等实质细胞变性，功能受损。

3. 高热可诱发幼儿高热惊厥而导致脑细胞损伤；妊娠妇女高热可致胎儿畸形或发育不良。

### 二、发热的防治与护理

#### （一）原发病治疗

积极查明病因，明确诊断，治疗原发病，控制和清除发热激活物。

#### （二）一般发热的处理

发热能提高机体防御功能，热型和热程变化是疾病诊断、疗效评价和预后评估的重要信息，所以对体温<40℃，没有其他严重疾病的一般病人不必急于解热。特别是某些有潜在病灶的病人，除了发热以外，其他临床征象不明显（如结核病早期），若过早予以解热，会掩盖实际病情，延误对原

发病的诊断和治疗。因此,对一般的发热病人,应主要针对发热时的高代谢和脱水等情况,注意休息、多喝水,食用清淡、高热量、高蛋白饮食,以保证足够营养素摄入即可。

### (三)发热必须及时处置的情况

**1. 高热者** 体温 >40℃,特别是高于41℃时,中枢神经系统和心脏可能会受到很大影响。已有动物实验证明,在极度高热的情况下,可导致心力衰竭。高热引起昏迷、谵妄等中枢神经系统症状也是常见的。因此,对于高热病人,无论有无明显的原发病,都应尽早解热。尤其是小儿高热,容易诱发惊厥,应及早预防。

**2. 高热惊厥史者** 发热体温 >38.5℃时,就应该积极解热。对于复杂性热惊厥的病人出现发热症状时,解热处理的同时要遵医嘱使用镇静药预防惊厥发作。

**3. 心脏病病人** 对于有心脏病和潜在心肌损伤病人容易诱发心力衰竭,应该积极进行解热处理。

**4. 妊娠期妇女** 妊娠早期的妇女如有发热或人工过热(洗桑拿浴)有致畸胎的危险,妊娠中晚期,孕妇本身心脏负担较重,发热可加重心脏负担,有诱发心力衰竭的风险,也应积极解热。

### (四)解热措施

**1. 一般处理** 保持通风,控制室温及湿度。

**2. 物理降温** 减少衣被,根据病人发热程度给予冰袋、温水或酒精擦浴(四肢大血管处)、降温毯、冰帽或冷盐水灌肠等。

**3. 药物降温**

(1)**解热镇痛药**:常用对乙酰氨基酚、布洛芬等。

(2)**中药**:常用柴胡、清开灵、桂枝汤等。

(3)**人工冬眠疗法**:用于长时间高热或超高热伴严重疾病时。

---

**知识链接**

#### 发热的中医治疗

中医发热涵盖了外感发热和内伤发热。外感发热一般起病急、发展迅速、病程较短。病人主要临床表现为发热、恶寒、汗出、咳嗽、鼻塞、流涕等。内伤多因情志失调、劳倦过度、饮食失节、久病体虚、外伤出血、药物或其他疾病等引起,一般起病较缓,病程较长。中医药物治疗发热可在明确病因病机的基础上辨证论治,遣方用药,在治疗新发病原体感染、血液病、肿瘤、结缔组织病、内分泌代谢性疾病等引起的发热以及功能性低热等方面,均有显著优势。除了药物治疗,中医还有诸多外治法,也具有明显疗效和独特优势。临床上中医的药物治疗与外治法结合,可发挥更大作用。

(于 晶)

---

**思考题**

1. 发热的高温持续期病人的体温调节过程、临床表现有哪些?对该期病人在临床护理工作中应采取哪些有效的护理和关爱措施?

2. 高热时,病人的水、钠代谢特点是什么?

3. 发热时,循环系统的功能有什么变化?护理工作者护理发热病人时应注意什么?

ER 18-7

练习题

# 第十九章 ｜ 休 克

教学课件

思维导图

休克（shock）是机体受到各种损害因素侵袭时所发生的以有效循环血量急剧减少，微循环血液灌注严重不足为主要特征，并引起组织器官功能障碍甚至衰竭的全身性病理过程。临床各科的危重疾病及严重创伤都常合并休克，其病情发展迅速、死亡率高，是威胁生命的常见且重要的病理过程。

## 第一节　休克的成因与种类

### 一、休克的成因

引起休克的原因很多，常见的有7种。

**1. 失血或失液**

（1）**失血**：大量失血可引起失血性休克（hemorrhagic shock）。多见于严重外伤、胃溃疡出血、食管静脉破裂出血、异位妊娠、产后大出血和 DIC 等。一般快速失血量超过总血量的 20%，可引起休克，超过总血量的 50% 则易导致死亡。

（2）**失液**：剧烈呕吐、腹泻、肠梗阻、大汗淋漓等大量体液丢失时可引起有效循环血量锐减，导致休克发生。

**2. 创伤**　常见于严重骨折、挤压伤、战伤、手术创伤等，创伤较重或面积较大时往往伴有大量失血和剧烈疼痛，甚至组织坏死，而引发创伤性休克（traumatic shock）。

**3. 烧伤**　大面积烧伤早期毛细血管通透性增加导致血浆大量渗出，有效循环血量减少，并伴有剧烈疼痛引发烧伤性休克（burn shock）。晚期易继发感染，可发展为感染性休克。

**4. 感染**　细菌、病毒、真菌等病原微生物引起的严重感染可致机体发生感染性休克（septic shock），又称脓毒性休克。其中以革兰氏阴性菌引起的感染较为常见，如细菌性痢疾、流行性脑脊髓膜炎等。

**5. 心脏及大血管病变**　心肌的严重病变如大面积急性心肌梗死、急性心肌炎、严重的心律失常（室颤）、心脏压塞、肺动脉栓塞、张力性气胸等均可使心输出量显著减少，导致有效循环血量和组织灌流量严重不足，引起心源性休克（cardiogenic shock）。

**6. 过敏**　某些药物（如青霉素）、血清制剂或疫苗进入过敏体质者的体内，可引起Ⅰ型超敏反应，发生过敏性休克（anaphylactic shock）。

**7. 神经刺激** 剧烈疼痛、高位脊髓损伤、深度麻醉或中枢镇静药过量，可抑制交感缩血管中枢，使血管舒张、回心血量减少，且外周阻力降低导致血压下降，均引起有效循环血量减少而发生神经源性休克（neurogenic shock）。这类情况的微血管灌流情况良好，较少发生器官功能障碍，预后较好，通常不需治疗可自愈，也称之为低血压状态。

## 二、休克的分类

### （一）根据休克的病因分类

可分为失血失液性休克、创伤性休克、烧伤性休克、感染性休克、心源性休克、过敏性休克、神经源性休克等。这是临床最常用的分类方法，有助于消除病因、控制病情发展。

### （二）根据休克发生的始动环节分类

虽然引起休克的原因很多，但血容量减少、心输出量降低和血管床容积扩大是休克发生的 3 个始动环节（图 19-1）。

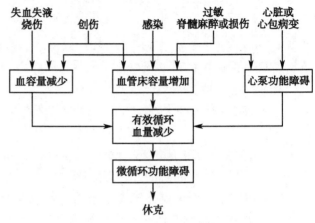

图 19-1 休克发生的始动环节

**1. 低血容量性休克**（hypovolemic shock） 指由于血容量减少引起的休克。见于病因分类中的失血性休克、失液性休克、创伤性休克、烧伤性休克等。病人临床表现为三低一高，中心静脉压、心排血量和动脉血压均降低，外周阻力升高。

**2. 心源性休克**（cardiogenic shock） 指由于心脏泵血功能障碍，心输出量急剧减少，有效循环血量降低所致的休克。病因分为心肌源性和非心肌源性，心肌源性见于大面积心肌梗死、急性心肌炎、严重心律失常、严重的心脏瓣膜病等心脏疾病；非心肌源性包括心脏外界压力或阻塞引起的心输出量减少，如急性心脏压塞、张力性气胸、严重的肺动脉栓塞、肺动脉高压等。

**3. 血管源性休克**（vasogenic shock） 指由于外周血管扩张、血管床容积扩大，使大量血液滞留在外周微血管中，引起有效循环血量急剧减少而导致的休克。机体血管床总量很大，正常情况下只有 20% 的血管床开放，80% 呈闭合状态，在神经源性休克、过敏性休克及某些感染性休克发生时，大量血管床被打开，使大量血液滞留，有效循环血量急剧减少。

## 第二节 休克分期及发生机制

> **案例导入**
>
> 病人，男性，48 岁。患肝硬化 12 年。今日晚饭后突然剧烈呕吐咖啡样液体和食物约 2 000ml，家人立即将其送入医院。医生检查：P 128 次 /min，BP 100/80mmHg；病人意识清醒，但烦躁不安、面色苍白、出冷汗。
>
> 临床诊断：肝硬化、上消化道出血、失血性休克。立即给予止血、输血、输液治疗。此时病人仍呕吐，并有鲜血吐出，意识模糊，血压不断下降，测 BP 30/15mmHg，无尿。转入 ICU，经抢救转危为安。
>
> **请思考：**病人出血后血压有何变化？病人大出血后微循环有何改变？

各种类型休克的基本发病环节是微循环血液灌流障碍，以此将休克病程分为 3 期（文末彩图 19-2）：缺血性缺氧期、淤血性缺氧期、微循环衰竭期（DIC 期）。

# 一、缺血性缺氧期

## （一）微循环变化的特点

此期为休克的早期，是休克的代偿期和可逆阶段。微循环的变化以缺血为主。主要是皮肤、内脏器官（心、脑除外）微循环的血管收缩或痉挛，真毛细血管关闭，动静脉吻合支开放，血液主要通过直捷通路和动静脉吻合回流。因而组织灌流量减少，出现"少灌少流、灌少于流"的情况，使组织细胞呈缺血、缺氧状态，又称微循环缺血缺氧期。

休克微循环

## （二）微循环变化的机制

此期微循环变化的机制主要是交感-肾上腺髓质系统的强烈兴奋。交感神经兴奋产生缩血管效应，同时使肾上腺髓质分泌大量儿茶酚胺（主要是肾上腺素和去甲肾上腺素）入血，休克时血中儿茶酚胺含量比正常高几十倍甚至几百倍，其与α受体结合引起小血管收缩或痉挛，尤其微动脉、后微动脉和毛细血管前括约肌收缩，毛细血管前阻力增加，多数真毛细血管关闭，皮肤、内脏及肾微循环血流减少。而动静脉吻合处主要分布β受体，儿茶酚胺与β受体结合使动静脉吻合开放，血液主要通过直捷通路和动静脉吻合回流。肺微循环动静脉吻合大量开放，影响静脉血氧合，$PaO_2$下降，加重缺氧。另外还有其他缩血管因子如血管紧张素Ⅱ、血管升压素、内皮素、白三烯等体液因子发挥缩血管作用，促使真毛细血管闭合。经真毛细血管的血液循环是微循环的营养通路，此期真毛细血管关闭，微循环营养通路血流较少，组织出现严重的缺血性缺氧。

## （三）微循环变化的代偿意义

**1. 血液重新分布** 由于脑血管α受体分布较少，对儿茶酚胺不敏感，此期脑血管并不发生收缩。而儿茶酚胺使心肌收缩力加强，代谢产物增多，反而使冠状动脉扩张，加之此期动脉血压无明显降低，这使心、脑的血液供应得到充分的保障。

**2. 维持动脉血压**

（1）**"自身输血"**：儿茶酚胺等缩血管物质的大量释放，可使肝脾储血库收缩、小静脉等容量血管发生收缩，从而使回心血量快速增加，起到"自身输血"的作用。

（2）**"自身输液"**：由于毛细血管前阻力明显升高，使毛细血管流体静压显著降低，促使组织液回流入毛细血管，回心血量增加，起到"自身输液"的作用。

（3）**心输出量增加**：儿茶酚胺增多可使心率加快，心肌收缩力加强，心输出量增加。

（4）**外周阻力增高**：小动脉、微动脉收缩，使外周阻力增高，也有助于休克早期动脉血压的维持。

此外，肾血流量较少引起肾素-血管紧张素-醛固酮系统激活以及血容量减少所引起的抗利尿激素分泌增多，都可使肾小管对水的重吸收增多，循环血量增加。

休克早期机体通过"自身输血""自身输液"及血流重新分布，既维持动脉血压，又在循环血量减少的情况下保障了心、脑等器官的血液供应，对维持生命有重要的代偿意义。

## （四）临床表现

由于交感-肾上腺髓质系统兴奋，皮肤及内脏血管收缩，此期病人主要临床表现是血压正常或略升高（除大出血而血压骤降者外），所以不能以血压是否降低作为判断休克早期的标准；脉压减少，脉搏细速；烦躁不安；尿量减少；皮肤苍白、四肢厥冷。

此期是休克的可逆期，如能及时消除病因并采取输血、输液等治疗措施以补充循环血量，休克过程可停止发展而恢复健康。否则休克过程将继续发展。

# 二、淤血性缺氧期

## （一）微循环变化的特点

此期是休克中期，是休克的可逆性失代偿阶段。微循环变化以淤血为主。随着休克的进展，微循环血管床对儿茶酚胺的反应性降低，微动脉、后微动脉和毛细血管前括约肌收缩减弱或转为舒张，真毛细血管网大量开放，而微静脉虽也表现为扩张，但因血液流速减慢，红细胞、血小板聚集、白细胞滚动、贴壁、嵌塞等因素，血黏度增大，血液"泥化"瘀滞，使微循环流出道阻力增加，毛细血管后阻力大于前阻力，微循环"多灌少流、灌大于流"而发生淤血。微循环淤血使有效循环血量及回心血量进一步减少，组织细胞因淤血呈缺氧状态，又称微循环淤血缺氧期。

### （二）微循环变化的机制及意义

淤血性缺氧期变化的主要机制是微血管扩张及血液瘀滞。

#### 1. 微血管扩张机制

（1）**酸中毒**：休克代偿期组织因缺血缺氧，使乳酸等代谢不全的产物大量增加而发生酸中毒。酸中毒导致毛细血管前阻力血管对儿茶酚胺的反应性降低，促使血管扩张。而微静脉对酸中毒耐受性较好，扩张程度较低。于是毛细血管网大量开放，血管床容量增加，大量血液淤积在毛细血管内。

（2）**局部代谢产物增多**：长期的组织缺血和缺氧，肥大细胞释放组胺增多及 ATP 分解的产物腺苷增多都可使血管平滑肌舒张。

（3）**内毒素**：内毒素除了在革兰氏阴性菌所致感染性休克病人的血液中以外，非感染性休克病人肠道内细菌亦可产生内毒素，可通过缺血的肠黏膜吸收入血，诱导一氧化氮合酶表达增加，产生大量一氧化氮和细胞因子（如 TNF-α 等）。内毒素还可激活激肽释放酶原，使激肽（缓激肽）增多。在这种联合作用下，微血管明显扩张。

#### 2. 血液流变学的改变

（1）**红细胞和血小板聚集**：由于血管扩张及组胺、激肽等活性物质使毛细血管通透性增大，血浆外渗，血液浓缩，从而黏滞度增大，红细胞和血小板易发生聚集，使血液瘀滞。

（2）**白细胞黏附于微静脉**：在感染、酸中毒、缺氧等环境下，炎症细胞活化，产生大量炎症因子和细胞黏附分子；白细胞滚动、黏附于内皮细胞，进一步增加了微循环血流阻力，引起血液瘀滞。

此期由于血管扩张、血管床容积增大，使回心血量减少，失去"自身输血"的作用；而毛细血管通透性增大，血浆外渗，致"自身输液"停止；有效循环血量降低，回心血量进一步减少，心输出量和血压进行性下降，组织缺氧及酸中毒更加严重，形成恶性循环。机体由代偿发展为失代偿，心、脑血管失去自身调节，出现心、脑功能障碍，甚至衰竭。

### （三）临床表现

此期病人的临床表现主要为动脉血压进行性降低、中心静脉压降低；意识淡漠、反应迟钝，甚至进入昏迷；脉搏细速，心音低钝；少尿或无尿；皮肤冰冷，出现花斑或发绀等。

此期如及时抢救，采取补充血容量、合理应用血管活性药、纠正酸中毒等措施，仍可转危为安。否则，病情将继续恶化进入休克难治期。

## 三、微循环衰竭期

微循环衰竭期也称休克难治期、DIC 期，此期可发生弥散性血管内凝血（DIC）或重要器官功能衰竭，甚至发生多器官功能衰竭，是休克的不可逆性失代偿阶段。

### （一）微循环变化的特点

此期微循环血流变化的特点主要是微循环血管麻痹性扩张，毛细血管大量开放，血液淤滞更加严重，近乎"不灌不流"，血液进一步浓缩，可有微血栓形成，易诱发 DIC。组织几乎不能进行物质交换，此时微循环的严重灌流不足使组织细胞受损，器官功能障碍，甚至在输血、补液后，血压一度回升，但微循环灌流量仍不恢复，毛细血管血流也不能恢复流动，这种情况被称为毛细血管无复流现象。

### （二）微循环变化的机制

由于严重缺氧、酸中毒，使微血管对血管活性物质失去反应，麻痹性扩张。加之红细胞、血小板聚集及毛细血管内皮损伤，血液呈高凝状态，微循环中形成大量微血栓，使微循环血流停止，发生弥散性血管内凝血（DIC）。

**1.微血管麻痹性扩张** 被认为与酸中毒和炎症介质有关。

**2.DIC形成** DIC主要通过3种机制形成。

（1）**血小板和红细胞聚集**：由于微循环淤血的不断加重，血流更加缓慢，血液浓缩，黏滞度增大，使血小板和红细胞较易于聚集形成团块。

（2）**内源性凝血途径被激活**：严重缺氧、酸中毒或内毒素等都可损伤血管内皮细胞，暴露胶原纤维，从而激活内源性凝血途径。

（3）**外源性凝血途径被激活**：创伤、烧伤等所致的休克，常伴有大量组织破坏，使组织因子释放入血，激活外源性凝血途径，从而促进凝血过程。

### （三）临床表现

此期病人主要临床表现为血压进一步下降，升压药物难以使血压回升；脉搏细弱，中心静脉压降低，静脉塌陷；皮肤黏膜出血；大脑反应迟钝，嗜睡、意识障碍、昏迷等；毛细血管无复流：即使大量输血和输液，血压回升，但毛细血管血流很难恢复，最终可发生多器官功能衰竭。

引起休克的病因和始动环节不同，休克的发展规律也不尽相同，其中失血、失液性休克遵循微循环学说的发展规律。但微循环学说不能完全解释休克的有关问题，如器官微循环灌流恢复后，器官功能未恢复。通过大量研究发现细胞分子机制也参与休克过程，这包括：①细胞损伤，被认为是休克时各器官功能障碍的共同基础。细胞损伤包括细胞膜、细胞器的各种变化和损伤。②炎症细胞活化、炎症介质表达增多引起全身炎症反应综合征（systemic inflammatory response syndrome, SIRS），以感染性休克和创伤性休克最为明显。

## 第三节　休克时机体病理生理

### 一、机体代谢变化

**1.物质代谢变化和能量代谢障碍** 休克时因强烈的应激反应使分解代谢明显增强。组织缺氧使氧化代谢障碍，糖酵解增多，脂肪、蛋白质分解增加使血液游离脂肪酸、酮体及尿素氮等增多。休克早期出现一过性高血糖和糖尿，与血浆中胰高血糖素、皮质醇和儿茶酚胺浓度升高有关。休克时，组织利用氧的能力降低，另一方面由于缺氧使线粒体功能降低，ATP生成减少。因此产生氧债，氧债增大说明组织缺氧。

**2.水、电解质代谢紊乱** 由于ATP生成减少，细胞膜的钠钾泵功能障碍，使细胞内液$Na^+$增多、细胞外液$K^+$增多，引起细胞水肿和高钾血症。

**3.酸碱平衡紊乱** 休克缺氧时糖无氧酵解增强，产生大量乳酸，加之肝、肾因缺氧导致功能障碍，乳酸及其他代谢产物不能被及时代谢和清除，导致严重的代谢性酸中毒。休克早期因应激反应使呼吸中枢兴奋性增强，通气过度可引起呼吸性碱中毒；休克后期发生呼吸衰竭，$CO_2$潴留可引起呼吸性酸中毒。

### 二、器官系统功能变化

在休克过程中最易受累的为肾、肺、心、脑等重要器官，常因发生功能障碍甚至衰竭而导致死亡。

**1.肺功能的变化** 在休克早期，由于呼吸中枢兴奋导致呼吸加快，通气过度，从而引起低碳酸血症和呼吸性碱中毒。休克进一步发展，由于交感-肾上腺髓质系统的兴奋和血管活性物质的作用，可使肺血管阻力升高，发生肺损伤，可导致急性呼吸窘迫综合征（acute respiratory distress syndrome,

ARDS），又称休克肺（shock lung），是休克病人主要死因之一。其病理变化有：

（1）呼吸膜损伤，血管通透性增加，引起间质性肺水肿，严重时引起肺泡性肺水肿。

（2）肺泡表面活性物质合成减少，肺泡表面张力增大使肺泡轻度萎陷。

（3）血浆蛋白进入肺泡腔形成透明膜。

（4）缺氧、酸中毒使组织变性、坏死，局部肺不张。上述因素导致严重的肺泡通气血流比例失调和弥散障碍，发生低氧血症、呼吸困难、急性呼吸衰竭甚至死亡。

**2. 肾功能的变化**  休克时，最易受损伤的器官是肾。休克病人往往发生急性肾功能不全，称为休克肾，临床表现为少尿或无尿、氮质血症、高钾血症和代谢性酸中毒。

在休克早期，由于有效循环血量的减少，不仅使肾血流量不足，肾小球滤过率减少，而且还可通过肾素-血管紧张素系统和交感-肾上腺髓质系统的激活使儿茶酚胺分泌增多引起肾血管收缩，肾小球滤过率锐减；同时醛固酮和抗利尿激素分泌增多，肾小管对水、钠的重吸收能力加强，导致少尿或无尿。此时由于肾缺血时间较短，肾小管上皮细胞尚未发生器质性损害，肾功能变化是可逆的，恢复肾灌流后，肾功能立即恢复，称为功能性肾损伤。

如果休克持续时间较长，持续的肾缺血和淤血，引起肾小管坏死，发生器质性肾衰竭。此时即使肾血流量恢复正常，也不能使肾脏功能在短时间内恢复正常，并可导致严重的内环境紊乱，使休克进一步恶化，最终因急性肾损伤死亡。

**3. 心功能的变化**  除心源性休克伴有原发性心功能障碍外，其他类型休克发展到一定阶段以后，也可伴有心功能障碍，甚至出现心力衰竭。其主要机制为由于休克时血压降低以及心率加快所致的心室舒张期缩短，可使冠状动脉灌流量减少和心肌供血不足；同时休克时心率加快、心肌收缩力加强，使心肌耗氧量增加，因而更加重心肌缺氧；酸中毒和高钾血症抑制心肌收缩功能；微循环中形成的微血栓引起心肌局灶性坏死。

**4. 脑功能障碍**  休克早期，由于血液重新分布和脑的自身调节保证了脑的供血，此时病人可不出现明显症状。随着休克的发展，血压显著下降及脑循环中出现微血栓时，脑血流不足、组织缺氧可导致病人出现意识淡漠，甚至昏迷。由于脑组织缺血、缺氧及酸中毒，使脑血管壁通透性增高，可引起脑水肿和颅内压增高，严重时形成脑疝导致死亡。

**5. 胃肠系统及肝功能障碍**  休克时胃肠及肝脏的血流减少以及淤血、出血、微血栓形成均可使肠黏膜水肿、坏死、糜烂，形成应激性溃疡。病人主要表现为消化不良、腹痛、呕血、黑便等。若肠道细菌繁殖、细菌毒素吸收入血可导致肠源性败血症或内毒素性休克。

肝内微循环障碍使肝细胞变性、坏死，可发生肝功能障碍，病人表现为黄疸、出血倾向，雌激素灭活减少、血浆蛋白降低等。

**6. 多器官功能衰竭**（multiple organ failure，MOF）  休克过程中若短时间内出现两个或两个以上器官相继或同时发生功能障碍，致使机体内环境依赖临床干预才能维持稳定的综合征，称为多器官功能障碍综合征（multiple organ dysfunction syndrome，MODS）。病情严重可发展为多器官功能衰竭。

MSOF与很多复杂因素有关，除了休克以外，重症感染及严重创伤、恶性肿瘤和免疫功能降低均可导致其发生，DIC时更易发生。因此休克晚期常出现MSOF，是休克病人重要的死亡原因。

## 第四节  休克防治与护理

### 一、休克防治原则

（一）病因学防治

积极治疗引起休克的原发疾病，针对病因采取有效措施阻断或控制引起休克的始动因素，如及时清创、止血、控制感染、抗过敏、镇痛、输血、补液、强心等,防止休克发生。

（二）发病学防治

休克的本质是有效循环血量不足及微循环灌流量减少,因而改善微循环、提高组织灌流量是治疗和控制休克发展的关键环节。

**1. 补充血容量** 各种休克均有有效循环血量的绝对或相对不足,由此导致组织灌流量减少。因此,除心源性休克外,补充血容量是改善组织灌流量的主要措施,并且要尽快、尽早、充分扩容,补液时要注意血细胞比容,正确选择全血、胶体或晶体溶液。

**2. 合理使用血管活性药** 根据病人具体情况合理使用缩血管药和扩血管药,有效提高组织灌流量。一般休克早期适当选用扩血管药,防止血管过度收缩、组织缺血;休克后期适当选用缩血管药,防止血管过度扩张。过敏性休克及神经源性休克首选缩血管药。

**3. 纠正酸中毒** 酸中毒时 $H^+$ 和 $Ca^{2+}$ 的竞争作用影响血管活性药的疗效,同时还会导致高钾血症、促进 DIC 形成、抑制心肌收缩。因此,及时补碱、纠正酸中毒是治疗休克的重要措施。

**4. 防治细胞损伤** 针对休克时原发或微循环障碍继发的细胞损伤,应采取相应措施,除改善微循环、纠正酸中毒外,还可补充能量及应用有稳定细胞膜作用的药物,如糖皮质激素等。

**5. 抑制过度的炎症反应** 阻断炎症细胞活化,拮抗炎症介质或采用血液净化减少血液中的毒素和炎症介质能有效保护组织器官,减轻 MODS 和 SIRS,提高生存率。

## 二、休克护理原则

护理休克病人时护士应密切观察病人血压、脉压、中心静脉压、意识状态、心率、呼吸、尿量的变化;尽快建立静脉通道,及时输血、输液以补充血容量;采取仰卧中凹位或使用抗休克裤以利于静脉血回心;护理昏迷病人时应注意防止其窒息、感染等。

---

**知识链接**

### "休克"的命名由来

"休克"(shock)原意为震荡或打击。自 1731 年法国医师 Le Dran 首次使用法语 secousseuc 一词描述创伤引起的危重临床状态并译成英语 shock 以来,医学界对休克的认识和研究已有 200 多年的历史,其间经历了症状描述阶段、急性循环衰竭的认识阶段、微循环学说的创立阶段、细胞分子水平研究阶段等 4 个主要发展阶段。

（陈 千）

---

**思考题**

1. 以严重的失血性休克为例分析休克病人微循环变化的规律及发生机制。
2. 休克代偿期微循环变化有何生理意义?
3. 休克各期病人有何临床表现?
4. 应用所学的知识分析采取哪些措施可防止失血性休克病人病情的发展?

ER 19-4

练习题

# 第二十章 | 弥散性血管内凝血

教学课件

思维导图

弥散性血管内凝血（disseminated intravascular coagulation，DIC）是指在某些致病因子作用下，凝血因子及血小板被激活，大量促凝物质入血，从而引起以凝血功能障碍为主要特征的病理过程。在此过程中微循环有广泛微血栓形成，并由此引起凝血因子和血小板被大量消耗，同时继发纤维蛋白溶解系统功能亢进，临床上主要表现为出血、休克、器官功能障碍和贫血。

## 第一节　弥散性血管内凝血成因、机制与影响因素

### 一、弥散性血管内凝血成因和发生机制

#### （一）DIC 的常见原因

正常机体内凝血、抗凝血及纤维蛋白溶解系统，三者保持动态平衡，以保障血液呈流体在心血管腔内循环流动。各种原因引起凝血功能抑制和/或抗凝及纤维蛋白溶解系统功能增强均可引起 DIC。DIC 不是独立的疾病，而是临床上多种疾病的并发症。引起 DIC 的原因很多，其中最常见的是感染性疾病（表 20-1）。

表 20-1　DIC 常见原因

| 类型 | 主要疾病 |
| --- | --- |
| 感染性疾病<br>（占 31%~43%） | 革兰氏阳性或阴性菌感染、重症病毒性肝炎、病毒性心肌炎、流行性出血热等 |
| 肿瘤性疾病<br>（占 24%~34%） | 胰腺癌、结肠癌、食管癌、肝癌、胆囊癌、胃癌、肾癌、膀胱癌、前列腺癌、绒毛膜上皮癌、宫颈癌、卵巢癌、侵蚀性葡萄胎、白血病等 |
| 妇产科疾病<br>（占 4%~12%） | 流产、不全流产刮宫术、胎盘早剥、羊水栓塞、子宫破裂、宫内死胎、异位妊娠、剖宫产手术等 |
| 创伤及手术<br>（占 1%~5%） | 大面积烧伤，严重创伤，挤压综合征，多发性开放性骨折，肝、脑、肺、胰腺、前列腺等脏器大手术，器官移植，体外循环等 |

## （二）DIC 的发生机制

DIC 的发生机制十分复杂，各种原因激活凝血系统，血液处于高凝状态，微循环中形成广泛的微血栓。而大量微血栓的形成又消耗了大量凝血因子和血小板，并继发纤维蛋白溶解系统功能增强，导致血液呈低凝状态，凝血、抗凝血及纤维蛋白溶解系统的动态平衡紊乱，导致 DIC 的发生。凝血系统的激活是 DIC 发生的重要环节，能激活凝血系统的因素都可导致 DIC。

**1. 组织因子的释放**  严重创伤、挤压综合征、大面积烧伤、胎盘早剥、宫内死胎滞留、外科大手术后等严重的组织损伤以及恶性肿瘤或实质性脏器坏死等，都可释放大量组织因子（TF）入血，TF 与血浆中的 $Ca^{2+}$ 和凝血因子Ⅶ（FⅦ）形成复合物，激活 FⅦ（FⅦa）；TF/FⅦa 复合物可使凝血因子 Ⅹ（FⅩ）活化，启动外源性凝血途径。同时 FⅦa 还可激活凝血因子Ⅸ（FⅨ），也使凝血酶产生增加。产生的凝血酶又会反馈活化 FⅨ、FⅩ、凝血因子Ⅺ（FⅪ）、凝血因子Ⅻ（FⅫ），使凝血反应大大增强，形成广泛的微血栓。当凝血物质大量消耗后，血液转入低凝状态，导致 DIC。

**2. 血管内皮细胞损伤**  严重感染、抗原 - 抗体复合物，持续缺血、缺氧、酸中毒、内毒素等均可引起血管内皮细胞损伤，使其基底膜胶原暴露，一方面可使血小板发生黏附、聚集并吸附凝血因子，增强凝血功能；另一方面与 FⅫ接触，从而激活 FⅫ，FⅫa 不仅可启动内源性凝血途径，促进血液凝固和血栓形成，又可使激肽释放酶原转变为激肽释放酶，再反过来激活 FⅫ，加速凝血。同时，内皮细胞损伤后抗凝作用降低并可释放 TF，启动外源性凝血途径。血液凝固又使纤维蛋白溶解系统活性增强而引起继发性纤维蛋白溶解，同时凝血物质及血小板被大量消耗，使血液转入低凝状态。

**3. 血细胞被大量破坏和血小板被激活**  在恶性疟疾、异型输血、溶血性贫血时，红细胞被大量破坏并释放出 ADP 和磷脂等促凝物质。ADP 具有促进血小板黏附、聚集作用；磷脂有浓缩、局限凝血因子的作用，增强凝血反应，导致 DIC 发生。在严重感染、体外循环及白血病化疗后，白细胞被大量破坏，释放促凝物质入血，导致 DIC 的发生。

血小板在 DIC 的发生、发展过程中起着重要的作用。血小板内含有多种促凝物质，如血小板因子 3（PF3）是凝血酶原激活物的成分之一；血小板因子 4（PF4）能中和肝素并使可溶性纤维蛋白复合物沉淀；血小板因子 2（PF2）可促进纤维蛋白原转变成纤维蛋白。血小板的黏附和聚集可直接形成血小板团块阻塞微血管。内毒素、免疫复合物等引起微血管内皮细胞损伤都可促进血小板的黏附、聚集和释放。

**4. 其他促凝物质入血**  如急性胰腺炎时，大量胰蛋白酶入血，某些蛇毒、动物毒素等入血，能使凝血酶原转变为凝血酶，直接激活凝血系统，导致 DIC。

羊水内容物、抗原 - 抗体复合物、某些肿瘤细胞产生的一些大分子颗粒，可直接激活 FⅫ，启动内源性凝血途径，引起 DIC。

## 二、弥散性血管内凝血发生、发展的影响因素

**1. 单核吞噬细胞系统功能受损**  单核吞噬细胞系统具有吞噬和清除血液中凝血酶、纤维蛋白原等促凝物质以及纤溶酶、纤维蛋白降解产物（FDP）的作用。如果该系统功能障碍或由于大量吞噬细菌、坏死组织等，而使其功能处于"封闭状态"，易诱发 DIC 发生。

**2. 肝功能严重障碍**  正常的肝细胞既有产生某些凝血因子和抗凝物质，又有灭活凝血因子和抗凝物质的作用。当因重症病毒性肝炎、中毒性肝坏死及肝硬化等致肝功能发生严重障碍时，可引起凝血、抗凝及纤溶的平衡紊乱，促进 DIC 发生。

**3. 血液的高凝状态**  妊娠 3 周开始，孕妇血液中的凝血因子及血小板逐渐增多，而抗凝物质逐渐减少，随着妊娠时间的增加，血液渐呈高凝状态。当发生胎盘早剥、羊水栓塞等意外时，易发生 DIC。

酸中毒时血液中凝血因子的活性增强，抗凝物质肝素的活性减弱；同时血管内皮细胞损伤促

进血小板聚集,启动凝血系统,使血液处在高凝状态,易发生DIC。

**4.微循环障碍** 休克时出现严重微循环障碍,血液淤滞;红细胞聚集,血小板黏附、聚集,凝血因子积聚;加之肝功能降低凝血因子合成减少及缺氧、酸中毒、内皮细胞损伤等因素都易促使DIC的发生及发展。

**5.其他因素** 纤溶抑制剂(如6-氨基己酸)使用不当,可过度抑制纤溶系统功能,使凝血与抗凝及纤溶的平衡被破坏,易发生DIC。此外,一些抗凝物质,如蛋白C的先天性缺失也是易发生DIC的因素之一。

## 第二节 弥散性血管内凝血的分期与分型

### 一、弥散性血管内凝血的分期

典型DIC的发展过程,可以分为高凝期、消耗性低凝期和继发性纤溶亢进期,各期发生机制及临床特点见表20-2。

表20-2 DIC各期的机制及临床特点

| | 高凝期 | 消耗性低凝期 | 继发性纤溶亢进期 |
|---|---|---|---|
| 发生机制 | 凝血系统激活,血液中凝血酶增多 | 大量血小板和凝血因子被消耗 | 纤维蛋白溶解系统激活,产生大量纤维蛋白降解产物 |
| 临床特点 | 血液呈高凝状态,微循环中形成大量微血栓 | 血液转入低凝状态,有出血表现 | 明显出血,休克,器官功能障碍 |
| 实验室检查 | 血小板黏附性增加,凝血和复钙时间缩短 | 血小板 $< 100 \times 10^9/L$,血浆纤维蛋白原减少,出血、凝血和复钙时间延长 | 凝血酶原时间延长 $> 25s$,血浆鱼精蛋白副凝试验和D-二聚体检查阳性 |

**知识链接**

### 3P试验与D-二聚体检查

1.3P试验 即血浆鱼精蛋白副凝试验,原理是将鱼精蛋白加入病人血浆后,可与FDP结合,使血浆中原来与FDP结合的纤维蛋白单体分离后再彼此聚合。这种不需要酶的作用而形成纤维蛋白的现象称为副凝试验。

2.D-二聚体检查 D-二聚体是纤溶酶分解纤维蛋白的产物,只有当纤维蛋白原首先在凝血酶作用下产生纤维蛋白多聚体,然后纤溶酶分解纤维蛋白多聚体,才能产生D-二聚体,因此D-二聚体是反映继发性纤溶亢进的重要指标。

### 二、弥散性血管内凝血的分型

#### (一)按病情进展速度分

**1.急性型** 常见于严重感染,尤其是革兰氏阴性菌所致感染性休克、异型输血、严重创伤、急性器官移植排斥反应等。特点是起病急,病因作用数小时或1~2d内发生,临床表现明显,以休克和出血为主。病情进展迅速,病死率高。

**2.慢性型** 常见于恶性肿瘤、胶原病、慢性溶血性贫血等疾病。特点是病程较长,由于机体有一定的代偿能力，单核吞噬细胞系统的功能也较健全，故症状不明显，临床诊断较困难，常常以某脏器功能不全的表现为主，有时仅有实验室检查异常。

**3. 亚急性型**　常见于恶性肿瘤转移和宫内死胎等。病程及临床表现介于急性和慢性之间。

## （二）根据机体代偿情况分

DIC时凝血因子及血小板被消耗、数量减少，同时肝脏合成凝血因子以及骨髓生成血小板功能增强，以代偿其消耗。根据凝血物质的消耗与代偿之间的关系，分为代偿型、失代偿型和过度代偿型。

**1. 代偿型**　常见于慢性DIC，病人病情较轻时。凝血因子及血小板消耗较少，机体通过代偿补充了消耗，代偿与消耗处于平衡状态，血液中凝血因子和血小板无明显减少。病人临床表现不明显，可有轻度出血和血栓形成的症状，实验室检查可无异常。

**2. 过度代偿型**　常见于慢性DIC或DIC恢复期。由于机体代偿能力强，使血小板和凝血因子生成大于消耗，血液中凝血因子和血小板暂时升高。病人临床表现不明显，但病情继续发展可转变为失代偿型DIC。

**3. 失代偿型**　常见于急性DIC。凝血因子及血小板大量消耗超过机体的代偿能力，血液中凝血因子和血小板明显减少。临床表现休克和出血明显，实验室检查有明显异常。

# 第三节　弥散性血管内凝血的临床表现

> **案例导入**
>
> 病人，男性，38岁。20d前曾护理患脑膜炎的弟弟，今日感到发热、头痛伴呕吐立即来到医院就医。医生检查发现病人意识清醒，体温39.6℃，脉搏110次/min，血压正常，面部、胸部皮肤可见散在的出血点，有脑膜刺激征，出血点压片检查发现脑膜炎球菌，化验血液白细胞升高。医生诊断为急性化脓性脑膜炎合并DIC。
>
> 治疗过程中病人皮肤出血进行性加重，瘀斑逐渐扩大呈大面积紫癜，无尿，血压下降、呼吸困难、意识模糊后昏迷。转入ICU，因抢救无效次日凌晨死亡。
>
> **请思考**：病人皮肤出现出血点、瘀斑及紫癜的原因是什么？为何出现血压下降、呼吸困难？

DIC病人的临床表现复杂多样，主要有出血、器官功能障碍、休克、贫血等，其中最为突出的表现是出血。

ER 20-3

弥散性血管
内凝血

## 一、出血

出血常是病人发生DIC时最早出现的临床表现，也是DIC诊断的一项重要依据。病人可有轻重不等的多部位出血，如皮肤瘀斑、紫癜，呕血、便血，口鼻出血、咯血，血尿；轻者伤口或注射部位渗血，严重时可因多部位大量出血而危及生命。

出血的发生机制主要有：①凝血物质的消耗，在DIC发生、发展过程中，各种凝血因子和血小板被大量消耗及代偿不足，凝血功能障碍导致出血。②继发性纤溶亢进，引起DIC的病因在启动凝血系统的同时，可激活纤溶系统，使纤溶酶原转变为纤溶酶，过多的纤溶酶既可使血栓溶解，又可水解凝血因子，使凝血功能障碍，引起出血。③ FDP形成，继发性纤溶过程的启动使血中纤溶酶增多，水解纤维蛋白及纤维蛋白原，产生的各种片段，统称为纤维蛋白降解产物（FDP）。FDP具有明显的抗凝作用，导致出血进一步加重。④毛细血管壁通透性增高，广泛的微血栓形成后，因缺氧和酸中毒导致毛细血管壁通透性增高，加重出血。

## 二、器官功能障碍

DIC 时微循环内广泛形成的微血栓可阻塞局部微循环，导致组织缺血缺氧，发生局灶性坏死，器官功能障碍甚至衰竭。根据累及器官的不同，病人可有不同的临床表现。如发生在心脏，可引起心肌梗死、心力衰竭或心源性休克；累及肾脏可出现少尿、血尿、蛋白尿，严重时发生急性肾损伤出现无尿、酸中毒等；累及肺可致呼吸困难、缺氧，甚至发生呼吸衰竭；胃肠道和肝脏受累可出现呕吐、腹泻、出血、黄疸、肝功能障碍等；神经系统受累可出现意识障碍、嗜睡、昏迷等；累及肾上腺，可引起沃 - 弗综合征（Waterhouse-Friderichsen syndrome），病人表现为周围循环衰竭、休克、皮肤大片紫癜，肾上腺严重出血，肾上腺皮质功能衰竭等。

器官损害的程度与 DIC 的类型、进展速度、病变范围、严重程度有关，轻型或 DIC 早期器官受累较少，部分器官发生功能障碍，重型尤其是 DIC 后期，广泛器官受累可发生多器官功能衰竭，导致死亡。

## 三、休克

急性 DIC 常伴有休克，休克晚期又易形成 DIC，二者往往互为因果，形成恶性循环。DIC 导致休克的主要机制有：① DIC 时广泛微血栓形成阻塞微循环，造成回心血量不足，广泛或严重的出血，使循环血量减少；② DIC 时心肌缺血缺氧，收缩力减弱，导致心输出量明显下降；③ DIC 时激肽、补体系统的激活和 FDP 的增多，会引起微动脉、毛细血管前括约肌舒张，微血管壁通透性增加，造成外周阻力下降，血管容积增大，有效循环血量不足。

## 四、溶血性贫血

DIC 病人可伴有一种特殊类型的贫血，即微血管病性溶血性贫血，其特征是血液中出现形态特殊的变形红细胞或红细胞碎片，如盔形、星形、三角形、新月形等，称为裂体细胞。形成裂体细胞的原因主要有：①微血管内纤维蛋白性微血栓形成，纤维蛋白呈网状，血液中的红细胞黏着、悬挂在网状的纤维蛋白丝上以后，由于血流的不断冲击，引起红细胞破裂；②缺氧、酸中毒使红细胞脆性增大，通过纤维蛋白网时更易破碎；③纤维蛋白性微血栓形成使血流障碍，红细胞可能通过毛细血管内皮细胞的间隙被挤压出血管外，可使红细胞发生扭曲、变形、碎裂。

红细胞碎片
（裂体细胞）
的形成机制

裂体细胞

DIC 病人的
临床表现

## 第四节　弥散性血管内凝血的防治与护理

### 一、弥散性血管内凝血的防治原则

#### （一）病因学防治

DIC 多为某些临床疾病的并发症，积极治疗和控制原发病，及时消除引起 DIC 的病因和诱因是防治 DIC、提高治愈率的根本措施，如采取有效抗感染、抗休克、抗肿瘤、尽早清除宫内死胎等措施。

#### （二）发病学防治

**1.改善微循环**　及时纠正微循环障碍，疏通被微血栓阻塞的血管，增加组织灌流量，改善器官供血是防治 DIC 的重要环节。如采取补充血容量，解除血管痉挛，阻止血小板黏附、聚集等。

**2. 建立新的凝血与抗凝血的动态平衡** 在 DIC 的高凝期和消耗性低凝期,常用肝素抗凝,阻止 DIC 的发展。在 DIC 后期伴有继发性纤溶亢进时肝素应慎用或不用,以免加重出血,使病情反复。在 DIC 恢复期可酌情输入新鲜全血、血浆或凝血因子、血小板等。

## 二、弥散性血管内凝血的护理原则

护理 DIC 病人时应高度警惕,细心观察其病情,及早发现危重变化,及时配合医生抢救;严密监测血压、心率、呼吸、血氧分压、氧饱和度以及心、肾功能等;建立静脉通道,扩充血容量,合理使用抗凝血药,使用中观察不良反应,及时采取应对措施;精心护理病人,保持病人皮肤、黏膜清洁,避免感染。

(汪晓庆)

**思考题**

1. DIC 的诱发因素有哪些?
2. 简述 DIC 发生的主要机制。
3. 裂体细胞是如何形成的?

练习题

［1］李凡，徐志凯. 医学微生物学 [M]. 9 版. 北京：人民卫生出版社，2018.

［2］甘晓玲，李剑平. 微生物学检验 [M]. 5 版. 北京：人民卫生出版社，2020.

［3］曹德明，吴秀珍. 病原生物与免疫学 [M]. 2 版. 北京：人民卫生出版社，2020.

［4］肖纯凌，吴松泉. 病原生物学和免疫学 [M]. 8 版. 北京：人民卫生出版社，2018.

［5］张忠，王化修. 病理学与病理生理学 [M]. 8 版. 北京：人民卫生出版社，2019.

［6］诸欣平，苏川. 人体寄生虫学 [M]. 9 版. 北京：人民卫生出版社，2018.

［7］吴观陵. 人体寄生虫学 [M]. 4 版. 北京：人民卫生出版社，2013.

［8］陈艳，叶彬. 人体寄生虫学 [M]. 2 版. 北京：科学出版社，2015.

［9］刘佩梅，李泽民. 医学寄生虫学 [M]. 4 版. 北京：北京大学医学出版社，2019.

［10］张军荣，李夏. 病理学与病理生理学 [M]. 2 版. 北京：人民卫生出版社，2020.

［11］李玉林. 病理学 [M]. 9 版. 北京：人民卫生出版社，2018.

［12］陈杰，周桥. 病理学 [M]. 3 版. 北京：人民卫生出版社，2015.

［13］孙保存. 病理学 [M]. 4 版. 北京：北京大学医学出版社，2019.

［14］黄宁，赵敬. 病理生理学 [M]. 3 版. 北京：科学出版社，2022.

［15］王建枝，钱睿哲. 病理生理学 [M]. 9 版. 北京：人民卫生出版社，2018.

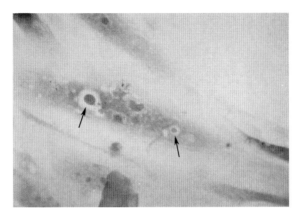

彩图 3-1　狂犬病毒的包涵体

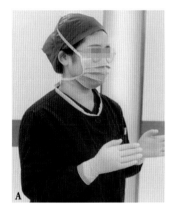

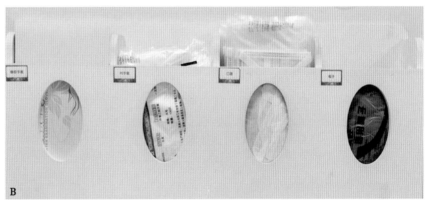

彩图 3-2　标准防护用品
A.最基本的标准预防装束；B.防护用品存放框。

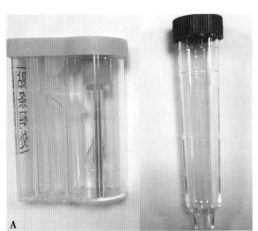

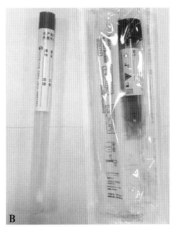

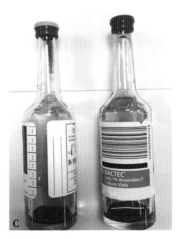

彩图 3-3　各种标本收集器
A.粪便与尿液收集器；B.咽拭子与病毒采集器；C.血培养瓶：需氧菌与厌氧菌。

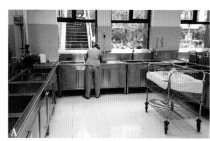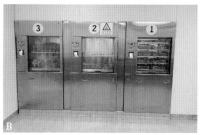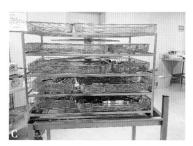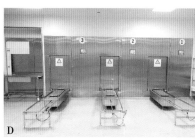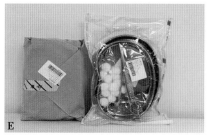

彩图 3-5　耐高温、高压物品的消毒供应室处置流程图
A. 人工清洗；B. 机器清洗消毒；C. 拭干或机器烘干，打包；D. 高压蒸汽灭菌；E. 灭菌后物品。

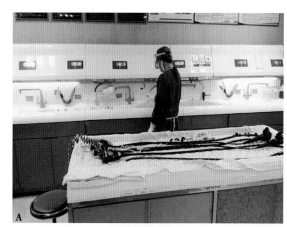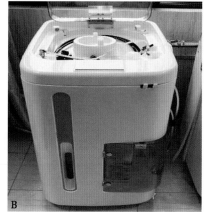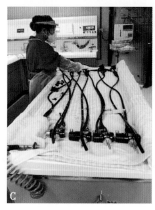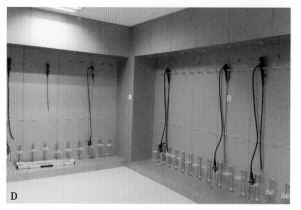

彩图 3-6　内镜消毒处理流程图
A. 人工清洗消毒；B. 机器自动洗消；C. 无菌台上用 75% 乙醇冲洗管道，气枪冲干内腔，
无菌布拭干外表；D. 内窥镜存放间或专用洁净柜悬挂备用。

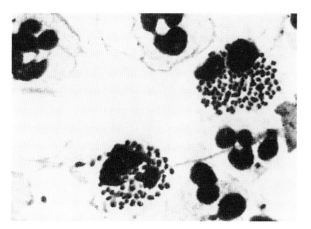

彩图 4-3　淋病奈瑟球菌

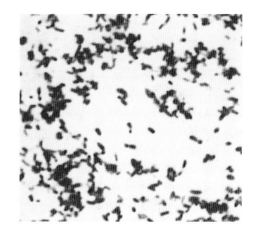

彩图 4-4　大肠埃希菌

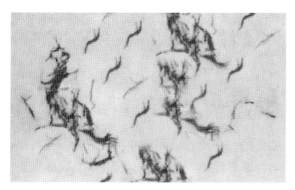

彩图 4-6　结核分枝杆菌

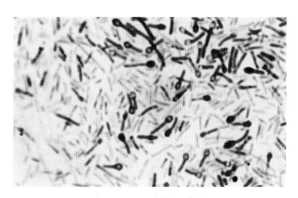

彩图 4-7　破伤风梭菌

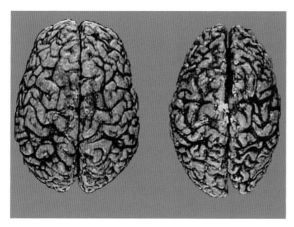

彩图 10-1　脑萎缩（右）

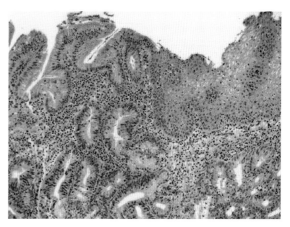

彩图 10-2　食管黏膜柱状上皮化生（Barrett 食管）

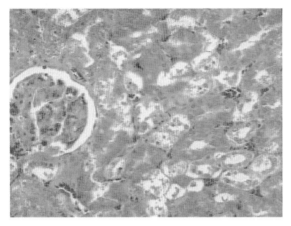

彩图 10-3　肾小管上皮细胞水肿

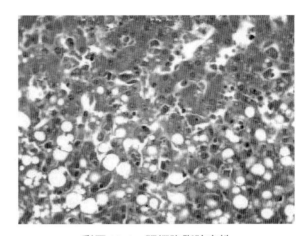

彩图 10-4　肝细胞脂肪变性

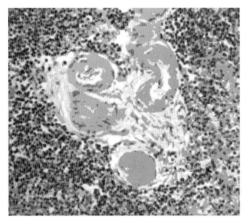

彩图 10-5　脾细小动脉玻璃样变性

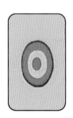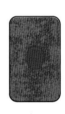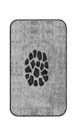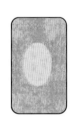

正常细胞　　　核固缩　　　核碎裂　　　核溶解

彩图 10-6　细胞坏死时细胞核的变化

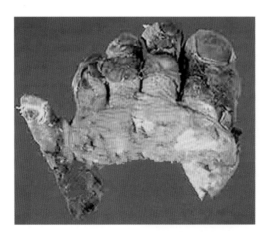

彩图 10-7　脚趾的干性坏疽

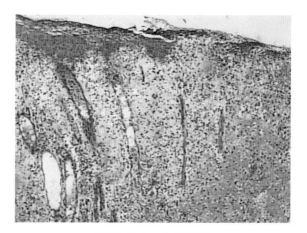

彩图 10-8　肉芽组织

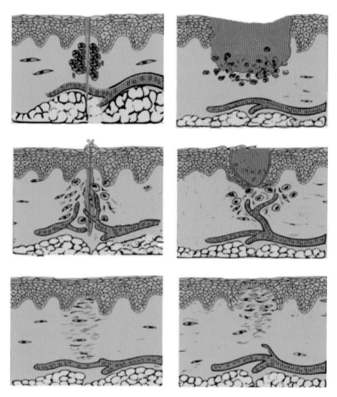

彩图 10-9　一期愈合（左）和二期愈合（右）过程

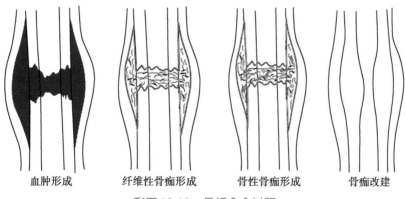

血肿形成　　　纤维性骨痂形成　　　骨性骨痂形成　　　骨痂改建

彩图 10-10　骨折愈合过程

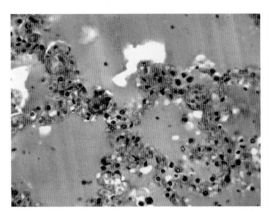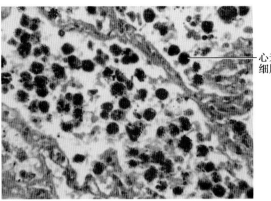

心衰细胞

彩图 11-1　慢性肺淤血及心衰细胞（镜下观）

肺泡壁增厚，肺泡腔内充满水肿液，可见红细胞、巨噬细胞及心衰细胞。

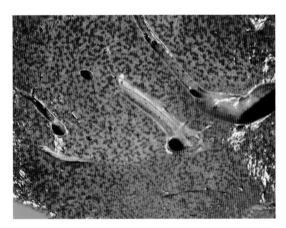

彩图 11-2　槟榔肝（肉眼观）

肝切面呈红黄相间的槟榔样的条纹，似槟榔切面。

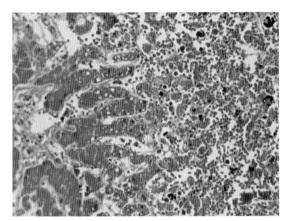

彩图 11-3　慢性肝淤血（镜下观）

肝小叶中央肝血窦淤血，充满红细胞，小叶周边肝细胞发生脂肪变性，可见脂质空泡。

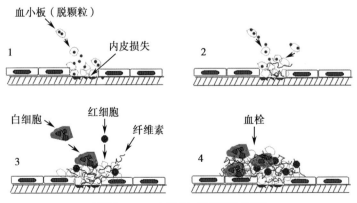

血小板（脱颗粒）

内皮损失

白细胞　红细胞　纤维素

血栓

彩图 11-4　血栓形成过程示意图

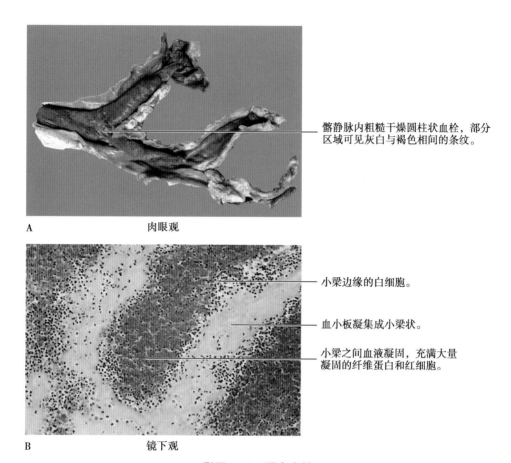

髂静脉内粗糙干燥圆柱状血栓，部分区域可见灰白与褐色相间的条纹。

A  肉眼观

小梁边缘的白细胞。

血小板凝集成小梁状。

小梁之间血液凝固，充满大量凝固的纤维蛋白和红细胞。

B  镜下观

**彩图 11-5 混合血栓**

A. 混合血栓肉眼观：干燥、呈圆柱状，部分区域可见灰白与褐色相间条纹；B. 混合血栓镜下观：呈淡红色珊瑚状排列的结构为血小板小梁，其间充满红细胞，小梁边缘较多白细胞聚集。

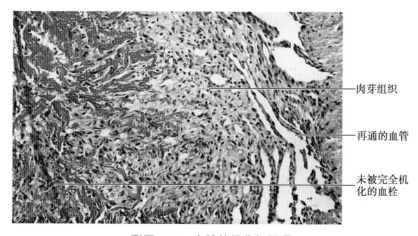

肉芽组织

再通的血管

未被完全机化的血栓

**彩图 11-6 血栓的机化与再通**

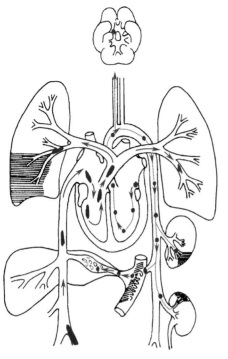

彩图 11-7 栓子运行途径与栓塞部位示意图

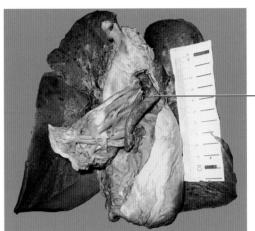

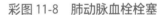

栓塞于肺动脉主干的长条状的混合血栓

彩图 11-8 肺动脉血栓栓塞

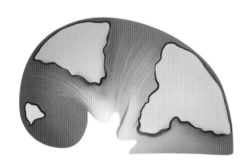
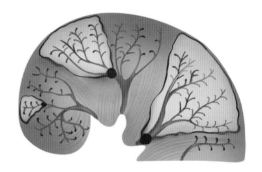

彩图 11-9 肾动脉分支栓塞及肾贫血性梗死模式图

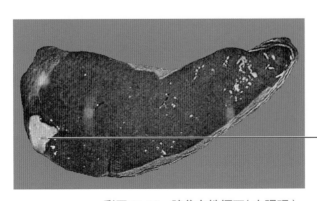

脾切面左下方一灰白色三角形梗死区

彩图 11-10 脾贫血性梗死（肉眼观）

梗死区呈扇形,灰黄色,与周围组织界限清楚,周边有红色充血出血带。

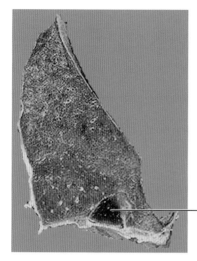

彩图 11-11 肺出血性梗死（肉眼观）

梗死区呈三角形，尖端指向肺门，底边位于胸膜面，含血量多，暗红色，湿润，界限清楚。

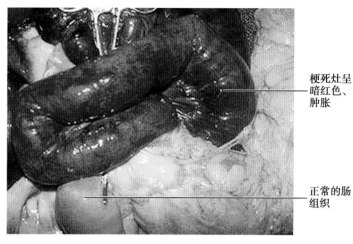

梗死灶呈暗红色、肿胀

正常的肠组织

彩图 11-12 肠出血性梗死（肉眼观）

1. 正常血流。

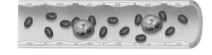

2. 血管扩张，血流加快。

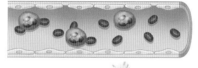

3. 血管进一步扩张，血流变慢，血浆渗出。

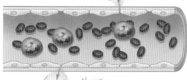

4. 血流缓慢，白细胞游出血管。

5. 血流显著缓慢，白细胞游出增多，红细胞漏出。

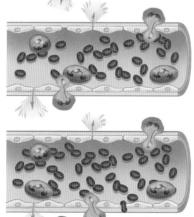

彩图 12-1 血流动力学变化模式图

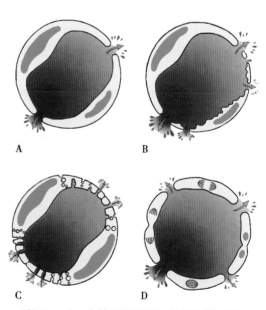

彩图 12-2 血管通透性增加的机制模式图

A. 内皮细胞收缩，累及细静脉；B. 内皮细胞损伤，累及全部微循环；C. 穿胞作用增强，累及细静脉；D. 再生内皮细胞，累及毛细血管壁通透性增高。

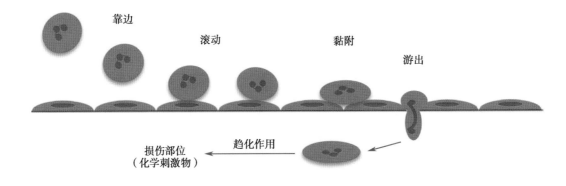

靠边　　　滚动　　　黏附　　　游出

损伤部位
（化学刺激物）　← 趋化作用

彩图 12-3　中性粒细胞的游出和趋化作用模式图

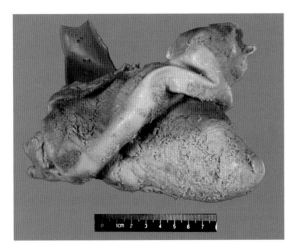

彩图 12-4　纤维素性心包炎绒毛心
心外膜表面有大量纤维素渗出，呈绒毛状。

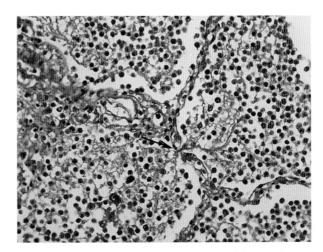

彩图 12-5　肺的纤维蛋白性炎（大叶性肺炎）
肺泡腔内充满大量纤维素和中性粒细胞，箭头示相邻的
肺泡腔内纤维素经肺泡孔互相连接。

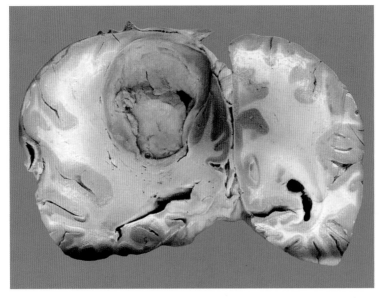

彩图 12-6　脑脓肿
脑实质可见一个大的脓肿，腔内有浓稠的脓液。

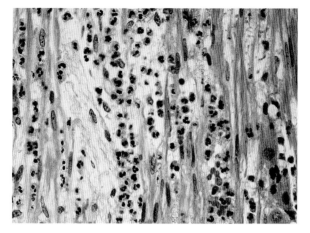

彩图 12-7　蜂窝织炎性阑尾炎

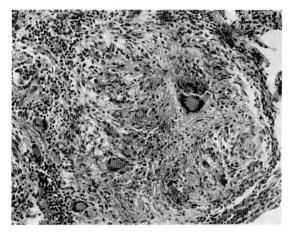

彩图 12-8　结核结节

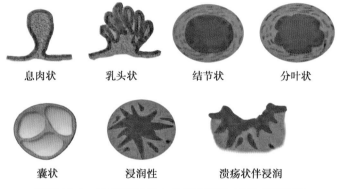

息肉状　　　乳头状　　　结节状　　　分叶状

囊状　　　浸润性　　　溃疡状伴浸润

彩图 13-1　肿瘤的常见大体形态和生长方式示意图

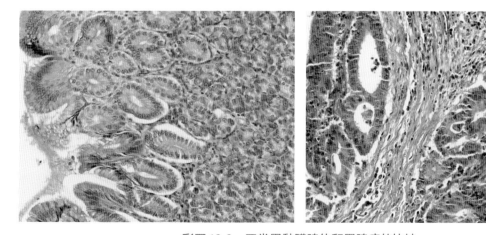

彩图 13-2　正常胃黏膜腺体和胃腺癌的比较

正常胃黏膜腺体（左图）和胃腺癌（右图）的比较，后者的结构异型性和细胞异型性均很明显，细胞层数增多，极性紊乱，核大小不一、深染，核质比增高，核分裂象增多。

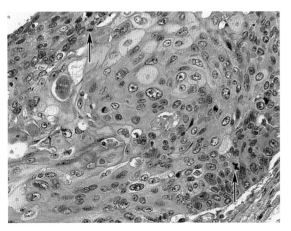

彩图 13-3　恶性肿瘤的细胞异型性

肿瘤细胞核大，核质比高，核仁明显，细胞大小不一，形态各异，可见瘤巨细胞和病理性核分裂象（箭头所示），细胞质嗜碱性增强。

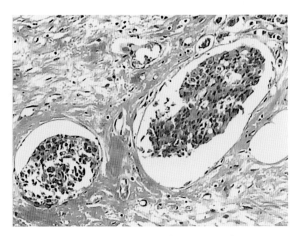

彩图 13-4　恶性肿瘤的淋巴转移

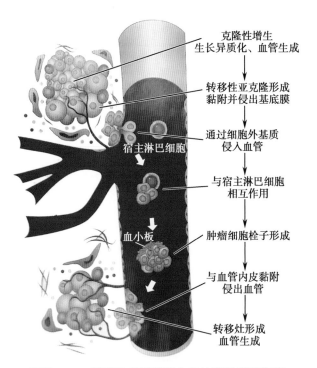

彩图 13-5　恶性肿瘤浸润和血行转移机制示意图

克隆性增生
生长异质化、血管生成
↓
转移性亚克隆形成
黏附并侵出基底膜
↓
通过细胞外基质
侵入血管
↓
与宿主淋巴细胞
相互作用
↓
肿瘤细胞栓子形成
↓
与血管内皮黏附
侵出血管
↓
转移灶形成
血管生成

宿主淋巴细胞

血小板

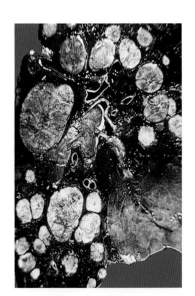

彩图 13-6　肺转移瘤

肝癌肺转移，见多个散在分布、境界清楚的灰白色球形结节。

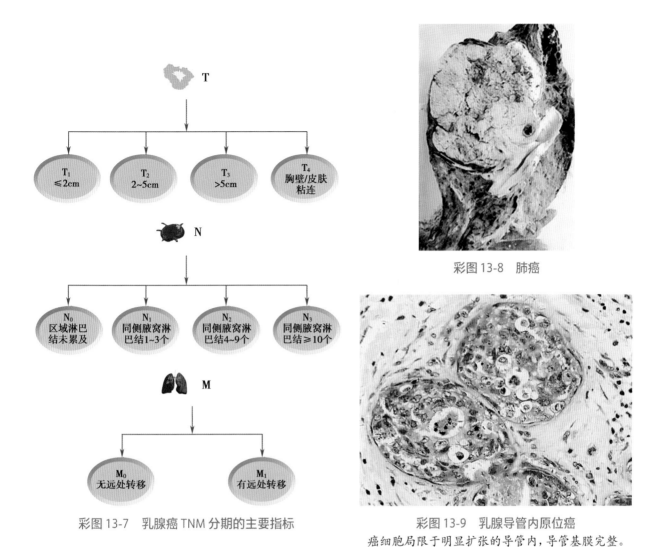

彩图 13-7 乳腺癌 TNM 分期的主要指标

彩图 13-8 肺癌

彩图 13-9 乳腺导管内原位癌
癌细胞局限于明显扩张的导管内，导管基膜完整。

彩图 13-10 肿瘤形成和演进的基本模式

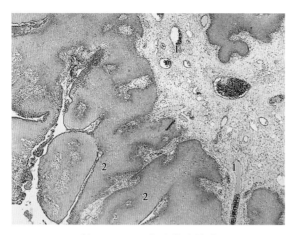

彩图 13-11　皮肤乳头状瘤

1.乳头间质;2.乳头表面的瘤细胞(实质)。

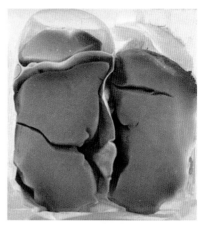

彩图 13-12　卵巢黏液性囊腺瘤

肿瘤表面光滑,由多个大小不一的囊腔组成,其内含有黏稠液体。

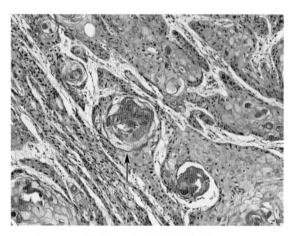

彩图 13-13　鳞状细胞癌

高分化鳞状细胞癌,可见大量角化珠(箭头所示)。

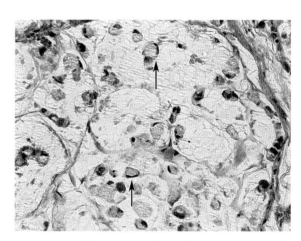

彩图 13-14　胃印戒细胞癌

黏液池中可见漂浮的印戒细胞(箭头所示)。

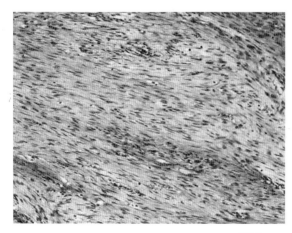

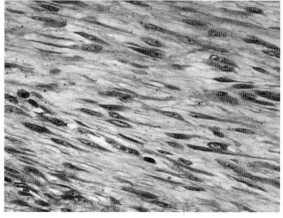

彩图 13-15　纤维瘤

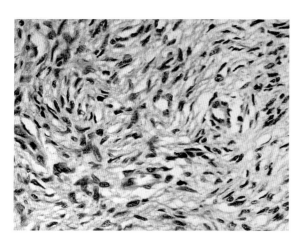

彩图 13-16　纤维肉瘤
瘤细胞呈梭形,体积较大,核大、深染,具明显的异
型性。

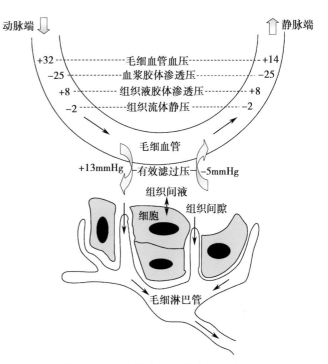

彩图 14-1　血管内外液体交换示意图
"→"代表体液流动方向。

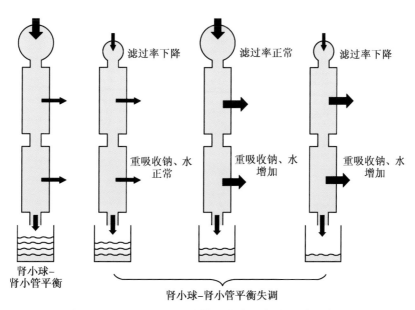

彩图 14-2　肾小球 - 肾小管平衡失调基本形式示意图

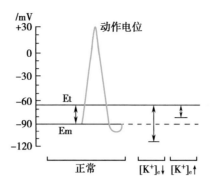

彩图 14-3　细胞外钾浓度与正常骨骼肌静息膜电位( Em )与阈电位( Et )的关系

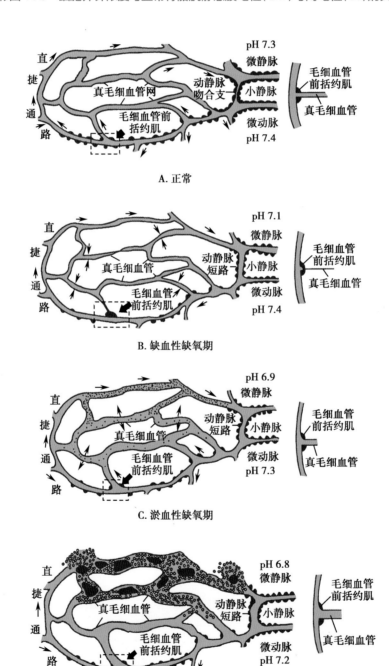

A. 正常

B. 缺血性缺氧期

C. 淤血性缺氧期

D. DIC期

彩图 19-2　休克各期微循环变化示意图